"十四五"普通高等教育本科规划教材

供基础、临床、护理、预防、口腔、中医、药学、医学技术类等专业用

# 医用化学

# Medical Chemistry

第3版

主　　编　徐　红　杜　曦

副 主 编　傅春燕　冯广卫　卫星星　高　静　胡庆红　郭建敏

编　　委（按姓名汉语拼音排序）

杜　曦（西南医科大学基础医学院）
冯广卫（贵州医科大学基础医学院）
傅春燕（邵阳学院药学院）
高　静（牡丹江医学院药学院）
高宗华（滨州医学院药学院）
荀宝迪（北京大学药学院）
郭建敏（西南医科大学基础医学院）
郭今心（山东大学化学与化工学院）
侯小娟（湖南医药学院药学院）
胡庆红（遵义医科大学药学院）
李　蓉（贵州医科大学基础医学院）
李　伟（重庆医科大学药学院）
马志宏（河北医科大学药学院）
孙智勇（遵义医科大学珠海校区生物工程学院）
汪莉蓉（贵州医科大学神奇民族医药学院基础医学部）
王　宁（山西医科大学基础医学院）
卫星星（长治医学院药学院）
徐　红（贵州医科大学基础医学院）
闫云辉（新乡医学院基础医学院）
燕小梅（大连医科大学检验医学院）
杨爱红（天津中医药大学中药学院）
姚惠琴（宁夏医科大学基础医学院）
张运良（邵阳学院药学院）

北京大学医学出版社

YIYONG HUAXUE

**图书在版编目（CIP）数据**

医用化学 / 徐红，杜曦主编 . —3 版 . —北京：北京大学医学出版社，2024.1（2024.12 重印）
ISBN 978-7-5659-2930-4

Ⅰ. ①医… Ⅱ. ①徐… ②杜… Ⅲ. ①医用化学 – 医学院校 – 教材 Ⅳ. ① R313

中国国家版本馆 CIP 数据核字（2023）第 243593 号

**医用化学（第 3 版）**

**主　　编：** 徐　红　杜　曦
**出版发行：** 北京大学医学出版社
**地　　址：**（100191）北京市海淀区学院路 38 号　北京大学医学部院内
**电　　话：** 发行部 010-82802230；图书邮购 010-82802495
**网　　址：** http://www.pumpress.com.cn
**E-mail：** booksale@bjmu.edu.cn
**印　　刷：** 北京溢漾印刷有限公司
**经　　销：** 新华书店
**责任编辑：** 毛淑静　**责任校对：** 靳新强　**责任印制：** 李　啸
**开　　本：** 850 mm × 1168 mm　1/16　**印张：** 20.25　**插页：** 1　**字数：** 578 千字
**版　　次：** 2015 年 6 月第 1 版　2024 年 1 月第 3 版　2024 年 12 月第 3 次印刷
**书　　号：** ISBN 978-7-5659-2930-4
**定　　价：** 55.00 元

# 第 5 轮修订说明

国务院办公厅印发的《关于加快医学教育创新发展的指导意见》提出以新理念谋划医学发展、以新定位推进医学教育发展、以新内涵强化医学生培养、以新医科统领医学教育创新，要求全力提升院校医学人才培养质量，培养仁心仁术的医学人才，发挥课程思政作用，着力培养医学生救死扶伤精神。《教育部关于深化本科教育教学改革全面提高人才培养质量的意见》要求严格教学管理，把思想政治教育贯穿人才培养全过程，全面提高课程建设质量，推动高水平教材编写使用，推动教材体系向教学体系转化。《普通高等学校教材管理办法》要求全面加强党的领导，落实国家事权，加强普通高等学校教材管理，打造精品教材。以上这些重要文件都对医学人才培养及教材建设提出了更高的要求，因此新时代本科临床医学教材建设面临更大的挑战。

北京大学医学出版社出版的本科临床医学专业教材，从 2001 年第 1 轮建设起始，历经多轮修订，高比例入选了教育部“十五”“十一五”“十二五”普通高等教育国家级规划教材。本套教材因骨干建设院校覆盖广，编委队伍水平高，教材体系种类完备，教材内容实用、衔接合理，编写体例符合人才培养需求，实现了由纸质教材向“纸质 + 数字”的新形态教材转变，得到了广大院校师生的好评，为我国高等医学教育人才培养做出了积极贡献。

为深入贯彻党的二十大精神，落实立德树人根本任务，更好地支持新时代高等医学教育事业发展，服务于我国本科临床医学专业人才培养，北京大学医学出版社有选择性地组织各地院校申报，通过广泛调研、综合论证，启动了第 5 轮教材建设，共计 53 种教材。

第 5 轮教材建设延续研究型与教学型院校相结合的特点，注重不同地区的院校代表性，调整优化编写队伍，遴选教学经验丰富的学院教师与临床教师参编，为教材的实用性、权威性、院校普适性奠定了基础。第 5 轮教材主要做了如下修订：

1. 更新知识体系

继续以“符合人才培养需求、体现教育改革成果、教材形式新颖创新”为指导思想，坚持“三基、五性、三特定”原则，对照教育部本科临床医学类专业教学质量国家标准，密切结合国家执业医师资格考试、全国硕士研究生入学考试大纲，结合各地院校教学实际更新教材知识体系，更新已有定论的理论及临床实践知识，力求使教材既符合多数院校教学现状，又适度引领教学改革。

2. 创新编写特色

以深化岗位胜任力培养为导向，坚持引入案例，使教材贴近情境式学习、基于案例的学习、问题导向学习，促进学生的临床评判性思维能力培养；部分医学基础课教材设置“临床联系”模块，临床专业课教材设置“基础回顾”模块，探索知识整合，体现学科交叉；启发创新思维，促进“新医科”人才培养；适当加入“知识拓展”模块，引导学生自学，探索学习目标设计。

3. 融入课程思政

将思政元素、党的二十大精神潜移默化地融入教材中，着力培养学生“敬佑生命、救死扶伤、甘于奉献、大爱无疆”的医者精神，引导学生始终把人民群众生命安全和身体健康放在首位。

4. 优化数字内容

在第4轮教材与二维码技术结合，实现融媒体新形态教材建设的基础上，改进二维码技术，优化激活及使用形式，按章（或节）设置一个数字资源二维码，融知识拓展、案例解析、微课、视频等于一体。

为便于教师教学、学生自学，编写了与教材配套的PPT课件。PPT课件统一制作成压缩包，用微信“扫一扫”扫描教材封底激活码，即可激活教材正文二维码，导出PPT课件。

第5轮教材主要供本科临床医学类专业使用，也可供基础、护理、预防、口腔、中医、药学、医学技术类等开设相同课程的专业使用，临床专业课教材同时可作为住院医师规范化培训辅导教材使用。希望广大师生多提宝贵意见，反馈使用信息，以便我们逐步完善教材内容，提高教材质量。

# 序

医学关乎人类生命的存在与繁衍，医学卫生事业的发展涉及国家安全、经济发展、社会文明和人民福祉。医者德为先，能为重，技为精。医学教育应既科学、严谨、规范，又充满温情与关怀。“健康中国”的美好愿景与目标，激励着医务工作者为之奋斗。医学教育要坚守为国育才、立德树人的根本任务，落实《关于深化新时代学校思想政治理论课改革创新的若干意见》《高等学校课程思政建设指导纲要》《教育部关于深化本科教育教学改革全面提高人才培养质量的意见》《关于深化医教协同进一步推进医学教育改革与发展的意见》《关于加快医学教育创新发展的指导意见》等文件精神，以适应我国“大医学、大卫生、大健康”的发展需求，为“健康中国”筑牢人才基础。

近年来，高等院校探索新医科建设，推进现代医学教育教学新模式，坚持以人和健康为中心，建立健全覆盖生命全周期和健康全过程、“促防诊控治康”一体化的人才培养体系，高度重视身心、社会、环境等要素，融通医工理文学科，提升新时代医学生的整体素养；运用现代数字信息技术，增强情境化教学，加强临床实践教学，有效地提高了学生专业胜任力。同时，高等院校深化落实党和国家关于加强大学生思想政治教育的指示精神，将思想政治教育贯穿于人才培养体系和课程教学，使习近平新时代中国特色社会主义思想进课堂、入头脑，培养人民群众满意的、医术精湛的社会主义卫生健康事业接班人。

北京大学是经历过百年洗礼的老校，为我国建设和发展做出了杰出贡献，与全国医学教育界的同道们共同努力，在医学教育教学研究、教师培养、教材建设、实践教学规范等多方面不断改革创新。北京大学医学出版社秉承医学教育宗旨，落实党和国家对教材建设的要求和任务，立足北大医学，服务全国高等医学教育，与各院校教师一起不懈努力，打造精品教材，以高质量完成课程教学活动的“最后一公里”。本套本科临床医学专业教材是在教育及卫生健康部门领导的关心指导下，由医学教育专家顶层设计，北京大学医学部携手全国各兄弟院校群策群力、共同建设的成果。本套教材多年来与高等医学教育改革相伴而行，与时俱进，历经多轮修订，体系日趋完善，符合专业要求，编写队伍与院校构成合理，编写体例不断优化创新，实现了纸质教材与数字教学资源结合的精品新形态教材建设。实践证明，这套教材满足本科医学教育的专业标准要求，在适应多数院校的教学能力与资源的情况下，能很好地引导、深化专业教学，已成为本科医学人才培养的精品教材，为我国高等医学教育事业发展做出了突出贡献。

第5轮教材建设坚持以习近平新时代中国特色社会主义思想为指引，积极探索思政元素融入教材，落实立德树人根本任务，坚持现代医学教育理念，体现生命全周期、健康全覆盖的整体要求，与相关学科恰当融合，全面更新了医学知识和能力体系，体现了“中国本科医学教育标准—临床医学专业（2022）”的要求，配合教学模式与方法的改革，吸收“金课程”建设经验，优化教材体例，融入医学文化，重视中华医学文明，强调适用、实用，行稳致远，开创新局，锤炼精品。

在第 5 轮教材出版之际，欣为之序。相信第 5 轮教材的高质量建设一定会为我国新时代高等医学教育人才培养和健康中国事业发展做出更大贡献。

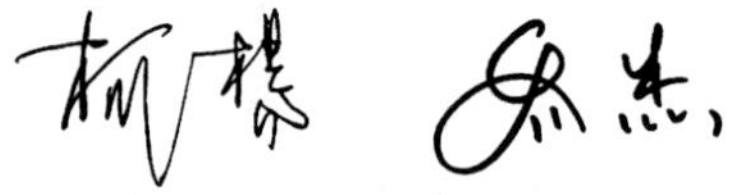

# 前　言

医用化学是将无机化学、有机化学、分析化学、物理化学、结构化学等课程中与医学关系密切的内容有机整合而成的一门化学基础课程，是后续学习医学专业课程及从事医学相关工作的重要基础。

本教材在《医用化学》(第 2 版) 基础上进行了修订，教材修订的重点在于：①更新内容，包括学科新进展、新规则、新的数据图表等，并且根据《有机化合物命名原则》(2017)，对有机化学部分的相关内容进行了修订；②拓展内容，注重教材内容的广度，增加了“知识拓展”模块；③结合临床，包括增加临床应用、选用结合临床的实例和习题等；④优化教材，包括优化各章表述、例题及习题，以求论述科学严谨、语言流畅简洁、层次分明、术语规范、图表直观；⑤丰富数字资源，包括增加学习目标、教学课件、微视频等，以提供更多的供学生自主学习的素材。

本教材共 23 章，按照化学知识模块，将涉及无机化学、物理化学及结构化学的内容安排在前 8 章，分析化学的内容安排在第九章、第十章，有机化学的内容以有机化合物类别为主线合理安排在后 13 章。

本教材的编写参考了国内外的部分相关教材，在此谨向编写这些教材的专家们致以崇高的敬意。本教材是在《医用化学》(第 2 版) 的基础上进行的修订改版，对未参加本版编写工作的原编者致以谢意。同时，编写工作得到了各编委所在院校及北京大学医学出版社的大力支持，在此一并致谢。

限于编者水平，书中难免有不妥之处，诚恳希望各位同行、专家和读者批评指正，以便重印或再版时纠正。

编　者

# 目　　录

$$\omega(C_6H_{12}O_6)=\frac{m(C_6H_{12}O_6)}{m_{溶液}}=\frac{100\ g}{100\ g+1\ 000\ g}=9.1\%$$

## 五、物质的量分数

物质的量分数（amount of substance fraction）又称为物质的量比或摩尔分数。溶液中物质 B 的物质的量分数定义为 B 的物质的量 $n_B$ 与溶液总的物质的量 $\sum_i n_i$ 之比，符号为 $x_B$，SI 单位为 1。

$$x_B \stackrel{\text{def}}{=\!=} \frac{n_B}{\sum_i n_i} \tag{1-6}$$

设溶液由溶质 B 和溶剂 A 组成，则溶质 B 的物质的量分数为：

$$x_B=\frac{n_B}{n_A+n_B}$$

式中，$n_B$ 为溶质 B 的物质的量，$n_A$ 为溶剂 A 的物质的量。

同理，溶剂 A 的物质的量分数为：

$$x_A=\frac{n_A}{n_A+n_B}$$

显然，$x_A+x_B=1$。

【例 1-3】 将 30.0 g $NaH_2PO_4$ 溶解于 100.0 g $H_2O$ 中配制成溶液。计算该溶液中 $NaH_2PO_4$ 及 $H_2O$ 的物质的量分数。

解：因为 $M(NaH_2PO_4)=120.0\ g\cdot mol^{-1}$，$M(H_2O)=18.0\ g\cdot mol^{-1}$

所以 $n(NaH_2PO_4)=\dfrac{m(NaH_2PO_4)}{M(NaH_2PO_4)}=\dfrac{30.0\ g}{120.0\ g\cdot mol^{-1}}=0.25\ mol$

$$n(H_2O)=\frac{m(H_2O)}{M(H_2O)}=\frac{100.0\ g}{18.0\ g\cdot mol^{-1}}=5.56\ mol$$

$$x(NaH_2PO_4)=\frac{n(NaH_2PO_4)}{n(NaH_2PO_4)+n(H_2O)}=\frac{0.25\ mol}{0.25\ mol+5.56\ mol}=0.043$$

$$x(H_2O)=\frac{n(H_2O)}{n(NaH_2PO_4)+n(H_2O)}=\frac{5.56\ mol}{0.25\ mol+5.56\ mol}=0.957$$

## 六、体积分数

物质 B 的体积分数（volume fraction），用符号 $\varphi_B$ 表示，定义为 B 的体积 $V_B$ 除以溶液的体积 $V$。

$$\varphi_B \stackrel{\text{def}}{=\!=} \frac{V_B}{V} \tag{1-7}$$

$\varphi_B$ 的 SI 单位为 1，也可以用百分数和小数表示。例如，消毒用乙醇的体积分数 $\varphi_B=0.75$（或 75%）。

Note

# 第二节　溶液的渗透压

物质的溶解是一个物理化学过程，当溶质溶解于溶剂中形成溶液后，溶液的性质已不同于纯溶质和纯溶剂。溶液的性质可分为两类：一类与溶质的本性有关，如颜色、导电性、酸碱性等；另一类与溶质本性无关，只取决于溶液中溶质粒子的数目，这类性质具有一定的规律性，称为稀溶液依数性（colligative property of dilute solution）。常见的依数性包括溶液的蒸气压下降、溶液的沸点升高、凝固点降低及渗透压等。其中，溶液的渗透压在生命科学中尤为重要，对细胞内外物质的交换与运输、水及电解质的代谢等具有重要意义。

## 一、渗透现象和渗透压

生活中有许多现象，如因失水而萎蔫的蔬菜、水果，浇水后又可以重新恢复生机；人们在淡水中游泳时间过长，眼睛会红肿并有疼痛的感觉；用蒸馏水冲洗伤口会感觉到胀痛。这些现象的发生都与渗透有关。

如果用半透膜将纯溶剂和溶液隔开，并使两侧液面相平（图 1-1a）。经过一段时间后，可见溶剂一侧的液面下降，溶液一侧的液面上升（图 1-1b），说明溶剂分子不断通过半透膜进入溶液中。不同浓度的两溶液用半透膜隔开，可以发生类似现象。这种溶剂分子通过半透膜从纯溶剂向溶液或从稀溶液向浓溶液的净转移现象称为渗透（osmosis）。半透膜（semipermeable membrane）是一种只允许某些物质透过，而不允许另一些物质透过的薄膜，如动物的膀胱膜、细胞膜、毛细血管壁等生物膜，以及生化试验中应用的透析袋、超滤膜。半透膜种类多种多样，通透性也各不相同。其中，只允许溶剂分子自由透过，而不允许溶质分子或离子自由透过的薄膜称为理想的半透膜。

产生渗透现象的原因是膜两侧单位体积内溶剂分子数不相等，单位时间内由纯溶剂进入溶液中的溶剂分子数要比由溶液进入纯溶剂的多，导致溶液一侧的液面上升。随着溶液液面的上升，水柱的静水压逐渐增大，使溶剂分子加速从溶液进入纯溶剂一侧。当液面到达一定高度时，半透膜两侧溶剂分子进出的速率相等，即达到渗透平衡，这时液面不再升高。用半透膜将纯溶剂与溶液隔开时，为了阻止渗透现象的发生，需要在溶液上方施加一个额外压力（图 1-1c），这个额外压力称为渗透压（osmotic pressure）。其大小等于溶剂与溶液达渗透平衡时两侧液面高度差所产生的压力。渗透压用符号 $\Pi$ 表示，单位是帕（Pa）或千帕（kPa）。溶液的渗透压具有依数性质。

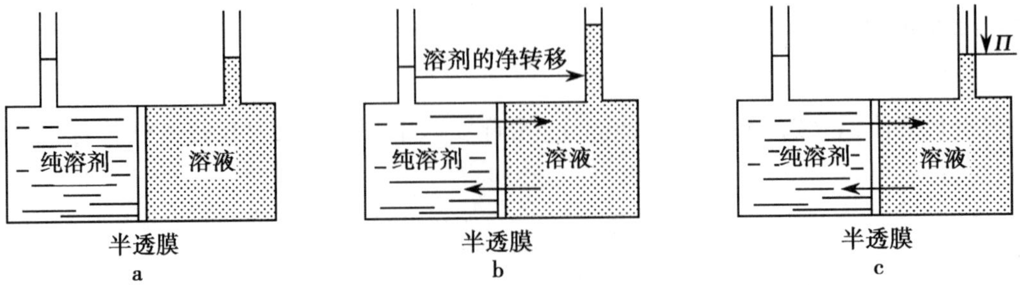


**图 1-1　渗透现象和渗透压**

综上所述，渗透现象的发生必须具备两个条件：①有半透膜；②半透膜两侧单位体积中溶剂分子数目不相等。渗透的方向总是溶剂分子从纯溶剂向溶液渗透，或从稀溶液向浓溶液渗透。但是，如果渗透过程中在溶液上方施加超过渗透压的压力，就会使溶剂由溶液向纯溶剂方向转移，若在浓溶液上方施加超过两溶液渗透压差的压力，就会使溶剂由浓溶液向稀溶液转移，这样的过程称为反渗透（reverse osmosis）。相对于普通半透膜，反渗透膜需要具有较高的机械强度，不会因压力作用导致压密、变形或破裂而影响其透过速率和正常使用。

**知识拓展**

**反渗透与水处理**

反渗透原理在饮用水处理、海水淡化、废水处理等方面都有广泛的应用。不同的反渗透膜去除机制可能有所差异，当前，反渗透膜进行水处理的原理主要包括空间位阻效应、静电排斥效应及膜吸附效应。

反渗透法广泛应用于饮用水管网末端痕量污染物的去除，具有较好的净化效果，现已进入寻常百姓家。反渗透法也应用于从海水中获取淡水，现已成为海岛、远洋客轮、一些缺少饮用淡水的国家获取淡水的重要方法。不仅如此，反渗透法也广泛应用于城市污水处理、工业废水净化等领域，无机废物的去除率通常可达 90% 以上，有机废物的去除率通常可达 80% 以上。

## 二、渗透压与溶液浓度的关系

1886 年，荷兰化学家 Van't Hoff 通过实验总结出了稀溶液的渗透压与溶液浓度和热力学温度的关系：

$$\Pi V = n_B RT \quad 或 \quad \Pi = c_B RT \tag{1-8}$$

式中，$\Pi$ 为渗透压，$V$ 为溶液体积，$n_B$ 为溶质 B 的物质的量，$c_B$ 为溶质 B 的物质的量浓度，$R$ 为摩尔气体常数（8.314 $J \cdot mol^{-1} \cdot K^{-1}$），$T$ 为热力学温度。

Van't Hoff 公式的意义：一定温度下，稀溶液的渗透压与单位体积溶液中溶质的粒子数成正比，而与溶质的本性无关。

例如，0.1 $mol \cdot L^{-1}$ 的蔗糖溶液与 0.1 $mol \cdot L^{-1}$ 的葡萄糖溶液，物质的量浓度相同，单位体积溶液中溶质的粒子数也相同，因此它们的渗透压相等。

对于稀水溶液，有 $c_B \approx b_B$，因此式（1-8）可改写为：

$$\Pi = b_B RT \tag{1-9}$$

电解质溶液由于溶质的解离，其产生的渗透压的计算公式校正为：

$$\Pi = i c_B RT \tag{1-10}$$

式中，$i$ 为校正因子，它的数值依据电解质在溶液中的解离情况而定。

强电解质溶液的 $i$ 近似等于“1 分子”电解质所能解离出的离子个数。在稀溶液中，AB 型强电解质（如 NaCl、$KNO_3$、$CaSO_4$）的 $i$ 值为 2，$AB_2$ 或 $A_2B$ 型强电解质（如 $MgCl_2$、$CaCl_2$、$Na_2SO_4$）的 $i$ 值为 3。其他类型强电解质的 $i$ 值以此类推。

【例 1-4】 求 310.15 K 时，0.1 $mol \cdot L^{-1}$ 的蔗糖（$C_{12}H_{22}O_{11}$）和 0.1 $mol \cdot L^{-1}$ 的 NaCl 溶液

Note

的渗透压。

解：摩尔气体常数（$R$）的单位换算

$1\ J\cdot K^{-1}\cdot mol^{-1}=1\ Pa\cdot m^3\cdot K^{-1}\cdot mol^{-1}=1\ kPa\cdot L\cdot K^{-1}\cdot mol^{-1}$

$$\Pi(C_{12}H_{22}O_{11})=c(C_{12}H_{22}O_{11})RT$$
$$=0.1\ mol\cdot L^{-1}\times 8.314\ kPa\cdot L\cdot K^{-1}\cdot mol^{-1}\times 310.15\ K$$
$$=258\ kPa$$

$$\Pi(NaCl)=ic(NaCl)RT$$
$$=2\times 0.1\ mol\cdot L^{-1}\times 8.314\ kPa\cdot L\cdot K^{-1}\cdot mol^{-1}\times 310.15\ K$$
$$=516\ kPa$$

## 三、渗透压在医学上的意义

### （一）渗透浓度

一定温度下，渗透压只与单位体积溶液中溶质粒子的数量有关，而与溶质的本性无关，因而将溶液中能产生渗透效应的溶质粒子（分子、离子）统称为渗透活性物质。渗透活性物质的总的物质的量浓度称为渗透浓度（osmolarity），符号为 $c_{os}$，SI 单位为摩尔每立方米（$mol\cdot m^{-3}$），常用单位为摩尔每升（$mol\cdot L^{-1}$）或毫摩尔每升（$mmol\cdot L^{-1}$）。

对于非电解质溶液，渗透浓度等于其物质的量浓度。例如，葡萄糖溶液的渗透浓度 $c_{os}=c(C_6H_{12}O_6)$；对于强电解质溶液，渗透浓度等于溶液中溶质离子的总浓度，例如，KCl 溶液的渗透浓度 $c_{os}=c(K^+)+c(Cl^-)$；而对于弱电解质溶液，渗透浓度等于溶液中未解离的弱电解质分子的浓度与弱电解质解离产生的各离子浓度之和，例如，HAc 溶液的渗透浓度 $c_{os}=[HAc]+[Ac^-]+[H^+]$。

医学上常用渗透浓度来衡量渗透压的大小。根据 Van′t Hoff 定律，可以认为，在一定温度下，稀溶液的渗透压与渗透浓度成正比，即可以由下列公式计算溶液的渗透压大小。

$$\Pi=c_{os}RT \tag{1-11}$$

【例 1-5】 临床补液使用的生理盐水的质量浓度为 $9.0\ g\cdot L^{-1}$，求生理盐水的渗透浓度和在 310.15 K 时的渗透压。

解：$c_{os}(NaCl)=c(Na^+)+c(Cl^-)=2c(NaCl)=\dfrac{2\rho(NaCl)}{M(NaCl)}$

$$c_{os}(NaCl)=\frac{2\times 9.0\ g\cdot L^{-1}}{58.5\ g\cdot mol^{-1}}=0.308\ mol\cdot L^{-1}=308\ mmol\cdot L^{-1}$$

$$\Pi(NaCl)=c_{os}(NaCl)RT$$
$$=0.308\ mol\cdot L^{-1}\times 8.314\ kPa\cdot L\cdot K^{-1}\cdot mol^{-1}\times 310.15\ K$$
$$=794\ kPa$$

【例 1-6】 试比较浓度均为 $0.1\ mol\cdot L^{-1}$ 的下列各溶液在相同温度下的渗透压大小。

① $Na_2CO_3$　② KCl　③ $C_6H_{12}O_6$　④ HAc

解：根据公式 $\Pi=c_{os}RT$ 可知，相同温度下，溶液的渗透压与渗透浓度成正比，因此，通过比较各溶液的渗透浓度可判断其渗透压的大小。

（1）$c_{os}(Na_2CO_3)=3\times 0.1\ mol\cdot L^{-1}=0.3\ mol\cdot L^{-1}$；

（2）$c_{os}(KCl)=2\times 0.1\ mol\cdot L^{-1}=0.2\ mol\cdot L^{-1}$；

（3）$c_{os}(C_6H_{12}O_6) = 0.1\ mol \cdot L^{-1}$；

（4）HAc 是弱电解质，只有部分 HAc 解离，因此其渗透浓度为 $0.1 \sim 0.2\ mol \cdot L^{-1}$。

所以，各溶液的渗透压大小顺序为：① $Na_2CO_3$ >② KCl >④ HAc >③ $C_6H_{12}O_6$。

### （二）等渗溶液、低渗溶液和高渗溶液

溶液渗透压的高低是相对的。化学上将相同温度下渗透压（或渗透浓度）相等的溶液互称为等渗溶液（isotonic solution）。对于渗透压（或渗透浓度）不相等的溶液，其中渗透压（或渗透浓度）相对较低的溶液称为低渗溶液（hypotonic solution）；渗透压（或渗透浓度）相对较高的溶液称为高渗溶液（hypertonic solution）。

医学上的等渗、低渗和高渗溶液是以血浆的总渗透压（或渗透浓度）为标准来衡量。从表1-1可以看出，正常人血浆中各种渗透活性物质的总浓度为 $303.7\ mmol \cdot L^{-1}$，所以医学上规定，渗透浓度在 $280 \sim 320\ mmol \cdot L^{-1}$ 的溶液为等渗溶液；渗透浓度 $>320\ mmol \cdot L^{-1}$ 的溶液为高渗溶液；渗透浓度 $<280\ mmol \cdot L^{-1}$ 的溶液为低渗溶液。

**表 1-1　正常人血浆、组织液和细胞内液中各种渗透活性物质的渗透浓度**

| 渗透活性物质 | 血浆（$mmol \cdot L^{-1}$） | 组织液（$mmol \cdot L^{-1}$） | 细胞内液（$mmol \cdot L^{-1}$） |
|---|---|---|---|
| $Na^+$ | 144 | 137 | 10 |
| $K^+$ | 5 | 4.7 | 141 |
| $Ca^{2+}$ | 2.5 | 2.4 | |
| $Mg^{2+}$ | 1.5 | 1.4 | 31 |
| $Cl^-$ | 107 | 112.7 | 4 |
| $HCO_3^-$ | 27 | 28.3 | 10 |
| $HPO_4^{2-}$、$H_2PO_4^-$ | 2 | 2 | 11 |
| $SO_4^{2-}$ | 0.5 | 0.5 | 1 |
| 磷酸肌酸 | | | 45 |
| 肌肽 | | | 14 |
| 氨基酸 | 2 | 2 | 8 |
| 肌酸 | 0.2 | 0.2 | 9 |
| 乳酸盐 | 1.2 | 1.2 | 1.5 |
| 三磷酸腺苷 | | | 5 |
| 一磷酸己糖 | | | 3.7 |
| 葡萄糖 | 5.6 | 5.6 | |
| 蛋白质 | 12 | 0.2 | 4 |
| 尿素 | 4 | 4 | 4 |
| 总计 | 303.7 | 302.2 | 302.2 |

溶液渗透浓度的大小直接影响置于其中的细胞形态，现以红细胞在不同渗透浓度溶液中的形态变化为例说明（图 1-2）。

若将红细胞放入生理盐水中，通过显微镜可观察到红细胞的形状及大小基本不变（图1-2a）。这是因为生理盐水与红细胞内液的渗透压相等，水分子进出红细胞的速率相等，细胞内液与外液处于渗透平衡状态。

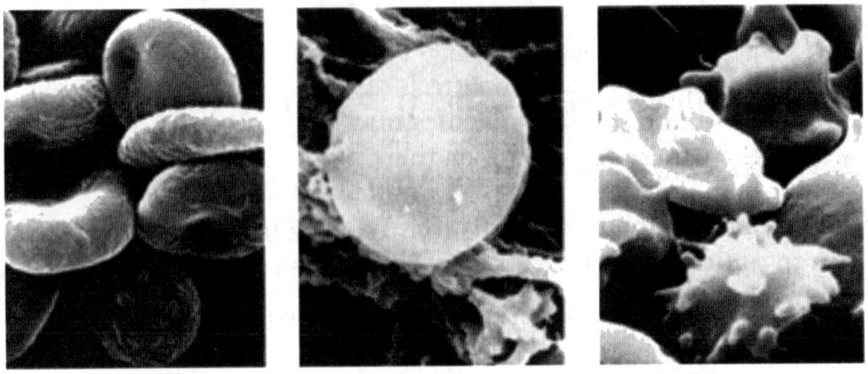

a.等渗溶液 b.低渗溶液 c.高渗溶液

图 1-2 红细胞在不同渗透浓度溶液中的形态变化示意图

若将红细胞放入低渗溶液中，可发现红细胞逐渐膨胀（图 1-2b），最后破裂并使溶液呈浅红色，医学上把这种现象称为溶血（hemolysis）。这是因为细胞内液渗透压高于细胞外液，细胞外液的水分子通过细胞膜进入红细胞内而使细胞胀破，释放出血红蛋白使溶液染成红色。

若将红细胞放入高渗溶液中，可发现红细胞逐渐皱缩（图 1-2c），医学上把这种现象称为质壁分离（plasmolysis）。皱缩的红细胞相互聚结成团。若此种现象发生于血管内，将产生“栓塞”而阻断血流。这是因为细胞内液的渗透压低于细胞外液的渗透压，红细胞内的水分子通过细胞膜进入细胞外液而使细胞皱缩。

从上述实例可知，细胞在等渗溶液中能维持正常形态并保持正常生理功能，在高渗溶液或低渗溶液中细胞形态遭到破坏并失去正常的生理功能。因此，为患者大剂量补液时需要使用等渗溶液，如生理盐水或 50 g · $L^{-1}$ 葡萄糖溶液。临床上除使用等渗溶液外，在治疗失血性休克、烧伤休克、脑水肿等疾病及抢救危重患者时，也可以使用少量高渗溶液，如用少量高渗葡萄糖溶液进行静脉注射。因为当少量高渗溶液缓缓注入人体时，即可被体液稀释成等渗溶液。但使用高渗溶液时，输入量不能过大，且输入速度要慢，否则易造成局部高渗而导致机体水分调节失常及细胞的变形和破坏。低渗溶液可引起红细胞或组织细胞破裂，造成不能恢复的损害，应禁止直接将低渗溶液输入或注入人体。

临床应用

**血液净化技术**

血液净化技术源于肾病的治疗，现已广泛应用于临床各学科，成为许多疾病的有效治疗手段。其原理是把患者的血液引出体外，建立血管循环通路，通过一系列净化装置——透析机、透析器、血管路及透析液，利用扩散、对流、吸附作用，清除某些致病物质，净化血液，达到治疗疾病的目的。

血液透析是临床常用的一种血液净化方式，该净化方式根据膜平衡原理，将患者血液与含有一定化学成分的透析液同时引入透析器内，两侧可透过半透膜的物质依浓度梯度进行跨膜移动，从而使患者体内多余水分、代谢产物和毒性溶质得到清除，而人体所需的某些物质也可以从透析液得到补充。血液透析是治疗肾衰竭的常见的一种方式，不仅如此，现代血液透析还被拓展应用于药物和毒物中毒、酒精中毒、毒品成瘾、心力衰竭等。

### （三）晶体渗透压和胶体渗透压

如表 1-1 所列，人体血浆等生物体液既含有电解质（如 NaCl、KCl、$NaHCO_3$）和小分子物质（如葡萄糖、尿素），也含有高分子物质（如蛋白质、糖类、脂质）。由小分子和小离子等物质产生的渗透压称为晶体渗透压（crystalloid osmotic pressure）；由高分子物质产生的渗透压称为胶体渗透压（colloidal osmotic pressure）。血浆等生物体液的渗透压是这两类物质所产生渗透压的总和。

人体内存在许多生物半透膜，如间隔细胞内液与外液的细胞膜，间隔血浆与组织液的毛细血管壁等。由于这些半透膜的通透性不同，使晶体渗透压和胶体渗透压表现出不同的生理作用。

通常情况下，细胞膜只允许水分子自由透过，而其他小分子和小离子及高分子物质均不能自由透过。由于晶体渗透压远大于胶体渗透压，因此，水分子的渗透方向主要取决于细胞内液与外液的晶体渗透压的大小。当人体由于某种原因缺水时，细胞外液的晶体渗透压增大，当超过细胞内液的渗透压时，使细胞内液的水分子进入细胞外液，造成细胞内失水而使人感到口渴。如果大量饮水或输入过多的葡萄糖溶液（葡萄糖在体内氧化生成二氧化碳和水），又可能造成细胞外液相对内液而言晶体渗透压较小，细胞外液的水分子通过细胞膜进入细胞内液，使细胞肿胀，严重时可产生水中毒。因此，晶体渗透压对维持细胞内外水和电解质的相对平衡起着重要作用。临床上常使用小分子和小离子物质的溶液来纠正某些疾病引起的水和电解质失调。

毛细血管壁允许水分子、各种小分子和小离子自由透过，只对蛋白质等高分子物质不表现通透性，因此，由蛋白质等高分子所产生的胶体渗透压对维持血容量及血管内外的水和电解质平衡起着重要作用。

正常情况下，血浆中的蛋白质浓度比组织液高，据此可以使毛细血管从组织液“吸取”水分，同时又可以对抗因心脏收缩产生的血流动力学的静压力，以阻止血管内水分过度渗透到组织液中，从而维持着血管内外水的相对平衡，保持血容量。若某些病变造成血浆蛋白浓度下降，血浆胶体渗透压随之降低，水分子和小分子溶质就会通过毛细血管壁由血浆进入组织液，致使血容量降低而组织液增多，形成水肿。临床上对大面积烧伤或由于失血过多造成血容量下降的患者进行补液时，除输入电解质溶液外，还要输入血浆或右旋糖酐等，以恢复血浆的胶体渗透压并增加血容量。

## 习 题 一

1. 发生渗透现象必须具备的条件是什么？渗透的方向如何？

2. 渗透浓度相等的溶液，相同温度下其渗透压是否相等？若两溶液渗透压相等，其物质的量浓度是否相等？

3. 医学上的低渗溶液、等渗溶液和高渗溶液是如何确定的？静脉大量输液时为什么必须输等渗溶液？

4. 试排出在相同温度时下列相同浓度的稀溶液渗透压由大到小的顺序。

（1）NaCl　（2）$Na_3PO_4$　（3）$Na_2HPO_4$　（4）$C_6H_{12}O_6$

5. 红细胞在下列哪种溶液中可发生皱缩？

（1）$c(C_6H_{12}O_6) = 0.20\ mol \cdot L^{-1}$　（2）$c(MgCl_2) = 0.10\ mol \cdot L^{-1}$

（3）$c(Na_3PO_4) = 0.10\ mol \cdot L^{-1}$　（4）$c(NaCl) = 0.15\ mol \cdot L^{-1}$

6. 298.15 K 时，将 350 g $ZnCl_2$ 溶于 650 g 水中，溶液的体积为 739.5 ml，求此溶液的物质的量浓度和质量摩尔浓度。

7. 静脉注射用 KCl 溶液的极限质量浓度 $\rho_B$ 为 2.7 g · $L^{-1}$。若在 250 ml 葡萄糖溶液中加入 10 ml 100 g · $L^{-1}$ KCl 溶液，所得混合溶液中 KCl 的质量浓度 $\rho_B$ 是否超过了极限值？

8. 糖尿病患者和健康人血浆中所含葡萄糖的质量浓度分别是 1.80 g · $L^{-1}$ 和 0.85 g · $L^{-1}$。若糖尿病患者和健康人血浆渗透压的差异仅仅是由糖尿病患者血浆中含有较高浓度的葡萄糖所致，试计算在正常体温（37 ℃）时此渗透压的差值。

9. 把 50.00 ml 25.0 g · $L^{-1}$ $Na_2HPO_4$ 溶液和 100.00 ml 25.0 g · $L^{-1}$ 葡萄糖溶液混合，与血浆相比较，此混合溶液是高渗、低渗还是等渗溶液？

（杜 曦）

# 第二章

# 电解质溶液

第二章数字资源

在水溶液中或熔融状态下能导电的化合物称为电解质（electrolyte）。人体体液如血浆、胃液、泪液、尿液都含有多种电解质离子，包括 $Na^+$、$K^+$、$Ca^{2+}$、$Mg^{2+}$、$Cl^-$、$HCO_3^-$、$HPO_4^{2-}$、$H_2PO_4^-$、$PO_4^{3-}$、$SO_4^{2-}$ 等，它们是维持人体酸碱平衡、渗透平衡及其他生理功能的必需成分，并对神经、肌肉等组织的生理、生化功能起着重要作用。因此，掌握电解质溶液的有关知识，对医学学科的学习具有重要意义。

## 第一节　电解质的基本概念

### 一、强电解质和弱电解质

根据解离程度不同，可将电解质分为强电解质和弱电解质。

在水溶液中能完全解离成离子的化合物称为强电解质（strong electrolyte），包括离子型化合物（如 KCl、NaOH）和强极性共价化合物（如 HCl、$HNO_3$）。它们在水溶液（以“aq”标示）中完全解离成离子，不存在解离平衡。例如：

$$NaCl \longrightarrow Na^+(aq) + Cl^-(aq)$$

$$HCl \longrightarrow H^+(aq) + Cl^-(aq)$$

在水溶液中只能部分解离成离子的化合物称为弱电解质（weak electrolyte），包括弱酸、弱碱和部分盐类。弱电解质在水溶液中只有部分分子解离成离子，其解离过程可逆，在水溶液中存在解离平衡。例如：

$$HAc + H_2O \rightleftharpoons H_3O^+ + Ac^-$$

$$NH_3 \cdot H_2O \rightleftharpoons NH_4^+ + OH^-$$

弱电解质的解离程度可以用解离度来表示。解离度（degree of dissociation，$\alpha$）是指弱电解质在水溶液中达到解离平衡时，已解离的分子数和原有分子总数之比。

$$解离度（\alpha）= \frac{已解离的分子数}{原有分子总数} \times 100\% \qquad (2\text{-}1)$$

解离度单位为 1，通常用百分率表示。解离度的大小与电解质的本性以及外界条件如溶剂性质、温度及溶液的浓度等因素有关。一定条件下，电解质的解离度大小反映不同电解质的相对强弱，解离度大的，表示该电解质相对较强；同一弱电解质溶液，浓度越小，解离度越大（表 2-1）。当溶液极稀时，任何电解质均趋于完全解离。

**表 2-1 不同浓度 HAc 的解离度（298.15 K）**

| $c(HAc)(mol \cdot L^{-1})$ | $\alpha$ | $c(H^+)(mol \cdot L^{-1})$ |
|---|---|---|
| 0.200 | 0.934% | $1.87 \times 10^{-3}$ |
| 0.100 | 1.33% | $1.33 \times 10^{-3}$ |
| 0.020 0 | 2.96% | $5.92 \times 10^{-4}$ |
| 0.001 00 | 12.4% | $1.24 \times 10^{-4}$ |

## 二、强电解质溶液理论

强电解质在溶液中全部解离，理论上其解离度应为 100%。但是溶液的导电性实验和依数性实验测得的结果却表明强电解质在水溶液中的解离度都小于 100%（如 298.15 K，0.1 $mol \cdot L^{-1}$ 的 NaCl，实验测得其解离度为 93%）。是什么原因造成了强电解质在溶液中不完全解离的现象呢？

1923 年，Debye 和 Hückel 提出了强电解质溶液理论，初步解释了上述实验现象。

### （一）离子氛

强电解质溶液理论认为：①强电解质在水溶液中是全部解离的；②离子间通过静电力相互作用，每一个离子都被周围带相反电荷的离子包围，形成所谓离子氛（ion atmosphere）。从统计学角度看，离子氛呈球形对称分布（图 2-1）。

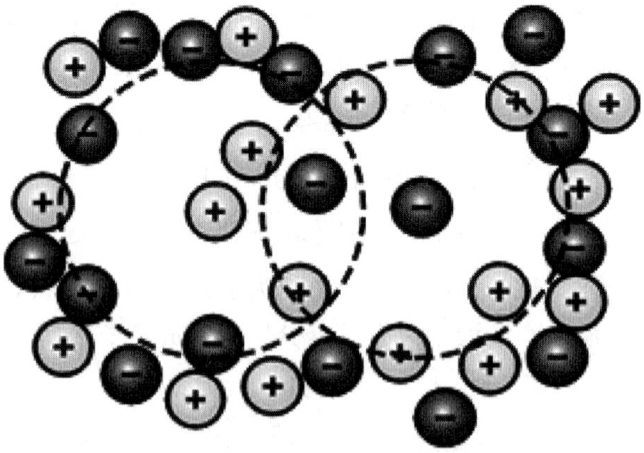

**图 2-1 离子氛示意图**

由于离子氛的存在，离子之间互相牵制，因此，强电解质溶液中的离子并非独立的自由离子，不能完全自由运动，因而不能百分之百地发挥离子应有的效能，实验测得的解离度通常都小于 100%。实验测得的解离度并不代表强电解质在溶液中的实际解离度，故称作表观解离度（apparent dissociation degree）。

值得注意的是，强电解质解离度的意义与弱电解质完全不同：弱电解质的解离度表示已解离的电解质分子的百分率，而强电解质的解离度只是反映离子间相互牵制作用的强弱程度。

### （二）离子的活度和活度因子

在强电解质溶液中，由于离子的相互影响，离子不能百分之百地发挥离子应有的效能，离子的有效浓度总是小于理论浓度。强电解质溶液中实际上能起作用的离子浓度称为有效浓度，又称活度（activity），通常用 $a_B$ 表示。某溶质 B 的活度 $a_B$ 与其质量摩尔浓度 $b_B$ 有如下关系：

$$a_B = \gamma_B \cdot b_B / b^{\ominus} \tag{2-2}$$

式中：$\gamma_B$ 为溶质 B 的活度因子（activity factor），也称活度系数（activity coefficient）；$b^{\ominus}$为溶质 B 的标准质量摩尔浓度（即 1 mol · kg$^{-1}$）。$\gamma_B$ 反映了电解质溶液中离子相互牵制作用的大小。通常情况下，$\gamma_B<1$，离子的活度小于浓度。溶液越稀，离子间的距离越大，离子间的相互牵制作用越弱，活度与浓度的差别就越小。当溶液极稀时，离子间相互作用力极弱，$\gamma_B \approx 1$，此时活度与浓度几乎相等。对于弱电解质溶液，当无其他强电解质共存时，由于离子浓度很低，$\gamma_B$ 可视为 1。

### （三）离子强度

离子的活度因子是溶液中离子间作用力的反映，与溶液中的离子浓度和所带电荷有关。为定量地衡量溶液中离子之间相互作用的强弱，引入离子强度（ionic strength）的概念，其定义为：

$$I \stackrel{\text{def}}{=\!=} \frac{1}{2}\sum b_i z_i^2 \tag{2-3}$$

式中，$I$ 为离子强度，单位为摩尔每千克（mol · kg$^{-1}$）；$b_i$ 和 $z_i$ 分别为溶液中 $i$ 离子的质量摩尔浓度和该离子的电荷数。在近似计算中，也可以用物质的量浓度 $c_i$ 代替 $b_i$。

离子强度 $I$ 反映了溶液中离子间作用力的强弱，$I$ 值越大，离子间的作用力越大，活度因子就越小；反之，$I$ 值越小，离子间的作用力越小，活度因子就越大。Debye 和 Hückel 从理论上导出了某离子的活度因子与溶液的离子强度的关系如下：

$$\lg\gamma_i = -Az_i^2\sqrt{I} \tag{2-4}$$

式中，$z_i$ 为 $i$ 离子的电荷数，$I$ 是以摩尔每千克（mol · kg$^{-1}$）为单位时离子强度的值，A 为常数。在 298.15 K 的水溶液中，$A$ 值为 0.509。

若求电解质离子的平均活度因子，上式可改写为：

$$\lg\gamma_{\pm} = -A\,|z_+ \cdot z_-|\sqrt{I} \tag{2-5}$$

式中，$z_+$ 和 $z_-$ 分别为正、负离子所带的电荷数，$\gamma_{\pm}$ 为平均活度因子。此式只适用于离子强度小于 0.01 mol · kg$^{-1}$ 的极稀溶液。对于离子强度较高的溶液，需要对上述 Debye-Hückel 方程进行修正。

## 第二节　酸碱质子理论

酸和碱是两类重要的电解质。人类对酸碱的认识是逐步深入的。人们通过对酸碱的性质与组成、结构关系的研究，提出了多种酸碱理论，其中比较典型的有酸碱电离理论、酸碱质子理论和酸碱电子理论。

Arrhenius 的酸碱电离理论，成功地揭示了一部分含有 $H^+$ 和 $OH^-$ 的物质在水溶液中的酸碱性，但它把酸碱反应局限于水溶液中，把酸碱限制在能解离出 $H^+$ 或 $OH^-$ 的物质，无法解释

Note

非水溶剂中的酸碱反应，也不能解释许多物质所显示的酸性或者碱性，如 $NH_3$、$Na_2CO_3$ 本身不含有 $OH^-$，但其水溶液显碱性；$NH_4Cl$ 自身不能解离出 $H^+$，而其水溶液显酸性。为此，丹麦的 Brønsted 和英国的 Lowry 提出了酸碱质子理论。

## 一、酸碱的定义

酸碱质子理论（proton theory of acid and base）认为：凡能给出质子（$H^+$）的物质都是酸（acid），如 HCl、HAc、$NH_4^+$、$HCO_3^-$ 等。凡能接受质子的物质都是碱（base），如 $OH^-$、$Ac^-$、$NH_3$、$CO_3^{2-}$等。酸是质子的给体，碱是质子的受体，酸与碱之间的关系可以表示为：

$$酸 \rightleftharpoons 碱 + 质子$$

$$HAc \rightleftharpoons Ac^- + H^+$$

$$NH_4^+ \rightleftharpoons NH_3 + H^+$$

$$HCO_3^- \rightleftharpoons CO_3^{2-} + H^+$$

$$H_3PO_4 \rightleftharpoons H_2PO_4^- + H^+$$

$$H_2PO_4^- \rightleftharpoons HPO_4^{2-} + H^+$$

上述关系式称为酸碱半反应式，半反应式左边的物质是酸，右边的物质是碱和质子（$H^+$），半反应式两边对应的酸碱物质称为共轭酸碱对（conjugated acid-base pair）。酸给出一个质子形成其共轭碱（conjugate base），碱接受一个质子形成其共轭酸（conjugate acid），酸与其共轭碱在化学组成上仅相差一个质子。

从酸碱半反应式中还可以看出，有些物质既能给出质子，又能够接受质子，这些物质称为两性物质（amphoteric substance）。例如，$H_2PO_4^-$ 在共轭酸碱对 $H_3PO_4$-$H_2PO_4^-$ 中为碱，在共轭酸碱对 $H_2PO_4^-$-$HPO_4^{2-}$中却为酸。类似的还有 $HCO_3^-$、$HPO_4^{2-}$、$H_2O$ 等。酸碱质子理论不存在盐的概念。

酸碱质子理论体现了酸和碱相互转化、相互依存的关系，并且扩大了酸碱物质的范围。

## 二、酸碱反应的实质

酸碱半反应式只是表达了酸与碱之间的共轭关系，并不是实际反应式。质子非常小，电荷密度非常大，在溶液中不能单独存在。酸给出质子的同时，必须有碱接受质子。因此，当酸将质子传递给碱以后，酸转化为其共轭碱，碱则转化为其共轭酸，即酸碱之间发生了化学反应。例如，在 HAc 水溶液中，存在着两个酸碱半反应。

酸碱半反应 1：

$$\underset{酸_1}{HAc} \rightleftharpoons H^+ + \underset{碱_1}{Ac^-}$$

酸碱半反应 2：

$$\underset{碱_2}{H_2O} + H^+ \rightleftharpoons \underset{酸_2}{H_3O^+}$$

总反应为：

$$\underset{酸_1}{HAc} + \underset{碱_2}{H_2O} \xrightleftharpoons{} \underset{碱_1}{Ac^-} + \underset{酸_2}{H_3O^+} \quad (H^+ \text{ 由 HAc 转移至 } H_2O)$$

式中，反应的最终结果是 HAc 把质子（$H^+$）传递给 $H_2O$，HAc 转化成 $Ac^-$，$H_2O$ 转变成 $H_3O^+$。如果没有 HAc 与 $H_2O$ 之间的质子传递，则 HAc 就不能发生水中的解离反应。因此，酸碱反应的实质就是两对共轭酸碱对之间的质子传递反应。质子传递既可以发生在水溶液中，也可以发生在非水溶剂或气相中，因此酸碱反应并不局限于水溶液。

在质子传递反应中，两对共轭酸碱对之间存在着争夺质子的过程，其反应方向是由较强的酸与较强的碱反应，向着生成较弱的碱和较弱的酸的方向进行。

根据质子理论对酸碱反应本质的认识，电离理论中水的解离，弱酸、弱碱的解离，盐类的水解等都可以归结为质子传递的酸碱反应。例如：

$$\overbrace{H_2O + H_2O}^{H^+} \rightleftharpoons OH^- + H_3O^+$$

$$\overbrace{H_2O + NH_3}^{H^+} \rightleftharpoons OH^- + NH_4^+$$

$$\overbrace{H_2O + Ac^-}^{H^+} \rightleftharpoons OH^- + HAc$$

$$\overbrace{NH_4^+ + H_2O}^{H^+} \rightleftharpoons NH_3 + H_3O^+$$

# 第三节 水溶液中的酸碱平衡

## 一、水的质子自递平衡

水是两性物质，水分子之间也能发生质子传递反应，这种发生在同种分子之间的质子传递反应称为质子自递反应（proton self-transfer reaction）。

$$\overbrace{H_2O + H_2O}^{H^+} \rightleftharpoons OH^- + H_3O^+$$

该反应的平衡常数表达式为：

$$K = \frac{[H_3O^+][OH^-]}{[H_2O][H_2O]}$$

水是极弱的电解质，在整个反应过程中，水分子浓度基本不变，上式中 $[H_2O]$ 可视为常数，将其与 $K$ 合并，则：

$$K_w = [H_3O^+][OH^-] \tag{2-6}$$

式中，$K_w$ 为水的质子自递平衡常数（proton self-transfer constant），又称水的离子积（ion product of water）。$K_w$ 与温度有关，温度越高，$K_w$ 越大。表 2-2 列出了不同温度时水的离子积。

Note

表 2-2 不同温度时水的离子积

| $T$(K) | $K_w$ | $T$(K) | $K_w$ |
|---|---|---|---|
| 273 | $1.139 \times 10^{-15}$ | 297 | $1.000 \times 10^{-14}$ |
| 283 | $2.29 \times 10^{-15}$ | 298 | $1.008 \times 10^{-14}$ |
| 293 | $6.809 \times 10^{-15}$ | 313 | $2.9 \times 10^{-14}$ |

由于 $K_w$ 随温度变化不大，室温时一般采用 $K_w = 1.00 \times 10^{-14}$。

中性溶液中，$[H_3O^+] = [OH^-] = 1.0 \times 10^{-7}$ mol · L$^{-1}$。

水的离子积 $K_w$ 不仅适用于纯水，也适用于所有的稀水溶液。因此可根据该关系式计算水溶液中的 $[H_3O^+]$ 或 $[OH^-]$。

## 二、弱酸弱碱的解离平衡

### （一）一元弱酸或弱碱的解离平衡

一元弱酸 HA 溶液中存在如下平衡：

$$HA + H_2O \rightleftharpoons A^- + H_3O^+$$

其平衡常数表达式为：

$$K_a = \frac{[H_3O^+][A^-]}{[HA]} \tag{2-7}$$

式中，$K_a$ 为酸解离常数（dissociation constant of acid），又称酸常数。$K_a$ 越大，酸性越强；反之亦然。例如：

$$HSO_4^- + H_2O \rightleftharpoons SO_4^{2-} + H_3O^+ \qquad K_a(HSO_4^-) = 1.0 \times 10^{-2}$$

$$HAc + H_2O \rightleftharpoons Ac^- + H_3O^+ \qquad K_a(HAc) = 1.8 \times 10^{-5}$$

$$NH_4^+ + H_2O \rightleftharpoons NH_3 + H_3O^+ \qquad K_a(NH_4^+) = 5.6 \times 10^{-10}$$

三种酸的相对强弱顺序为 $HSO_4^- > HAc > NH_4^+$。一些弱酸的 $K_a$ 非常小，为使用方便，也常用 $pK_a$ 表示，$pK_a = -\lg K_a$。

与一元弱酸类似，一元弱碱 $A^-$ 溶液中存在下面的平衡：

$$A^- + H_2O \rightleftharpoons HA + OH^-$$

其平衡常数表达式为：

$$K_b = \frac{[HA][OH^-]}{[A^-]} \tag{2-8}$$

式中，$K_b$ 为碱解离常数（dissociation constant of base），又称碱常数，表示碱在水溶液中接受质子能力的大小。$K_b$ 越大，碱性越强。例如：

$$SO_4^{2-} + H_2O \rightleftharpoons HSO_4^- + OH^- \qquad K_b(SO_4^{2-}) = 1.0 \times 10^{-12}$$

$$Ac^- + H_2O \rightleftharpoons HAc + OH^- \qquad K_b(Ac^-) = 5.6 \times 10^{-10}$$

$$NH_3 + H_2O \rightleftharpoons NH_4^+ + OH^- \qquad K_b(NH_3) = 1.8 \times 10^{-5}$$

三种碱的相对强弱顺序为 $NH_3 > Ac^- > SO_4^{2-}$。同理，对于一元弱碱，$pK_b = -\lg K_b$。

### （二）多元酸或多元碱的解离平衡

多元酸在水中的质子传递反应是分步进行的，每一步都有相应的质子传递平衡及平衡常数。以 $H_3PO_4$ 为例，其质子传递分三步进行：

$$H_3PO_4 + H_2O \rightleftharpoons H_2PO_4^- + H_3O^+ \qquad K_{a1} = \frac{[H_2PO_4^-][H_3O^+]}{[H_3PO_4]}$$

$$H_2PO_4^- + H_2O \rightleftharpoons HPO_4^{2-} + H_3O^+ \qquad K_{a2} = \frac{[HPO_4^{2-}][H_3O^+]}{[H_2PO_4^-]}$$

$$HPO_4^{2-} + H_2O \rightleftharpoons PO_4^{3-} + H_3O^+ \qquad K_{a3} = \frac{[PO_4^{3-}][H_3O^+]}{[HPO_4^{2-}]}$$

式中，$K_{a1}$、$K_{a2}$、$K_{a3}$ 分别为 $H_3PO_4$ 的第一、二、三级解离常数。298.15 K 时，$K_{a1} = 6.9 \times 10^{-3}$，$K_{a2} = 6.1 \times 10^{-8}$，$K_{a3} = 4.8 \times 10^{-13}$，由于 $K_{a1} \gg K_{a2} \gg K_{a3}$，第二步和第三步解离比第一步弱得多，溶液中的 $H_3O^+$ 主要来自 $H_3PO_4$ 的第一步解离。因此，多元酸的相对强度取决于 $K_{a1}$ 的相对大小，$K_{a1}$ 越大，多元酸的酸性越强。

同理，多元碱在水中的质子传递反应也是分步进行的。以 $PO_4^{3-}$ 为例，298.15 K 时：

$$PO_4^{3-} + H_2O \rightleftharpoons HPO_4^{2-} + OH^- \qquad K_{b1} = \frac{[HPO_4^{2-}][OH^-]}{[PO_4^{3-}]} = 2.1 \times 10^{-2}$$

$$HPO_4^{2-} + H_2O \rightleftharpoons H_2PO_4^- + OH^- \qquad K_{b2} = \frac{[H_2PO_4^-][OH^-]}{[HPO_4^{2-}]} = 6.1 \times 10^{-8}$$

$$H_2PO_4^- + H_2O \rightleftharpoons H_3PO_4 + OH^- \qquad K_{b3} = \frac{[H_3PO_4][OH^-]}{[H_2PO_4^-]} = 1.4 \times 10^{-12}$$

由于 $K_{b1} \gg K_{b2} \gg K_{b3}$，所以多元碱的相对强度取决于 $K_{b1}$ 的相对大小，$K_{b1}$ 越大，多元碱的碱性越强。

## 三、共轭酸碱解离常数的关系

酸的解离常数 $K_a$ 与其共轭碱的解离常数 $K_b$ 之间存在确定的对应关系。例如，在弱酸 HA 及其共轭碱 $A^-$ 共存的水溶液中，存在如下质子传递平衡：

$$HA + H_2O \rightleftharpoons A^- + H_3O^+ \qquad K_a = \frac{[A^-][H_3O^+]}{[HA]}$$

$$A^- + H_2O \rightleftharpoons HA + OH^- \qquad K_b = \frac{[HA][OH^-]}{[A^-]}$$

溶液中同时存在水的质子自递平衡：

$$H_2O + H_2O \rightleftharpoons H_3O^+ + OH^- \qquad K_w = [H_3O^+][OH^-]$$

由以上关系式得：

$$K_aK_b = K_w \qquad (2\text{-}9)$$

式（2-9）等号两边分别取负对数，得：

$$pK_a + pK_b = pK_w \tag{2-10}$$

式（2-9）表明，$K_a$ 与 $K_b$ 成反比，说明酸越强，其共轭碱越弱；酸越弱，其共轭碱越强。若已知酸的解离常数 $K_a$，就可求出其共轭碱的解离常数 $K_b$，反之亦然。

【例2-1】 已知 $NH_3$ 的 $K_b$ 为 $1.8 \times 10^{-5}$，计算 $NH_4^+$ 的 $K_a$。

解：$NH_4^+$ 是 $NH_3$ 的共轭酸，由式（2-9）得

$$K_a(NH_4^+) = \frac{K_w}{K_b(NH_3)} = \frac{1.0 \times 10^{-14}}{1.8 \times 10^{-5}} = 5.6 \times 10^{-10}$$

## ▍四、酸碱平衡移动

酸碱平衡与其他化学平衡一样，也是一个动态平衡，当外界条件改变时（如浓度变化、同离子效应、盐效应等），平衡会发生移动，直至在新的条件下建立新的平衡。

### （一）浓度对酸碱平衡的影响

以弱酸 HA 为例，HA 在水溶液中的质子传递平衡为：

$$HA + H_2O \rightleftharpoons A^- + H_3O^+$$

质子传递达平衡后，若增大溶液中 HA 的浓度，则平衡向着 HA 解离的方向移动，直至建立新的平衡。反之，若减小 HA 的浓度，平衡将向生成 HA 的方向移动。

### （二）同离子效应

在 HAc 溶液中加入少量 NaAc 时，由于 NaAc 完全解离，使溶液中 $Ac^-$ 浓度增加，导致 HAc 的解离平衡向左移动，从而降低了 HAc 的解离度。

$$HAc + H_2O \rightleftharpoons H_3O^+ + \boxed{Ac^-}$$
$$\xleftarrow{\text{平衡移动方向}} \qquad + $$
$$\boxed{Ac^-} + Na^+ \longleftarrow NaAc$$

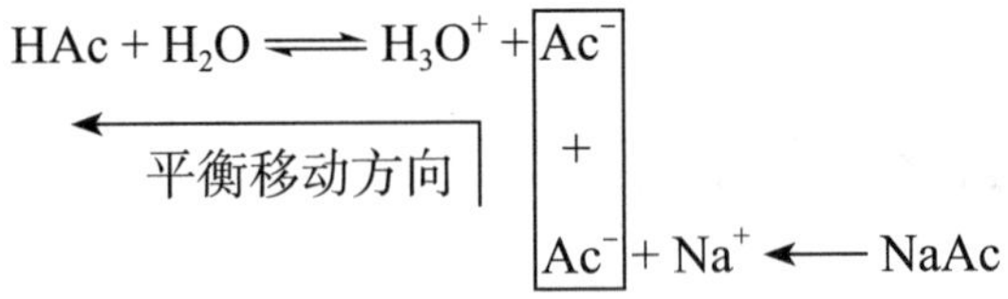

同理，若在 $NH_3$ 的水溶液中加入少量 $NH_4Cl$，则 $NH_3$ 的解离平衡向着生成 $NH_3$ 的方向移动，导致 $NH_3$ 的解离度降低。

$$NH_3 + H_2O \rightleftharpoons OH^- + \boxed{NH_4^+}$$
$$\xleftarrow{\text{平衡移动方向}} \qquad + $$
$$\boxed{NH_4^+} + Cl^- \longleftarrow NH_4Cl$$

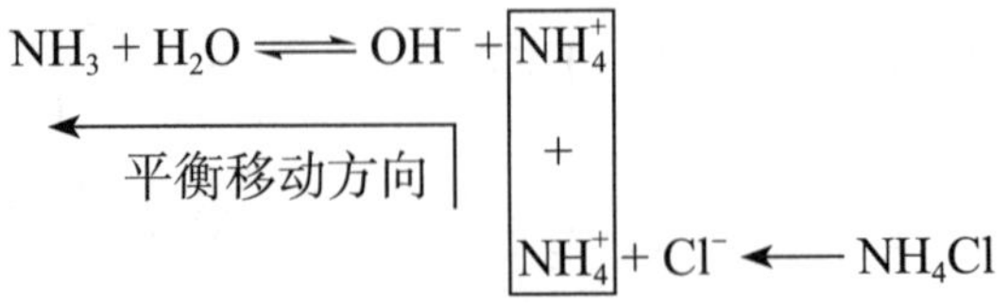

这种在弱电解质的水溶液中，加入与弱电解质含有相同离子的易溶强电解质，使弱电解质解离度降低的现象，称为同离子效应（common-ion effect）。

### （三）盐效应

如果在 HAc 溶液中，加入不含相同离子的易溶强电解质如 NaCl，NaCl 完全解离成 $Na^+$ 和 $Cl^-$，溶液中离子浓度增大，离子间相互牵制作用增强，使 $H_3O^+$ 和 $Ac^-$ 结合成 HAc 分子的

机会减少，HAc 的解离平衡向生成 $H_3O^+$ 和 $Ac^-$ 的方向移动，导致 HAc 的解离度略有增大。这种由于在弱电解质的溶液中加入与弱电解质不含相同离子的易溶强电解质，使弱电解质的解离度略有增大的现象称为盐效应（salt effect）。

显然，产生同离子效应时，必然伴随着盐效应，但盐效应比同离子效应弱。对稀溶液而言，一般只考虑同离子效应的影响。

# 第四节　水溶液的酸碱性与 pH

## 一、水溶液的酸碱性

水溶液中 $H_3O^+$ 和 $OH^-$ 同时存在，它们的浓度大小反映了溶液的酸碱性。由于 $[H_3O^+][OH^-] = K_w$，室温时 $K_w = 1.0 \times 10^{-14}$，则溶液的酸碱性与 $[H_3O^+]$ 和 $[OH^-]$ 的关系如下。

中性溶液：$[H_3O^+] = 1.0 \times 10^{-7}\ mol \cdot L^{-1} = [OH^-]$

酸性溶液：$[H_3O^+] > 1.0 \times 10^{-7}\ mol \cdot L^{-1} > [OH^-]$

碱性溶液：$[H_3O^+] < 1.0 \times 10^{-7}\ mol \cdot L^{-1} < [OH^-]$

溶液中 $[H_3O^+]$ 越大，酸性越强；$[OH^-]$ 越大，碱性越强。当 $H_3O^+$ 或 $OH^-$ 浓度很小时，如血清中 $[H_3O^+] = 3.98 \times 10^{-8}\ mol \cdot L^{-1}$，书写很不方便。为此，定义了 pH 和 pOH：

$$pH = -\lg a(H_3O^+);\ pOH = -\lg a(OH^-)$$

在稀溶液中，浓度与活度在数值上十分接近，故常用 $H_3O^+$ 或 $OH^-$ 的浓度来代替活度。则有：

$$pH = -\lg[H_3O^+];\ pOH = -\lg[OH^-] \qquad (2\text{-}11)$$

在 298.15K 时，水溶液中 $[H_3O^+][OH^-] = 1.0 \times 10^{-14}$，因此：

$$pH + pOH = 14 \qquad (2\text{-}12)$$

pH 在医学和生物学中具有重要的意义。各种生物催化剂——酶只有在一定 pH 时才具有活性，生物体中的一些生物化学变化，只能在一定的 pH 范围内才能正常进行，人体的各种体液也都有各自的 pH 范围，若 pH 超出此范围，将影响机体的正常生理活动。表 2-3 列出了正常人体中各种体液的 pH。

**表 2-3　正常人体中各种体液的 pH**

| 体液 | pH | 体液 | pH |
|---|---|---|---|
| 血清 | 7.35 ~ 7.45 | 大肠液 | 8.3 ~ 8.4 |
| 成人胃液 | 0.9 ~ 1.5 | 乳汁 | 6.0 ~ 6.9 |
| 婴儿胃液 | 5.0 左右 | 泪水 | 7.4 左右 |
| 唾液 | 6.35 ~ 6.85 | 尿液 | 4.8 ~ 7.5 |
| 胰液 | 7.5 ~ 8.0 | 脑脊液 | 7.35 ~ 7.45 |
| 小肠液 | 7.5 左右 | | |

Note

## 二、强酸或强碱溶液

强酸或强碱属于强电解质，在水中完全解离，溶液中 $[H_3O^+]$ 或 $[OH^-]$ 取决于强酸或强碱的浓度。如 HCl 在水中的解离：

$$HCl + H_2O \longrightarrow Cl^- + H_3O^+$$

溶液中还存在水的质子自递平衡：

$$H_2O + H_2O \rightleftharpoons H_3O^+ + OH^-$$

由于水的解离很弱，加上 HCl 解离导致的同离子效应强烈地抑制水的解离，使水解离产生的 $H_3O^+$ 可忽略不计。因此，HCl 溶液中 $H_3O^+$ 浓度由 HCl 浓度确定。如 $0.1\ mol \cdot L^{-1}$ 的 HCl 溶液中 $[H_3O^+] = 0.1\ mol \cdot L^{-1}$。

当强酸或强碱浓度很低，溶液的 $[H_3O^+]$ 或 $[OH^-] < 10^{-6}\ mol \cdot L^{-1}$ 时，由 $H_2O$ 解离出的 $[H_3O^+]$ 或 $[OH^-]$ 不能忽略。

## 三、一元弱酸或弱碱溶液

在一元弱酸 HA 的水溶液中，存在下列质子传递平衡：

$$HA + H_2O \rightleftharpoons H_3O^+ + A^- \qquad K_a = \frac{[H_3O^+][A^-]}{[HA]}$$

$$H_2O + H_2O \rightleftharpoons H_3O^+ + OH^- \qquad K_w = [H_3O^+][OH^-]$$

溶液中 $[H_3O^+]$、$[A^-]$、$[HA]$、$[OH^-]$ 都是未知的，要精确求得溶液中 $[H_3O^+]$，计算非常复杂。因此，可采用如下的近似处理。

（1）当 $K_a c_a \geqslant 20K_w$ 时，可忽略水的质子自递平衡，只考虑弱酸的质子传递平衡：

$$HA + H_2O \rightleftharpoons H_3O^+ + A^-$$

平衡时 $\qquad c_a(1-\alpha) \qquad c_a\alpha \qquad c_a\alpha$

则

$$K_a = \frac{[H_3O^+][A^-]}{[HA]} = \frac{c_a\alpha \cdot c_a\alpha}{c_a(1-\alpha)} = \frac{c_a\alpha^2}{1-\alpha}$$

（2）当弱酸的 $c_a/K_a \geqslant 500$ 或 $\alpha < 5\%$，已解离的酸极少，$1-\alpha \approx 1$，可得如下简化式：

$$K_a = c_a\alpha^2 \text{ 或 } \alpha = \sqrt{K_a / c_a} \qquad (2\text{-}13)$$

$$[H_3O^+] = c_a\alpha \text{ 或 } [H_3O^+] = \sqrt{K_a c_a} \qquad (2\text{-}14)$$

由式（2-13）可知，当 $K_a c_a \geqslant 20K_w$，且 $c_a/K_a \geqslant 500$ 时，弱酸的解离度与其浓度的平方根成反比。即浓度越稀，解离度越大。

同理，对于一元弱碱溶液，当 $K_b c_b \geqslant 20K_w$，且 $c_b/K_b \geqslant 500$ 时，可得简化式：

$$[OH^-] = \sqrt{K_b c_b} \qquad (2\text{-}15)$$

【例 2-2】 计算 0.10 mol · $L^{-1}$ $NH_4Cl$ 溶液的 pH。

解：由于 $NH_4^+$ 与 $NH_3$ 为共轭酸碱对，则

$K_a(NH_4^+) = K_w/K_b(NH_3) = 1.0 \times 10^{-14}/(1.8 \times 10^{-5}) = 5.6 \times 10^{-10}$

$K_a(NH_4^+)c_a > 20K_w$，且 $c_a/K_a(NH_4^+) = 0.10/(5.6 \times 10^{-10}) > 500$

所以 $[H_3O^+] = \sqrt{K_a(NH_4^+)c_a} = \sqrt{5.6 \times 10^{-10} \times 0.10}$ mol · $L^{-1}$ = $7.5 \times 10^{-6}$ mol · $L^{-1}$

pH = 5.13

## 四、多元弱酸或弱碱溶液

多元弱酸或弱碱的质子传递是分步进行的，每一步都有其质子传递平衡常数，并且各平衡常数之间存在关系：$K_{a1} \gg K_{a2} \gg K_{a3}$，或 $K_{b1} \gg K_{b2} \gg K_{b3}$。前一级解离生成的 $H_3O^+$ 或 $OH^-$ 对后一级解离具有抑制作用（同离子效应），因此对于 $K_{a1}/K_{a2} > 10^2$ 的多元酸或 $K_{b1}/K_{b2} > 10^2$ 的多元碱溶液，其 pH 的计算通常只考虑它的第一步解离平衡，把多元酸（碱）直接当成一元酸（碱）来处理。

当 $K_{a1}c_a \geqslant 20K_w$，$K_{a1}/K_{a2} > 10^2$，且 $c_a/K_{a1} \geqslant 500$ 时：

$$[H_3O^+] = \sqrt{K_{a1}\, c_a} \tag{2-16}$$

同理，多元弱碱溶液，当 $K_{b1}c_b \geqslant 20K_w$，$K_{b1}/K_{b2} > 10^2$，且 $c_b/K_{b1} \geqslant 500$ 时：

$$[OH^-] = \sqrt{K_{b1}\, c_b} \tag{2-17}$$

【例 2-3】 已知 25 ℃时，二元酸 $H_2S$ 的 $K_{a1} = 8.9 \times 10^{-8}$，$K_{a2} = 1.2 \times 10^{-13}$。计算 0.1 mol · $L^{-1}$ $H_2S$ 溶液的 pH，以及溶液中 $HS^-$、$S^{2-}$ 的浓度。

解：由于 $H_2S$ 的 $K_{a1}/K_{a2} > 10^2$，可忽略 $H_2S$ 的第二步解离，将其当作一元酸来处理。

设溶液中 $[H_3O^+] = x$ mol · $L^{-1}$，则 $[HS^-] \approx [H_3O^+] = x$ mol · $L^{-1}$

第一级质子传递平衡式为 $H_2S + H_2O \rightleftharpoons HS^- + H_3O^+$

平衡浓度（mol · $L^{-1}$） $0.1 - x$ $\qquad x \qquad x$

$$K_{a1} = \frac{[H_3O^+][HS^-]}{[H_2S]} = \frac{x^2}{0.1-x} = 8.9 \times 10^{-8}$$

由于 $c_a/K_{a1} > 500$，$K_{a1}c_a > 20K_w$，所以

$$[H_3O^+] = x \approx \sqrt{K_{a1}\, c_a} = \sqrt{8.9 \times 10^{-8} \times 0.1}\ \text{mol} \cdot \text{L}^{-1} = 9.4 \times 10^{-5}\ \text{mol} \cdot \text{L}^{-1}$$

$$pH = -\lg[H_3O^+] = -\lg(9.4 \times 10^{-5}) = 4.05$$

$S^{2-}$ 是 $H_2S$ 第二步质子传递的产物，由解离平衡关系式

$$HS^- + H_2O \rightleftharpoons H_3O^+ + S^{2-}$$

得

$$K_{a2} = \frac{[H_3O^+][S^{2-}]}{[HS^-]} = 1.2 \times 10^{-13}$$

由于第二步质子传递程度很小，因此溶液中

$$[HS^-] \approx [H_3O^+] = 9.4 \times 10^{-5}\ \text{mol} \cdot \text{L}^{-1}$$

$$[S^{2-}] \approx K_{a2} = 1.2 \times 10^{-13}\ \text{mol} \cdot \text{L}^{-1}$$

## 五、两性物质溶液

两性物质包括阴离子型（如 $HCO_3^-$、$H_2PO_4^-$、$HPO_4^{2-}$)、弱酸弱碱型（如 $NH_4Ac$）和氨基酸型（如 $H_2NCH_2COOH$）等。两性物质在水溶液中既能给出质子又能接受质子，其质子传递平衡十分复杂，可根据具体情况进行合理的简化和近似处理。

当 $K_ac \geqslant 20K_w$，且 $c \geqslant 20K'_a$ 时，经推导和近似处理，两性物质溶液中 $H_3O^+$ 浓度可用下式计算：

$$[H_3O^+] = \sqrt{K_a K'_a} \text{ 或 } pH = \frac{1}{2}(pK_a + pK'_a) \qquad (2\text{-}18)$$

式中，$K_a$ 为该两性物质作为酸时的解离常数，$K'_a$ 为该两性物质作为碱时其共轭酸的解离常数。

【例 2-4】 已知 298.15 K 时，$H_2CO_3$ 的 $K_{a1} = 4.5 \times 10^{-7}$，$K_{a2} = 4.7 \times 10^{-11}$。计算 0.010 mol · L$^{-1}$ $NaHCO_3$ 溶液的 pH。

解：两性物质 $HCO_3^-$ 的 $K_a = K_{a2} = 4.7 \times 10^{-11}$，$K'_a = K_{a1} = 4.5 \times 10^{-7}$，由于 $K_ac > 20K_w$，且 $c > 20K'_a$，故可用（2-18）计算溶液的 $[H_3O^+]$

$$[H_3O^+] = \sqrt{K_a K'_a} = \sqrt{K_{a2} K_{a1}} = \sqrt{4.7 \times 10^{-11} \times 4.5 \times 10^{-7}} \text{ mol} \cdot \text{L}^{-1} = 4.6 \times 10^{-9} \text{ mol} \cdot \text{L}^{-1}$$

$$pH = -\lg[H_3O^+] = -\lg(4.6 \times 10^{-9}) = 8.34$$

# 第五节 难溶强电解质溶液的沉淀溶解平衡

在强电解质中，有一类物质在水中溶解度较小，但溶解的部分全部解离，这类电解质称为难溶强电解质。在难溶强电解质的饱和溶液中，存在着未溶解的固体电解质与溶解产生的离子之间的平衡，即沉淀溶解平衡。

## 一、溶度积规则

### （一）溶度积

难溶强电解质在水中的溶解是一个复杂的过程。例如，AgCl 的水溶液中，一方面，固态（以“s”标示）AgCl 微量溶解并解离为 $Ag^+$ 和 $Cl^-$，该过程称为溶解（dissolution）；另一方面，已经溶解于水的 $Ag^+$ 和 $Cl^-$ 又不断地从溶液回到固体表面而析出，该过程称为沉淀（precipitation）。在一定条件下，当沉淀速率与溶解速率相等时便达到平衡，这种平衡称为难溶强电解质的沉淀溶解平衡。不同于易溶性弱电解质的解离平衡，沉淀溶解平衡属于多相平衡。如 AgCl 的沉淀溶解平衡可表示为：

$$AgCl(s) \underset{\text{沉淀}}{\overset{\text{溶解}}{\rightleftharpoons}} Ag^+(aq) + Cl^-(aq)$$

$$K=\frac{[Ag^+][Cl^-]}{[AgCl(s)]}$$

由于 [AgCl(s)] 是常数，将其并入常数项 $K$，得：

$$K_{sp}(AgCl)=[Ag^+][Cl^-]$$

式中，$K_{sp}$ 为溶度积常数（solubility product constant），简称溶度积。

对于 $A_aB_b$ 型的难溶强电解质：

$$A_aB_b(s) \rightleftharpoons aA^{n+}(aq)+bB^{m-}(aq)$$

$$K_{sp}=[A^{n+}]^a\,[B^{m-}]^b \tag{2-19}$$

式（2-19）表示，在一定温度下，难溶强电解质达沉淀溶解平衡时各离子浓度幂之乘积为一常数。严格地说，溶度积应以离子活度幂之乘积表示，但难溶强电解质的离子强度很小，活度因子趋近于 1，可用浓度代替活度。$K_{sp}$ 作为沉淀溶解反应的平衡常数，其数值反映了难溶强电解质在水中的溶解能力大小。一些常见难溶强电解质的 $K_{sp}$ 列于附录中。

### （二）溶度积与溶解度的关系

在一定温度下，溶度积和溶解度（solubility，用 $S$ 表示）都可以表示难溶强电解质在水中的溶解能力，它们既有区别又有联系，一定条件下可以相互换算。

设 $A_aB_b$ 型难溶强电解质的溶解度为 $S$，沉淀与溶解达平衡时：

$$A_aB_b(s) \rightleftharpoons aA^{n+}(aq)+bB^{m-}(aq)$$

平衡浓度（$mol\cdot L^{-1}$）：　　$aS$　　$bS$

$$K_{sp}=[A^{n+}]^a\,[B^{m-}]^b=(aS)^a(bS)^b$$

$$S=\sqrt[(a+b)]{\frac{K_{sp}}{a^a\cdot b^b}} \tag{2-20}$$

【例 2-5】 已知 298.15 K 时，$K_{sp}(AgCl)=1.77\times10^{-10}$、$K_{sp}(AgBr)=5.35\times10^{-13}$、$K_{sp}(AgI)=8.52\times10^{-17}$、$K_{sp}(Ag_2CrO_4)=1.12\times10^{-12}$，计算并比较它们的溶解度。

解：（1）设 AgX 的溶解度为 S，根据式（2-20），有

$$S(AgCl)=\sqrt{K_{sp}(AgCl)}=\sqrt{1.77\times10^{-10}}\ mol\cdot L^{-1}=1.33\times10^{-5}\ mol\cdot L^{-1}$$

$$S(AgBr)=\sqrt{K_{sp}(AgBr)}=\sqrt{5.35\times10^{-13}}\ mol\cdot L^{-1}=7.31\times10^{-7}\ mol\cdot L^{-1}$$

$$S(AgI)=\sqrt{K_{sp}(AgI)}=\sqrt{8.52\times10^{-17}}\ mol\cdot L^{-1}=9.23\times10^{-9}\ mol\cdot L^{-1}$$

（2）同理，$Ag_2CrO_4$ 的溶解度为

$$S(Ag_2CrO_4)=\sqrt[3]{\frac{K_{sp}(Ag_2CrO_4)}{4}}=\sqrt[3]{\frac{1.12\times10^{-12}}{4}}\ mol\cdot L^{-1}=6.54\times10^{-5}\ mol\cdot L^{-1}$$

例 2-5 表明：①对于 AB 型难溶强电解质，如 AgCl、$BaSO_4$，$K_{sp}=S^2$；对于 $A_2B$（或者 $AB_2$）型难溶强电解质，如 $Mg(OH)_2$、$Ag_2CrO_4$，$K_{sp}=4S^3$。②对于同一类型的难溶强电解质，溶度积越大，其溶解度也越大，可以用溶度积比较溶解度大小，如 $K_{sp}(AgCl)>K_{sp}(AgBr)>K_{sp}(AgI)$，则 $S(AgCl)>S(AgBr)>S(AgI)$；对于不同类型的难溶强电解质，如 AgCl 与 $Ag_2CrO_4$，前者为 AB 型，后者为 $A_2B$ 型，虽然 $K_{sp}(AgCl)>K_{sp}(Ag_2CrO_4)$，但 $S(AgCl)<S(Ag_2CrO_4)$，因此不能直接用溶度积比较溶解度的大小，而必须通过计算说明。

上述溶解度与溶度积之间的换算是有条件的，它要求难溶强电解质的溶解度很小、解离产生的离子在水溶液中不发生水解等副反应或副反应程度很小。

### （三）溶度积规则

任一条件下，难溶强电解质溶液中离子浓度幂的乘积称为离子积（ion product），用 $Q_c$ 表示。例如，在一定温度时，对于任一沉淀溶解反应：

$$A_aB_b(s) \rightleftharpoons aA^{n+}(aq) + bB^{m-}(aq)$$

$$Q_c = c(A^{n+})^a\, c(B^{m-})^b \qquad (2\text{-}21)$$

$Q_c$ 和 $K_{sp}$ 的表达形式类似，但其含义不同。$K_{sp}$ 表示难溶强电解质的饱和溶液中离子浓度幂的乘积，仅是 $Q_c$ 的一个特例。

$Q_c$ 与 $K_{sp}$ 有三种不同的关系，它们分别代表难溶强电解质溶液可能存在的三种不同状态。

1. $Q_c < K_{sp}$，表示溶液不饱和。此时溶液中无沉淀析出，若加入难溶强电解质，则会继续溶解。

2. $Q_c = K_{sp}$，表示溶液为饱和溶液。此时沉淀与溶解达动态平衡。

3. $Q_c > K_{sp}$，表示溶液为过饱和状态。此时溶液中有沉淀析出，直至溶液达饱和。

上述 $Q_c$ 与 $K_{sp}$ 的关系及结论称为溶度积规则，它是难溶强电解质沉淀溶解平衡移动规律的总结，也是判断沉淀生成和溶解的依据。

## 二、沉淀溶解平衡的移动

沉淀溶解平衡是暂时的、有条件的平衡，如果改变条件，沉淀溶解平衡就会发生移动，直至达到新的平衡。根据溶度积规则，改变条件可以使溶液中的离子形成沉淀或者沉淀溶解。

### （一）沉淀的生成

根据溶度积规则，当溶液中 $Q_c > K_{sp}$，将会有沉淀生成，这是产生沉淀的必要条件。欲使某难溶强电解质析出沉淀，需设法提高其离子积。

【例 2-6】 将 20 ml 浓度为 0.01 mol·L$^{-1}$ 的 $CaCl_2$ 溶液与 60 ml 浓度为 0.08 mol·L$^{-1}$ 的 $K_2SO_4$ 溶液混合，能否析出 $CaSO_4$ 沉淀？已知 $K_{sp}(CaSO_4) = 4.93 \times 10^{-5}$。

解：混合后各离子的浓度分别为

$c(Ca^{2+}) = 20\text{ ml} \times 0.01\text{ mol·L}^{-1}/(20\text{ ml} + 60\text{ ml}) = 2.5 \times 10^{-3}\text{ mol·L}^{-1}$

$c(SO_4^{2-}) = 60\text{ ml} \times 0.08\text{ mol·L}^{-1}/(20\text{ ml} + 60\text{ ml}) = 6.0 \times 10^{-2}\text{ mol·L}^{-1}$

$Q_c = c(Ca^{2+})\, c(SO_4^{2-}) = 2.5 \times 10^{-3} \times 6.0 \times 10^{-2} = 1.5 \times 10^{-4}$

由于 $Q_c > K_{sp}$，因此两种溶液混合后有 $CaSO_4$ 沉淀析出。

【例 2-7】 分别计算 $Ag_2CrO_4$ 在以下溶液中的溶解度：

（1）0.10 mol·L$^{-1}$ $AgNO_3$ 溶液；

（2）0.10 mol·L$^{-1}$ $Na_2CrO_4$ 溶液。

已知 $K_{sp}(Ag_2CrO_4) = 1.12 \times 10^{-12}$。

解：（1）设在 0.10 mol·L$^{-1}$ $AgNO_3$ 溶液中，$Ag_2CrO_4$ 溶解度为 $S$，则有

$$Ag_2CrO_4(s) \rightleftharpoons 2Ag^+ + CrO_4^{2-}$$

平衡浓度（mol·L$^{-1}$）　　$0.10 + 2S$　　$S$

$[Ag^+] = (0.10 + 2S)\text{ mol·L}^{-1} \approx 0.10\text{ mol·L}^{-1}$

$$S=[CrO_4^{2-}]=\frac{K_{sp}(Ag_2CrO_4)}{[Ag^+]^2}=\frac{1.12\times10^{-12}}{0.10^2}\text{ mol}\cdot\text{L}^{-1}=1.12\times10^{-10}\text{ mol}\cdot\text{L}^{-1}$$

计算可知，$Ag_2CrO_4$ 在 0.10 mol·L$^{-1}$ $AgNO_3$ 溶液中的溶解度比在纯水中（$6.54\times10^{-5}$ mol·L$^{-1}$，见例 2-5）小很多。

（2）设在 0.10 mol·L$^{-1}$ $Na_2CrO_4$ 溶液中，$Ag_2CrO_4$ 溶解度为 $S$，则有

$$Ag_2CrO_4(s)\rightleftharpoons 2Ag^++CrO_4^{2-}$$

平衡浓度（mol·L$^{-1}$）　　$2S$　　$0.10+S$

$[CrO_4^{2-}]=(0.10+S)\text{ mol}\cdot\text{L}^{-1}\approx0.10\text{ mol}\cdot\text{L}^{-1}$

$K_{sp}(Ag_2CrO_4)=[Ag^+]^2[CrO_4^{2-}]=(2S)^2\times0.10=0.40S^2$

$$S=\sqrt{\frac{K_{sp}}{0.40}}=\sqrt{\frac{1.12\times10^{-12}}{0.40}}\text{ mol}\cdot\text{L}^{-1}=1.7\times10^{-6}\text{ mol}\cdot\text{L}^{-1}$$

计算结果表明，$Ag_2CrO_4$ 在 0.10 mol·L$^{-1}$ $Na_2CrO_4$ 溶液中的溶解度比在纯水中降低近 40 倍。

例 2-7 计算结果表明，在 $Ag_2CrO_4$ 沉淀溶解平衡系统中，若加入含有共同离子的易溶强电解质 $AgNO_3$ 或 $Na_2CrO_4$，会有更多的 $Ag_2CrO_4$ 沉淀生成，导致 $Ag_2CrO_4$ 的溶解度降低。这种因加入含有共同离子的易溶强电解质，使难溶电解质的溶解度降低的现象，称为沉淀溶解平衡中的同离子效应。为了使溶液中的 $Ag^+$ 沉淀更完全，通常加入适当过量含相同离子的沉淀剂（如 $Na_2CrO_4$），这是利用了同离子效应。但是，沉淀剂的用量并非越多越好，因为过量的沉淀剂导致溶液的离子强度增大，离子碰撞结合成沉淀的机会减少，反而使溶解度增大。这种由于加入易溶强电解质增大了离子强度而使沉淀的溶解度略有增大的效应称为盐效应。盐效应比同离子效应弱得多，当两种效应同时存在时可忽略盐效应的影响。

当溶液中同时含有几种离子，并且它们均可与同一种沉淀剂发生沉淀反应时，几种物质会按先后顺序沉淀，这种现象称为分级沉淀（fractional precipitate）。在分级沉淀中先沉淀的是 $Q_c$ 最先达到其 $K_{sp}$ 的化合物。利用分级沉淀可以进行离子间的相互分离。

【例 2-8】 在 0.010 mol·L$^{-1}$ $K_2CrO_4$ 和 0.100 mol·L$^{-1}$ KCl 的混合溶液中，逐滴加入 $AgNO_3$ 溶液（忽略体积的变化），$CrO_4^{2-}$ 和 $Cl^-$ 哪种离子先沉淀？能否利用分级沉淀的方法将 $CrO_4^{2-}$ 和 $Cl^-$ 两者分离？已知 $K_{sp}(Ag_2CrO_4)=1.12\times10^{-12}$，$K_{sp}(AgCl)=1.77\times10^{-10}$。

解：$Ag_2CrO_4$ 的沉淀溶解平衡如下

$$Ag_2CrO_4(s)\rightleftharpoons 2Ag^++CrO_4^{2-}$$

生成 $Ag_2CrO_4$ 沉淀所需条件为

$$Q_c(Ag_2CrO_4)=c^2(Ag^+)\,c(CrO_4^{2-})\geqslant K_{sp}(Ag_2CrO_4)$$

$$c(Ag^+)\geqslant\sqrt{\frac{K_{sp}(Ag_2CrO_4)}{c(CrO_4^{2-})}}=\sqrt{\frac{1.12\times10^{-12}}{0.010}}\text{ mol}\cdot\text{L}^{-1}=1.05\times10^{-5}\text{ mol}\cdot\text{L}^{-1}$$

生成 AgCl 沉淀所需条件为

$$Q_c(AgCl)=c(Ag^+)\,c(Cl^-)\geqslant K_{sp}(AgCl)$$

$$c(Ag^+)\geqslant\frac{K_{sp}(AgCl)}{c(Cl^-)}=\frac{1.77\times10^{-10}}{0.100}\text{ mol}\cdot\text{L}^{-1}=1.77\times10^{-9}\text{ mol}\cdot\text{L}^{-1}$$

由计算结果可知，生成 AgCl 沉淀所需 $Ag^+$ 浓度更小，所以 AgCl 先沉淀。当 $Ag_2CrO_4$ 开始沉淀时，溶液中 $c(Ag^+)\geqslant1.05\times10^{-5}$ mol·L$^{-1}$，此时，溶液中 $Cl^-$ 的浓度为

$$c(\text{Cl}^-) \leqslant \frac{K_{sp}(\text{AgCl})}{c(\text{Ag}^+)} = \frac{1.77 \times 10^{-10}}{1.05 \times 10^{-5}} \text{ mol} \cdot \text{L}^{-1} = 1.69 \times 10^{-5} \text{ mol} \cdot \text{L}^{-1}$$

形成沉淀是一种常用的去除杂质离子的方法。通常情况下，当溶液中某种离子的浓度小于 $1.0 \times 10^{-5}$ mol·L$^{-1}$ 时，常规方法已经无法检测离子的存在，可以认为离子已经沉淀完全。

可见，当 $\text{CrO}_4^{2-}$ 开始沉淀时，溶液中 Cl$^-$ 已沉淀完全。因此，分级沉淀可以将 $\text{CrO}_4^{2-}$ 与 Cl$^-$ 分离。

---

**临床应用**

### 钡　餐

在医疗诊断中，$\text{BaSO}_4$ 作为造影剂，被用于 X 线照射下显示消化道有无病变，此检查方法通常称为钡餐造影。$\text{BaSO}_4$ 的溶度积为 $1.08 \times 10^{-10}$，溶液中存在的 $\text{Ba}^{2+}$ 对人体有害。根据同离子效应，加入 $\text{Na}_2\text{SO}_4$ 可以减小 $\text{BaSO}_4$ 的溶解度，降低毒性。$\text{BaSO}_4$ 的制备方法是以 $\text{BaCl}_2$ 和 $\text{Na}_2\text{SO}_4$ 为原料，在适当的稀 $\text{BaCl}_2$ 热溶液中，缓慢加入 $\text{Na}_2\text{SO}_4$。待沉淀析出后，静置使沉淀颗粒变大，过滤可得纯净的 $\text{BaSO}_4$ 晶体。

临床上使用的钡餐造影剂是由 $\text{BaSO}_4$、适量 $\text{Na}_2\text{SO}_4$ 和矫味剂制成的干混悬剂，使用时加水制成混悬液口服或灌肠。由于 $\text{BaSO}_4$ 不溶于水和脂质，所以不会被胃肠道吸收，因此钡餐造影检查不会对患者产生毒性作用。

---

## （二）沉淀的溶解

根据溶度积规则，要使沉淀溶解，必须降低难溶强电解质饱和溶液中相关离子的浓度，使其 $Q_c < K_{sp}$。常用的方法有以下几种。

### 1. 生成易溶弱电解质

（1）金属氢氧化物沉淀的溶解：金属氢氧化物在溶液中产生 OH$^-$，可与酸解离出的 H$^+$ 生成弱电解质 $\text{H}_2\text{O}$（液态，以"l"标示），降低 OH$^-$ 浓度，使 $Q_c < K_{sp}$，沉淀溶解。以 $\text{Mg(OH)}_2$ 为例，上述过程可表示如下。

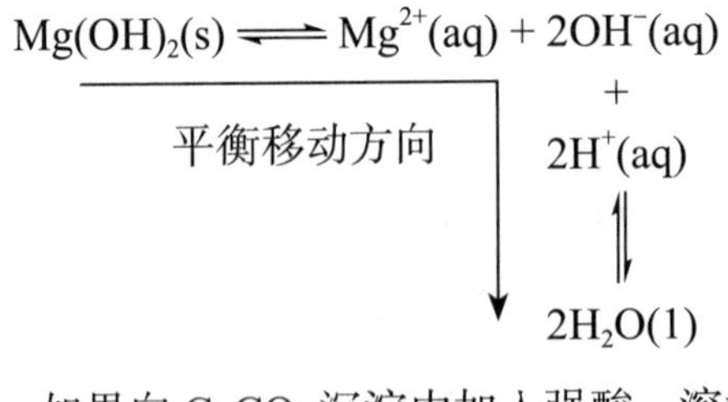

$$\text{Mg(OH)}_2(s) \rightleftharpoons \text{Mg}^{2+}(aq) + 2\text{OH}^-(aq)$$

平衡移动方向

$$+ \quad 2\text{H}^+(aq)$$

$$\rightleftharpoons$$

$$2\text{H}_2\text{O(l)}$$

（2）碳酸盐沉淀的溶解：如果向 $\text{CaCO}_3$ 沉淀中加入强酸，溶液中的 $\text{CO}_3^{2-}$ 与酸反应生成难解离的 $\text{HCO}_3^-$（或者 $\text{CO}_2$ 和水），使溶液中 $\text{CO}_3^{2-}$ 浓度降低，导致 $Q_c(\text{CaCO}_3) < K_{sp}(\text{CaCO}_3)$，故沉淀溶解。

$$\text{CaCO}_3(s) \rightleftharpoons \text{Ca}^{2+}(aq) + \text{CO}_3^{2-}(aq)$$

平衡移动方向

$$+ \quad \text{H}^+$$

$$\rightleftharpoons$$

$$\text{HCO}_3^-$$

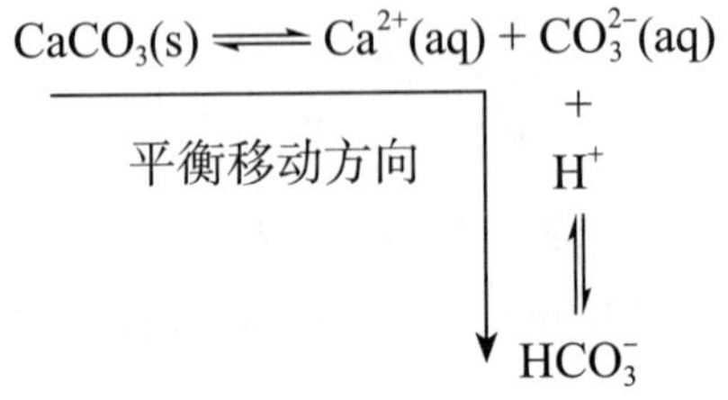

（3）金属硫化物沉淀的溶解：$K_{sp}$ 较大的金属硫化物都能溶于酸，如 MnS 溶于 HCl 的反应，由于 $H^+$ 与 $S^{2-}$ 结合生成 $HS^-$，进一步生成 $H_2S$（气态，以"g"标示），使 $Q_c(MnS)<K_{sp}(MnS)$，沉淀溶解。

$$MnS(s) \rightleftharpoons Mn^{2+}(aq) + S^{2-}(aq)$$

平衡移动方向　$+$
$$H^+(aq) + Cl^-(aq) \longleftarrow HCl(aq)$$
$$\Updownarrow$$
$$HS^-(aq) \overset{H^+}{\rightleftharpoons} H_2S(g)$$

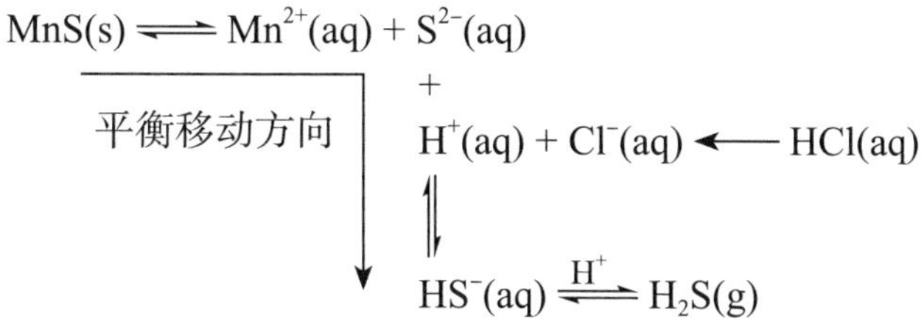

**2. 生成配合物**　在 AgCl 沉淀中加入氨水，由于 $Ag^+$ 可以和 $NH_3$ 结合成难解离的配离子 $[Ag(NH_3)_2]^+$，使溶液中 $Ag^+$ 浓度降低，导致 AgCl 沉淀溶解。

$$AgCl(s) \rightleftharpoons Cl^-(aq) + Ag^+(aq)$$

平衡移动方向　$+$
$$2NH_3(aq)$$
$$\Updownarrow$$
$$[Ag(NH_3)_2]^+(aq)$$

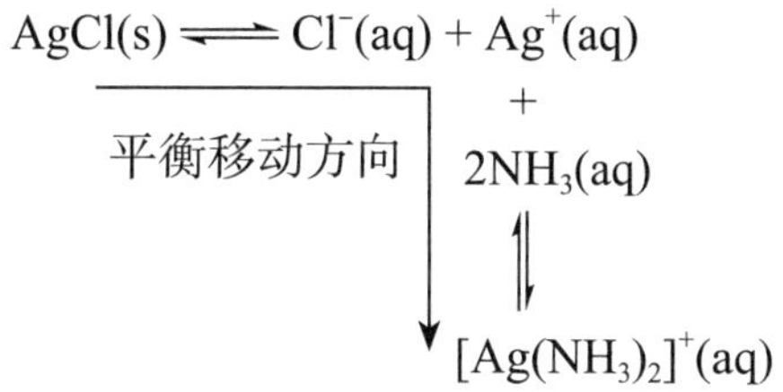

**3. 发生氧化还原反应**　一些难溶的金属硫化物，如 $Ag_2S$、CuS 等，其 $K_{sp}$ 非常小，即使加入高浓度的强酸也难以满足 $Q_c<K_{sp}$，因此它们难溶于非氧化性的强酸。但可加入氧化剂或还原剂，使某一离子发生氧化还原反应而降低其浓度，导致 $Q_c<K_{sp}$，平衡向沉淀溶解方向移动。如 CuS 可溶于 $HNO_3$，反应如下。

$$CuS(s) \rightleftharpoons Cu^{2+}(aq) + S^{2-}(aq)$$

平衡移动方向　$+$
$$HNO_3(aq)$$
$$\downarrow$$
$$S(s) + NO(g)$$

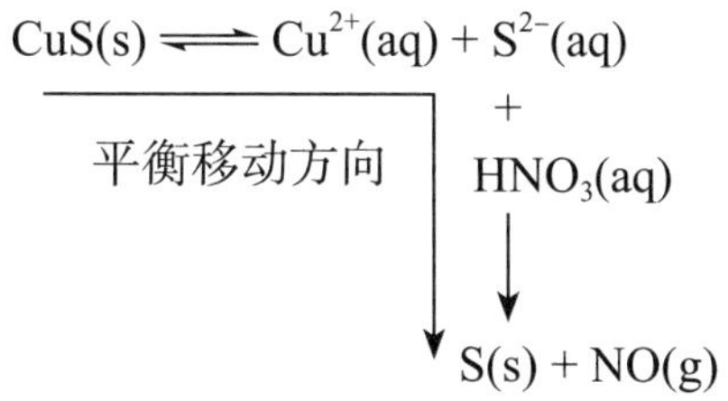

总反应式为：

$$3CuS(s) + 8HNO_3(aq) = 3Cu(NO_3)_2(aq) + 2NO(g)\uparrow + 3S(s)\downarrow + 4H_2O(l)$$

### （三）沉淀的转化

在含有沉淀的溶液中加入合适的试剂，使之与某一离子结合为更难溶的物质，这一过程称为沉淀的转化（precipitation transformation）。例如，在白色 $BaCO_3$ 沉淀中加入 $K_2CrO_4$ 溶液，会生成黄色 $BaCrO_4$ 沉淀。这是由于反应生成了比 $BaCO_3$ 更难溶的 $BaCrO_4$ 沉淀。$BaCrO_4$ 的生成降低了溶液中 $Ba^{2+}$ 浓度，破坏了 $BaCO_3$ 的沉淀溶解平衡，使之溶解。转化过程表示如下。

$$BaCO_3(s) \rightleftharpoons Ba^{2+}(aq) + CO_3^{2-}(aq)$$

平衡移动方向　$+$
$$CrO_4^{2-}(aq)$$
$$\Updownarrow$$
$$BaCrO_4(s)$$

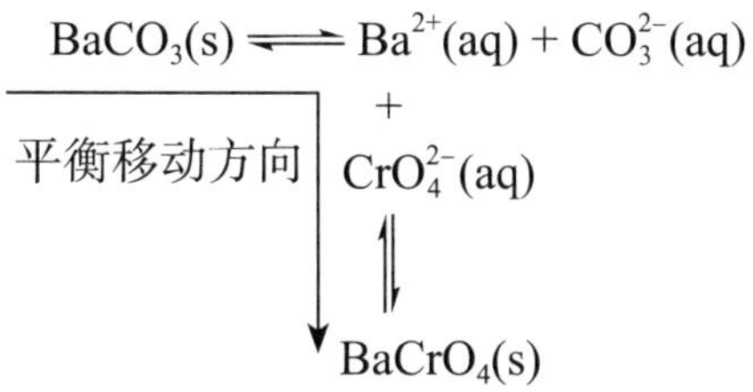

沉淀溶解平衡在医学上有重要意义，如人体内尿结石的形成、骨骼的形成、龋齿的产生等都涉及沉淀溶解平衡的原理。

**知识拓展**

**尿结石的形成和预防**

尿液中含有 $Ca^{2+}$、$Mg^{2+}$、$CO_3^{2-}$、$C_2O_4^{2-}$、$PO_4^{3-}$ 等无机化合物，这些正、负离子之间可以形成沉淀。血液通过肾小球前通常对 $CaC_2O_4$ 等是过饱和的，即 $Q_c>K_{sp}$，但由于血液中有蛋白质等结晶抑制物，$CaC_2O_4$ 等难以形成沉淀。血液流经肾小球后，蛋白质等大分子被过滤掉，黏度也显著降低，因此在肾小管内会有 $CaC_2O_4$ 结晶形成。这种现象在许多人的尿液中都会发生，不过这种 $CaC_2O_4$ 结晶非常小，结晶在肾小管中停留时间短，容易随尿液排出，一般不会形成结石。但是有些人由于肾功能不好，或者尿液中成石抑制物浓度太低，滤液流动太慢，滤液在肾小管内停留时间较长，则会在这段细小管道中会形成结石。因此，医学上常用增加排尿速率（即减少滤液停留时间）、加大排尿量（减小 $Ca^{2+}$、$C_2O_4^{2-}$ 及 $PO_4^{3-}$ 的浓度）等方法防治肾结石。多饮水、多运动也是预防肾结石的方法。

## 习 题 二

1. 根据酸碱质子理论，下列物质哪些是酸？哪些是碱？哪些是两性物质？

$NH_4^+$、$S^{2-}$、$H_2O$、$H_2CO_3$、$HCO_3^-$、$CO_3^{2-}$、$H_2S$、$H_2NCH_2COOH$、$PO_4^{3-}$、$H_2PO_4^-$

2. 写出下列物质的共轭碱或共轭酸。

$H_2CO_3$、$HCO_3^-$、$CO_3^{2-}$、$H_2S$、$Ac^-$、$HAc$、$H_2PO_4^-$、$H_2O$

3. 判断下列说法是否正确。

（1）水中加酸或碱将抑制水的解离，水的离子积也随之会发生变化。

（2）当某弱酸稀释时，其解离度增大，溶液的酸度也增大。

（3）饱和氢硫酸 ($H_2S$) 溶液中 $H_3O^+$(aq) 与 $S^{2-}$(aq) 浓度之比为 2∶1。

（4）任意一元弱酸溶液中 $[H_3O^+]=\sqrt{K_a c_a}$。

（5）对于难溶强电解质，可以通过比较 $K_{sp}$ 来判断其溶解度。

（6）要生成氢氧化物沉淀，必须使溶液的 pH>7。

（7）难溶强电解质的溶度积 $K_{sp}$ 和离子积 $Q_c$ 所表达的意义是相同的。

4. 向含有固体 AgCl 的饱和溶液中加入下列物质，AgCl 的溶解度有什么变化？为什么？

（1）盐酸　（2）$AgNO_3$　（3）$KNO_3$　（4）氨水

5. 相同浓度的下列溶液，写出其 $[H_3O^+]$ 由大到小的顺序。

（1）氨水（$K_b=1.8\times10^{-5}$）　（2）甲酸（$K_a=1.8\times10^{-4}$）

（3）乙酸（$K_a=1.8\times10^{-5}$）　（4）氢氰酸（$K_a=6.2\times10^{-10}$）

（5）甲胺（$K_b=4.17\times10^{-4}$）

6. 镇痛药吗啡（$C_{17}H_{19}NO_3$）是一种弱碱，主要从未成熟的罂粟籽中提取得到，其 $K_b=7.9\times10^{-7}$。试计算 0.015 mol·$L^{-1}$ 吗啡水溶液的 pH。

7. 水杨酸（邻羟基苯甲酸，$C_7H_6O_3$）为二元酸（已知 $K_{a1} = 1.1 \times 10^{-3}$，$K_{a2} = 3.6 \times 10^{-14}$），有时可用它作为镇痛药代替阿司匹林，但它有较强的酸性，能引起胃出血。将 3.5 g 水杨酸溶于水中配制 500 ml 溶液，计算该溶液的 pH。

8. 通过计算判断：将浓度均为 0.1 mol · $L^{-1}$ $MgCl_2$ 溶液和 NaOH 溶液等体积混合，溶液中有无 $Mg(OH)_2$ 沉淀生成？已知 $K_{sp}[Mg(OH)_2] = 5.61 \times 10^{-12}$。

（高宗华）

# 第三章

第三章数字资源

# 缓冲溶液

正常人体的各种体液 pH 均保持在恒定范围，如正常人体血液 pH 始终恒定在 7.35 ~ 7.45，若体液 pH 超出合理的范围，机体的生理功能就会失调而导致疾病，严重的甚至可导致死亡。许多反应，包括生物体内的化学反应，往往也需要在一定的 pH 条件下才能顺利进行，细菌的培养、药物的配制和储存也与溶液的 pH 密切相关。因此，维持溶液 pH 基本恒定，无论在化学上还是医学上都具有重要意义。

## 第一节　缓冲溶液及其作用原理

### 一、缓冲溶液的概念

在 1.0 L 纯水、1.0 L 0.1 mol · $L^{-1}$ 的 NaCl 溶液、1.0 L 0.10 mol · $L^{-1}$ 的 HAc 与 NaAc 组成的混合溶液中，分别加入 0.010 mol 强酸 (HCl) 或 0.010 mol 强碱 (NaOH)，三种溶液 pH 的改变情况见表 3-1。

**表 3-1　加入少量强酸强碱对纯水或溶液 pH 的影响**

| 纯水或溶液 | pH | 加入 0.010 mol HCl | | 加入 0.010 mol NaOH | |
|---|---|---|---|---|---|
| | | pH | ΔpH | pH | ΔpH |
| 1.0 L 纯水 | 7 | 2 | 5 | 12 | 5 |
| 1.0 L 0.10 mol · $L^{-1}$ NaCl | 7 | 2 | 5 | 12 | 5 |
| 1.0 L 0.10 mol · $L^{-1}$ HAc-NaAc | 4.75 | 4.66 | 0.09 | 4.84 | 0.09 |

表 3-1 表明，当上述三种溶液中加入等物质的量强酸或强碱时，溶液的 pH 变化是完全不同的：纯水和 NaCl 溶液的 pH 改变了 5 个单位，而 HAc-NaAc 混合溶液的 pH 仅改变了 0.09 个单位，改变的幅度很小。同样，HAc-NaAc 混合溶液加入少量水稀释时，其 pH 改变的幅度也很小。

这种能抵抗外来少量强酸、强碱或有限量水稀释而保持其 pH 基本不变的溶液称为缓冲溶液（buffer solution）。缓冲溶液对少量强酸、强碱或有限量水稀释的抵抗作用称为缓冲作用（buffer action）。

## 二、缓冲溶液的组成

缓冲溶液一般是由具有足够浓度、适当比例的共轭酸碱对组成。此共轭酸碱对通常以弱酸（弱碱）和它的共轭碱（共轭酸）构成。例如，具有足够浓度的 HAc-NaAc、$NH_3$-$NH_4Cl$、$NaH_2PO_4$-$Na_2HPO_4$。习惯上将缓冲溶液中的共轭酸碱对称为缓冲对（buffer pair）或缓冲系（buffer system）。表 3-2 所列是一些常见的缓冲对。

表 3-2　常见的缓冲对

| 缓冲对 | 共轭酸 | 共轭碱 | 质子转移平衡 | $pK_a$（298.15 K） |
|---|---|---|---|---|
| HAc-NaAc | HAc | $Ac^-$ | $HAc + H_2O \rightleftharpoons Ac^- + H_3O^+$ | 4.75 |
| $H_2CO_3$-$NaHCO_3$ | $H_2CO_3$ | $HCO_3^-$ | $H_2CO_3 + H_2O \rightleftharpoons HCO_3^- + H_3O^+$ | 6.35 |
| $H_3PO_4$-$NaH_2PO_4$ | $H_3PO_4$ | $H_2PO_4^-$ | $H_3PO_4 + H_2O \rightleftharpoons H_2PO_4^- + H_3O^+$ | 2.16 |
| $NH_4Cl$-$NH_3$ | $NH_4^+$ | $NH_3$ | $NH_4^+ + H_2O \rightleftharpoons NH_3 + H_3O^+$ | 9.25 |
| $NaH_2PO_4$-$Na_2HPO_4$ | $H_2PO_4^-$ | $HPO_4^{2-}$ | $H_2PO_4^- + H_2O \rightleftharpoons HPO_4^{2-} + H_3O^+$ | 7.21 |
| $Na_2HPO_4$-$Na_3PO_4$ | $HPO_4^{2-}$ | $PO_4^{3-}$ | $HPO_4^{2-} + H_2O \rightleftharpoons PO_4^{3-} + H_3O^+$ | 12.32 |

在实际应用中，可用酸碱反应的生成物与剩余的反应物组成缓冲对，举例如下。

弱酸（过量）+ 强碱：HAc（过量）+ NaOH

弱碱（过量）+ 强酸：NaAc（过量）+ HCl

较浓的强酸（如 HCl 溶液）或较浓的强碱（如 NaOH 溶液）中加入少量强酸、强碱时，其 pH 也基本保持不变，表现出缓冲作用，但这类溶液的酸性或碱性太强，实际上很少当作缓冲溶液使用。

形成缓冲溶液的条件如下：

（1）溶液具有缓冲作用；

（2）溶液具有适当比例的缓冲对，缓冲对比例一般为 1 : 10 至 10 : 1；

（3）溶液具有足够的总浓度，总浓度一般控制在 0.05~0.2 $mol \cdot L^{-1}$。

## 三、缓冲作用原理

缓冲溶液为什么具有缓冲作用呢？现以 HAc-NaAc 缓冲溶液为例，说明缓冲作用原理。

在 HAc-NaAc 的混合溶液中，NaAc 为强电解质，在水溶液中视为完全以 $Na^+$ 和 $Ac^-$ 的状态存在。

$$NaAc \longrightarrow Na^+ + Ac^-$$

而 HAc 是弱电解质，解离度很小，在水溶液中存在如下质子转移平衡：

$$HAc + H_2O \rightleftharpoons H_3O^+ + Ac^-$$

由于 NaAc 解离产生的 $Ac^-$ 引起同离子效应，进一步抑制了 HAc 的解离，达到新的平衡时，其溶液中存在着大量的 HAc 和 $Ac^-$。

当向该溶液中加入少量强酸时，$Ac^-$ 接受 $H_3O^+$ 生成 HAc，上述质子转移平衡左移，消耗

掉外来的 $H_3O^+$，使溶液中 $H_3O^+$ 浓度没有明显升高，溶液的 pH 基本保持不变。共轭碱 $Ac^-$ 起到了抵抗外加少量强酸的作用，故称之为缓冲溶液的抗酸成分。

当向该溶液中加入少量强碱时，溶液中的 $H_3O^+$ 与加入的 $OH^-$ 作用生成 $H_2O$，上述质子转移平衡右移，此时 HAc 分子进一步解离以补充消耗掉的 $H_3O^+$，使溶液中的 $H_3O^+$ 浓度没有显著减小，pH 基本保持不变。共轭酸 HAc 起到了抵抗外加少量强碱的作用，故称之为缓冲溶液的抗碱成分。

总之，由于缓冲溶液中同时含有足量的抗碱成分和抗酸成分，并通过共轭酸碱对的质子转移平衡移动来达到消耗外加少量强酸、强碱的作用，使溶液中 $H_3O^+$ 或 $OH^-$ 浓度未有明显的变化，pH 基本保持不变。

## 第二节 缓冲溶液 pH 的计算

### 一、缓冲溶液 pH 的计算公式

缓冲溶液具有保持溶液 pH 相对稳定的能力，那么缓冲溶液的 pH 如何计算呢？现以 HB-$B^-$ 形成的缓冲溶液为例，推导缓冲溶液 pH 的计算公式。

在缓冲溶液中，HB 和 $B^-$ 之间的质子转移平衡为：

$$HB + H_2O \rightleftharpoons H_3O^+ + B^-$$

$$K_a = \frac{[B^-][H_3O^+]}{[HB]}$$

等式两边取负对数并整理得：

$$pH = pK_a + \lg\frac{[B^-]}{[HB]} = pK_a + \lg\frac{[\text{共轭碱}]}{[\text{共轭酸}]} \tag{3-1}$$

式（3-1）就是缓冲溶液 pH 的计算公式，简称缓冲公式，也称 Henderson-Hasselbalch 方程式。式中，$K_a$ 为共轭酸的酸常数，$[B^-]$ 和 [HB] 均为平衡浓度，$[B^-]$ 与 [HB] 的比值称为缓冲比，$[B^-]$ 与 [HB] 之和为缓冲溶液的总浓度。

由于在缓冲溶液中，$B^-$ 对 HB 的同离子效应，使 HB 的解离度更小，因此，共轭酸碱的平衡浓度可用它们的起始浓度代替。若 HB、$B^-$ 的起始浓度分别为 $c(HB)$ 和 $c(B^-)$，则它们的平衡浓度分别为：

$$[HB] = c(HB) - [H_3O^+] \approx c(HB)$$

$$[B^-] = c(B^-) + [H_3O^+] \approx c(B^-)$$

则式（3-1）可用下式表达：

$$pH = pK_a + \lg\frac{c(\text{共轭碱})}{c(\text{共轭酸})} = pK_a + \lg\frac{c(B^-)}{c(HB)} \tag{3-2}$$

若以 $n(HB)$ 和 $n(B^-)$ 分别表示缓冲溶液中所含共轭酸和共轭碱的物质的量，设缓冲溶液的体积为 $V$，则有：

$$pH = pK_a + \lg\frac{n(B^-)/V}{n(HB)/V}$$

$$pH = pK_a + \lg\frac{n(B^-)}{n(HB)} \quad (3\text{-}3)$$

若配制缓冲溶液使用的共轭酸和共轭碱的初始浓度相同，即 $c_{初始}(HB) = c_{初始}(B^-)$，则有：

$$pH = pK_a + \lg\frac{c_{初始}(B^-)\times V(B^-)}{c_{初始}(HB)\times V(HB)}$$

$$pH = pK_a + \lg\frac{V(B^-)}{V(HB)} \quad (3\text{-}4)$$

由以上各式可知：

（1）缓冲溶液的 pH 主要取决于弱酸的 $K_a$ 值，对多元酸要特别注意 $K_a$ 的取值。

（2）缓冲溶液的 pH 还取决于缓冲比，当 $pK_a$ 一定时，pH 随着缓冲比的改变而改变。

（3）适当稀释缓冲溶液时（忽略稀释效应），共轭酸及共轭碱的浓度同等程度减小，缓冲比不变，缓冲溶液的 pH 基本不变。

（4）该公式只适用于缓冲溶液 pH 的近似计算。

## 二、缓冲溶液 pH 的计算

【例 3-1】 计算 0.1 mol · $L^{-1}$ $NaH_2PO_4$ 10.0 ml 与 0.2 mol · $L^{-1}$ $Na_2HPO_4$ 1.0 ml 混合溶液的 pH。已知 $H_2PO_4^-$ 的 $pK_a$=7.21。

解：根据题意，在该缓冲溶液中共轭酸、共轭碱的物质的量分别为

$$n(H_2PO_4^-) = 10.0\ ml \times 0.1\ mol \cdot L^{-1} = 1.0\ mmol$$

$$n(HPO_4^{2-}) = 1.0\ ml \times 0.2\ mol \cdot L^{-1} = 0.2\ mmol$$

$$pH = pK_a + \lg\frac{n(HPO_4^{2-})}{n(H_2PO_4^-)} = 7.21 + \lg\frac{0.2\ mmol}{1.0\ mmol} = 7.21 - 0.70 = 6.51$$

【例 3-2】 在浓度为 0.050 mol · $L^{-1}$ 的三羟甲基甲胺 [Tris：$(HOCH_2)_3CNH_2$] 溶液 50 ml 中，加入了 0.050 mol · $L^{-1}$ HCl 溶液 37 ml，计算所得溶液的 pH。已知 Tris · HCl 的 $pK_a$ = 7.85。

解：根据题意 Tris + HCl ═══ Tris · HCl

$$n(Tris \cdot HCl) = 0.050\ mol \cdot L^{-1} \times 37\ ml = 1.85\ mmol$$

$$n(Tris) = 0.050\ mol \cdot L^{-1} \times (50\ ml - 37\ ml) = 0.65\ mmol$$

该溶液是缓冲溶液，缓冲对为 Tris · HCl-Tris。

$$pH = pK_a + \lg\frac{n(Tris)}{n(Tris \cdot HCl)} = 7.85 + \lg\frac{0.65\ mmol}{1.85\ mmol} = 7.40$$

【例 3-3】 计算 0.10 mol · $L^{-1}$ $NH_3$-0.01 mol · $L^{-1}$ $NH_4Cl$ 缓冲溶液的 pH。已知 $NH_3$ 的 $K_b$ = $1.8 \times 10^{-5}$。

解：此缓冲溶液的共轭酸是 $NH_4^+$，它的解离常数为

$$pK_a = pK_w - pK_b = 14.00 + \lg(1.8 \times 10^{-5}) = 9.26$$

$$pH = pK_a + \lg\frac{c(NH_3)}{c(NH_4^+)} = 9.26 + \lg\frac{0.10\ mol \cdot L^{-1}}{0.01\ mol \cdot L^{-1}} = 10.26$$

Note

# 第三节 缓冲容量

## 一、缓冲容量的概念

任何缓冲溶液的缓冲能力都有一定限度，若向缓冲溶液加入强酸或强碱超过一定量时，缓冲溶液的 pH 将发生较大变化，从而失去缓冲能力。为了定量表示缓冲溶液的缓冲能力大小，引入了缓冲容量（buffer capacity）的概念，用符号 $\beta$ 表示。它在数值上等于使单位体积（1 L 或者 1 ml）缓冲溶液的 pH 改变 1 个单位时，所需外加一元强酸或一元强碱的物质的量（mol 或 mmol）。可表示为：

$$\beta=\frac{\Delta n_{\mathrm{a}}}{V|\Delta\mathrm{pH}|} \quad 或 \quad \beta=\frac{\Delta n_{\mathrm{b}}}{V|\Delta\mathrm{pH}|} \tag{3-5}$$

必须指出，某一缓冲溶液的缓冲容量是随溶液的 pH 变化（加入酸和碱后引起的 pH 变化）而不断变化。按式（3-5）计算的 $\beta$ 值只表示在这个 pH 变化范围内缓冲容量的平均值。严格说来，缓冲容量应是一个微分比，用数学式表示为：

$$\beta=\frac{\mathrm{d}n_{\mathrm{a}}}{V|\mathrm{dpH}|} \quad 或 \quad \beta=\frac{\mathrm{d}n_{\mathrm{b}}}{V|\mathrm{dpH}|} \tag{3-6}$$

式中：$V$ 为缓冲溶液的体积；$\mathrm{d}n_{\mathrm{a}}$ 为加入微量一元强酸的物质的量；$\mathrm{d}n_{\mathrm{b}}$ 为加入微量一元强碱的物质的量；dpH 为缓冲溶液 pH 的微小改变值。

## 二、影响缓冲容量的因素

由式（3-6）出发，可以推导出缓冲容量的计算公式如下：

$$\beta=2.303\left\{\frac{[\mathrm{HB}]}{[\mathrm{HB}]+[\mathrm{B}^-]}\times\frac{[\mathrm{B}^-]}{[\mathrm{HB}]+[\mathrm{B}^-]}\right\}\times c_{总} \tag{3-7}$$

$$或 \quad \beta=2.303\times\frac{c_{\mathrm{HB}}c_{\mathrm{B}^-}}{c_{\mathrm{HB}}+c_{\mathrm{B}^-}} \tag{3-8}$$

$c_{总}=[\mathrm{HB}]+[\mathrm{B}^-]\approx c_{\mathrm{HB}}+c_{\mathrm{B}^-}$，可见缓冲容量与缓冲溶液的总浓度和缓冲比有关。

### （一）总浓度

当缓冲比一定时，总浓度越大，缓冲容量就越大，如表 3-3 所列。

**表 3-3 缓冲容量与总浓度的关系**

| 缓冲溶液 | $c_{总}$(mol · L$^{-1}$) | $c_{\mathrm{Ac^-}}$(mol · L$^{-1}$) | $c_{\mathrm{HAc}}$(mol · L$^{-1}$) | 缓冲比 | $\beta$(mol · L$^{-1}$ · pH$^{-1}$) |
|---|---|---|---|---|---|
| Ⅰ | 0.20 | 0.10 | 0.10 | 1 | 0.12 |
| Ⅱ | 0.020 | 0.010 | 0.010 | 1 | 0.012 |

### （二）缓冲比

缓冲容量与缓冲比的关系可用表 3-4 所列实例说明。

**表 3-4　缓冲容量与缓冲比的关系**

| 缓冲溶液 | $[Ac^-]$ $(mol \cdot L^{-1})$ | $[HAc]$ $(mol \cdot L^{-1})$ | 缓冲比 | $c_{总}$ $(mol \cdot L^{-1})$ | $\beta$ $(mol \cdot L^{-1} \cdot pH^{-1})$ |
|---|---|---|---|---|---|
| Ⅰ | 0.095 | 0.005 | 19：1 | 0.1 | 0.010 9 |
| Ⅱ | 0.09 | 0.01 | 9：1 | 0.1 | 0.020 7 |
| Ⅲ | 0.05 | 0.05 | 1：1 | 0.1 | 0.057 6 |
| Ⅳ | 0.01 | 0.09 | 1：9 | 0.1 | 0.020 7 |
| Ⅴ | 0.005 | 0.095 | 1：19 | 0.1 | 0.010 9 |

表中数据表明，同一缓冲对的缓冲溶液，当总浓度一定时，缓冲比越接近 1，缓冲容量越大；当缓冲比等于 1 时，缓冲容量最大，最大缓冲容量用符号 $\beta_{max}$ 表示。

由式（3-7）可推导出缓冲溶液的最大缓冲容量与总浓度的关系为：

$$\beta_{max}=0.576c_{总} \tag{3-9}$$

【例 3-4】 用浓度均为 0.2 $mol \cdot L^{-1}$ 的 HAc 和 NaAc 溶液等体积混合成 10 ml 缓冲溶液，计算缓冲溶液的 pH；如在该溶液中加入 0.1 $mol \cdot L^{-1}$NaOH 0.3 ml，计算该缓冲溶液的缓冲容量 $\beta$。已知 HAc 的 $pK_a = 4.75$。

解：（1）原溶液的 pH 为

$$pH = pK_a + \lg\frac{n(Ac^-)}{n(HAc)} = 4.75 + \lg\frac{5\ ml \times 0.2\ mol \cdot L^{-1}}{5\ ml \times 0.2\ mol \cdot L^{-1}} = 4.75$$

（2）加入 0.1$mol \cdot L^{-1}$NaOH 0.3 ml 后溶液的 pH 为

$$pH = pK_a + \lg\frac{n(Ac^-)}{n(HAc)} = 4.75 + \lg\frac{5\ ml \times 0.2\ mol \cdot L^{-1} + 0.3\ ml \times 0.1\ mol \cdot L^{-1}}{5\ ml \times 0.2\ mol \cdot L^{-1} - 0.3\ ml \times 0.1\ mol \cdot L^{-1}}$$

$$= 4.75 + 0.026 = 4.78$$

（3）缓冲溶液的缓冲容量为

$$\Delta pH = 4.78 - 4.75 = 0.03,\quad \Delta n = 0.3\ ml \times 0.1\ mol \cdot L^{-1} = 0.03\ mmol$$

$$\beta = \frac{0.03\ mmol/10\ ml}{0.03} = 0.1\ mol \cdot L^{-1} \cdot pH^{-1}$$

## 三、缓冲范围

当缓冲溶液的总浓度一定时，共轭酸与共轭碱浓度相差越大，缓冲容量就越小，甚至可能失去缓冲作用。当共轭酸浓度与共轭碱浓度相差 10 倍以上，即缓冲比小于 1：10 或大于 10：1 时，溶液的缓冲容量很小，可以认为已没有缓冲能力。因此，只有当缓冲比为 1：10 至 10：1，缓冲溶液才能发挥缓冲作用。通常把缓冲溶液能发挥缓冲作用（缓冲比为 1：10 至 10：1）的有效 pH 范围即 $pH= pK_a \pm 1$ 称为缓冲范围（buffer effective range）。如 HAc 的 $pK_a = 4.75$，则 HAc-NaAc 缓冲溶液的缓冲范围为 3.75 ~ 5.75。常见缓冲对的缓冲范围见表 3-5。

表 3-5 常见缓冲对的缓冲范围

| 缓冲溶液的组成 | 缓冲对中弱酸 $pK_a$（298.15 K） | 理论缓冲范围 |
|---|---|---|
| $H_2C_8H_4O_4$（邻苯二甲酸）-NaOH | 2.94 | 1.94 ~ 3.94 |
| $KHC_8H_4O_4$（邻苯二甲酸氢钾）-NaOH | 5.43 | 4.43 ~ 6.43 |
| HAc-NaAc | 4.75 | 3.75 ~ 5.75 |
| $KH_2PO_4$-$Na_2HPO_4$ | 7.21 | 6.21 ~ 8.21 |
| $H_3BO_3$-NaOH | 9.27 | 8.27 ~ 10.27 |
| $NaHCO_3$-$Na_2CO_3$ | 10.33 | 9.33 ~ 11.33 |

# 第四节 缓冲溶液的配制

## 一、标准缓冲溶液

标准缓冲溶液可作为测定溶液 pH 的标准参照液，用来校准 pH 计。

表 3-6 列出了 1960 年国际纯粹与应用化学联合会（International Union of Pure and Applied Chemistry，IUPAC）确定的 5 种常用标准缓冲溶液的 pH。

表 3-6 常用标准缓冲溶液的 pH（298.15K）

| 标准缓冲溶液 | pH |
|---|---|
| 饱和酒石酸氢钾 | 3.557 |
| 0.05 mol · $L^{-1}$ 邻苯二甲酸氢钾 | 4.008 |
| 0.025 mol · $L^{-1}$ $KH_2PO_4$ - 0.025 mol · $L^{-1}$ $Na_2HPO_4$ | 6.865 |
| 0.008 695 mol · $L^{-1}$ $KH_2PO_4$ - 0.030 43 mol · $L^{-1}$ $Na_2HPO_4$ | 7.413 |
| 0.01 mol · $L^{-1}$ 硼砂 | 9.180 |

表 3-6 中，酒石酸氢钾、邻苯二甲酸氢钾和硼砂标准缓冲溶液都是由一种化合物配制而成。这些化合物之所以有缓冲作用，一种情况是因为这些化合物溶于水后解离出大量的两性离子。如酒石酸氢钾溶于水后完全解离成 $HC_4H_4O_6^-$ 与 $K^+$，而 $HC_4H_4O_6^-$ 是两性离子，可以发生下列解离反应：

$$HOOCCHOHCHOHCOO^- + H_2O \rightleftharpoons H_3O^+ + {}^-OOCCHOHCHOHCOO^-$$
$$HOOCCHOHCHOHCOO^- + H_2O \rightleftharpoons OH^- + HOOCCHOHCHOHCOOH$$

在酒石酸氢钾饱和溶液中存在足够浓度的抗酸成分和抗碱成分，因而用酒石酸氢钾一种化合物就可以配制成满意的缓冲溶液。邻苯二甲酸氢钾溶液的情况与酒石酸氢钾相似。另一种情况是因为这些化合物在溶液中就相当于一对缓冲对，如硼砂溶液中，$NaB_4O_7 \cdot 10H_2O$ 水解生成等物质的量的 $HBO_2$ 和 $NaBO_2$。因此仅硼砂一种物质就可以配制缓冲溶液。

用以配制标准缓冲溶液的蒸馏水一般用重蒸水，其电导率应该低于 $2 \times 10^{-6}$ S · $cm^{-1}$（298.15 K），并且不含二氧化碳气体，pH 要求在 7.00 ~ 7.30。配制好的缓冲溶液应储存于耐腐蚀的玻璃瓶或聚乙烯塑料瓶中。

**临床应用**

**磷酸盐缓冲液**

缓冲溶液在医学上的应用非常广泛，如微生物的培养、组织切片、细菌的染色、酶的催化研究都需在一定 pH 的缓冲溶液中进行。

磷酸盐缓冲液（phosphate buffered saline，简称 PBS）就是一种在生物学研究上应用最为广泛的缓冲溶液。PBS 主要成分为磷酸二氢钾、磷酸氢二钠、氯化钠、氯化钾。通常有活性的生物制剂都要用磷酸盐缓冲溶液来保存，因为磷酸盐缓冲液不仅具有良好的 pH 调节能力，同时还具有适当的渗透浓度，可以起到盐平衡作用，有利于生物活性物质保持完整性。

## 二、缓冲溶液的配制原则和方法

实际工作中需要配制一定 pH 的缓冲溶液时，可按下列原则和步骤进行。

### （一）选择合适的缓冲对

为了使所配缓冲溶液有较大的缓冲容量，该缓冲溶液的 pH 应在所选缓冲对的缓冲范围内，且尽量接近弱酸的 $pK_a$ 值。例如，配制 pH 为 4.80 的缓冲溶液，因 HAc 的 $pK_a = 4.75$，可选择 HAc-NaAc 缓冲对。同时所选择的缓冲对必须对主反应无干扰，不产生沉淀、配位等副反应，并具有一定的稳定性。对于医用缓冲溶液，选择缓冲对还应具备无毒、有热稳定性、酶稳定性、能透过半透膜等特征，总浓度还需考虑等渗溶液的条件。

### （二）要有适当的总浓度

总浓度太低，缓冲容量过小；总浓度过高，离子强度过大或渗透压力过高而不适用。在实际应用中，通常将总浓度控制在 0.05 ~ 0.2 mol · $L^{-1}$。

### （三）计算所需缓冲对的量

选择好缓冲对，可根据缓冲公式计算所需共轭酸及其共轭碱的量或体积。为配制方便，常常使用相同浓度的共轭酸及其共轭碱溶液来配制缓冲溶液，此时，缓冲公式可表示为：

$$\mathrm{pH} = \mathrm{p}K_a + \lg\frac{n(\mathrm{B}^-)}{n(\mathrm{HB})} = \mathrm{p}K_a + \lg\frac{V(\mathrm{B}^-)}{V(\mathrm{HB})} \quad (3\text{-}10)$$

### （四）校正

根据计算结果，把共轭酸及其共轭碱溶液按所需体积混合，就可配成一定体积所需 pH 的缓冲溶液。若要求精确配制时，可用 pH 计对所配缓冲溶液进行校正。

【例 3-5】 现要配制 1 L pH =7.40 的生理缓冲溶液，问需要用 $c(\mathrm{Tris}) = 0.3$ mol · $L^{-1}$ 和 $c(\mathrm{Tris \cdot HCl}) = 0.1$ mol · $L^{-1}$ 的溶液各多少毫升？已知 Tris · HCl 的 $pK_a = 7.85$。

解：设需 Tris 的体积为 $V$ ml，则 Tris · HCl 的体积为（1 000−$V$）ml，代入式（3-3）

$$pH = pK_a + \lg\frac{n(\text{Tris})}{n(\text{Tris}\cdot\text{HCl})}$$

$$7.40 = 7.85 + \lg\frac{0.3\times V}{0.1\times(1000-V)}$$

$$V(\text{Tris}) = 105.8\ \text{ml}$$

$$V(\text{Tris}\cdot\text{HCl}) = 1\,000\ \text{ml} - 105.8\ \text{ml} = 894.2\ \text{ml}$$

即将 894.2 ml 0.1 mol · $L^{-1}$ Tris · HCl 溶液与 105.8 ml 0.1 mol · $L^{-1}$ Tris 溶液混合就可配制 1 L pH 为 7.40 的缓冲溶液。如有必要，可用 pH 计校正。

【例 3-6】 配制 pH = 10.0 的 $NH_3$-$NH_4Cl$ 缓冲溶液 1 L，问需向 350 ml 15 mol · $L^{-1}$ $NH_3$ 溶液加入 $NH_4Cl$ 多少克？已知 $NH_3$ 的 $K_b = 1.8\times10^{-5}$。

解：此缓冲溶液的共轭酸是 $NH_4^+$，它的解离常数为

$$pK_a = pK_w - pK_b(NH_3) = 14.00 + \lg(1.8\times10^{-5}) = 9.26$$

$$c(NH_3) = 350\ \text{ml} \times 15\ \text{mol}\cdot\text{L}^{-1} / 1\,000\ \text{ml} = 5.25\ \text{mol}\cdot\text{L}^{-1}$$

$$pH = pK_a + \lg\frac{c(NH_3)}{c(NH_4^+)}$$

$$10.0 = 9.26 + \lg\frac{c(NH_3)}{c(NH_4^+)} = 9.26 + \lg\frac{5.25\ \text{mol}\cdot\text{L}^{-1}}{c(NH_4^+)}$$

$$c(NH_4^+) = 0.955\ \text{mol}\cdot\text{L}^{-1}$$

$$m(NH_4Cl) = 0.955\ \text{mol}\cdot\text{L}^{-1} \times 53.5\ \text{g}\cdot\text{mol}^{-1} \times 1\ \text{L} = 51.1\ \text{g}$$

## 第五节 缓冲溶液在医学上的意义

缓冲溶液在医学上具有很重要的意义。正常人体中各种体液都需维持一定的 pH 范围，机体的各种功能才能正常进行。例如，血液的 pH 需维持在 7.35 ~ 7.45 这一狭小范围内。而机体在新陈代谢过程中，会不断产生酸性代谢产物和一些碱性代谢产物，同时还有相当数量的酸性物质和碱性物质随着食物进入体内，这就要靠血液中存在的各种缓冲对的缓冲作用及肺、肾的共同协调作用来维持血液的正常 pH 范围。

血液中含有多种缓冲对，在血浆中主要有 $H_2CO_3$-$HCO_3^-$、$H_2PO_4^-$-$HPO_4^{2-}$、$H_nP$-$H_{n-1}P^-$ 等；在红细胞中主要有 HHb-$Hb^-$、$HHbO_2$-$HbO_2^-$、$H_2CO_3$-$HCO_3^-$、$H_2PO_4^-$-$HPO_4^{2-}$ 等。在这些缓冲对中，碳酸缓冲对在血液中的浓度最高，缓冲能力最大，对维持血液正常 pH 的作用最重要。$H_2CO_3$ 在血液中主要以溶解的 $CO_2$ 形式存在，与 $HCO_3^-$ 存在以下平衡：

$$CO_2(\text{溶解}) + H_2O \rightleftharpoons H_2CO_3 \rightleftharpoons H^+ + HCO_3^-$$

正常人血浆中，$[HCO_3^-]/[CO_2]_{\text{溶解}}$ = 24 mmol · $L^{-1}$/1.2 mmol · $L^{-1}$ = 20 : 1，37 ℃时，校正后 $H_2CO_3$ 的 $pK'_{a1}$ = 6.10，因此血浆的 pH 为：

$$pH = pK'_{a1} + \lg\frac{[HCO_3^-]}{[CO_2]_{\text{溶解}}} = 6.10 + \lg20 = 7.40$$

当体内酸性物质增加时，血液中大量存在的抗酸成分 $HCO_3^-$ 与 $H_3O^+$ 作用生成 $H_2CO_3$，上述平衡向左移动，生成的 $H_2CO_3$ 由血液循环到肺部，由肺加快对 $CO_2$ 的呼出，损失的 $HCO_3^-$

由肾减少对 $HCO_3^-$ 的排泄而得到补偿，因此血浆的 pH 可基本维持恒定。

由于 $HCO_3^-$ 是血浆中含量最多的抗酸成分，在一定程度上可代表血浆对体内产生酸性物质的缓冲能力，故习惯上把 $HCO_3^-$ 称为碱储。

当体内碱性物质增加时，血浆中的 $H_3O^+$ 与碱结合生成水，上述平衡向右移动，使大量存在的抗碱成分 $H_2CO_3$ 解离，以补充消耗的 $H_3O^+$。减少的 $H_2CO_3$ 可由肺控制减少对 $CO_2$ 的呼出量来补偿，$HCO_3^-$ 增多的部分则由肾脏加速排出体外，从而使血浆的 pH 保持基本恒定。

正常血浆中碳酸缓冲对的缓冲比为 20∶1，已超出 1∶10 至 10∶1 的缓冲范围，但仍具有较强的缓冲能力，这是因为人体是一个"敞开系统"，当缓冲对的酸碱平衡发生移动后，缓冲对的浓度改变可由肺的呼吸作用和肾的生理功能来调节，使血液中 $HCO_3^-$ 和 $CO_2$（溶解）的浓度及比值保持相对稳定。

由于血液中各种缓冲对的缓冲作用和肺、肾的代谢功能作用，正常人血液的 pH 维持在 7.35～7.45。如果机体某一方面调节作用出现障碍，如当体内蓄积酸过多时，血液的 pH 就会小于 7.35，从而导致酸中毒（acidosis）；而当体内蓄积碱过多时，血液的 pH 就会大于 7.45，从而导致碱中毒（alkalosis）；若血液的 pH 小于 6.8 或大于 7.8，将会导致死亡。

缓冲溶液在医学上的应用非常广泛，如微生物培养、组织切片、细菌染色、酶催化研究都需在一定 pH 的缓冲溶液中进行。可见，理解缓冲溶液的基本原理，掌握缓冲溶液的配制方法是十分必要的。

**知识拓展**

**酸碱中毒**

正常人血液的 pH 恒定在 7.35～7.45。当血液的 pH 小于 7.35 时，就会导致酸中毒症状；当血液的 pH 大于 7.45 时，就会导致碱中毒症状；若血液的 pH 小于 6.8 或大于 7.8，就会导致死亡。

临床上酸中毒分为代谢性酸中毒和呼吸性酸中毒。代谢性酸中毒的发生是由于糖尿病、肾功能不全、严重腹泻等疾病导致 $HCO_3^-$ 丢失，使 $[HCO_3^-]/[CO_2]_{溶解}$ 小于 18/1，血液 pH 小于 7.35。呼吸性酸中毒的发生是由于肺炎、肺气肿、吗啡中毒等呼吸损伤疾病导致 $CO_2$ 增多，使 $[HCO_3^-]/[CO_2]_{溶解}$ 小于 18/1，血液 pH 小于 7.35。

碱中毒也分为代谢性碱中毒和呼吸性碱中毒。代谢性碱中毒的发生是由于呕吐、洗胃等大量胃液丢失和大剂量服用碱性药物引起 $HCO_3^-$ 增加，使 $[HCO_3^-]/[CO_2]_{溶解}$ 大于 22/1，血液 pH 大于 7.45。呼吸性碱中毒的发生是由于患脑炎、高热、肝性脑病等疾病时过度换气，呼出过多 $CO_2$，使 $[HCO_3^-]/[CO_2]_{溶解}$ 大于 22/1，血液 pH 大于 7.45。

## 习题三

1. 何谓缓冲溶液？形成缓冲溶液的条件是什么？
2. 决定缓冲溶液 pH 的主要因素有哪些？
3. 何谓缓冲容量？缓冲容量的大小与哪些因素有关？在什么条件下缓冲溶液具有最大缓冲容量？

4. 判断下列混合溶液有无缓冲作用。

（1）50 ml 0.10 mol·$L^{-1}$ 的 $KH_2PO_4$ 溶液与 50 ml 0.10 mol·$L^{-1}$ 的 $Na_2HPO_4$ 溶液混合。

（2）50 ml 0.20 mol·$L^{-1}$ 的 HAc 溶液与 25 ml 0.20 mol·$L^{-1}$ 的 NaOH 溶液混合。

（3）50 ml 0.10 mol·$L^{-1}$ 的 $NH_3 \cdot H_2O$ 溶液与 25 ml 0.20 mol·$L^{-1}$ 的 HCl 溶液混合。

（4）1 L 纯水中加入 0.01 mol·$L^{-1}$ HAc 和 0.01 mol·$L^{-1}$ 的 NaAc 溶液各 1 滴。

（5）0.1 mol·$L^{-1}$ 的 HCl 溶液 50 ml 与 0.1 mol·$L^{-1}$ 的 KCl 溶液 10 ml 混合。

5. 判断下列说法是否正确。

（1）混合电解质溶液一定是缓冲溶液。

（2）缓冲溶液就是能抵抗外来酸碱影响，保持溶液 pH 绝对不变的溶液。

（3）在一定范围内稀释缓冲溶液后，由于 [ 共轭碱 ] 与 [ 共轭酸 ] 的比值不变，故缓冲溶液的 pH 和缓冲容量均不变。

（4）可采用在某一元弱酸 HB 中，加入适量 NaOH 的方法来配制缓冲溶液。

（5）总浓度越大，缓冲容量越大，缓冲溶液的缓冲能力越强。

（6）正常人血浆中，碳酸缓冲对的缓冲比为 20 ∶ 1，所以该缓冲对无缓冲作用。

6. 配制 pH = 7.40 的缓冲溶液，应选用何种缓冲对？

（1）$HAc(K_a = 1.8 \times 10^{-5})$-NaAc

（2）$KH_2PO_4(K_{a2} = 6.3 \times 10^{-8})$-$Na_2HPO_4$

（3）$NaHCO_3(K_{a2} = 5.0 \times 10^{-11})$-$Na_2CO_3$

（4）$H_2C_8H_4O_4(K_{a1} = 1.3 \times 10^{-3})$-$KHC_8H_4O_4$

（5）$H_3PO_4(K_{a1} = 7.52 \times 10^{-3})$-$NaH_2PO_4$

7. 三位住院患者的化验报告如下：

甲 $c(HCO_3^-) = 24.0$ mmol·$L^{-1}$，$c(H_2CO_3) = 1.20$ mmol·$L^{-1}$

乙 $c(HCO_3^-) = 21.6$ mmol·$L^{-1}$，$c(H_2CO_3) = 1.35$ mmol·$L^{-1}$

丙 $c(HCO_3^-) = 56.0$ mmol·$L^{-1}$，$c(H_2CO_3) = 1.40$ mmol·$L^{-1}$

已知血浆中校正后 $H_2CO_3$ 的 $pK'_{a1} = 6.10$。比较此三位患者血浆的 pH，谁属正常？谁属酸中毒？谁属碱中毒？

8. 柠檬酸 ($H_3Cit$) 及其盐是一种供细菌培养的常用缓冲体系。用 0.100 mol·$L^{-1}$ $NaH_2Cit$ 溶液与 0.050 mol·$L^{-1}$ NaOH 各 50 ml 等体积混合成缓冲溶液，求此缓冲溶液的近似 pH。已知 $H_3Cit$ 的 $pK_{a1} = 3.14$、$pK_{a2} = 4.77$、$pK_{a3} = 6.39$。

9. 在 50 ml 0.10 mol·$L^{-1}$HAc 溶液中加入 0.10 mol·$L^{-1}$NaOH 溶液多少毫升才能配成 pH = 5.00 的缓冲溶液？已知 HAc 的 $pK_a = 4.75$。

（冯广卫）

第四章

# 胶　体

第四章数字资源

胶体和医药学有着密切关系。构成人体组织和细胞的基本物质如蛋白质、核酸和糖原等都形成胶体，血液、体液就是典型的胶体。随着科学技术的飞速发展，胶体在生命医学现象的揭示与机理探求等方面发挥着越来越重要的作用。

## 第一节　胶体分散系

### 一、分散系的概念

在科学研究中，研究的对象称为体系，研究对象周围与其密切相关的部分称为环境。在一个体系中，任何物理性质和化学性质完全相同的部分称为相（phase）。只含有一个相的体系称为单相体系或均相体系，含有两个或两个以上相的体系称为多相或非均相体系。

一种或几种物质分散在另一种或另几种物质中，被分散成微小粒子的体系称为分散系（dispersion system）。被分散的物质称为分散相（dispersed phase）（分散质），容纳分散相的连续分布的介质称为分散介质（dispersion medium）（分散剂）。临床上使用的生理盐水和葡萄糖注射液都是分散系，其中的氯化钠、葡萄糖是分散相，水是分散介质。

### 二、分散系的分类

按照分散相粒子直径的大小，可将分散系分为粗分散系、胶体分散系和真溶液。胶体分散系是指分散相粒子直径为 1 ~ 100 nm 的高度分散体系。包括溶胶（sol）、高分子溶液（macromolecular solution）和缔合胶体（association colloid）。各种分散系的分类与性质如表 4-1 所列。

**表 4-1　分散系的分类与性质**

| 分散相粒子直径 | 分散系类型 | 分散相粒子的组成 | 一般性质 | 实例 |
|---|---|---|---|---|
| ＜1 nm | 真溶液 | 小分子或小离子 | 均相，热力学稳定；分散相粒子扩散快，能透过滤纸和半透膜 | 生理盐水、葡萄糖溶液 |

Note

续表

| 分散相粒子直径 | 分散系类型 | | 分散相粒子的组成 | 一般性质 | 实例 |
|---|---|---|---|---|---|
| 1 ~ 100 nm | 胶体分散系 | 溶胶 | 胶粒（分子、离子、原子的聚集体） | 非均相，热力学不稳定；分散相粒子扩散慢，能透过滤纸，不能透过半透膜 | 氢氧化铁溶胶、硫化砷溶胶 |
| | | 高分子溶液 | 大分子、大离子 | 均相，热力学稳定；分散相粒子扩散慢，能透过滤纸，不能透过半透膜，形成溶液 | 蛋白质溶液、核酸溶液 |
| | | 缔合胶体 | 胶束 | 均相，热力学稳定；能透过滤纸，不能透过半透膜，形成胶束溶液 | 超过一定浓度的十二烷基硫酸钠溶液 |
| >100 nm | 粗分散系 | 悬浊液<br>乳浊液<br>泡沫 | 粗粒子（固体小颗粒、小液滴） | 非均相，热力学不稳定；不能透过滤纸和半透膜；易聚沉和分层，浑浊 | 泥浆、乳汁 |

**知识拓展**

**气 溶 胶**

气溶胶（aerosol）是由固体或液体小质点分散并悬浮于气体介质中形成的胶体分散系。气溶胶分为烟和雾，可自然产生或人工形成。当气溶胶的浓度足够高时，可对人类健康造成威胁，尤其是对哮喘患者及其他有呼吸道疾病的人群。从对人体呼吸道的危害来看，一般粒径大于 10 μm 的粒子常被阻留在鼻腔和咽喉部，粒径为 2 ～ 10 μm 的粒子主要沉积在支气管，而粒径在 2 μm 以下的粒子随着粒径的减小在肺内滞留的比率增加。不仅如此，空气中的气溶胶还能传播真菌和病毒，从而导致一些地区疾病的流行和暴发。

气溶胶在医药学方面有很重要的应用，如治疗呼吸道疾病的粉尘型药物的制备，因为粉尘型药物易于被呼吸道吸附而有利于疾病的治疗。

# 第二节 溶 胶

溶胶是胶体分散系的典型代表。溶胶的胶粒由大量的原子、离子或分子聚集而成，高度分散在不相溶的介质中。分散相粒子的直径为 1 ~ 100 nm，分散相和分散介质之间存在着明显的界面，所以溶胶是多相、热力学不稳定的高度分散体系，具有很大的界面积和界面能。由此导致溶胶在光学、动力学和电学等方面具有独特的性质。

## 一、溶胶的性质

### （一）溶胶的光学性质

溶胶的光学性质是其高度分散性和不均匀性的反映。在暗室中，用一束聚焦的可见光光源分别照射真溶液和溶胶时，在与光束垂直的方向观察，可以看到真溶液是透明的，而溶胶中却有一发亮的光锥。溶胶具有的这种现象首先被英国物理学家 Tyndall 于 1869 年发现，故称为 Tyndall 效应（Tyndall effect）或 Tyndall 现象（Tyndall phenomenon）（图 4-1）。在日常生活中也能经常见到 Tyndall 现象。例如，夜晚的探照灯或由放映机所射出的光线在通过空气中的微粒时，就会产生 Tyndall 现象；清晨，在茂密的树林中，常常可以看到从枝叶间透过的一道道光柱。

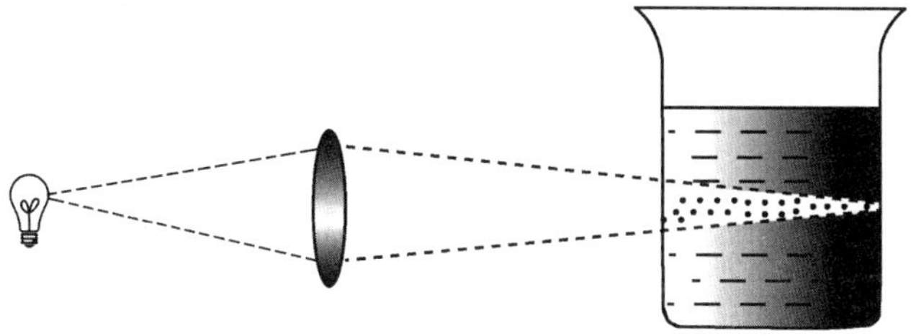

**图 4-1 Tyndall 现象**

Tyndall 现象是溶胶粒子对光产生散射的结果，与入射光的波长和分散相粒子的直径有关。当分散相粒子的直径略小于入射光的波长时，则发生光的散射。溶胶的分散相粒子直径略小于可见光的波长，因此，当可见光照射溶胶时，发生明显散射作用，溶胶粒子好像一个一个的小发光体，无数个发光体就产生了 Tyndall 现象。真溶液对光的散射十分微弱，肉眼观察不到 Tyndall 现象，故 Tyndall 现象是溶胶区别于真溶液的一个基本特征。

### （二）溶胶的动力学性质

**1. Brown 运动** 将一束强光透过溶胶并在光的垂直方向用超显微镜观察，可观测到溶胶中的胶粒在介质中不停地作无规则的运动，即 Brown 运动（Brownian motion）。Brown 运动本质是粒子的热运动，温度越高，微粒质量越小，Brown 运动越剧烈。

**2. 扩散** 当溶胶中的胶粒存在浓度差时，由于 Brown 运动，胶粒将自动地从浓度大的区域向浓度小的区域迁移，这种现象称为胶粒的扩散（diffusion）。浓度差越大，温度越高，介质黏度越小，粒子运动速率越大，越容易扩散。在生物体内，扩散是物质分子通过细胞膜或物质输送的推动力之一。

溶胶能透过滤纸，但不能透过半透膜。利用此性质，可以把溶胶中混有的电解质的分子或离子分离出来，使溶胶净化，这种方法称为透析（或渗析）。临床上，利用透析的原理，用人工合成的高分子膜（如聚甲基丙烯酸甲酯薄膜等）作半透膜制成人工肾，帮助肾病患者清除血液中的毒素，使血液净化。

**3. 沉降** 分散系中的分散相胶粒因受重力的作用而逐渐下沉的现象，称为沉降（sedimentation）。

溶胶是高度分散的多相体系，一方面胶粒会自动合并变大，从而产生较强的沉降作用。另一方面胶粒不停的 Brown 运动促使胶粒由下部向上部扩散，因而在一定程度上抵消了胶粒的沉降作用，使溶胶具有相对的稳定性。当扩散与沉降达平衡时，胶粒的浓度从上到下逐渐增大，形成稳定的浓度梯度（图 4-2），这种状态称为沉降平衡（sedimentation equilibrium）。

由于溶胶中胶粒很小，往往需要极长时间才能达到沉降平衡。在实际工作中可采用超速离心技术使溶胶中的胶粒迅速达到沉降平衡。该技术在医学生物学中常用来对物质进行分离测定。

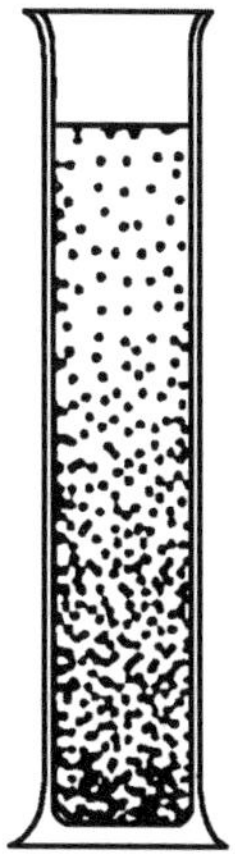

**图 4-2 沉降平衡示意图**

### （三）溶胶的电学性质

溶胶是高度分散的非均相体系，溶胶粒子与分散介质之间存在着明显的相界面，通过实验发现，在外电场的作用下，溶胶粒子和分散介质可发生相对运动。

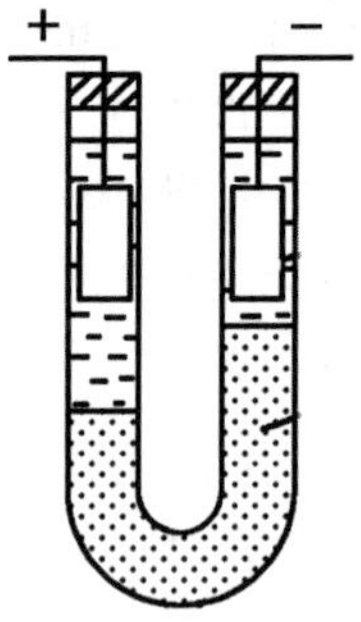

图 4-3 $Fe(OH)_3$ 溶胶电泳示意图

**1. 电泳与电渗** 如图 4-3 所示，在一个 U 形管内装入红棕色的 $Fe(OH)_3$ 溶胶，并在两侧溶胶上方小心地注入少量的 NaCl 溶液，使 NaCl 溶液和有色溶胶间保持清晰的界面，并使两液面在同一水平高度。将两个惰性电极插入 NaCl 溶液中，通入直流电，一段时间后，可观察到负极一端棕红色的 $Fe(OH)_3$ 溶胶界面上升，而正极一端的溶胶界面下降。这表明 $Fe(OH)_3$ 溶胶胶粒在电场作用下向负极移动，此溶胶微粒带正电荷，为正溶胶。这种在外电场作用下，胶粒在分散介质中定向移动的现象称为电泳（electrophoresis）。

从电泳的方向，可以判断溶胶粒子所带电荷的种类。大多数金属氧化物和金属氢氧化物胶粒带正电，称为正溶胶；大多数金属硫化物、金属自身以及土壤所形成的胶粒则带负电，称为负溶胶。

由于胶粒带电，而整个溶胶又是电中性的，因此分散介质必然带与胶粒相反的电荷。在外电场作用下，分散介质做定向移动的现象称为电渗（electroosmosis）。

电泳和电渗都是由于带电的分散相粒子和分散介质在电场中做相对运动时产生的电动现象。利用不同蛋白质、氨基酸和核酸电泳速度的不同可实现物质的分离，医学上用于肝病诊断的血清“纸上电泳”就是根据血液中血清蛋白及不同类型的球蛋白电泳速度的不同，在滤纸上分离、显色后，由电泳图谱做出初步诊断。

**2. 胶粒带电的原因** 主要是由于固态胶核表面选择性吸附某种离子或解离而带电。

（1）胶核的选择性吸附：胶粒的核心称作胶核（colloidal nucleus）。胶核是某种物质的许多分子或原子的聚集体，具有强烈的吸附倾向，易选择性地吸附溶液中的某种离子而带电。实验表明，胶核常优先吸附分散系中与自身组成类似的离子作为稳定剂，而使其界面带有一定电荷。

例如，用 $AgNO_3$ 溶液和 KI 溶液制备 AgI 溶胶，反应式为：

$$AgNO_3 + KI \rightleftharpoons AgI + KNO_3$$

改变两种反应物的量，可使制备的 AgI 溶胶带有不同符号的电荷。若 KI 过量，AgI 胶核形成后，溶液中还应含有 $I^-$、$K^+$、$NO_3^-$ 和微量的 $Ag^+$，胶核则优先选择吸附与其组成类似的 $I^-$ 而带负电荷，生成负溶胶。若 $AgNO_3$ 过量，则优先选择吸附 $Ag^+$ 而带正电荷，生成正溶胶。

（2）胶核表面层分子的解离：胶核和介质接触时，其表面层的分子受分散介质的影响而发生解离，其中一种离子扩散进入介质，带相反电荷的离子留在胶核表面而使胶粒带电。例如硅胶的胶核由许多 $x SiO_2 \cdot y H_2O$ 组成，其表面层的 $H_2SiO_3$ 分子在水分子作用下可以解离成 $SiO_3^{2-}$ 和 $H^+$。

$$H_2SiO_3(\text{溶胶}) \rightleftharpoons H^+(aq) + HSiO_3^-(aq)$$
$$HSiO_3^-(aq) \rightleftharpoons H^+(aq) + SiO_3^{2-}(aq)$$

$H^+$ 扩散到介质中，而 $SiO_3^{2-}$ 留在粒子表面，结果使胶粒带负电荷，生成负溶胶。

## 二、胶团的结构

胶团由胶粒和扩散层构成，其中胶粒又是由胶核和吸附层组成。现以 AgI 溶胶为例讨论胶团的结构。

利用 $AgNO_3$ 与 KI 制备 AgI 溶胶的化学反应式为：

$$AgNO_3(aq) + KI(aq) \longrightarrow AgI(\text{溶胶}) + KNO_3(aq)$$

当 KI 过量时，形成的 AgI 负溶胶的胶团结构如图 4-4（a）所示；当 $AgNO_3$ 过量时，形成的 AgI 正溶胶的胶团结构如图 4-4（b）所示。

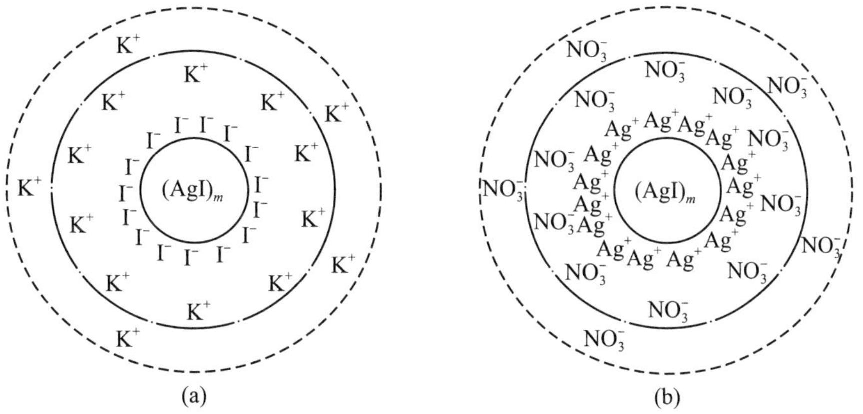


**图 4-4　AgI 溶胶的胶团结构示意图**

溶胶的胶团结构也常用结构简式表示，如 AgI 负溶胶的结构简式为：

$$\overbrace{\underbrace{\left[\underbrace{(AgI)_m}_{\text{胶核}}\cdot \underbrace{nI^-\cdot(n-x)K^+}_{\text{吸附层}}\right]^{x-}}_{\text{胶粒（带负电）}}\cdot \underbrace{xK^+}_{\text{扩散层}}}^{\text{胶团（电中性）}}$$

当胶粒移动时，胶团从吸附层和扩散层间裂开，吸附层与扩散层分开的界面被称为滑动面。

## 三、溶胶的稳定性和聚沉

### （一）溶胶的稳定性

溶胶具有相对的稳定性，主要有以下几方面的原因。

**1. 胶粒带电**　同种胶粒在相同的条件下带有相同电荷，使胶粒之间相互排斥而不易聚集成较大的颗粒，胶粒也就不容易沉降。带电越多，斥力越大，胶粒就越稳定。胶粒带电是大多数溶胶能稳定存在的主要原因。

**2. 溶剂化作用**　溶胶胶团的双电层离子都是溶剂化的，若溶剂为水，就称为水化。水中的胶粒周围都形成了水化层，水化层犹如一层弹性膜，阻碍胶粒之间的相互碰撞和聚集，使溶胶具有一定的稳定性。水化膜越厚，胶粒越稳定。

**3. Brown 运动**　溶胶的胶粒直径很小，剧烈的 Brown 运动产生的动能可以克服胶粒因重力作用而引起的沉降作用，使溶胶具有一定的稳定性。但剧烈的 Brown 运动使粒子间不断地相互碰撞后，也可能合并成大的颗粒而沉降。因此 Brown 运动不是胶体稳定的主要因素。

由于胶粒带电、溶剂化作用和 Brown 运动，溶胶能存在几天、几个月、几年甚至几十年，但最终还是会聚集成大的颗粒而沉降。

### （二）溶胶的聚沉

当溶胶的稳定因素受到破坏，胶粒在一定条件下聚集成较大的颗粒从介质中沉淀下来，此现象称为聚沉（coagulation）。

在实践中，有时胶体的形成会带来不利的影响，因此需要破坏胶体的稳定性，促使胶粒快速聚沉。引起溶胶聚沉的因素很多，有电解质的作用，溶胶之间的相互作用，溶胶的浓度、温度等。

**1. 电解质的聚沉作用** 对溶胶聚沉影响最大的是电解质。在溶胶中加入少量电解质就可引起溶胶聚沉，这是因为电解质的加入使扩散层中的反离子进入吸附层，胶粒所带电荷减少，溶胶稳定性下降，最终导致聚沉。

不同电解质对溶胶的聚沉能力不同，通常用临界聚沉浓度来表征电解质的聚沉能力。临界聚沉浓度（critical coagulation concentration）是使一定量某溶胶在一定时间内完全聚沉所需电解质溶液的最低浓度。表 4-2 列出了不同电解质对 $As_2S_3$、AgI、$Al_2O_3$ 的临界聚沉浓度。显然，电解质对溶胶的聚沉作用取决于与溶胶带有相反电荷的离子，这些离子称为反离子。实验表明，电解质对溶胶的聚沉作用与反离子所带电荷的多少有关。一般来说，反离子价数越高，聚沉能力越强。疏水溶胶的临界聚沉浓度与所加电解质中反离子价数的大约六次方成反比，这就是 Schulze-Hardy 规则。

对于同价离子，聚沉能力虽然接近，但也有不同（表 4-2）。

**表 4-2 不同电解质对 $As_2S_3$、AgI、$Al_2O_3$ 的临界聚沉浓度**

| 电解质 | 对 $As_2S_3$（负溶胶）的临界聚沉浓度 ($mmol \cdot L^{-1}$) | 电解质 | 对 AgI（负溶胶）的临界聚沉浓度 ($mmol \cdot L^{-1}$) | 电解质 | 对 $Al_2O_3$（正溶胶）的临界聚沉浓度 ($mmol \cdot L^{-1}$) |
|---|---|---|---|---|---|
| LiCl | 58 | $LiNO_3$ | 165 | NaCl | 43.5 |
| NaCl | 51 | $NaNO_3$ | 140 | KCl | 46 |
| KCl | 49.5 | $KNO_3$ | 136 | $KNO_3$ | 60 |
| $KNO_3$ | 50 | $RbNO_3$ | 126 | $K_2Cr_2O_7$ | 0.63 |
| $CaCl_2$ | 0.65 | $Ca(NO_3)_2$ | 2.40 | $K_2C_2O_4$ | 0.69 |
| $MgCl_2$ | 0.72 | $Mg(NO_3)_2$ | 2.60 | $K_2SO_4$ | 0.30 |
| $MgSO_4$ | 0.81 | $Pb(NO_3)_2$ | 2.43 | $K_3[Fe(CN)_6]$ | 0.08 |
| $AlCl_3$ | 0.093 | $Al(NO_3)_3$ | 0.067 | | |
| $Al(NO_3)_3$ | 0.095 | $Ce(NO_3)_3$ | 0.069 | | |
| $Al_2(SO_4)_3$ | 0.048 | $La(NO_3)_3$ | 0.069 | | |

**2. 溶胶的相互聚沉** 将两种带相反电荷的溶胶按适当比例混合，能引起溶胶聚沉。例如，将带负电荷的 $As_2S_3$ 溶胶和带正电荷的 $Fe(OH)_3$ 溶胶混合时，由于带正负电荷的胶粒相互结合，从而使溶胶发生聚沉。污水净化工艺也是以溶胶的相互聚沉为基础。污水中常含有一些带负电荷的胶体杂质，若向其中加入一定量的明矾 $[KAl(SO_4)_2 \cdot 12H_2O]$，由于明矾水解形成 $Al(OH)_3$ 正溶胶，与水中的负溶胶发生相互聚沉，从而达到净水目的。

**3. 加热** 许多溶胶加热时会发生聚沉。因为加热增加了胶粒的运动速度和碰撞机会，同时降低了它对离子的吸附作用，从而使胶粒所带电荷减少，水化程度降低，导致溶胶聚沉。例如，将 $As_2S_3$ 溶胶加热至沸腾会析出黄色的硫化砷沉淀。

# 第三节　高分子溶液

## 一、高分子化合物的结构特点

高分子化合物包括蛋白质、核酸、淀粉等生物大分子和人工合成的高聚物，其分子量通常在 $10^4$ 以上。高分子化合物的分子是由一种或多种小的结构单位重复连接而成。这些小的结构单位称为链节（chain segment），链节重复的次数称为聚合度（polymerization degree），用 $n$ 表示。例如，天然橡胶的分子由数千个异戊二烯单位（—$C_5H_8$—）连接而成。又如，淀粉分子由许多个葡萄糖单位（—$C_6H_{10}O_5$—）连接而成。由于分子链长度和链节的连接方式不同，高分子化合物呈线状或分枝状结构。高分子长链中的单键可围绕相邻单键的键轴自由旋转，所以高分子链表现出柔性。

## 二、高分子溶液的性质

高分子化合物分散到合适介质中所形成的均匀的分子、离子分散体系称为高分子溶液。高分子化合物在形成溶液时，要经过溶胀（swelling）过程。即溶剂小分子进入卷曲成团的高分子化合物分子链空隙中，导致高分子化合物体积成倍甚至数十倍地增大，这种溶胀现象是高分子化合物在溶解过程中所特有的。随着溶剂分子不断进入高分子链段之间，高分子也扩散进入溶剂，彼此扩散，最后完全溶解形成高分子溶液。

### （一）高分子溶液的稳定性

高分子溶液是稳定的均相体系，其稳定性与真溶液相似。溶液中的高分子通常具有许多亲水基团，如—OH、—COOH、—$NH_2$，这些基团与水分子结合，在高分子表面形成一层水化膜，这是高分子溶液具有稳定性的重要原因。

### （二）高分子溶液的黏度

高分子化合物具有线状或分枝状结构，在溶液中能牵引溶剂使其运动困难，另外，高分子化合物高度溶剂化，导致自由流动的溶剂减少，故黏度较大。

高分子溶液的黏度受许多因素的影响。高分子溶液浓度增大、放置时间延长可使其黏度增加。若升高温度，则高分子溶液黏度降低。

### （三）高分子溶液的渗透压

高分子化合物形成溶液时，高分子表面和内部空隙束缚着大量溶剂分子，使单位体积内溶剂的有效分子数明显减少；另外，高分子可以在空间形成具有相对独立性的结构域，使一个高分子相当于多个小分子。因此高分子溶液的渗透压比相同浓度的小分子溶液大得多。

在生物体内，由蛋白质等高分子化合物引起的胶体渗透压对维持血容量和血管内外水、电解质的相对平衡起着重要作用。

## 三、高分子溶液的盐析

高分子溶液是热力学稳定体系，但如果改变某些条件，如温度、酸度或水合程度，就会破坏高分子溶液的稳定性，使高分子化合物从溶液中沉淀析出。

在高分子溶液中加入大量无机盐时，可使其水合程度大为降低而沉淀，这种因加入大量无机盐而使高分子化合物从溶液中沉淀析出的作用称为盐析（salting out）。发生盐析的主要原因是高分子化合物所带电荷被部分中和及去溶剂化作用。

硫酸铵、硫酸钠、氯化钠等无机盐常用于蛋白质的盐析。例如，向蛋白质溶液中加入大量硫酸铵，可以使蛋白质沉淀析出。这是由于无机盐离子的强烈水化作用，破坏了蛋白质的水化膜，同时蛋白质吸引无机盐中与其电荷相反的离子，使其电荷被部分中和。盐析并不破坏蛋白质的结构，不会引起蛋白质变性。加溶剂稀释后，蛋白质又可以重新溶解。

## 四、高分子化合物对溶胶的保护作用和絮凝作用

将高分子化合物加入溶胶中，可能导致两种完全相反的作用，即保护作用和絮凝作用。在溶胶中加入足量的高分子化合物，能显著提高溶胶的稳定性，这种现象称为高分子化合物对溶胶的保护作用（图 4-5）。其原因是高分子化合物吸附在溶胶粒子表面，形成一层高分子保护膜，从而导致溶胶的稳定性明显增大。

若在溶胶中加入少量的高分子化合物，可使溶胶迅速生成絮状沉淀，这种现象称为高分子化合物对溶胶的絮凝作用（图 4-6）。其原因是高分子溶液浓度较低时，无法将胶粒完全覆盖，胶粒吸附在高分子链上，高分子起到“搭桥”作用，把多个胶粒连接起来，质量变大而引起聚沉。

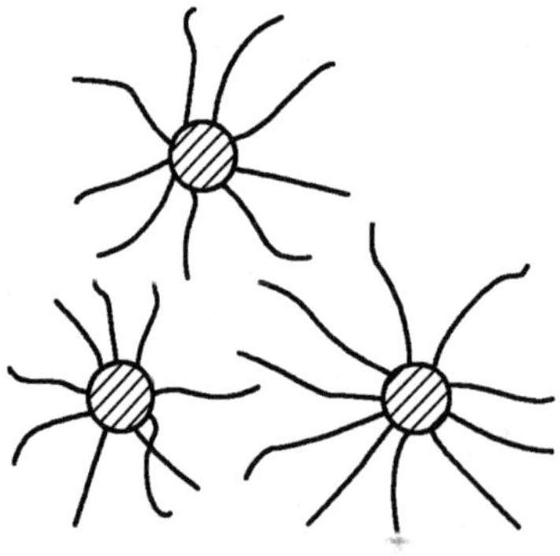

**图 4-5 高分子化合物对溶胶的保护作用示意图**

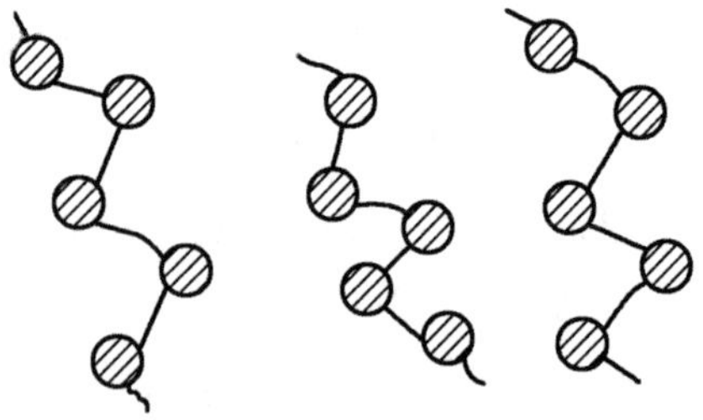

**图 4-6 高分子化合物对溶胶的絮凝作用示意图**

高分子化合物对溶胶的保护作用和絮凝作用在医学上具有广泛应用。例如，健康人血液中的碳酸钙、磷酸钙等难溶盐能以溶胶形式存在，就是由于血液中蛋白质等高分子的保护作用。当某种疾病导致血液中蛋白质含量减少，失去对溶胶的保护作用时，溶胶就可能在肝、肾和其他器官中发生聚沉，形成结石。用于胃肠道造影的钡餐，也是利用其中的阿拉伯胶对硫酸钡的保护作用使硫酸钡胶粒能均匀地附着在胃肠道壁上形成薄膜，便于造影检查。

# 第四节　表面活性剂与乳状液

## 一、表面活性剂

### （一）表面张力

自然界中的物质一般以气、液、固三种相态存在。在不同相共存的体系中，两相之间密切接触的过渡区称为界面（interface），通常有液 - 气、固 - 气、液 - 液、固 - 液、固 - 固等类型，习惯上把固相或液相与气相的界面称为表面（surface）。表面分子与内部分子物理性质的差异及由此引起的一系列界面现象，称为表面现象（surface phenomena）。

液体表面分子的受力情况与内部分子的受力情况不同，因而它们的能量也不相同。如图 4-7 所示，在液 - 气两相中，处于液体内部的分子 A 所受周围分子的引力是对称的，可相互抵消，合力为零；而表面分子 B 和 C 受到的液体分子的引力远大于上方稀疏气体分子的引力，它们的受力不能相互抵消，其合力垂直于液面而指向液体内部，使液体表面分子有向内部移动从而使表面积自动收缩到最小的趋势。这就是为什么小液滴总是呈球形，肥皂泡要用力吹才能变大的原因。

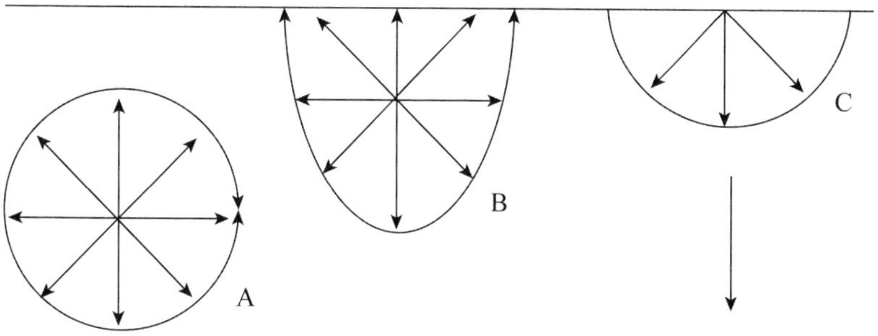


**图 4-7　液体内部及表面分子受力情况示意图**

观察表面现象，会发现在表面上总是存在一种企图使表面收缩的力。这种作用在表面上引起表面收缩的单位长度上的力称为表面张力（surface tension）。

### （二）表面活性剂

在一定温度下，液体有一定的表面张力，其表面会吸附溶质，使液体的表面张力随之改变。例如，在纯水中加入少量的肥皂、高级脂肪酸、烷基苯磺酸钠等能引起水的表面张力急剧下降。这种能显著降低溶剂表面张力的物质称为表面活性物质（surface active substance）或表面活性剂（surfactant）。

表面活性剂能显著降低溶剂的表面张力，因此相对于溶液内部，表层将吸附更多的表面活性剂，称为正吸附；而表面惰性物质在溶液表面则产生负吸附。

**1. 表面活性剂的结构特点**　表面活性剂的分子中一般含有两类基团：一类是极性基团（亲水基或疏油基），如—OH、—COOH、—$NH_2$、—SH、—$SO_3Na$ 等；另一类是非极性基团（亲油基或疏水基），即一些直链或带支链的有机烃基。具有两亲性基团是表面活性剂在分子结构上的共同特征（图 4-8）。表面活性剂与生命科学有密切关系。构成细胞膜的磷脂、血液中的某些蛋白质、胆汁中的胆汁酸盐等都是表面活性剂。

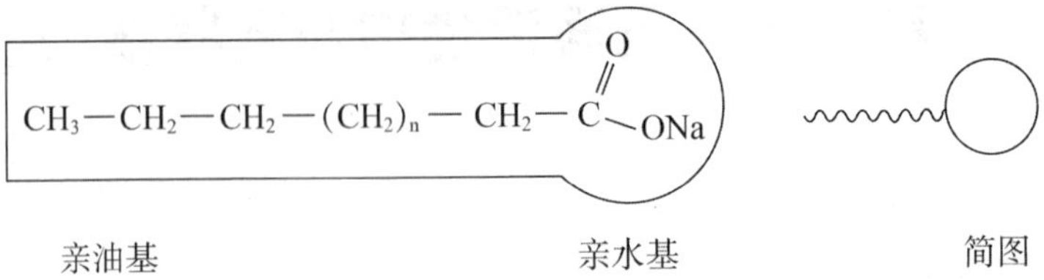


**图 4-8 表面活性剂（脂肪酸钠盐）示意图**

**2. 表面活性剂的基本性质** 表面活性剂分子结构具有两亲性，因此在溶液表面上能定向排列。以脂肪酸钠盐为例，当其溶于水中，若用量不大时，则主要集中在水的表面并定向排列，分子中亲水基进入水中，而亲油基则力图离开水相，正是由于表面活性剂主要集中于溶液表面，或集中于液 - 液、液 - 固两相界面，从而降低表面张力。表面活性剂还具有润湿、增溶、乳化等作用。

## 二、缔合胶体

当往水中加入的表面活性剂达到一定量时，其在溶液表面定向排列的同时，溶液内部的表面活性剂分子为了减小亲油基与水的接触，相互把亲油（疏水）基靠在一起，形成亲水基朝向水而亲油（疏水）基在内的直径在 1 ~ 100 nm 的分子缔合体。这种缔合体称为胶束（micelle）（图 4-9）。由胶束形成的溶液称为缔合胶体。

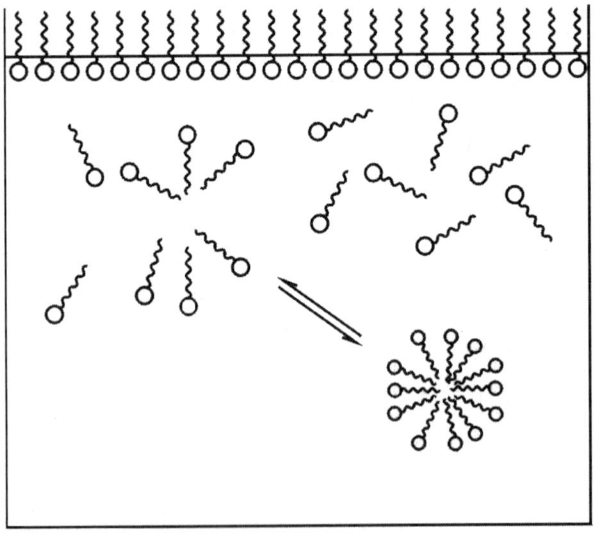

**图 4-9 胶束形成示意图**

表面活性剂在水溶液中开始形成胶束时的最低浓度称为临界胶束浓度（critical micelle concentration，CMC）。实验表明，CMC 不是一个确定的数值，而常表现为一个窄的浓度范围。临界胶束浓度受温度、表面活性剂用量、分子缔合程度、溶液的 pH 以及电解质存在的影响。

在浓度接近 CMC 的缔合胶体中，胶束呈球形结构，当表面活性剂浓度不断增大时，胶束不再保持球形结构而成为圆柱形甚至板层结构（图 4-10）。

由于表面活性剂聚集形成胶束，可将原来不溶或微溶于水的物质（如油脂或其他有机化合

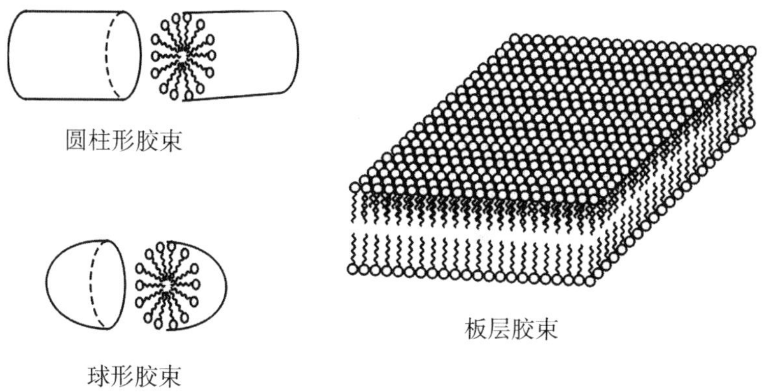


**图 4-10 各种胶束形状示意图**

物等）裹在胶束中，使其溶解度剧增，这种作用称为增溶。利用增溶作用不仅可以增加难溶性药物的溶解度和稳定性，而且能改善药物的吸收并增强其生理作用。例如，制备中草药注射剂时加入 10 ~ 20 $g \cdot L^{-1}$ 的聚山梨酯 -80 作为增溶剂和稳定剂；又如，脂肪不能直接被小肠吸收，但经过胆汁的增溶作用后能被小肠吸收。

## 三、乳状液

乳状液（emulsion）是以液体为分散相分散在另一种不相溶的液体中所形成的粗分散系。其中一相是水，另一相统称为油。乳状液的分散度比典型的溶胶要低得多，分散相粒子的大小常为 1 ~ 5 μm，普通显微镜即可看到。

乳状液中水相以“水”或“W”表示；油相以“油”或“O”表示。不论是“水”还是“油”均可作为分散相和分散介质。因此乳状液可分为水包油（O/W）型和油包水（W/O）型两种类型（图 4-11）。

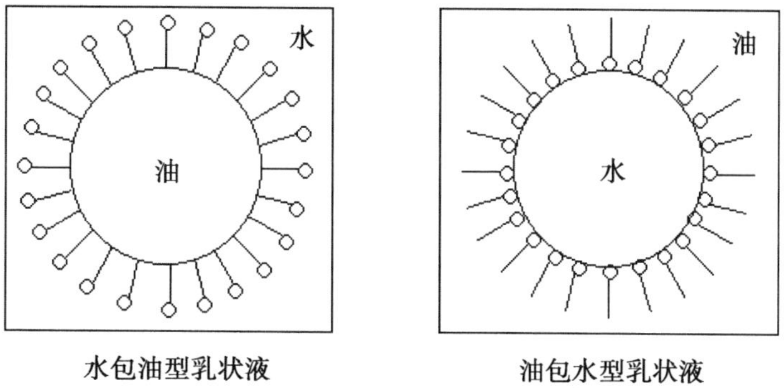


**图 4-11 两种不同类型乳状液示意图**

人类生产及生活中常遇到乳状液，如乳化农药、动植物的乳汁。根据需要，有些乳状液必须设法将其破坏以实现分离目的，如废水净化；有些乳状液则应设法使之稳定，如乳化药物、牛奶。因此，稳定和破坏乳状液有非常重要的意义。

### （一）乳状液的稳定

乳状液是不稳定体系。例如，在水中加入少量食用油，剧烈振荡后即可得到食用油分散在水中的乳状液，但静置一段时间后体系仍分层。要得到稳定的乳状液，必须要有能使乳状液稳定的第三种物质存在，即乳化剂（emulsifying agent）。乳化剂所起的稳定乳状液的作用，称为乳化作用（简称乳化）。常用的乳化剂是一些表面活性剂，如肥皂、磷脂。

在乳状液中加入乳化剂时，由于乳化剂是表面活性剂，其分子中的亲水基伸向水相，疏水基伸向油相，在两相界面上作定向排列，不仅降低了界面张力，而且还在细小液滴周围形成一层保护层，阻止液滴之间聚集合并，从而使乳状液得以稳定。

### （二）乳状液的去乳化

使乳状液破坏的过程，称为去乳化作用。乳状液稳定的主要原因是乳化剂的存在，所以凡是能消除或削弱乳化剂保护能力的因素，皆可达到使乳状液破坏的目的。去乳化的常用方法有：利用不能形成牢固保护膜的表面活性剂代替原来的乳化剂；加入某种能与乳化剂发生化学反应的物质；加入带相反电荷的乳化剂；加热等。

乳状液和乳化作用在医药卫生实践和日常生活中具有重要的意义。如油脂在体内的消化吸收过程，就依赖于胆汁中胆汁酸盐的乳化作用；牛奶易于消化就是因为它是天然的乳状液。一些不溶于水的油性药物，常需制成乳状液，如市售乳白鱼肝油常制成水包油型乳剂以掩盖鱼肝油的气味，减少对胃肠功能的扰乱，使其易于吸收。使用乳化的流行性感冒疫苗后所显示的抗体水平约为非乳化疫苗的10倍，且能保持2年以上。此外，消毒和杀菌用的药剂也常制成乳状液，以增加药物和细菌的接触面，提高药效。

**临床应用**

**胶体载体给药**

胶体载体给药可以在特定部位给药，以提高药物的输送效率，减少药物副作用，有效提高药物的治疗效果和安全性，达到减轻患者痛苦的目的。控制释放给药与靶向给药体系大多是用高分子材料和药物制成的特殊胶体分散体系。

例如，纳米胶束载药系统就是一类大小在纳米量级的新型药物载体，该载药系统通常具有较长的体内循环时间，毒性较低或没有毒性，且载药后易于通过正常的生理过程被动靶向或通过周密设计，使其主动到达靶部位，也可通过外部磁场作用达到物理靶向的目的。

## 习 题 四

1. Tyndall 现象是由光的什么作用引起的？粒子大小范围在什么区间内可观察到 Tyndall 现象？
2. 胶粒为何会带电？何种情况带正电荷？何种情况带负电荷？
3. 溶胶和高分子溶液具有稳定性的主要原因是什么？用什么方法可以分别破坏它们的稳定性？
4. 产生表面现象的根本原因是什么？
5. 什么是表面活性剂？试从其结构特点说明它能降低溶液表面张力的原因。
6. 何谓临界胶束浓度？在临界胶束浓度前后，表面活性剂有何不同的表现？
7. 何谓乳化剂？乳化剂的乳化作用原理是什么？

8. 要制备 AgCl 正溶胶，在 25 ml 0.016 mol · $L^{-1}$ 的 $AgNO_3$ 溶液中，应加入多少 0.005 mol · $L^{-1}$ KCl 溶液？

9. 将 40 ml 0.05 mol · $L^{-1}$ KBr 溶液与 30 ml 0.01mol · $L^{-1}$ $AgNO_3$ 溶液相混合制备 AgBr 溶胶，试写出胶团的结构式，并比较 $MgSO_4$、$K_4[Fe(CN)_6]$、$AlCl_3$ 对此溶胶聚沉能力的大小。

（姚惠琴）

第五章数字资源

# 第五章

# 化学反应速率和化学平衡

化学反应速率和化学平衡是化学反应中两个非常重要的方面。化学反应速率表示在给定条件下化学反应进行的快慢，化学平衡则表示在给定条件下化学反应进行的限度。化学反应速率和化学平衡与生命科学、医学的关系十分密切，如对于临床上使用的药物，人们常常希望其具有速效、长效或高效的优点，速效感冒胶囊、长效青霉素就是基于这样的目的研制出来的。

## 第一节　化学反应速率

### 一、化学反应速率的表示方法

化学反应速率（rate of chemical reaction）用于衡量化学反应进行的快慢，通常用单位时间内反应物浓度的减少或生成物浓度的增加来表示。对绝大多数反应而言，反应速率随着反应的进行而不断改变，因而反应速率又分为平均速率和瞬时速率。

#### （一）平均速率

平均速率（average rate）是指在一段时间间隔内，反应物或生成物浓度的变化量随时间的变化率，用 $\bar{\upsilon}$ 表示。

$$\bar{\upsilon} = \pm\frac{\Delta c}{\Delta t} \tag{5-1}$$

式中，$\Delta c$ 为相应时间间隔 $\Delta t$ 内浓度的变化量。为了保证速率为正值，以生成物浓度增加的量表示反应速率时取正号，以反应物浓度减少的量表示反应速率时取负号。浓度单位常以摩尔每升（$mol \cdot L^{-1}$）表示，时间单位则根据反应的快慢用秒（s）、分钟（min）或小时（h）等表示。

例如，$N_2O_5$ 在气相或 $CCl_4$ 溶剂中可发生分解反应：

$$2N_2O_5 = 4NO_2 + O_2$$

在时间间隔 $\Delta t$ 内，该反应的平均速率可以用 $\bar{\upsilon}(N_2O_5)$ 表示：

$$\bar{\upsilon}(N_2O_5) = -\frac{\Delta c(N_2O_5)}{\Delta t}$$

也可以用 $NO_2$ 或 $O_2$ 浓度的变化来表示：

$$\overline{\upsilon}(NO_2)=\frac{\Delta c(NO_2)}{\Delta t} \quad 或 \quad \overline{\upsilon}(O_2)=\frac{\Delta c(O_2)}{\Delta t}$$

根据化学反应中各物质的计量系数关系，用上述三种物质的浓度变化表示同一反应的平均速率 $\overline{\upsilon}$ 时，其数值是不同的，它们之间的关系为：

$$-\frac{1}{2}\overline{\upsilon}(N_2O_5)=\frac{1}{4}\overline{\upsilon}(NO_2)=\overline{\upsilon}(O_2)$$

平均速率只能近似地说明反应的快慢，并不能确切地表示反应在某一瞬间进行的速率，只有瞬时速率才能准确地表示反应在某时刻的真实速率。

### （二）瞬时速率

瞬时速率（instantaneous rate）是指时间间隔 $\Delta t$ 趋近于零时平均速率的极限值，用 $\upsilon$ 表示。其数学表达式为：

$$\upsilon=\lim_{\Delta t\to 0}\overline{\upsilon}=\pm\frac{\mathrm{d}c}{\mathrm{d}t} \tag{5-2}$$

通常所说的反应速率均指瞬时速率。瞬时速率可通过作图法求得。例如，在一定条件下，$H_2O_2$ 的分解反应如下：

$$H_2O_2(aq) \rightleftharpoons H_2O(l)+\frac{1}{2}O_2(g)$$

选择不同反应时间测定反应体系中 $H_2O_2$ 的浓度，得到如表 5-1 所列的数据。

**表 5-1 不同反应时间 $H_2O_2$ 的浓度**

| 反应时间 (min) | $H_2O_2$ 浓度 $(mol \cdot L^{-1})$ |
|---|---|
| 0 | 0.80 |
| 20 | 0.40 |
| 40 | 0.20 |
| 60 | 0.10 |
| 80 | 0.050 |

将 $H_2O_2$ 浓度（$c$）对反应时间（$t$）作图，绘制 $c$-$t$ 曲线（图 5-1）。

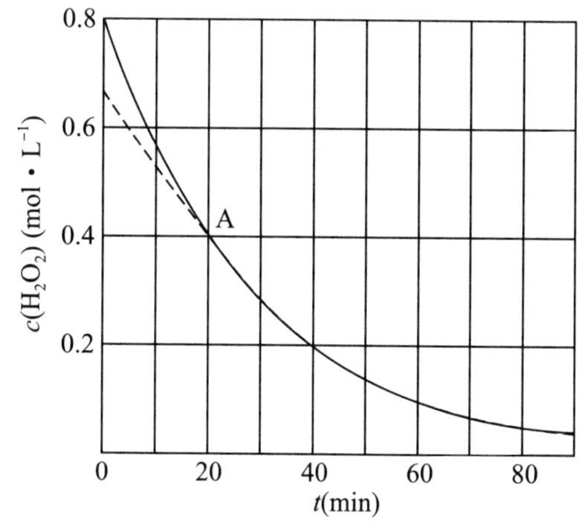


**图 5-1 $H_2O_2$ 分解反应的 $c$-$t$ 曲线**

过曲线上任意一点 A 做切线，其斜率为 $\frac{dc(H_2O_2)}{dt} = -v(H_2O_2)$，曲线上任意一点斜率的负值就等于该点所对应时刻的反应速率。

对于反应 $aA + bB = dD + eE$，用不同物质表示的瞬时速率之间的关系为：

$$-\frac{1}{a}\frac{dc(A)}{dt} = -\frac{1}{b}\frac{dc(B)}{dt} = \frac{1}{d}\frac{dc(D)}{dt} = \frac{1}{e}\frac{dc(E)}{dt}$$

## 二、化学反应速率理论简介

反应速率理论是从分子的运动和分子结构的微观角度来寻找化学反应速率的规律，阐明反应进行快慢的原因及其影响因素。其中比较成熟的有碰撞理论和过渡态理论。

### （一）碰撞理论

1918 年 Lewis 运用气体分子运动论的研究成果，提出了反应速率的碰撞理论（collision theory）。该理论认为，化学反应发生的先决条件是反应物分子之间的相互碰撞，如果反应物分子互不接触，就不可能发生反应。但反应物分子间的碰撞并非每一次都能发生反应，只有少数的碰撞发生了反应，这种能发生化学反应的碰撞称为有效碰撞（effective collision）；而大多数的碰撞并不能发生化学反应，不能引发反应的无效碰撞称为弹性碰撞（elastic collision）。

发生有效碰撞的分子必须具备下列两个条件。

（1）具有足够的能量：在反应体系中，只有那些具有足够能量的分子在相互碰撞时，才能使旧键断裂，新键形成。

（2）具有合适的方向：碰撞必须发生在引发反应的有效部位。例如：

$$CO(g) + NO_2(g) \longrightarrow CO_2(g) + NO(g)$$

在 CO 和 $NO_2$ 分子相互碰撞时，CO 分子中的 C 原子和 $NO_2$ 分子中的 O 原子迎头相碰，有利于 C 原子和 O 原子之间形成新的化学键，使反应有可能发生（图 5-2）。一般来说，当反应条件一定时，反应物分子结构越复杂，这种取向合适的碰撞发生的概率越低，因而它们的反应通常比较慢。

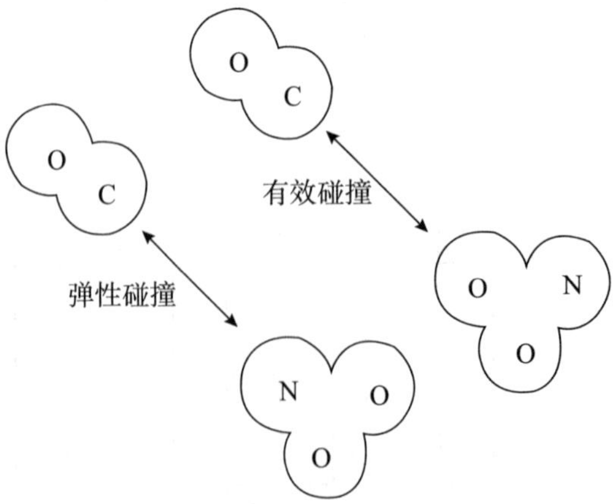


**图 5-2　分子碰撞的不同取向**

具有较高能量，能发生有效碰撞的分子称为活化分子（activated molecule）。根据对气体分子运动规律的研究，一定温度时，气体分子间的不断碰撞使分子的能量参差不齐且不断变化。但从统计的观点看，体系中气体分子的能量分布是一定的。在一定条件下，气体分子的能量分布曲线如图 5-3 所示，图中横坐标代表气体分子能量，纵坐标为 $\Delta N/(N\Delta E)$，其中 $\Delta N/N$ 表示在一定能量范围区间（$\Delta E$）的分子数（$\Delta N$）占分子总数（$N$）的比值，$\Delta N/(N\Delta E)$ 则表示单位能量范围内的分子比值。可见，体系中大部分分子的能量接近于体系的平均能量（$E_{平}$），高能量分子和低能量分子所占的比值相对较少。图 5-3 中 $E'$ 表示活化分子的最低能量，只有那些能量高于 $E'$ 值的分子才能发生有效碰撞。通常把活化分子具有的最低能量与反应物分子的平均能量之差称为活化能（activation energy），用符号 $E_a$ 表示，其常用单位为焦每摩尔（$J \cdot mol^{-1}$）或千焦每摩尔（$kJ \cdot mol^{-1}$）。

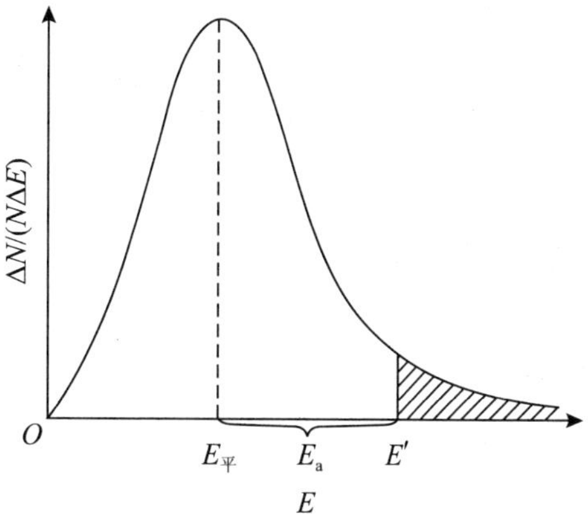

**图 5-3 气体分子能量分布曲线**

化学反应速率与反应的活化能有关。一定温度下，反应的活化能越小，活化分子分数越大，发生有效碰撞的次数越多，反应速率越快。因此，活化能是决定化学反应速率的主要因素。

## （二）过渡态理论

1935 年 Eyring 等在统计力学和量子力学的基础上，提出了反应速率的过渡态理论。过渡态理论（transition state theory）又称为活化配合物理论。该理论认为，化学反应并不是通过反应物分子间的简单碰撞完成的，而是要经过一个中间过渡态，即反应物分子间首先形成活化配合物。活化配合物的特点是能量高、不稳定、寿命短，它一经形成，就很快分解。如 CO 和 $NO_2$ 的反应：

$$CO(g) + NO_2(g) \longrightarrow CO_2(g) + NO(g)$$

CO 与 $NO_2$ 分子互相以适当的取向充分靠近时，首先形成了一种活化配合物：

$$\underset{N}{\overset{O}{\diagdown}}\overset{O}{\diagup} + C\equiv O \rightleftharpoons \overset{O}{\diagup}N-O\cdots C\equiv O \longrightarrow N=O + O=C=O$$

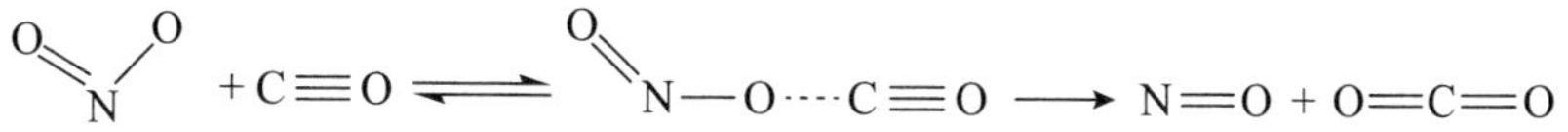

活化配合物（过渡态）

在活化配合物中，N—O 键被削弱，而 C⋯O 新键尚未形成，是一种不稳定的过渡状态，与反应物和生成物比较，这是一种能量相对更高的状态。三者的势能关系如图 5-4 所示，A 点和 C 点分别代表反应物和生成物的平均势能，B 点表示活化配合物的平均势能。活化配合物处于比反应物和生成物都要高的能量状态，形成"能垒"。活化配合物一旦形成，很快分解为生成物或反应物分子。因此，反应物分子只有吸收足够的能量，才能越过"能垒"转化为生成物，反应才会发生。由稳定的反应物分子过渡到活化配合物的过程，称为活化过程，活化过程中所吸收的能量称为活化能。反应的活化能越大，则反应进行时所需越过的能垒就越高，反应速率就越慢；反之，反应的活化能越小，能垒越低，反应速率就越快。

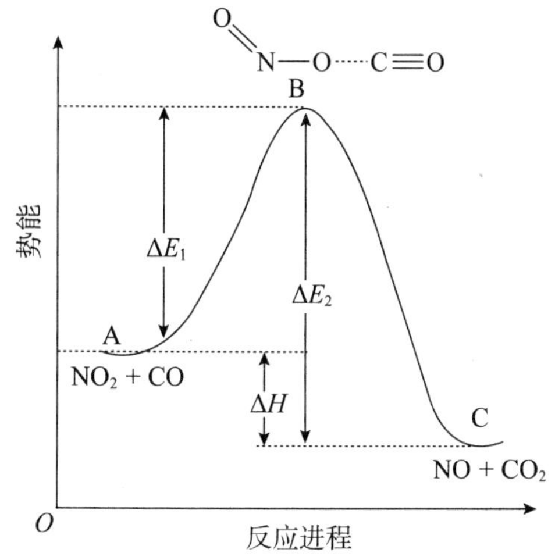

**图 5-4 反应过程的势能**

## 第二节 影响化学反应速率的因素

化学反应速率除受反应物本性的影响外，还与浓度、温度、催化剂等因素有关。

### 一、浓度对化学反应速率的影响

#### （一）元反应和复杂反应

化学反应方程式表示了反应物和产物及其计量关系，但它不能说明化学反应实际发生的过程。化学反应所经历的途径或具体步骤称为反应机理（reaction mechanism）或反应历程。对化学反应机理的研究表明，有些反应从反应物到生成物一步完成，而更多的反应可能是分成多步完成的。一步完成的反应称为元反应（elementary reaction）或简单反应。例如：

$$CO(g) + NO_2(g) \longrightarrow CO_2(g) + NO(g)$$

$$2NO_2(g) \longrightarrow 2NO(g) + O_2(g)$$

经过多步完成的反应称为复杂反应（complex reaction）。例如：

$$I_2(g) + H_2(g) \longrightarrow 2HI(g)$$

该反应实际上是分两步完成的，其反应机理如下。

第 1 步：

$$I_2(g) \longrightarrow 2I\cdot(g) \qquad \text{（快反应）}$$

第 2 步：

$$H_2(g) + 2I\cdot(g) \longrightarrow 2HI(g) \quad \text{（慢反应）}$$

每一步均为一个元反应，第 2 步反应速率比较慢，这一步慢反应限制了整个复杂反应的速率。在复杂反应中，速率最慢的元反应称为该反应的速率控制步骤（rate controlling step）。

#### （二）质量作用定律

实验表明，当温度一定时，元反应的反应速率与各反应物浓度幂（以化学反应计量方程式中相应的系数为指数）的乘积成正比。这一规律称为质量作用定律（law of mass action）。表示反应速率与反应物浓度之间定量关系的数学式称为速率方程（rate equation）。如元反应：

$$aA + bB \xlongequal{\quad} dD + eE$$

根据质量作用定律，其速率方程为：

$$\upsilon = kc^a(A)c^b(B) \qquad (5\text{-}3)$$

式中，$k$ 为反应速率常数（rate constant），数值上相当于各反应物浓度均为 1 mol · $L^{-1}$ 时的反应速率，又称比速率。$k$ 值与反应物本性、温度和催化剂等因素有关，而与反应物浓度无关。

在应用质量作用定律或书写速率方程时应注意：

（1）质量作用定律仅适用于元反应。若不能确定某反应是否为元反应，则只能根据实验来确定反应速率方程，而不能由化学反应方程式根据质量作用定律直接得出。

（2）纯固态和纯液态反应物的浓度可视为常数，不写入速率方程。

（3）在稀溶液中有溶剂参与的反应，因溶剂量大，其浓度几乎维持不变，故也不写入速率方程中。

## （三）反应级数

反应速率方程中各反应物浓度幂指数之和称为反应级数（order of reaction）。对一般的化学反应：

$$aA + bB \longrightarrow 产物$$

实验测得其速率方程为：

$$\upsilon = kc^{\alpha}(A)c^{\beta}(B)$$

式中，$\alpha$ 为反应物 A 的级数，$\beta$ 为反应物 B 的级数。该反应的总反应级数为 $n = (\alpha+\beta)$。一般而言，反应级数均指总反应级数，它由实验确定，其值可以是整数或分数。下面讨论具有简单级数的反应及其特征。

**1. 一级反应**　反应速率与反应物浓度的一次方成正比的反应称为一级反应（first-order reaction）。其速率方程为：

$$\upsilon = -\frac{dc}{dt} = kc \tag{5-4}$$

式中，$c$ 表示反应物在 $t$ 时刻的浓度。若以 $c_0$ 表示 $t = 0$ 时反应物的起始浓度，在时间从 $0 \rightarrow t$，反应物浓度从 $c_0 \rightarrow c$ 区间内，将上式移项并进行定积分得

$$\ln c = \ln c_0 - kt \tag{5-5}$$

$$\ln\frac{c_0}{c} = kt \tag{5-6}$$

上述公式揭示了一级反应的反应物浓度与反应时间的关系，由此可推出一级反应的特征。

（1）一级反应的 $\ln c$ 与时间 $t$ 呈线性关系，若以 $\ln c$ 对时间 $t$ 作图（图 5-5），可得一直线，直线的斜率为 $-k$，截距为 $\ln c_0$。

（2）一级反应速率常数的量纲为［时间］$^{-1}$。因此，速率常数的数值与浓度采用的单位无关。

（3）把反应物浓度消耗一半所需要的时间定义为半衰期（half-life），用 $t_{1/2}$ 表示。一级反应的半衰期可由式（5-6）求得：

$$t_{1/2} = \frac{0.693}{k} \tag{5-7}$$

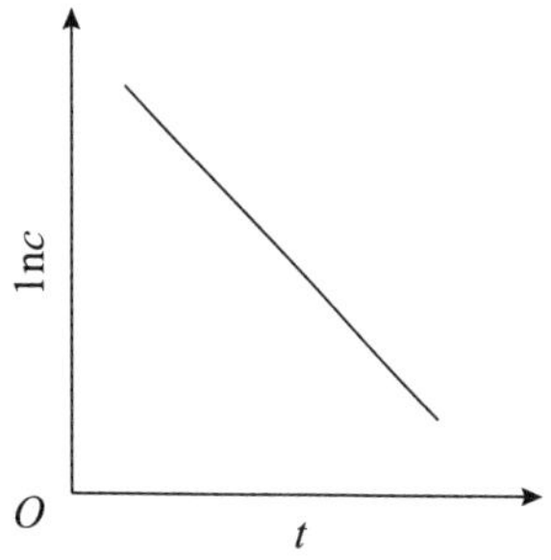


**图 5-5　一级反应的 ln$c$-$t$ 线性关系**

由式（5-7）可见，一级反应的半衰期与速率常数成反比，而与反应物的初始浓度无关。半衰期越长，速率常数越小，反应就越慢。常见药物的半衰期，如阿司匹林为 0.25 h，二甲双胍为 1.7～4.5 h，卡铂为 2.6～5.9 h，氧氟沙星为 4～7 h，阿奇霉素为 35～48 h。药物的半衰期反映了药物在体内消除的速率，表示了药物在体内的时间与血药浓度间的关系，它是决定给药剂量、次数的主要依据。因此，了解药物的半衰期，对于合理用药有着重要意义。

一级反应很多，许多药物的水解反应、酶的催化反应、多数热分解反应、放射性元素的衰变以及药物在体内的代谢等都是一级反应。

【例 5-1】 已知某药物分解 30% 即为失效。药物初始质量浓度为 5 g·L$^{-1}$，1 a（年）后质量浓度降为 4.2 g·L$^{-1}$。若此药物分解反应为一级反应，计算：

（1）药物的半衰期。

（2）标签上注明使用的有效期。

解：（1）此药物分解反应为一级反应，根据题意可计算速率常数为

$$k=\frac{1}{t}\ln\frac{c_0}{c}=\frac{1}{1\ \text{a}}\ln\frac{5.0\ \text{g}\cdot\text{L}^{-1}}{4.2\ \text{g}\cdot\text{L}^{-1}}=0.17\ \text{a}^{-1}$$

半衰期为

$$t_{1/2}=\frac{0.693}{k}=\frac{0.693}{0.17\ \text{a}^{-1}}=4.1\ \text{a}$$

（2）标签上注明使用的有效期为

$$t=\frac{1}{k}\ln\frac{c_0}{c}=\frac{1}{0.17\ \text{a}^{-1}}\ln\frac{c_0}{c_0\times(1-30\%)}=2.1\ \text{a}$$

**2. 二级反应** 反应速率与反应物浓度的二次方成正比的反应称为二级反应（second-order reaction）。其速率方程为：

$$\upsilon=-\frac{\text{d}c}{\text{d}t}=kc^2$$

对上式定积分得：

$$\frac{1}{c}-\frac{1}{c_0}=kt \qquad (5\text{-}8)$$

二级反应具有以下特征：

（1）二级反应的 $1/c$ 与反应时间 $t$ 呈线性关系，以 $1/c$ 对 $t$ 作图为一直线，其斜率等于速率常数 $k$，截距为 $1/c_0$。

（2）速率常数 $k$ 的量纲为［浓度］$^{-1}$·［时间］$^{-1}$，$k$ 的数值与采用的时间单位和浓度单位有关。

（3）$t_{1/2}=\frac{1}{kc_0}$。与一级反应不同，二级反应的半衰期不仅与反应速率常数成反比，也与初始浓度成反比。

二级反应是一类常见的反应，溶液中的许多有机反应如加成、取代及消去反应等都是二级反应。

【例 5-2】 乙酸乙酯的皂化反应为二级反应。若在 298.15 K 时速率常数 $k$ 为 4.5 L · mol$^{-1}$ · min$^{-1}$，乙酸乙酯和碱的初始浓度均为 0.020 mol · L$^{-1}$，试求在此温度下反应的半衰期及 20 min 后反应物的浓度。

解：二级反应，$k=4.5\ \text{L}\cdot\text{mol}^{-1}\cdot\text{min}^{-1}$，$c_0=0.020\ \text{mol}\cdot\text{L}^{-1}$

$$t_{1/2}=\frac{1}{kc_0}=\frac{1}{4.5\ \text{L}\cdot\text{mol}^{-1}\cdot\text{min}^{-1}\times0.020\ \text{mol}\cdot\text{L}^{-1}}=11\ \text{min}$$

20 min 后反应物的浓度

$$\frac{1}{c}=\frac{1}{c_0}+kt=\frac{1}{0.020\ \text{mol}\cdot\text{L}^{-1}}+4.5\ \text{L}\cdot\text{mol}^{-1}\cdot\text{min}^{-1}\times20\ \text{min}$$

$$c=7.14\times10^{-3}\ \text{mol}\cdot\text{L}^{-1}$$

**3. 零级反应** 反应速率与反应物浓度无关的反应称为零级反应（zero-order reaction）。其速率方程为：

$$\upsilon=-\frac{\text{d}c}{\text{d}t}=k$$

对上式定积分可得

$$c_0 - c = kt \qquad (5\text{-}9)$$

零级反应具有以下特征：

（1）零级反应的反应物浓度 $c$ 对 $t$ 作图为一条直线，斜率为 $-k$。

（2）速率常数 $k$ 的量纲为［浓度］·［时间］$^{-1}$，$k$ 的数值与时间单位和浓度单位有关。

（3）$t_{1/2}=\dfrac{c_0}{2k}$。半衰期与速率常数成反比，与反应物初始浓度成正比。

近年来研发的一些缓释长效药，其释药速率在相当长的时间范围内比较恒定，即属零级反应。如国际上应用较广的一种皮下植入剂，内含女性避孕药左旋 18- 甲基炔诺酮，每天约释药 30 μg，可一直维持 5 年左右。

简单级数反应的速率方程及其特征见表 5-2。

**表 5-2 简单级数反应的速率方程及其特征**

| 反应级数 | 微分方程式 | 积分方程式 | 半衰期（$t_{1/2}$） | $k$ 的量纲 |
|---|---|---|---|---|
| 一级 | $\upsilon=-\dfrac{dc}{dt}=kc$ | $\ln\dfrac{c_0}{c}=kt$ | $\dfrac{0.693}{k}$ | ［时间］$^{-1}$ |
| 二级 | $\upsilon=-\dfrac{dc}{dt}=kc^2$ | $\dfrac{1}{c}-\dfrac{1}{c_0}=kt$ | $\dfrac{1}{kc_0}$ | ［浓度］$^{-1}$·［时间］$^{-1}$ |
| 零级 | $\upsilon=-\dfrac{dc}{dt}=k$ | $c_0-c=kt$ | $\dfrac{c_0}{2k}$ | ［浓度］·［时间］$^{-1}$ |

## 二、温度对化学反应速率的影响

### （一）Van't Hoff 规则

温度对化学反应速率的影响较大，对大多数化学反应来说，反应速率随温度的升高而加快。1884 年，荷兰化学家 Van't Hoff 根据实验结果总结出一条近似规则：当反应物浓度不变时，温度每升高 10 ℃，反应速率增加到原来的 2 ~ 4 倍。利用这一规则，可以粗略地估计温度对反应速率的影响。

温度升高使反应速率加快的主要原因是分子的平均能量增加，体系中许多能量较低的分子获得足够的能量而成为活化分子。当温度由 $T_1$ 升高至 $T_2$ 时，分子的能量分布曲线明显右移（图 5-6），曲线峰高降低，活化分子分数增加（图中的阴影面积），有效碰撞的次数增多，因而反应速率加快。

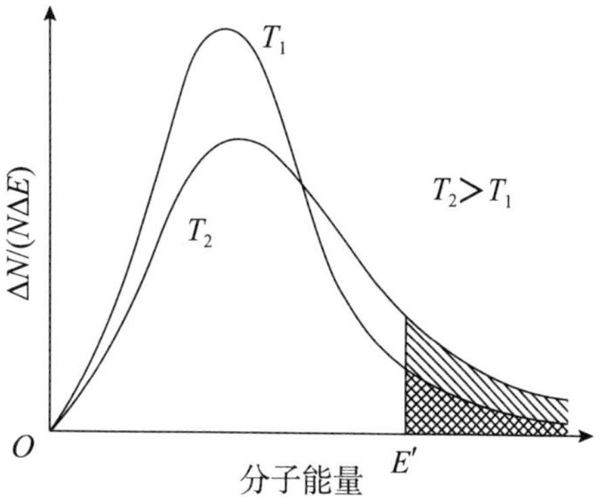


图 5-6 不同温度下分子能量分布曲线

### （二）Arrhenius 方程

1889 年，瑞典化学家 Arrhenius 总结了大量实验事实，提出了一个较为精确的描述速率常数 $k$ 与反应温度 $T$ 之间关系的经验公式，称为 Arrhenius 方程。

$$k = Ae^{-E_a/RT} \qquad (5\text{-}10)$$

Note

或

$$\ln k=-\frac{E_a}{RT}+\ln A \tag{5-11}$$

式中，e 为自然对数的底；$A$ 为频率因子，它是给定反应的特性常数；$R$ 为摩尔气体常数；$E_a$ 为反应的活化能。

从 Arrhenius 方程可以得出以下推论：

（1）对于一个给定的化学反应，活化能 $E_a$ 是常数，$e^{-E_a/RT}$ 随温度 $T$ 升高而增大，表明温度升高，$k$ 变大，反应速率加快。

（2）当温度一定时，如反应的 $A$ 值相近，$E_a$ 越大，则 $k$ 越小，即活化能越大，反应速率越慢。

（3）对活化能不同的反应，温度对反应速率影响的程度不同。由式（5-11）可知，$\ln k$ 与 $\frac{1}{T}$ 呈直线关系，而直线的斜率为负值，故 $E_a$ 越大的反应，直线斜率越小（越陡），即当温度变化相同时，$E_a$ 越大的反应，$k$ 的变化越大。对于可逆反应，温度升高时平衡向吸热方向移动，也是这个道理，因吸热反应的活化能大于放热反应的活化能，温度升高时，吸热反应速率增大较多。

**知识拓展**

**药物贮存期预测**

药物在贮存过程中常因发生水解、氧化等反应而使药物含量逐渐降低甚至失效。预测药物贮存期的方法是应用化学动力学的原理，在较高的温度下进行试验，使药物降解反应加速进行，经数学处理求得药物在室温下的贮存期。加速试验的方法可分为恒温法和变温法两大类。

1. 恒温法　根据不同药物的稳定程度选取几个较高的试验温度，测定各温度下药物浓度随时间的变化，求得药物降解反应级数及在各试验温度下的反应速率常数 $k$，然后依据 Arrhenius 方程，以 $\ln k$ 对 $1/T$ 作图（或作直线回归），外推求得药物在室温下（298.15 K）的速率常数 $k$，并由此算出在室温下药物含量降低至合格限度所需的时间，即贮存期。

2. 变温法　变温法是在一定温度范围内，连续改变温度，通过一次试验即可获得所需的动力学参数（活化能、速率常数及贮存期等）的方法。

## 三、催化剂对化学反应速率的影响

### （一）催化剂和催化作用

催化剂（catalyst）是一种能够改变化学反应速率，而本身的质量和化学组成在反应前后不发生变化的物质。凡能加快反应速率的催化剂称为正催化剂；而能减慢反应速率的催化剂称为负催化剂（也常称为阻化剂或抑制剂）。通常所说的催化剂一般指正催化剂。催化剂改变化学反应速率的作用称为催化作用（catalysis）。

催化剂之所以能加快反应速率，是由于催化剂参与了化学反应，改变了反应历程，降低了反应的活化能，使更多的反应物分子成为活化分子，导致反应速率显著增大。

化学反应 $A + B \longrightarrow AB$，所需的活化能为 $E_a$，在催化剂 K 的参与下，反应按以下两步进行（图 5-7）：

$$(1)\quad A + K \longrightarrow AK$$

$$(2)\quad AK + B \longrightarrow AB + K$$

第一步反应的活化能为 $E_{a1}$，第二步反应的活化能为 $E_{a2}$，在催化剂存在下反应的活化能 $E_{a1}$ 和 $E_{a2}$ 均小于 $E_a$，所以反应速率加快。从图 5-7 中还可看出，在正反应活化能降低的同时，逆反应活化能也降低同样多，故逆反应也同样得到加速。

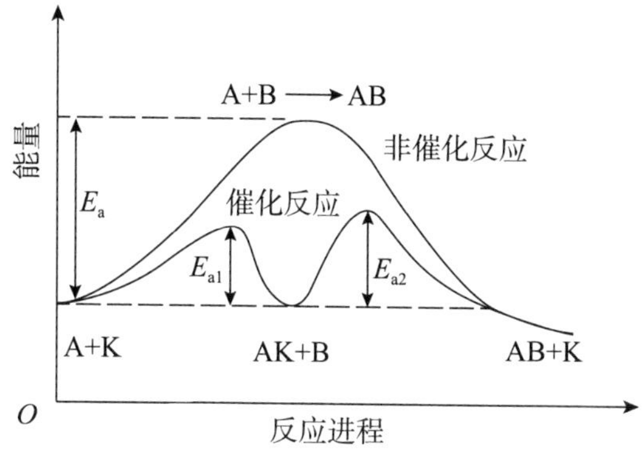


**图 5-7　催化剂降低反应活化能示意图**

催化剂具有以下特点：

（1）催化剂在化学反应前后的质量和化学组成不变。催化剂用量少，能起显著作用。

（2）催化剂能同等程度地改变正反应速率和逆反应速率，缩短体系到达平衡的时间，但不能使化学平衡发生移动，不会改变平衡常数。

（3）催化剂只能改变化学反应的速率，不能改变化学反应的方向。

（4）催化剂具有选择性。一种催化剂通常只能加速一种或少数几种反应，同样的反应物应用不同的催化剂可得到不同产物。

### （二）生物催化剂——酶

酶（enzyme）是一种特殊的、具有催化活性的生物催化剂。生物体内几乎所有的化学反应都是由特定的酶作催化剂并在特定条件下完成的。如果生物体内缺少了某些酶，则影响该酶所参与的反应，严重时将危及健康。被酶所催化的物质称为底物（substrate）。酶除了具有一般催化剂的特点外，还具有下列特征：

（1）高度的特异性：一种酶只对某一种或某一类生化反应起催化作用。如淀粉酶只对淀粉水解有催化作用，对脂肪、蛋白质的水解不起催化作用。

（2）高度的催化活性：对同一反应，酶的催化能力常常比非酶催化高 $10^6 \sim 10^{10}$ 倍。如蛋白质的消化（即水解），在体外需用浓的强酸或强碱，并煮沸相当长的时间才能完成，但食物中蛋白质在酸碱性都不强，温度仅 37 ℃的人体消化道中，却能迅速消化，就因为消化液中有蛋白酶等起催化作用。

（3）酶特殊的温度效应和 pH 范围：酶通常在一定 pH 范围及一定温度范围内才能有效发挥作用。酶的活性常常在某一 pH 范围内最大，称为酶的最适 pH。pH 过高或过低会使酶变性而失活，体内大多数酶的最适 pH 接近中性。同样，酶对温度具有特殊的敏感性。反应速率最大时的温度称为酶的最适温度，人体大多数酶的最适温度在 37 ℃左右。

酶分布在人体的各种器官和体液中。从化学反应的角度看，人体是一个极其复杂而又充满奥妙的酶催化系统。在人体内已发现了 3 000 多种酶，其中 60% 以上的酶含有铜、锌、锰、钼

Note

等微量元素，这些元素参与了各种酶的组成与激活，能使体内复杂的生化反应顺利进行。

**临床应用**

**酶与疾病**

酶的催化作用是机体实现物质代谢、生长和生命活动的必要条件。酶的异常或活性受到抑制会导致疾病的发生，如缺乏苯丙氨酸羟化酶，会使苯丙氨酸不能转化为酪氨酸，导致苯丙氨酸及其酮酸在体内蓄积并经肾排出，表现为苯丙酮尿症。许多疾病也会引起酶的异常，这种异常又使病情加重，如严重肝病时的血液凝固障碍，是由肝合成凝血酶原及几种凝血因子等蛋白酶不足所致。

临床上可通过测定血、尿等体液和分泌液中某些酶活性反映某些组织器官的病损情况，从而有助于疾病的诊断和治疗。如测定血中谷丙转氨酶的活性，可判断肝炎的活动情况。由酶的异常引起的相关疾病，可通过抑制或补充生物体内的某些酶来达到治疗目的。

# 第三节　化学平衡

## 一、可逆反应与化学平衡

化学反应在同一条件下能同时向正、逆两个方向进行，这种反应称为可逆反应（reversible reaction）。几乎所有的化学反应都是可逆的，但各种反应的可逆程度有很大的差别。在普通条件下逆向进行趋势很小的反应被认为是不可逆反应。

如棕红色的 $NO_2$ 可生成无色的 $N_2O_4$：

$$2NO_2(g) \rightleftharpoons N_2O_4(g)$$

该反应是可逆反应。反应开始时正反应速率较快，随着反应的进行，逆反应的速率逐渐加快，正反应速率逐渐减慢。当反应进行到一定程度后，正、逆反应速率相等，体系中反应物和生成物的浓度不再发生变化，此时体系所处的状态称为化学平衡（chemical equilibrium）。

当化学反应达到平衡态时，宏观来看反应似乎处于静止状态，实际上正、逆反应仍在进行，只不过正、逆反应速率相等而已，因此化学平衡是一种动态平衡；若改变外界条件（如温度、压力、体积等），正、逆反应速率不再相等，则原有的平衡被破坏，所以化学平衡是相对的、有条件的平衡。

## 二、化学平衡常数

### （一）化学平衡常数的表示方法及其意义

对于可逆反应：

$$aA + bB \rightleftharpoons dD + eE$$

在一定温度下达到化学平衡时，各反应物、生成物的浓度（或分压）之间存在着如下的定量关系：

$$K^{\ominus}=\frac{([D]/c^{\ominus})^{d}([E]/c^{\ominus})^{e}}{([A]/c^{\ominus})^{a}([B]/c^{\ominus})^{b}} \tag{5-12}$$

或

$$K^{\ominus}=\frac{(p_D/p^{\ominus})^{d}(p_E/p^{\ominus})^{e}}{(p_A/p^{\ominus})^{a}(p_B/p^{\ominus})^{b}} \tag{5-13}$$

式中，$K^{\ominus}$称为标准平衡常数（standard equilibrium constant），简称为平衡常数；[ A ]、[ B ]、[ D ]、[ E ] 分别表示各物质的平衡浓度；$p_A$、$p_B$、$p_D$、$p_E$ 分别表示各气体物质的平衡分压；$c^{\ominus}$、$p^{\ominus}$分别为标准浓度和标准压力，其数值为 $c^{\ominus}$=1 mol・L$^{-1}$，$p^{\ominus}$=100 kPa；比值 $[D]/c^{\ominus}$、$p_D/p^{\ominus}$分别为 D 物质的相对平衡浓度和相对分压，其余类推。

为书写方便，本书中将各物质的相对平衡浓度用各物质的平衡浓度表示，各气态物质的相对分压以 $p$（i）表示；平衡常数符号用 $K$ 代替 $K^{\ominus}$，则上述平衡常数表达式可表示为：

$$K=\frac{[D]^{d}[E]^{e}}{[A]^{a}[B]^{b}} \tag{5-14}$$

$$K=\frac{p^{d}(D)p^{e}(E)}{p^{a}(A)p^{b}(B)} \tag{5-15}$$

平衡常数表示平衡时各物质浓度（或分压）间的相互关系，平衡常数只与温度有关，不随浓度或分压而变。平衡常数越大，达到平衡时生成物的浓度（或分压）越大，反应物的浓度（或分压）越小，说明在该反应条件下化学反应进行的程度较大。

书写平衡常数表达式时应注意以下几点：

（1）反应物或生成物中的固体、纯液体或稀溶液中的溶剂，其浓度可视为常数，不写入表达式中。

（2）平衡常数表达式及其数值与反应方程式的写法有关，如：

$$N_2(g) + 3H_2(g) \rightleftharpoons 2NH_3(g) \qquad K_1=\frac{p^2(NH_3)}{p(N_2)\cdot p^3(H_2)}$$

$$\frac{1}{2}N_2(g) + \frac{3}{2}H_2(g) \rightleftharpoons NH_3(g) \qquad K_2=\frac{p(NH_3)}{p^{\frac{1}{2}}(N_2)\cdot p^{\frac{3}{2}}(H_2)}$$

显然，$K_1 \neq K_2$，其关系为 $K_1=(K_2)^2$。

（3）正、逆反应的平衡常数互为倒数，即 $K_{正}=\dfrac{1}{K_{逆}}$。

（4）当几个反应相加（或相减）得到一总反应时，则总反应的平衡常数等于各反应的平衡常数之积（或商），此规则称为多重平衡规则（multiple equilibrium regulation）。多重平衡的基本特征是参与多个反应的物质的浓度或分压必须同时满足这些平衡。

例如，在某温度下，$H_3PO_4$ 在水溶液中的分步解离反应如下：

$$H_3PO_4 + H_2O \rightleftharpoons H_3O^+ + H_2PO_4^- \qquad K_1$$

$$H_2PO_4^- + H_2O \rightleftharpoons H_3O^+ + HPO_4^{2-} \qquad K_2$$

$$HPO_4^{2-} + H_2O \rightleftharpoons H_3O^+ + PO_4^{3-} \qquad K_3$$

若三式相加，得总反应：

$$H_3PO_4 + 3H_2O \rightleftharpoons 3H_3O^+ + PO_4^{3-} \qquad K$$

则总反应的平衡常数 $K = K_1K_2K_3$。

Note

### （二）平衡常数的应用

**1. 判断反应进行的程度** 在一定条件下，当可逆反应达到平衡状态时，正、逆反应速率相等，反应物和产物的浓度或分压不再改变。这表明在此条件下反应物转化为产物已经达到了最大限度。$K$ 越大，生成物的浓度或分压就越大，反应进行得就越完全；反之，$K$ 越小，反应进行得就越不完全。

**2. 预测可逆反应的方向** 对于可逆反应：$a\mathrm{A} + b\mathrm{B} \rightleftharpoons d\mathrm{D} + e\mathrm{E}$，任意状态下，各反应物和生成物浓度（或分压）之间的关系可用下式表示：

$$Q = \frac{c^d(\mathrm{D})c^e(\mathrm{E})}{c^a(\mathrm{A})c^b(\mathrm{B})} \tag{5-16}$$

或

$$Q = \frac{p^d(\mathrm{D})p^e(\mathrm{E})}{p^a(\mathrm{A})p^b(\mathrm{B})} \tag{5-17}$$

式中，$Q$ 称为反应商；与平衡常数类似，$c(\mathrm{A})$、$c(\mathrm{B})$、$c(\mathrm{D})$、$c(\mathrm{E})$ 分别表示各物质的相对浓度，$p(\mathrm{A})$、$p(\mathrm{B})$、$p(\mathrm{D})$、$p(\mathrm{E})$ 分别表示各气体物质的相对分压。

$Q$ 与 $K$ 的表达式相似，不同之处在于 $Q$ 的表达式中各浓度或分压为任意态的（包括平衡态），而 $K$ 表达式中的浓度或分压是平衡态的。将 $K$ 与 $Q$ 进行比较，可以得出化学反应自发进行方向的判断依据：

$Q<K$　反应正向自发进行

$Q=K$　反应处于平衡状态

$Q>K$　反应逆向自发进行

【例 5-3】 已知 298.15 K 时，可逆反应 $Pb^{2+}(aq) + Sn(s) \rightleftharpoons Pb(s) + Sn^{2+}(aq)$ 的平衡常数 $K = 2.2$，若反应分别从下列情况开始，试判断该可逆反应进行的方向。

（1）$Pb^{2+}$ 和 $Sn^{2+}$ 的浓度均为 0.10 mol · L$^{-1}$。

（2）$Pb^{2+}$ 的浓度为 0.10 mol · L$^{-1}$，$Sn^{2+}$ 的浓度为 1.0 mol · L$^{-1}$。

解：（1）可逆反应的反应商 $Q = \dfrac{c(Sn^{2+})}{c(Pb^{2+})} = \dfrac{0.10}{0.10} = 1.0$

$Q<K$　反应正向自发进行。

（2）可逆反应的反应商 $Q = \dfrac{c(Sn^{2+})}{c(Pb^{2+})} = \dfrac{1.0}{0.10} = 10$

$Q>K$　反应逆向自发进行。

**3. 计算平衡组成** 利用平衡常数与平衡浓度或平衡分压之间的相互关系，可以求出反应系统中各组分的平衡组成。

【例 5-4】 在 298.15 K 时，反应 $CO_2(g) \rightleftharpoons CO(g) + \frac{1}{2}O_2(g)$ 的平衡常数 $K = 1.72 \times 10^{-46}$。假设反应开始时只有 $CO_2$，且 $CO_2$ 的起始浓度为 1.00 mol · L$^{-1}$，计算 CO 的平衡浓度。

解：设 CO 的平衡浓度为 $x$ mol · L$^{-1}$，则

| | $CO_2(g) \rightleftharpoons$ | $CO(g) +$ | $\frac{1}{2}O_2(g)$ |
|---|---|---|---|
| 起始浓度（mol · L$^{-1}$） | 1.00 | 0 | 0 |
| 平衡浓度（mol · L$^{-1}$） | $1.00-x$ | $x$ | $x/2$ |

$$K=\frac{[CO][O_2]^{\frac{1}{2}}}{[CO_2]}=\frac{x\cdot(x/2)^{\frac{1}{2}}}{1.00-x}=1.72\times10^{-46}$$

$$x\approx3.90\times10^{-39}$$

CO 的平衡浓度为 $3.90\times10^{-39}\,\text{mol}\cdot\text{L}^{-1}$。

## 三、化学平衡的移动

化学平衡是相对的，有条件的。当外界条件改变时，化学平衡就会被破坏，各种物质的浓度（或分压）就会改变，直到建立新的平衡。这种因反应条件的改变而导致反应从一种平衡状态向另一种平衡状态变化的过程称为化学平衡的移动（shift of chemical equilibrium）。下面讨论浓度、压力和温度变化对化学平衡的影响。

### （一）浓度对化学平衡的影响

在一定温度下，反应达到平衡时，$Q=K$。若改变体系中某物质的浓度，则 $Q\neq K$，原有的平衡状态被破坏，导致化学平衡发生移动，直至达到新的平衡。在新的平衡体系中，各物质的平衡浓度会发生相应的变化。

增加反应物的浓度或减小生成物的浓度，可使 $Q<K$，则平衡向正反应方向移动；增加生成物的浓度或减小反应物的浓度，可使 $Q>K$，则平衡向逆反应方向移动。

### （二）压力对化学平衡的影响

**1. 改变分压** 对于有气体参与的反应，若改变体系中某气态物质的分压，则 $Q\neq K$，从而使化学平衡发生移动。这与浓度对化学平衡的影响完全相同。

**2. 改变总压** 对一个已达平衡的气相反应，增加或减小系统的总压，对化学平衡的影响分为两种情况。

（1）如果反应方程式两边气体分子总数相等，改变体系总压力时，反应物和生成物的分压会同等程度地受到影响，结果使反应商 $Q$ 维持不变，仍然有 $Q=K$，平衡不发生移动。

（2）当反应方程式两边的气体分子总数不相等，改变总压将改变 $Q$ 值，使 $Q\neq K$，平衡将发生移动。增加总压力，平衡将向气体分子总数减少的方向移动；减小总压力，平衡将向气体分子总数增加的方向移动。

### （三）温度对化学平衡的影响

温度对化学平衡的影响与浓度、压力的影响有本质上的区别。浓度或压力改变时，只改变反应商 $Q$，而平衡常数 $K$ 不变，使得 $Q\neq K$，平衡发生移动。但是温度改变使 $K$ 发生变化，导致 $Q\neq K$，从而使化学平衡发生移动。

温度与平衡常数 $K$ 的关系可通过热力学公式推导得出。若在温度为 $T_1$ 和 $T_2$ 时反应的平衡常数分别为 $K_1$ 和 $K_2$，则有：

$$\ln\frac{K_2}{K_1}=\frac{\Delta_rH_m^{\ominus}}{R}\left(\frac{T_2-T_1}{T_1T_2}\right)\tag{5-18}$$

由式（5-18）可知，温度对平衡常数 $K$ 的影响与反应热有关。对于正向吸热反应（$\Delta_rH_m^{\ominus}>0$），当 $T_2>T_1$ 时，则 $K_2>K_1$，即升高温度，平衡常数增大，故 $Q<K$，平衡向正反应方向移动；对于放热反应（$\Delta_rH_m^{\ominus}<0$），当 $T_2>T_1$ 时，则 $K_2<K_1$，即升高温度，平衡常数减小，故 $Q>K$，平衡向逆反应方向移动。因此在不改变浓度、压力的条件下，升高温度时平衡向吸热反应方向移动；反之，降低温度时平衡向放热反应方向移动。

### （四）Le Châtelier 原理

在总结浓度、压力、温度等因素对化学平衡系统影响的基础上，法国化学家 Le Châtelier 总结出一条普遍的规律：任何已达平衡的系统，若改变平衡系统的条件之一（如浓度、压力或温度等），则平衡将向削弱这种改变的方向移动。这条规律称为 Le Châtelier 原理或平衡移动原理。Le Châtelier 原理不仅适用于化学平衡，也适用于物理平衡。但它只适用于平衡系统，对没有达到平衡的系统，不能应用此原理。

## 习 题 五

1. 解释下列名词。

（1）有效碰撞　（2）活化能　（3）元反应　（4）速率控制步骤　（5）速率常数

（6）半衰期　（7）反应级数　（8）催化剂　（9）化学平衡　（10）平衡常数

2. 什么是质量作用定律？其应用时有什么限制？

3. 影响化学反应速率的因素有哪些？它们将如何影响反应速率？

4. 判断下列叙述是否正确并加以解释。

（1）所有反应的反应速率都随时间的变化而改变。

（2）质量作用定律适用于实际能进行的反应。

（3）可以从速率常数的单位来推测反应级数。

（4）正反应的活化能一定大于逆反应的活化能。

（5）温度升高，反应速率加快，所以可逆反应的标准平衡常数增大。

（6）温度升高，可逆反应的正、逆反应速率都加快，所以化学平衡不移动。

5. 标准平衡常数改变时，化学平衡是否发生移动？化学平衡发生移动时，标准平衡常数是否发生改变？

6. 化学反应 A(aq) $\longrightarrow$ 产物，当 A 的浓度为 0.50 mol·$L^{-1}$ 时，反应速率为 0.014 mol·$L^{-1}$·$s^{-1}$。若该反应分别为零级反应、一级反应、二级反应，则当 A 的浓度等于 1.0 mol·$L^{-1}$ 时，反应速率分别为多少？

7. 某药物在水中的分解过程可看作一级反应，将 5.0 g·$L^{-1}$ 该药物水溶液在室温 298.15 K 下放置 10 h，其浓度降低了 1.0 g·$L^{-1}$。

（1）试计算该药物在水中分解反应的半衰期。

（2）如该药物溶液的浓度降低 10% 即失效，则其有效期为多久？

8. 人体中某种酶催化反应的活化能是 50.0 kJ·$mol^{-1}$。正常人的体温为 37 ℃，当患者发热至 40 ℃时，此反应的反应速率增加了多少倍（不考虑温度对酶活力的影响）？

9. 973 K 时，下列可逆反应及标准平衡常数分别为：

（1）$Fe(s) + CO_2(g) \rightleftharpoons FeO(s) + CO(g)$　　$K_1 = 1.47$

（2）$Fe(s) + H_2O(g) \rightleftharpoons FeO(s) + H_2(g)$　　$K_2 = 2.38$

试计算下列可逆反应在 973 K 时的标准平衡常数。

$$CO_2(g) + H_2(g) \rightleftharpoons CO(g) + H_2O(g)$$

（高　静）

# 第六章

# 氧化还原反应和电极电势

第六章数字资源

氧化还原反应（oxidation-reduction reaction）是自然界存在的一类非常重要的化学反应。在工农业生产、科学技术和日常生活中有着广泛的应用，在生命过程中扮演着十分重要的角色。如光合作用、呼吸过程、能量转换、新陈代谢、神经传导、心电、脑电、肌电等生物电现象都与氧化还原反应及电势有关。

## 第一节　氧化还原反应

### 一、氧化值

为表示各元素在化合物中所处的化合状态，无机化学中引进了氧化值（oxidation number）的概念，氧化值又称为氧化数。IUPAC 定义：氧化值是某元素一个原子的表观荷电数，这种荷电数是假设把每个化学键中的成键电子指定给电负性较大的原子而求得。

根据元素氧化值的定义，确定元素氧化值的规则如下：

（1）单质中元素的氧化值为零。如臭氧 ($O_3$) 中，O 的氧化值为 0。

（2）在电中性的化合物中，所有元素的氧化值之和为零。

（3）单原子离子的氧化值等于它所带的电荷数；多原子离子中所有元素的氧化值之和等于该离子所带的电荷数。

（4）氢在化合物中的氧化值一般为 +1，但在金属氢化物中，如 NaH、$CaH_2$ 中，H 的氧化值为 −1。氧在化合物中的氧化值一般为 −2，但在过氧化物中，如 $H_2O_2$、$Na_2O_2$，O 的氧化值为 −1；在超氧化物中，如 $KO_2$，O 的氧化值为 $-\frac{1}{2}$；在氟氧化物中，如 $OF_2$，O 的氧化值为 +2；氟在化合物中的氧化值均为 −1。

可见元素的氧化值可以是整数也可以是分数（或小数）。

【例 6-1】 计算 $S_2O_3^{2-}$ 中 S 的氧化值。

解：设 $S_2O_3^{2-}$ 中 S 的氧化值为 $x$，由于氧的氧化值为 −2，则

$$2x + 3 \times (-2) = -2$$

$$x = +2$$

故 S 的氧化值为 +2。

Note

## 二、氧化还原反应

### （一）氧化剂和还原剂

元素氧化值发生变化的化学反应称为氧化还原反应。氧化值的变化反映了电子的得失，元素氧化值升高（即失去电子）的过程称为氧化（oxidation），含有这种氧化值升高元素的物质叫还原剂（reducing agent），还原剂发生氧化反应；元素氧化值降低（即得到电子）的过程称为还原（reduction），含有这种氧化值降低元素的物质叫氧化剂（oxidizing agent），氧化剂发生还原反应。例如

$$Zn + 2HCl \longrightarrow ZnCl_2 + H_2\uparrow$$

Zn 失去电子生成 $Zn^{2+}$，Zn 的氧化值从 0 升到 +2，Zn 被氧化，为还原剂；HCl 中的 $H^+$ 得到电子生成 $H_2$，H 的氧化值从 +1 降到 0，HCl 中的 $H^+$ 被还原，HCl 为氧化剂。该化学反应过程中氧化值发生了变化，属于氧化还原反应。

氧化还原反应中氧化值升高和降低的元素都属于同一化合物时叫自身氧化还原反应。例如，$KClO_3$ 在加热和 $MnO_2$ 作催化剂的条件下发生的反应

$$2KClO_3 \longrightarrow 2KCl + 3O_2\uparrow$$

反应物 $KClO_3$ 的 Cl 氧化值从 +5 降到 −1，而 O 的氧化值从 −2 升到 0。

自身氧化还原反应中氧化值升高和降低发生在同一化合物中的同一元素时，这类反应叫歧化反应（disproportionation reaction）。例如

$$H_2O + Cl_2 \longrightarrow HClO + HCl$$

### （二）氧化还原电对

氧化还原反应，包含氧化和还原两个过程。例如

$$Fe(s) + Cu^{2+}(aq) \longrightarrow Cu(s) + Fe^{2+}(aq)$$

反应中，Fe 氧化成 $Fe^{2+}$，$Cu^{2+}$ 还原成 Cu，故可以用两个氧化还原半反应表示。每个半反应中都包含同一元素的两种不同氧化态，同一元素的两种不同氧化态的物质构成氧化还原电对（redox electric couple），把氧化值高的称为氧化态（oxidation state，Ox），而把氧化值低的称为还原态（reduction state，Red）。氧化还原电对的表示方法为：氧化态 / 还原态（Ox/Red）。如 $Cu^{2+}/Cu$、$Fe^{2+}/Fe$。

上述反应中 Fe 失去电子，生成 $Fe^{2+}$，发生氧化反应，其氧化半反应为：

$$Fe(s) - 2e^- \longrightarrow Fe^{2+}(aq)$$

$Cu^{2+}$ 得到电子，生成 Cu，发生还原反应，其还原半反应为：

$$Cu^{2+}(aq) + 2e^- \longrightarrow Cu(s)$$

氧化还原半反应的通式为：

$$Ox + ne^- \rightleftharpoons Red$$

式中，$n$ 为半反应中电子转移的数目。氧化态应包括氧化剂及其相关介质，还原态应包括还原

剂及其相关介质。如半反应：

$$Cr_2O_7^{2-}(aq) + 14\ H^+(aq) + 6\ e^- \longrightarrow 2\ Cr^{3+}(aq) + 7\ H_2O(l)$$

式中，电子转移数为 6，氧化态为 $Cr_2O_7^{2-}$ 和 $H^+$，还原态为 $Cr^{3+}$（$H_2O$ 是溶剂，不包括在内）。

氧化半反应和还原半反应不能单独存在，在反应过程中得失电子的数目必须相等，因此在配平的氧化还原反应方程式中得失电子的数目相等。

# 第二节　原电池和电极电势

## 一、原电池

### （一）原电池的概念

将锌片置于 $CuSO_4$ 溶液中，一段时间后可以观察到：$CuSO_4$ 溶液的蓝色渐渐变浅，而锌片上会沉积出一层红棕色的铜。这是一个自发进行的氧化还原反应。

$$Zn(s) + Cu^{2+}(aq) \longrightarrow Cu(s) + Zn^{2+}(aq)$$

反应中 Zn 失去电子生成 $Zn^{2+}$，发生氧化反应；$Cu^{2+}$ 得到电子生成 Cu，发生还原反应。由于 Zn 与 $CuSO_4$ 溶液直接接触，反应在锌片和 $CuSO_4$ 溶液的界面上进行，电子直接由 Zn 传递给 $Cu^{2+}$，因此无法形成电流。如将锌片插入盛 $ZnSO_4$ 溶液的烧杯中，铜片插入盛 $CuSO_4$ 溶液的另一烧杯中，用导线把两金属片连接起来，两烧杯的溶液用盐桥连通（图 6-1）。可观察到锌片逐渐溶解，铜片上有金属铜析出，检流计指针发生偏转，表明有电流通过。这种将化学能转化成电能的装置称为原电池（primary cell），简称电池。

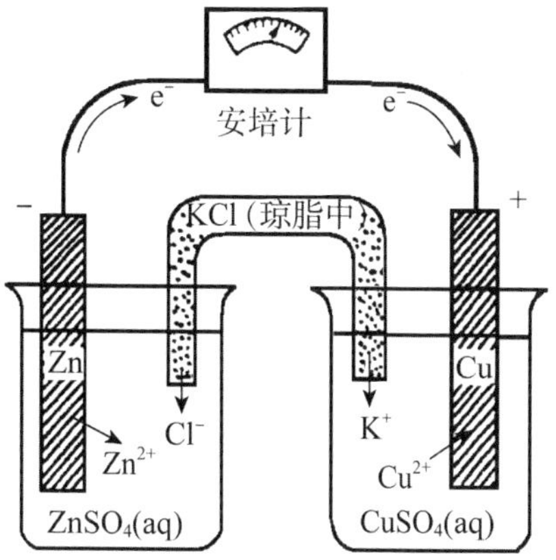


**图 6-1　原电池结构示意图**

原电池由两个半电池（或两个电极）组成，每个半电池由一氧化还原电对组成。如上述铜锌电池，Cu、$CuSO_4$ 组成铜半电池，Zn、$ZnSO_4$ 组成锌半电池。

根据图 6-1 检流计指针的偏转方向可判断电子是从锌片流向铜片（与电流方向相反）。在原电池中，电子输出处称为负极；电子输入处称为正极。由正极反应和负极反应所构成的总反应，称为电池反应（cell reaction）。反应如下：

正极反应　$Cu^{2+}(aq) + 2e^- \longrightarrow Cu(s)$

负极反应　$Zn(s) - 2e^- \longrightarrow Zn^{2+}(aq)$

电池反应　$Zn(s) + Cu^{2+}(aq) \longrightarrow Cu(s) + Zn^{2+}(aq)$

电池反应属于氧化还原反应。其正极反应是还原半反应，负极反应是氧化半反应。

原电池的构成条件：

（1）自发的氧化还原反应才能设计成原电池；

（2）氧化反应和还原反应要在不同容器中分别进行；

（3）使用导线和盐桥构成电池通路。

盐桥构成电池通路的原理：当 Zn 失去电子成为 $Zn^{2+}$ 进入溶液中，使 $ZnSO_4$ 溶液中 $Zn^{2+}$ 过多，溶液带正电荷；$Cu^{2+}$ 获得电子沉积为 Cu，溶液中因 $Cu^{2+}$ 减少，$SO_4^{2-}$ 过多，溶液带负电荷。当反应进行一段时间后，将阻止放电作用的继续进行。盐桥的存在使其中 $Cl^-$ 向 $ZnSO_4$ 溶液迁移，$K^+$ 向 $CuSO_4$ 溶液迁移，分别中和过剩的电荷，使溶液保持电中性，反应可以继续进行。取出盐桥，检流计指针归零，重新放入盐桥，指针又发生偏转，说明盐桥起到了使整个装置构成通路的作用。盐桥的构成通常是在 U 形管中充满饱和 KCl 琼脂凝胶，其凝胶状液体不能流出 U 形管，但离子可以在其中自由移动。

### （二）电池组成式

原电池的装置常用统一的标记方法表示，这种表示式称为电池组成式或电池符号。如 Cu-Zn 原电池的电池组成式为：

$$(-)\ Zn(s)\ |\ Zn^{2+}(c_1)\ \|\ Cu^{2+}(c_2)\ |\ Cu(s)\ (+)$$

书写电池组成式的方法如下：

（1）用单竖线“｜”表示物质不同相间的界面，同一相中的不同物质用“,”隔开，盐桥用双竖线“‖”表示。

（2）电极板写在两端，纯气体、液体和固体物质紧靠电极板，溶液紧靠盐桥。

（3）负极写在盐桥左边，以“( – )”表示；正极写在盐桥右边，以“( + )”表示。

（4）各物质的物理状态应标示，如气态（g）、液态（l）、固态（s）。溶液中的溶质应在括号内标注浓度；气体物质必须在括号内标注分压。当溶液浓度为 1 mol · $L^{-1}$ 或气体分压为 100 kPa 时，可以不标注。

（5）若电池中无电极导体，要加惰性辅助电极（如铂、石墨等）作电极板。

例如：

$$MnO_4^- + 8H^+ + 5Fe^{2+} \longrightarrow Mn^{2+} + 5Fe^{3+} + 4H_2O$$

其原电池的电池组成式为：

$$(-)\ Pt(s)\ |\ Fe^{2+}(c_1),\ Fe^{3+}(c_2)\ \|\ MnO_4^-(c_3),\ H^+(c_4),\ Mn^{2+}(c_5)\ |\ Pt(s)\ (+)$$

### （三）常用的电极类型

**1. 金属 - 金属离子电极** 将金属插入其盐溶液中构成的电极，如 $Fe^{2+}/Fe$ 电极。

电极组成式 $Fe(s)\ |\ Fe^{2+}(c)$

电极反应 $Fe^{2+}(aq) + 2e^- \rightleftharpoons Fe(s)$

**2. 气体 - 离子电极** 将气体通入其相应离子溶液中，并用惰性导体作导电极板所构成的电极，如氢气电极。

电极组成式 $Pt(s)\ |\ H_2(p)\ |\ H^+(c)$

电极反应 $2\ H^+(aq) + 2\ e^- \rightleftharpoons H_2(g)$

**3. 金属 - 金属难溶盐 - 阴离子电极** 将金属表面覆盖有其金属难溶盐的固体，浸入与该难溶盐具有相同阴离子的溶液中所构成的电极，如甘汞电极。

电极组成式 $Pt(s)\ |\ Hg(l)\ |\ Hg_2Cl_2(s)\ |\ Cl^-(c)$

电极反应 $Hg_2Cl_2(s) + 2e^- \rightleftharpoons 2Hg(l) + 2\ Cl^-(aq)$

**4. 氧化还原电极** 将惰性导体浸入含有同一元素的两种不同氧化值的离子溶液中所构成的电极。如将 Pt 浸入含有 $Fe^{2+}$、$Fe^{3+}$ 的溶液，就构成了 $Fe^{3+}/Fe^{2+}$ 电极。

电极组成式 $Pt(s)\ |\ Fe^{2+}(c_1),\ Fe^{3+}(c_2)$

电极反应 $Fe^{3+}(aq) + e^- \rightleftharpoons Fe^{2+}(aq)$

【例 6-2】 把下列反应设计成电池，写出正、负极的半反应、电池反应和电池组成式。

$$Cu^{2+}(aq) + H_2(g) \longrightarrow Cu(s) + 2H^+(aq)$$

解： 负极反应 $H_2(g) - 2e^- \longrightarrow 2H^+(aq)$

正极反应 $Cu^{2+}(aq) + 2e^- \longrightarrow Cu(s)$

电池反应 $Cu^{2+}(aq) + H_2(g) \longrightarrow Cu(s) + 2H^+(aq)$

电池组成式 $(-)\ Pt(s) \mid H_2(p) \mid H^+(c_1) \parallel Cu^{2+}(c_2) \mid Cu(s)\ (+)$

## 二、电极电势的产生

原电池能够产生电流，表明在原电池的两极之间存在电势差。关于电极电势是如何产生的，德国化学家 Nernst 提出的双电层理论给予了很好的解释。

当把金属电极 M 浸入其相应的盐 ($M^{n+}$) 溶液中，存在两个相反的变化倾向。一方面，金属表面的原子由于本身的热运动及溶剂水分子的作用，进入溶液生成溶剂化离子，同时将电子留在金属表面；另一方面，盐溶液中的金属离子受金属表面电子的吸引，重新沉积于金属表面。当这两个相反过程的速率相等时，就达到动态平衡。若金属溶解的趋势大于金属离子析出的趋势，达到平衡时金属表面会带有过剩的负电荷。受金属表面负电荷的静电吸引，进入溶液中的金属离子主要集中在金属板界面附近，成为一个正电荷层，这样就和金属表面的负电荷形成双电层（图 6-2）。反之，若金属溶解的趋势小于金属离子析出的趋势，达到平衡时金属表面由于沉积了多余的金属离子而带正电，而溶液中金属界面附近则会聚集较多的负电荷离子，这样也在金属表面和其附近的溶液间形成双电层。双电层之间存在电势差，这种电势差称为该电极的电极电势（electrode potential）。电极电势用符号 $\varphi(Ox/Red)$ 或 $\varphi_{Ox/Red}$ 表示，单位为伏（V）。

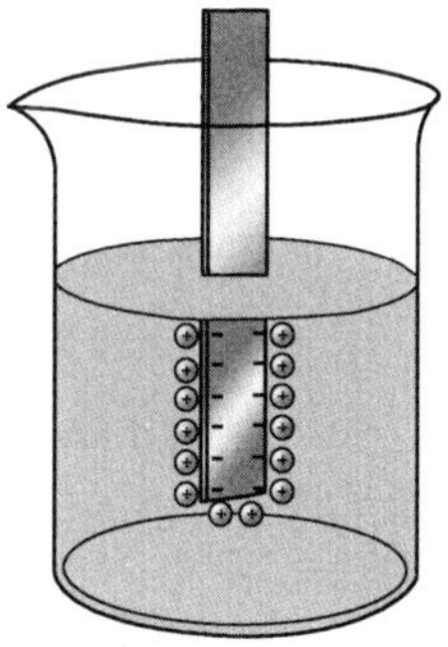

图 6-2 双电层示意图

金属越活泼，金属离子浓度越小，金属溶解趋势就越大，该金属电极的电极电势就越低。金属越不活泼，金属离子浓度越大，金属沉积趋势就越大，该金属电极的电极电势就越高。

一般说来，电极电势的大小取决于金属的本性、温度、金属离子的浓度（或活度）、溶液的酸碱性等。

## 三、标准电极电势

电极电势的绝对值无法直接测得，但从实际需要来看，只要知道其相对值即可。为了测定电极电势的相对值，可以选定一个标准电极作参照。

### （一）标准氢电极

按照 IUPAC 的建议，采用标准氢电极（standard hydrogen electrode，缩写为 SHE）作为参比电极，并规定其电极电势为 0.000 0 V，即 $\varphi^\ominus_{SHE}$= 0.000 0 V。标准氢电极（图 6-3）是将镀有一层海绵状铂黑的铂片浸入 $H^+$ 浓度为 1 mol · $L^{-1}$（严格讲

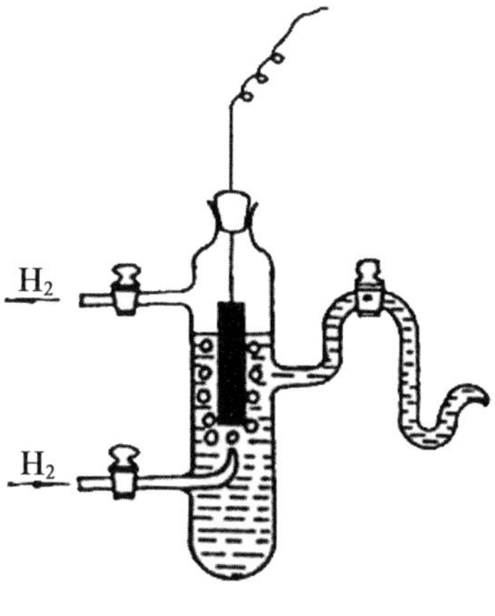


图 6-3 标准氢电极

是活度为1）的硫酸溶液中，在298.15 K时不断通入纯氢气，保持氢气的压力为100 kPa，使铂黑所吸附氢气至饱和。其电极反应如下：

$$2\,H^+(aq) + 2\,e^- \rightleftharpoons H_2(g)$$

## （二）标准电极电势的测定

将两个电极组成原电池时，电极电势较大的电极是正极，电极电势较小的电极是负极。原电池的电动势等于正极的电极电势减去负极的电极电势。

$$E = \varphi_+ - \varphi_- \qquad (6\text{-}1)$$

如果将待测电极和标准氢电极组成一个原电池，通过测定该电池的电动势，就可求出待测电极电势的相对值。

$$(-)\ Pt(s)\ |\ H_2(100\ kPa)\ |\ H^+(1\ mol \cdot L^{-1})\ ||\ M^{n+}(c)\ |M(s)\ (+)$$

由于标准氢电极的电极电势规定为0.000 0 V，测出的电池电动势就等于待测电极的电极电势。

$$E = \varphi_{待测} - \varphi^{\ominus}_{SHE} = \varphi_{待测} \qquad (6\text{-}2)$$

如果待测电极处于标准态，即对于溶液，各物质浓度为1 mol·L$^{-1}$，若有气体参与反应，分压为100 kPa，反应温度未明确规定，推荐参考温度为298.15 K，则其电极电势为标准电极电势。将该标准状态下的电极与标准氢电极组成原电池，在电流强度趋近于零的条件下，各物质浓度基本恒定时，就可测定其标准电极电势。

$$E = \varphi^{\ominus}_{待测} - \varphi^{\ominus}_{SHE} = \varphi^{\ominus}_{待测} \qquad (6\text{-}3)$$

测定方法如图6-4所示。测得的相对平衡电势就为标准电极电势，用符号$\varphi^{\ominus}$表示。

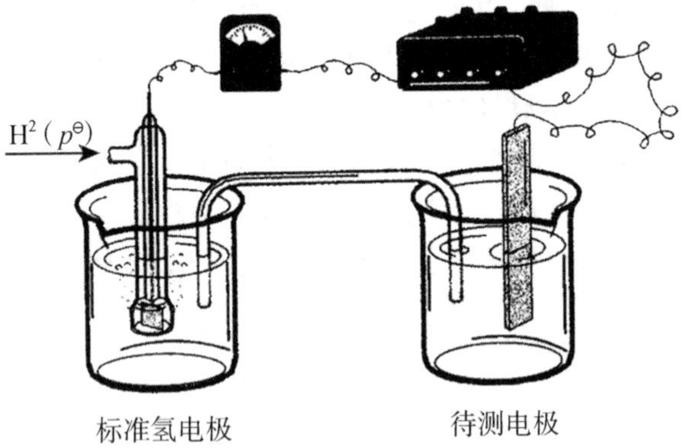


**图6-4 电极电势的测定**

例如，标准氢电极与标准铜电极组成的原电池，根据电流方向，得知铜电极为正极，氢电极为负极，测得的电池电动势$E$ = 0.341 9 V，则$\varphi^{\ominus}(Cu^{2+}/Cu)$为0.341 9 V。

## （三）标准电极电势表

将测得的各种氧化还原电对的标准电极电势按一定的方式汇集在一起就构成标准电极电势表。一些常见的氧化还原半反应和标准电极电势见表6-1。

表 6-1　一些常见的氧化还原半反应和标准电极电势（298.15 K）

| 半反应 | $\varphi^{\ominus}$(V) |
|---|---|
| $Li^+ + e^- \rightleftharpoons Li$ | −3.040 1 |
| $Na^+ + e^- \rightleftharpoons Na$ | −2.71 |
| $Zn^{2+} + 2e^- \rightleftharpoons Zn$ | −0.761 8 |
| $AgCl + e^- \rightleftharpoons Ag + Cl^-$ | 0.222 33 |
| $Cu^{2+} + 2e^- \rightleftharpoons Cu$ | 0.341 9 |
| $I_2 + 2e^- \rightleftharpoons 2I^-$ | 0.535 5 |
| $O_2 + 2H^+ + 2e^- \rightleftharpoons H_2O_2$ | 0.695 |
| $Fe^{3+} + e^- \rightleftharpoons Fe^{2+}$ | 0.771 |
| $Ag^+ + e^- \rightleftharpoons Ag$ | 0.799 6 |
| $Br_2(l) + 2e^- \rightleftharpoons 2Br^-$ | 1.066 |
| $Cl_2 + 2e^- \rightleftharpoons 2Cl^-$ | 1.358 27 |
| $Cr_2O_7^{2-} + 14H^+ + 6e^- \rightleftharpoons 2Cr^{3+} + 7H_2O$ | 1.36 |
| $MnO_4^- + 8H^+ + 5e^- \rightleftharpoons Mn^{2+} + 4H_2O$ | 1.507 |
| $F_2 + 2e^- \rightleftharpoons 2F^-$ | 2.866 |

（左侧箭头向下）氧化剂的氧化能力增强　（右侧箭头向上）还原剂的还原能力增强

标准电极电势表是电化学中非常重要的数据表，应用时需注意：

（1）标准电极电势是热力学标准态下的电极电势，是当温度为 298.15 K、金属离子的有效浓度为 1 mol·$L^{-1}$（即活度为 1）时测得的平衡电势，应在满足标准态的条件下使用。但是在一定温度范围内，由于电极电势随温度改变而发生的变化并不大，通常其他温度下的电极电势可以近似应用该标准电极电势。

（2）电极电势的数值反映了氧化还原电对得失电子的趋向，电极反应是可逆的，电极电势数值的大小和正负与电极反应的书写方向无关；同时电极电势是一个强度性质，与电极反应中物质的计量系数无关。例如：

$$Zn^{2+} + 2\,e^- \rightleftharpoons Zn \qquad \varphi^{\ominus}(Zn^{2+}/Zn) = -0.761\,8\ V$$

$$Zn \rightleftharpoons Zn^{2+} + 2\,e^- \qquad \varphi^{\ominus}(Zn^{2+}/Zn) = -0.761\,8\ V$$

$$\frac{1}{2}Zn^{2+} + e^- \rightleftharpoons \frac{1}{2}Zn \qquad \varphi^{\ominus}(Zn^{2+}/Zn) = -0.761\,8\ V$$

（3）该表中的数据是在水溶液中求得的，因此不能用于非水溶液或高温下的固相反应。

## （四）标准电极电势的应用

**1. 比较氧化剂和还原剂的相对强弱**　电极电势越高，电对中氧化态的氧化能力越强，还原态的还原能力越弱；电极电势越低，电对中还原态的还原能力越强，氧化态的氧化能力越弱。如在酸性溶液中 $\varphi^{\ominus}(MnO_4^-/Mn^{2+}) = 1.507$ V，$\varphi^{\ominus}(Cr_2O_7^{2-}/Cr^{3+}) = 1.36$ V，则 $MnO_4^-$ 的氧化能力较 $Cr_2O_7^{2-}$ 强，而 $Mn^{2+}$ 的还原能力较 $Cr^{3+}$ 弱。在表 6-1 中，最强的氧化剂是 $F_2$，最强的还原剂是 Li。

【例 6-3】 试用电极电势解释以下现象：在标准状态下，Fe 能使 $Cu^{2+}$ 还原；Cu 能使 $Fe^{3+}$ 还原。

解：查表 $\varphi^{\ominus}(Fe^{2+}/Fe) = -0.447$ V，$\varphi^{\ominus}(Fe^{3+}/Fe^{2+}) = 0.771$ V，$\varphi^{\ominus}(Cu^{2+}/Cu) = 0.341\,9$ V

因为 $\varphi^{\ominus}(Cu^{2+}/Cu) > \varphi^{\ominus}(Fe^{2+}/Fe)$

得到 $Fe + Cu^{2+} \longrightarrow Cu + Fe^{2+}$

而 $\varphi^{\ominus}(Fe^{3+}/Fe^{2+}) > \varphi^{\ominus}(Cu^{2+}/Cu)$

得到 $2Fe^{3+} + Cu \longrightarrow 2Fe^{2+} + Cu^{2+}$

所以，在标准状态下，Fe 能使 $Cu^{2+}$ 还原，Cu 能使 $Fe^{3+}$ 还原。

**2. 判断氧化还原反应进行的方向** 在标准状态下，$E>0$（即 $\varphi^{\ominus}_{+}>\varphi^{\ominus}_{-}$），则反应按给定的方向正向进行；若 $E<0$（即 $\varphi^{\ominus}_{+}<\varphi^{\ominus}_{-}$），反应按给定的方向逆向进行。

【例 6-4】 在标准状态下，判断反应 $Zn + Fe^{2+} \longrightarrow Zn^{2+} + Fe$ 能否从左向右自发进行？

解：查表 $\varphi^{\ominus}(Zn^{2+}/Zn) = -0.761\ 8\ V$，$\varphi^{\ominus}(Fe^{2+}/Fe) = -0.447\ V$

比较两电对的 $\varphi^{\ominus}$值，$\varphi^{\ominus}(Fe^{2+}/Fe)>\varphi^{\ominus}(Zn^{2+}/Zn)$，可知 $Fe^{2+}$ 是较强的氧化剂，Zn 是较强的还原剂，因此上述反应能自左向右自发进行。

**3. 选择适当的氧化剂和还原剂**

【例 6-5】 在标准状态下，在含有 $Cl^-$、$Br^-$、$I^-$ 三种离子的溶液中，欲使 $I^-$ 氧化为 $I_2$，而不使 $Br^-$ 和 $Cl^-$ 被氧化，问在 $KMnO_4$ 与 $Fe_2(SO_4)_3$ 中选择哪种物质最为适宜?

解：查标准电极电势得 $\varphi^{\ominus}(I_2/I^-) = 0.535\ 5\ V$，$\varphi^{\ominus}(Br_2/Br^-) = 1.066\ V$，

$$\varphi^{\ominus}(Cl_2/Cl^-) = 1.358\ V,\ \varphi^{\ominus}(Fe^{3+}/Fe^{2+}) = 0.771\ V,\ \varphi^{\ominus}(MnO_4^-/Mn^{2+}) = 1.507\ V$$

因为 $\varphi^{\ominus}(Fe^{3+}/Fe^{2+})>\varphi^{\ominus}(I_2/I^-)$

$\varphi^{\ominus}(Fe^{3+}/Fe^{2+})<\varphi^{\ominus}(Br_2/Br^-)$

$\varphi^{\ominus}(Fe^{3+}/Fe^{2+})<\varphi^{\ominus}(Cl_2/Cl^-)$

所以 $Fe_2(SO_4)_3$ 只能氧化 $I^-$，而不能氧化 $Br^-$ 和 $Cl^-$，故可选用 $Fe_2(SO_4)_3$ 作氧化剂。而 $\varphi^{\ominus}(MnO_4^-/Mn^{2+})>\varphi^{\ominus}(Cl_2/Cl^-)>\varphi^{\ominus}(Br_2/Br^-)>\varphi^{\ominus}(I_2/I^-)$，即 $Cl^-$、$Br^-$、$I^-$ 三种离子都能被 $KMnO_4$ 氧化，因此不能选用 $KMnO_4$ 作氧化剂。

**4. 判断溶液中离子的共存性**

【例 6-6】 判断在水溶液中 $MnO_4^-$ 与 $Mn^{2+}$ 能否大量共存。

解：查表 $\varphi^{\ominus}(MnO_4^-/MnO_2) = 1.679\ V$，$\varphi^{\ominus}(MnO_2/Mn^{2+}) = 1.224\ V$

因为 $\varphi^{\ominus}(MnO_4^-/MnO_2)>\varphi^{\ominus}(MnO_2/Mn^{2+})$，则会发生以下反应

$$2MnO_4^- + 3Mn^{2+} + 2H_2O \longrightarrow 5MnO_2 + 4H^+$$

所以 $MnO_4^-$ 与 $Mn^{2+}$ 在水溶液中不能大量共存。

## 第三节 影响电极电势的因素

标准电极电势是在标准态下测得的，它只能在标准态下应用。但绝大多数氧化还原反应都是在非标准态下进行的，Nernst 方程式给出了各种影响因素与电极电势之间的定量关系，并用于计算非标准态下的电极电势。

### 一、Nernst 方程式

电极电势的大小，除了电极本性外，还与反应温度、反应物浓度（或气体分压）及溶液的 pH 等因素有关。对于任意电极反应

$$a\text{Ox} + ne^- \rightleftharpoons b\text{Red}$$

其电极电势 $\varphi$ 通过 Nernst 方程式表示为：

$$\varphi(\text{Ox/Red}) = \varphi^{\ominus}(\text{Ox/Red}) + \frac{RT}{nF}\ln\frac{c^a(\text{Ox})}{c^b(\text{Red})} \tag{6-4}$$

式中，$\varphi^{\ominus}$为标准电极电势，$R$ 为摩尔气体常数，$F$ 为 Faraday 常数（$9.648\ 5\times10^4\ \mathrm{C\cdot mol^{-1}}$），$T$ 为热力学温度，$n$ 为电极反应中转移的电子数。

应该注意的是，$c(\mathrm{Ox})$、$c(\mathrm{Red})$ 分别表示氧化型、还原型物质的浓度对标准浓度（$c^{\ominus}=1\ \mathrm{mol\cdot L^{-1}}$）的相对值；当氧化型或还原型是气体时，则用分压对标准压力（$p^{\ominus}=100\ \mathrm{kPa}$）的相对值；当 $T$ 为 298.15 K 时，代入有关常数，得

$$\varphi(\mathrm{Ox/Red})=\varphi^{\ominus}(\mathrm{Ox/Red})+\frac{0.059\ 16}{n}\ln\frac{c^a(\mathrm{Ox})}{c^b(\mathrm{Red})} \tag{6-5}$$

从式（6-4）及（6-5）可以看出，电极电势的大小，除了与 $\varphi^{\ominus}$有关外，还与反应温度、反应物浓度（或气体分压）等因素有关。氧化型浓度越大，则 $\varphi(\mathrm{Ox/Red})$ 值越大；还原型浓度越大，则 $\varphi(\mathrm{Ox/Red})$ 值越小。浓度对电极电势的影响通过对数关系体现，并乘以$\frac{0.059\ 16}{n}$，因此在一般情况下浓度对电极电势的影响较小，电极电势的大小主要决定于体现电极本性的标准电极电势 $\varphi^{\ominus}(\mathrm{Ox/Red})$ 的大小。

应用 Nernst 方程式时应注意：

（1）氧化型、还原型物质若是固体或是纯液体，如金属 Cu(s)、难溶盐 AgCl(s)，纯液体 $Br_2$（l）等，则不列入方程式中。例如：

$$\mathrm{Br_2(l)+2e^-\rightleftharpoons 2Br^-(aq)}$$

$$\varphi(\mathrm{Br_2/Br^-})=\varphi^{\ominus}(\mathrm{Br_2/Br^-})+\frac{0.059\ 16}{2}\lg\frac{1}{c^2(\mathrm{Br^-})}=\varphi^{\ominus}(\mathrm{Br_2/Br^-})-0.059\ 16\times\lg c(\mathrm{Br^-})$$

（2）若有 $H^+$、$OH^-$ 或 $Cl^-$ 等介质参加电极反应，则它们的浓度也必须写入 Nernst 方程式中。介质若处于反应式氧化型一侧，就当作氧化型处理；若处于反应式还原型一侧，则当作还原型处理。例如：

$$\mathrm{Cr_2O_7^{2-}(aq)+14\ H^+(aq)+6e^-\rightleftharpoons 2\ Cr^{3+}(aq)+7\ H_2O(l)}$$

$$\varphi(\mathrm{Cr_2O_7^{2-}/Cr^{3+}})=\varphi^{\ominus}(\mathrm{Cr_2O_7^{2-}/Cr^{3+}})+\frac{0.059\ 16}{6}\lg\frac{c(\mathrm{Cr_2O_7^{2-}})\cdot c^{14}(\mathrm{H^+})}{c^2(\mathrm{Cr^{3+}})}$$

## 二、电极溶液中各物质浓度对电极电势的影响

从 Nernst 方程式可知，各物质的浓度发生变化将对电极电势产生影响，下面就离子浓度、溶液的酸度和沉淀的生成对电极电势的影响分别进行讨论。

### （一）溶液离子浓度改变对电极电势的影响

【例 6-7】 计算 298.15 K 时，$\mathrm{Zn\,|\,Zn^{2+}(0.01\ mol\cdot L^{-1})}$ 的电极电势。

解：查表得 $\varphi^{\ominus}(\mathrm{Zn^{2+}/Zn})=-0.761\ 8\ \mathrm{V}$

根据 Nernst 方程

$$\varphi(\mathrm{Zn^{2+}/Zn})=\varphi^{\ominus}(\mathrm{Zn^{2+}/Zn})+\frac{0.059\ 16}{2}\lg c(\mathrm{Zn^{2+}})$$

$$=-0.761\ 8\ \mathrm{V}+\frac{0.059\ 16\ \mathrm{V}}{2}\lg 0.01=-0.821\ \mathrm{V}$$

由计算结果表明，氧化型物质浓度减小时，电极电势值减小，还原剂失电子的能力增强。

### （二）沉淀的生成对电极电势的影响

【例 6-8】 已知 $Ag^+ + e^- \rightleftharpoons Ag$，$\varphi^{\ominus} = 0.799\ 6\ V$，若在电极溶液中加入 NaCl，使其生成 AgCl 沉淀，并保持 $Cl^-$ 浓度为 1 mol · $L^{-1}$，求 298.15 K 时的电极电势。

解：$Ag^+ + e^- \rightleftharpoons Ag$

$$\varphi(Ag^+/Ag) = \varphi^{\ominus}(Ag^+/Ag) + 0.059\ 16\ \lg c(Ag^+)$$

$$Ag^+ + Cl^- \rightleftharpoons AgCl(s)$$

$$[Ag^+][Cl^-] = K_{sp} = 1.77 \times 10^{-10}$$

$$[Ag^+] = K_{sp} / [Cl^-] = 1.77 \times 10^{-10}$$

$$\varphi(Ag^+/Ag) = 0.799\ 6\ V + 0.059\ 16\ V \times \lg 1.77 \times 10^{-10}$$

$$= 0.799\ 6\ V - 0.577\ V = 0.223\ V$$

由于有沉淀生成，使 $Ag^+$ 的浓度急剧降低，对 $\varphi(Ag^+/Ag)$ 造成了较大的影响。实际上，在 $Ag^+$ 溶液中加入 $Cl^-$，则 $Ag^+$ 转化为 AgCl 沉淀，并组成了一个新的 AgCl/Ag 电对，电极反应为：

$$AgCl + e^- \rightleftharpoons Ag + Cl^-$$

由于平衡溶液中的 $Cl^-$ 浓度为 1 mol · $L^{-1}$，AgCl/Ag 电极处于标准状态，反应达平衡时，$\varphi^{\ominus}(AgCl/Ag) = \varphi(Ag^+/Ag) = 0.223\ V$。

### （三）酸度对电极电势的影响

在许多电极反应中，$H^+$ 和 $OH^-$ 参加了反应，按照 Nernst 方程，$H^+$ 和 $OH^-$ 的浓度将对电极电势产生影响。

【例 6-9】 在 $MnO_4^-/Mn^{2+}$ 电对中，若 $c(MnO_4^-) = c(Mn^{2+}) = 1.0$ mo1 · $L^{-1}$，试分别计算当 $c(H^+) = 1.0$ mo1 · $L^{-1}$，$c(H^+) = 0.01$ mo1 · $L^{-1}$，$c(H^+) = 10$ mo1 · $L^{-1}$ 时，该电对的电极电势。

解：电极反应

$$MnO_4^- + 8\ H^+ + 5\ e^- \rightleftharpoons Mn^{2+} + 4\ H_2O$$

电极电势

$$\varphi^{\ominus}(MnO_4^-/Mn^{2+}) = 1.507\ V$$

$$\varphi(MnO_4^-/Mn^{2+}) = \varphi^{\ominus}(MnO_4^-/Mn^{2+}) + \frac{0.059\ 16}{5} \lg \frac{c(MnO_4^-) \cdot c^8(H^+)}{c(Mn^{2+})}$$

当 $c(H^+) = 1.0$ mo1 · $L^{-1}$ 时

$$\varphi(MnO_4^-/Mn^{2+}) = 1.507\ V + \frac{0.059\ 16\ V}{5} \lg \frac{1.0^8}{1} = 1.507\ V$$

当 $c(H^+) = 0.01$ mo1 · $L^{-1}$ 时

$$\varphi(MnO_4^-/Mn^{2+}) = 1.507\ V + \frac{0.059\ 16\ V}{5} \lg \frac{0.01^8}{1} = 1.317\ V$$

同理，当 $c(H^+) = 10.0$ mo1 · $L^{-1}$ 时

$$\varphi(MnO_4^-/Mn^{2+}) = 1.60\ V$$

由此例可见，$MnO_4^-$ 的氧化性随 $H^+$ 浓度的降低而减弱，反之，随 $H^+$ 浓度的增大而增强。

同理可以推出许多含氧酸根的氧化型物质的氧化能力随溶液酸度增大而增强，随溶液酸度降低而减弱。

## 三、非标准态下电极电势的应用示例

通过 Nernst 方程可计算出非标准态下的电极电势，并在非标准态下应用。

【例 6-10】 判断标准状态下，反应 $MnO_2 + 2Cl^- + 4H^+ \longrightarrow Mn^{2+} + Cl_2 + 2H_2O$ 能否正向自发进行？若改用 $c(HCl) = 12.0\ mol \cdot L^{-1}$ 的盐酸与 $MnO_2$ 作用，假设 $c(Mn^{2+}) = 1.0\ mol \cdot L^{-1}$、$p(Cl_2) = 100\ kPa$，反应能否正向自发进行？已知：$\varphi^\ominus(MnO_2/Mn^{2+}) = 1.224\ V$，$\varphi^\ominus(Cl_2/Cl^-) = 1.358\ V$。

解：若利用该反应的正反应设计原电池，则电极反应为

正极

$$MnO_2 + 4\,H^+ + 2\,e^- \longrightarrow Mn^{2+} + 2\,H_2O$$

负极

$$2\,Cl^- \longrightarrow Cl_2 + 2\,e^-$$

（1）标准状态下 $\varphi^\ominus(MnO_2/Mn^{2+}) < \varphi^\ominus(Cl_2/Cl^-)$，所以，在标准状态下，反应不能自发正向进行。

（2）在 $c(HCl) = 12.0\ mol \cdot L^{-1}$，$c(Mn^{2+}) = 1.0\ mol \cdot L^{-1}$，$p(Cl_2) = 100\ kPa$ 条件下

$$\varphi(MnO_2/Mn^{2+}) = \varphi^\ominus(MnO_2/Mn^{2+}) + \frac{0.059\ 16}{2}\lg\frac{c^4(H^+)}{c(Mn^{2+})}$$

$$= 1.224\ V + \frac{0.059\ 16\ V}{2}\lg 12^4 = 1.352\ V$$

$$\varphi(Cl_2/Cl^-) = \varphi^\ominus(Cl_2/Cl^-) + \frac{0.059\ 16}{2}\lg\frac{p(Cl_2)}{c^2(Cl^-)}$$

$$= 1.358\ V + \frac{0.059\ 16\ V}{2}\lg\frac{1}{12.0^2} = 1.294\ V$$

$\varphi(MnO_2/Mn^{2+}) > \varphi(Cl_2/Cl^-)$，所以反应可以正向自发进行。

**知识拓展**

### 电化学生物传感器

近年来，随着电化学传感研究的不断进展出现了许多新技术。电化学生物传感器是一种对生物物质敏感并能将其浓度转换为电信号进行检测的仪器，由分子识别部分（敏感元件）和转换部分（换能器）构成。敏感元件检测到的信号通过换能器转化为可以观察记录的信号。电化学生物传感器可分为酶传感器、免疫传感器、电化学 DNA 生物传感器、微生物传感器及动植物组织传感器等。例如，电化学 DNA 生物传感器是以 DNA 为敏感元件，将核酸分子特异性识别过程中产生的信号通过换能器转化为电信号，从而实现对核酸的定性或定量检测。电化学生物传感器因其具有选择性好、灵敏度高、分析速度快、成本低及高度自动化、微型化与集成化的特点，使其在近几十年获得蓬勃而迅速的发展。

# 第四节 电势法测定溶液的 pH

由 Nernst 方程可知，电极电势与组成电极的各物质浓度有关。原电池由两个电极组成。若其中一个电极的电极电势不受待测离子浓度的影响，并具有恒定的数值则可作为参照标准，该电极称为参比电极（reference electrode）。而另一电极的电极电势随待测离子浓度的变化而变化，并呈 Nernst 响应，则该电极称为此种待测离子的指示电极（indicator electrode）。将参比电极、指示电极与被测溶液共同组成原电池，通过测定该电池的电动势可确定待测离子浓度。若指示电极的电极电势随 $H^+$ 浓度的变化而变化，则可通过测定电池的电动势确定，并经换算得到被测溶液的 pH。

## 一、参比电极

标准氢电极是测量标准电极电势的基础，可作为参比电极。但由于制作麻烦，操作条件苛刻，还容易受到其他物质的毒化，因此在实际工作中很少使用。常用的参比电极有甘汞电极和氯化银电极。

### （一）甘汞电极

甘汞电极属于金属 - 金属难溶盐 - 阴离子电极。电极由两个玻璃套管组成，内管上部为汞，连接电极引线，中部为汞和氯化亚汞的糊状物，下端用玻璃纤维或石棉塞紧，外管盛有 KCl 溶液，下部端口用多孔素烧瓷堵塞。外管上端侧口便于补充 KCl 溶液。在测定中，盛有 KCl 溶液的外管还可起到盐桥的作用。

电极组成式 $Pt(s) \mid Hg(l) \mid Hg_2Cl_2(s) \mid Cl^-(c)$

电极反应 $Hg_2Cl_2(s) + 2e^- \rightleftharpoons 2Hg(l) + 2Cl^-$

电极电势 $\varphi = \varphi^{\ominus} - \dfrac{RT}{2F}\ln c^2(Cl^-)$

甘汞电极的电极电势随 KCl 溶液的浓度变化而变化。若 KCl 为饱和溶液，则称为饱和甘汞电极（saturated calomel electrode，SCE），298.15 K 时，$\varphi_{SCE} = 0.241\,2$ V。

甘汞电极在给定温度下的电极电势数值比较稳定，并且容易制备，使用方便，缺点是其温度系数较大，即电极电势随温度变化较大，因此不适合在温度变化较大时使用。

### （二）AgCl/Ag 电极

AgCl/Ag 电极属于金属 - 金属难溶盐 - 阴离子电极。玻璃管的下端用石棉丝封住，内盛有 KCl 溶液，溶液中插入一根镀有 AgCl 的银丝，上端用导线引出。

电极组成式：

$$Ag(s) \mid AgCl(s) \mid Cl^-(c)$$

电极反应：

$$AgCl(s) + e^- \rightleftharpoons Ag(s) + Cl^-(aq)$$

电极电势：

$$\varphi = \varphi^{\ominus} - \frac{RT}{F}\ln c(Cl^-)$$

298.15 K 时：

$$\varphi(\text{AgCl/Ag}) = 0.222\,3\ \text{V} - 0.059\,16\ \lg c(\text{Cl}^-)$$

298.15 K 时，若 KCl 溶液为饱和溶液、1.0 mol · $L^{-1}$ 和 0.1 mol · $L^{-1}$ 时，对应的电极电势 $\varphi$(AgCl/Ag) 分别为 0.197 1 V、0.222 3 V 和 0.288 0 V。此电极对温度变化不敏感，甚至可以在 353.15 K 以上使用。

## 二、指示电极

电极的电极电势对 $H^+$ 浓度（活度）的变化有 Nernst 响应，符合 Nernst 方程的电极，称为 pH 指示电极。使用最广泛的 pH 指示电极为玻璃电极。

玻璃电极的结构见图 6-5。下部是用特殊的玻璃制成的半球形玻璃薄膜球，膜内装有一定 pH 的盐酸溶液，并用氯化银 - 银电极作内参比电极。

玻璃电极能用于测定 pH 与它的膜电势有关，当薄膜球两侧溶液的 pH 不同时，在膜内外两侧的固 - 液界面上的电荷密度分布不同，使膜两侧产生一定的电势差，这种电势差称为膜电势。由于膜内盐酸的浓度固定，膜电势的大小则取决于膜外待测溶液的 $H^+$ 浓度（严格讲应为 $H^+$ 活度）。

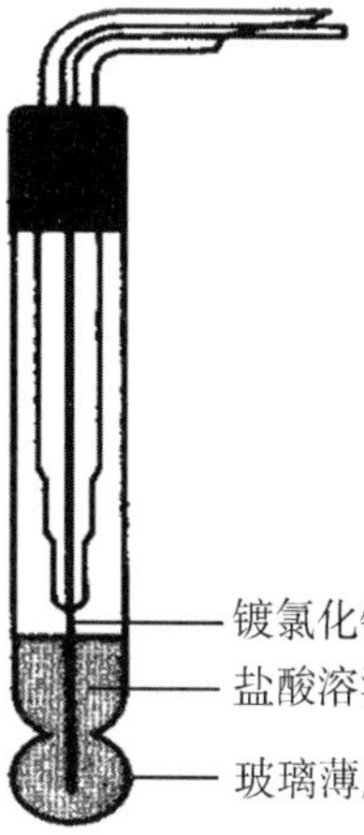

**图 6-5　玻璃电极示意图**

玻璃电极的电极电势也符合 Nernst 方程：

$$\varphi_{\text{玻}} = K_{\text{玻}} + \frac{2.303RT}{F}\lg a(\text{H}^+) = K_{\text{玻}} - \frac{2.303RT}{F}\text{pH} \qquad (6\text{-}6)$$

式中，$K_{玻}$在理论上说是常数，但不同的玻璃电极可能有不同的 $K_{玻}$值，即使是同一支玻璃电极在使用过程中 $K_{玻}$也有可能会发生缓慢变化。

## 三、复合电极

将指示电极和参比电极组装在一起就构成复合电极（combination electrode），其优点在于使用方便，并且测定值较稳定。例如，测定 pH 使用的复合电极通常由玻璃电极和 AgCl/Ag 电极或玻璃电极和甘汞电极组合而成。

## 四、电势法测定溶液的 pH

电势法也称离子选择电极法，它是利用膜电极将被测离子的浓度转换为电极电势而加以测定的一种方法。测定溶液的 pH 时，选用玻璃电极作 pH 指示电极，饱和甘汞电极作参比电极，组成原电池。

(−) 玻璃电极 | 待测 pH 溶液 ‖ SCE (+)

电池电动势为：

$$E=\varphi_{\text{SCE}}-\varphi_{\text{玻}}=\varphi_{\text{SCE}}-\left(K_{\text{玻}}-\frac{2.303RT}{F}\text{pH}\right)$$

在一定温度下，$\varphi_{\text{SCE}}$ 为常数，令 $K_E=E_{\text{SCE}}-K_{\text{玻}}$，则：

$$E=K_E+\frac{2.303RT}{F}\text{pH} \qquad (6\text{-}7)$$

式中有两个未知数 $K_E$ 和 pH。测定时首先将玻璃电极和饱和甘汞电极插入 pH 为 $\text{pH}_s$ 的标准缓冲溶液中，测得的电池电动势为 $E_s$：

$$E_s=K_E+\frac{2.303RT}{F}\text{pH}_s \qquad (6\text{-}8)$$

然后将玻璃电极和饱和甘汞电极插入待测 pH 的溶液中进行测定，测得的电池电动势为 $E$，即式（6-7）所示。将式（6-7）和式（6-8）合并，消去 $K_E$，即可求得待测溶液的 pH：

$$\text{pH}=\text{pH}_s+\frac{(E-E_s)F}{2.303RT} \qquad (6\text{-}9)$$

式中 $E$ 和 $E_s$ 可以通过仪器测定其电势值、$\text{pH}_s$ 为已知值、$T$ 为温度、其余的为常数。

根据以上原理，人们设计制造了测定溶液 pH 的酸度计。在实际测量过程中，并不需要分别测定 $E$ 和 $E_s$，再通过上式计算待测溶液 pH。而是将指示电极和参比电极插入标准缓冲溶液（$\text{pH}_s$ 为已知值）中组成原电池。从式（6-7）可知，电池电动势与 pH 有线性关系，它们之间有对应关系。因此通过调节仪器的电阻参数使 pH 测量值与标准缓冲溶液的 $\text{pH}_s$ 一致（这一过程称为 pH 的校正或定位），再将标准缓冲溶液换成待测溶液进行测量，其显示值即为待测溶液的 pH。

**临床应用**

**血糖检测仪——葡萄糖生物传感器**

糖尿病是一种以高血糖为特征的代谢性疾病。长期存在的高血糖可导致各种组织特别是眼、肾、心脏、血管、神经发生慢性损害及功能障碍，因此，对糖尿病的预防、诊断和治疗越来越引起人们重视。血糖检测仪有助于糖尿病的快捷检测，其工作原理如下。

人体内葡萄糖和氧气在葡萄糖氧化酶的作用下可反应生成葡萄糖酸和过氧化氢。反应为：

$$\text{葡萄糖}+O_2\longrightarrow\text{葡萄糖酸}+2H_2O_2$$

将葡萄糖氧化酶固定到 pH 传感器表面上可以制成葡萄糖传感器。测定时传感器上的氧化酶首先在氧气作用下将葡萄糖氧化为葡萄糖酸，然后利用 pH 传感器对 $H^+$ 的感应（相当于氢离子选择性电极），可以测定电势的变化。从上述反应可知，葡萄糖的含量越高生成的葡萄糖酸的含量也越高。因此通过测定葡萄糖酸中 $H^+$ 的含量，就可以间接测定葡萄糖的含量。

## 习题六

1. 解释下列名词。

(1) 原电池和半电池

(2) 电池反应和半电池反应

(3) 氧化剂和还原剂

2. 指出下列化合物中划线元素的氧化值：$K_2CrO_4$、$Na_2S_2O_3$、$Na_2SO_3$、$N_2O_5$、NaH、$Na_2O_2$、$K_2MnO_4$。

3. 由标准锌半电池和标准铜半电池组成原电池：

$$(-)Zn\ |\ ZnSO_4(1\ mol \cdot L^{-1})\ \|\ CuSO_4(1\ mol \cdot L^{-1})\ |\ Cu(+)$$

改变下列条件对原电池电动势有何影响？

(1) 增加 $ZnSO_4$ 溶液的浓度；

(2) 在 $CuSO_4$ 溶液中加入 $H_2S$。

4. 将下列氧化还原反应设计成原电池，写出电极反应式及原电池组成式。

(1) $Pb(s) + 2Ag^+(aq) \longrightarrow Pb^{2+}(aq) + 2Ag(s)$

(2) $Cl_2(g) + 2I^-(aq) \longrightarrow 2Cl^-(aq) + I_2(s)$

5. 根据标准电极电势和电极电势 Nernst 方程计算下列电极电势。

(1) $2H^+(0.10\ mol \cdot L^{-1}) + 2e^- \rightleftharpoons H_2(200\ kPa)$

(2) $Cr_2O_7^{2-}(1.0\ mol \cdot L^{-1}) + 14H^+(0.001\ 0\ mol \cdot L^{-1}) + 6e^- \rightleftharpoons 2Cr^{3+}(1.0\ mol \cdot L^{-1}) + 7H_2O$

6. 设溶液中 $MnO_4^-$ 和 $Mn^{2+}$ 均处于标准态，即浓度均为 1 mol · $L^{-1}$，在下列酸度 $MnO_4^-$ 能否氧化 $I^-$ 和 $Br^-$？

(1) pH = 0.0　　(2) pH = 6.0

7. 根据标准电极电势表的数据，判断下列每一组中较强的氧化剂和较强的还原剂（均为标准状态）。

(1) $Fe^{3+}/Fe^{2+}$，$Ag^+/Ag$，$Fe^{2+}/Fe$　　(2) $Sn^{4+}/Sn^{2+}$，$MnO_4^-/Mn^{2+}$，$Cl_2/Cl^-$

8. 实验测得下列电池在 298.15 K 时，电池的电动势 $E = 0.420$ V。求胃液的 pH（SCE 的电极电势为 0.241 2 V）。

$$(-)\ Pt(s)\ |\ H_2(100\ kPa)\ |\ \text{胃液}\ \|\ SCE(+)$$

9. 已知 298.15 K 时下列电极的标准电极电势：

$$Hg_2Cl_2(s) + 2e^- \rightleftharpoons 2Hg(l) + 2Cl^-(aq) \qquad \varphi^{\ominus} = 0.268\ V$$

当 KCl 的浓度为多大时，该电极的 $\varphi = 0.327$ V。

10. 标准状态下，反应 $MnO_2 + 2Cl^- + 4H^+ \longrightarrow Mn^{2+} + Cl_2 + 2H_2O$ 能否正向自发进行？若用 $c(HCl) = 12.0\ mol \cdot L^{-1}$ 的盐酸与 $MnO_2$ 作用，且假设 $c(Mn^{2+}) = 1.0\ mol \cdot L^{-1}$，$p(Cl_2) = 100$ kPa，反应能否正向自发进行？

（胡庆红）

# 第七章

第七章数字资源

# 原子结构和分子结构

## 第一节 原子结构

### 一、原子核外电子的运动

原子（atom）一词来自希腊语，是不可分割的意思。在 1897 年英国物理学家 J. J. Thomson 证实电子的存在后，科学家们又陆续发现质子和中子的存在，并且认识到核外电子（特别是价电子）的排布和运动是影响元素化学性质的主要因素。根据不同的实验事实，J. J. Thomson、E. Rutherford 和 N. Bohr 分别提出了不同的原子模型理论，这些理论能解释一部分科学事实，但在解释其他现象如多电子原子的线状光谱时却遇到了无法克服的困难。目前，利用现代量子力学方法能较完全地揭示电子等微观粒子的运动规律。

#### （一）微观粒子的波粒二象性

法国物理学家 de Broglie 在光的波粒二象性启发下，提出电子等微观粒子的运动也具有波粒二象性的假设。他将反映光的波粒二象性公式应用到电子等微观粒子上。

$$\lambda=\frac{h}{p}=\frac{h}{m\upsilon} \tag{7-1}$$

式中：$p$ 为粒子的动量；$\lambda$ 为粒子的波长，称为 de Broglie 波长；$m$ 为粒子的质量；$\upsilon$ 为粒子的运动速度；$h$ 为 Plank 常量，等于 $6.626\times10^{-34}$ J・s。

1927 年，de Broglie 的假设分别被美国物理学家 C. Davisson 和 L. Germer 的电子束在镍单晶上的反射实验及英国物理学家 G. P. Thomson 的电子衍射实验证实。当电子射线穿过一薄层镍的晶体，投射在后面的屏幕上时，得到了与光的衍射图相类似的电子衍射图（图 7-1）。由电子衍射图计算得到的电子射线波长与式（7-1）计算的波长完全一致。后来进一步的实验证实了分子、原子、质子、中子等一切微观粒子都具有波动性，证明了波粒二象性是微观粒子的基本属性。需要注意的是，电子波与经典的机械波、电磁波的物理意义不同，电子波是概率波，其明暗环纹是电子运动的统计结果。波的衍射强度大的地方说明电子出现的概率大，衍射强度小的地方，说明电子出现的概率小。

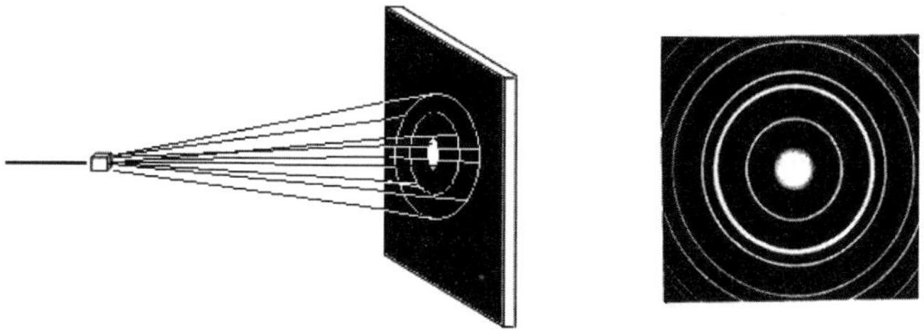

图 7-1　电子衍射图

### （二）不确定性原理

在经典力学中，宏观物体的运动在任意瞬间都有确定的坐标和动量（或速度），即宏观物体的运动具有固定的轨道，那么原子核外电子的运动是否具有同样的含义呢？1927 年，德国科学家 W. K. Heisenberg 给出了否定的答案，即不可能同时准确地测定微观粒子运动的坐标和动量。微观粒子的坐标被确定得越精确，在这个方向上的动量就越不确定，反之亦然。这就是著名的不确定性原理（uncertainty principle）。其数学关系式为：

$$\Delta x \cdot \Delta p_x \geqslant \frac{h}{4\pi} \qquad (7\text{-}2)$$

式中，$\Delta x$ 为微观粒子在 $x$ 方向的位置误差，$\Delta p_x$ 为动量在 $x$ 方向的误差。

不确定性原理是粒子波动性的必然结果。实际上宏观物体也具有波粒二象性，只不过其质量和体积都很大，可以忽略其波动性，其所引起的坐标和动量的误差也可以忽略，因此宏观物体的运动服从经典力学规律；而微观粒子的质量和体积都很小，不能忽略波动性的影响，其运动无确定的轨迹，不遵守经典力学规律，微观粒子的运动只能用统计学的方法来描述。

### （三）波函数与量子数

1926 年，奥地利物理学家 E. Schrödinger 根据电子的波粒二象性，建立了描述核外电子运动状态的 Schrödinger 方程（Schrödinger equation）。

$$\frac{\partial^2\psi}{\partial x^2}+\frac{\partial^2\psi}{\partial y^2}+\frac{\partial^2\psi}{\partial z^2}+\frac{8\pi^2 m}{h^2}(E-V)\psi=0 \qquad (7\text{-}3)$$

式中：$m$ 为电子的质量；$\psi$ 为波函数，是坐标 $x$、$y$、$z$ 的函数；$E$ 是电子的总能量，即电子的动能和势能之和；$V$ 为电子的势能；$h$ 为 Plank 常数。

Schrödinger 方程可以作为处理原子、分子中电子运动的基本方程，其每个合理的 $\psi$ 解都描述该电子运动的某一状态，与之相对应的 $E$ 值就是电子在这个状态下的能量。波函数（wave function）又称原子轨道（atomic orbit），这里所说的原子轨道和宏观物体的运动轨迹不同，它只反映核外电子的一种空间运动状态，或者表示电子在核外运动的某个空间范围。

氢原子和类氢离子（如 $He^+$、$Li^{2+}$）核外只有 1 个电子，其 Schrödinger 方程可以精确求解。为了求解方便，需要把直角坐标系转换成球坐标系，即 $\psi(x,y,z)$ 转换为 $\psi(r,\theta,\varphi)$（图 7-2）。

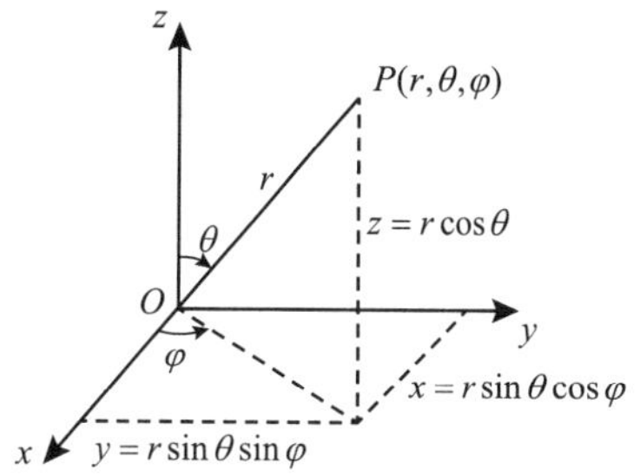


图 7-2　球坐标系与直角坐标系的关系

Schrödinger 方程在数学上有很多解，但并不是每个解都能合理描述核外电子运动状态，在求解过程中必须设置一系列整数条件——量子数（quantum number），分别是 $n$、$l$、$m$，只有三个量子数的取值符合一定条件时才能得到合理的波函数 $\psi_{n,l,m}(r,\theta,\varphi)$，即运用一组量子数就可以表示原子轨道，而不必记忆波函数复杂的数学式。

**1. 主量子数（principal quantum number）** 用符号 $n$ 表示。$n$ 可以取 1、2、3、4 等正整数，是决定原子轨道能量高低的主要因素，对于氢原子和类氢离子，轨道的能量只由 $n$ 决定。$n$ 越大，电子离核的平均距离越远，能量越高。$n$ 又称电子层数（electron shell number），在光谱学上，当 $n=1$、2、3、4、5、6、7 时，分别用符号 K、L、M、N、O、P、Q 表示。

**2. 角动量量子数（angular momentum quantum number）** 用符号 $l$ 表示。$l$ 的取值受主量子数 $n$ 的限制，可以取 0、1、2、3……（$n-1$），共 $n$ 个数值。按光谱学的习惯，$l$=0、1、2、3……时，分别用符号 $s$、$p$、$d$、$f$……来表示。$n$ 一定，$l$ 的不同取值代表同一电子层中不同状态的亚层。例如，$n$=1、$l$=0 表示 1$s$ 亚层；$n$=2、$l$=0 表示 2$s$ 亚层；$n$=2、$l$=1 表示 2$p$ 亚层。

角动量量子数决定原子轨道的形状。$l$=0、1、2 的原子轨道分别呈球形、相切双球形和花瓣形分布。在多电子原子中，$n$ 与 $l$ 一起决定原子轨道能量的高低，$n$ 相同时 $l$ 越大，能量越高。

**3. 磁量子数（magnetic quantum number）** 用符号 $m$ 表示。$m$ 的取值受 $l$ 限制，可以取 0、±1、±2……±$l$，共（$2l+1$）个数值，$m$ 决定原子轨道在核外空间的取向。例如，$l$=0 时，$m$ 只能取 0 一个值，表示 $s$ 轨道在核外空间只有一种分布方向；$l$=1 时，$m$ 可取 0、+1 和 −1 三个值，表示 $p$ 亚层有三种不同空间取向，分别为沿着 $z$ 轴、$x$ 轴和 $y$ 轴的 $p_z$、$p_x$ 和 $p_y$ 轨道。

磁量子数与原子轨道能量无关，$n$ 和 $l$ 相同但 $m$ 不同的各原子轨道的能量相等，只是空间取向不同，在量子力学中，把这些轨道称为等价轨道或简并轨道（degenerate orbital）。

若量子数 $n$、$l$、$m$ 都确定，则波函数（原子轨道）就确定，量子数 $n$、$l$、$m$ 与原子轨道间的关系归纳于表 7-1 中。

**表 7-1 三个量子数及对应的原子轨道**

| $n$ | $l$ | $m$ | 轨道名称 | 轨道数 | 轨道总数 |
|---|---|---|---|---|---|
| 1 | 0 | 0 | 1$s$ | 1 | 1 |
| 2 | 0 | 0 | 2$s$ | 1 | 4 |
| | 1 | −1，0，+1 | 2$p$ | 3 | |
| 3 | 0 | 0 | 3$s$ | 1 | 9 |
| | 1 | −1，0，+1 | 3$p$ | 3 | |
| | 2 | −2，−1，0，+1，+2 | 3$d$ | 5 | |
| 4 | 0 | 0 | 4$s$ | 1 | 16 |
| | 1 | −1，0，+1 | 4$p$ | 3 | |
| | 2 | −2，−1，0，+1，+2 | 4$d$ | 5 | |
| | 3 | −3，−2，−1，0，+1，+2，+3 | 4$f$ | 7 | |

**4. 自旋量子数（spin quantum number）** 用符号 $m_s$ 表示。$m_s$ 决定电子自旋的方向，取值为 $+\frac{1}{2}$和 $-\frac{1}{2}$两个值，分别代表电子两种不同的自旋状态，常用箭头符号↑和↓表示。两个电子的自旋状态相同称为自旋平行，状态相反称为自旋相反。$m_s$ 不是为解 Schrödinger 方程而设定的，是研究原子光谱精细结构时，发现电子除了空间运动外，本身还有自旋运动，因此电子的运动状态由描述空间运动的量子数 $n$、$l$、$m$ 和自旋运动的量子数 $m_s$ 确定。

## （四）概率密度和电子云

通过求解 Schrödinger 方程，人们得到描述单个电子运动状态的波函数 $\psi$，$\psi$ 本身物理意义不明确，而 $|\psi|^2$ 与空间某点波的强度成正比。因此，可以用 $|\psi|^2$ 表示原子核外空间某点电子

出现的概率密度。

概率密度（probability density）是空间某点处单位体积内粒子出现的概率，电子在核外空间某区域内出现的概率等于概率密度与该区域体积的乘积。

通常用小黑点的疏密程度来表示电子在核外空间各处的概率密度。黑点密集的地方表示电子在该处出现的概率密度大，黑点稀疏的地方表示电子在该处出现的概率密度小。这种用小黑点的疏密表示电子在原子核外空间出现的概率密度的图形称为电子云（electron cloud）图，电子云就是概率密度的形象化描述。图 7-3 是 1*s* 和 2*s* 轨道的电子云图和 $|\psi|^2$–$r$ 图。

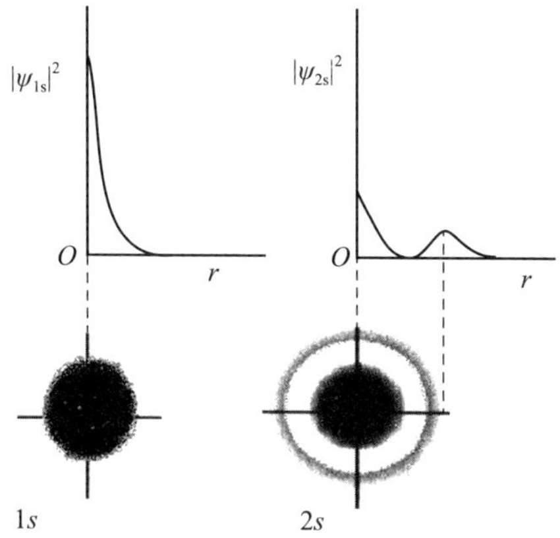


**图 7-3　1*s* 和 2*s* 轨道的电子云图和 $|\psi|^2$–$r$ 图**

绘制原子轨道的图像对理解电子在原子核外空间的概率密度分布有直观的效果。然而 $\psi_{n,l,m}(r,\theta,\varphi)$ 是由 $n$、$l$ 和 $m$ 三个量子数确定的波函数，直接描绘其图像比较困难。可以通过分离变量法将 $\psi_{n,l,m}(r,\theta,\varphi)$ 转换成径向波函数 $R_{n,l}(r)$ 和角度波函数 $Y_{l,m}(\theta,\varphi)$。

$$\psi_{n,l,m}(r,\theta,\varphi)=R_{n,l}(r)\cdot Y_{l,m}(\theta,\varphi) \tag{7-4}$$

径向波函数（radial wave function）$R_{n,l}(r)$ 是电子离核距离 $r$ 的函数，与量子数 $n$ 和 $l$ 有关，表示电子出现的概率随电子离核距离 $r$ 的变化情况。角度波函数（angular wave function）$Y_{l,m}(\theta,\varphi)$ 是方位角 $\theta$ 和 $\varphi$ 的函数，与量子数 $l$ 和 $m$ 有关，表示原子轨道在核外空间的形状和取向。表 7-2 是氢原子的一些波函数及其能量。

**表 7-2　氢原子的一些波函数及其能量**

| 轨道 | $\psi_{n,l,m}(r,\theta,\varphi)$ | $R_{n,l}(r)$ | $Y_{l,m}(\theta,\varphi)$ | 能量（J） |
|---|---|---|---|---|
| 1*s* | $\sqrt{\frac{1}{\pi a_0^3}}\,e^{-r/a_0}$ | $2\sqrt{\frac{1}{a_0^3}}\,e^{-r/a_0}$ | $\sqrt{\frac{1}{4\pi}}$ | $-2.18\times10^{-18}$ |
| 2*s* | $\frac{1}{4}\sqrt{\frac{1}{2\pi a_0^3}}\left(2-\frac{r}{a_0}\right)e^{-r/2a_0}$ | $\sqrt{\frac{1}{8a_0^3}}\left(2-\frac{r}{a_0}\right)e^{-r/2a_0}$ | $\sqrt{\frac{1}{4\pi}}$ | $-2.18\times10^{-18}/2^2$ |
| $2p_z$ | $\frac{1}{4}\sqrt{\frac{1}{2\pi a_0^3}}\left(\frac{r}{a_0}\right)e^{-r/2a_0}\cos\theta$ | $\sqrt{\frac{1}{24a_0^3}}\left(\frac{r}{a_0}\right)e^{-r/2a_0}$ | $\sqrt{\frac{3}{4\pi}}\cos\theta$ | $-2.18\times10^{-18}/2^2$ |

注：$a_0$ 为玻尔半径

径向波函数 $R_{n,l}(r)$ 对 $r$ 作图可以得到原子轨道的径向分布图，角度波函数 $Y_{l,m}(\theta,\varphi)$ 对 $\theta$ 和 $\varphi$ 作图可以得到原子轨道的角度分布图。这里只介绍原子轨道的角度分布图。

在球坐标系中，以原子核为原点，从原点向每一个方向 $(\theta,\varphi)$ 上引一直线，长度取 $|Y|$，连接各直线的端点，形成一个空间曲面，即原子轨道的角度分布图（图 7-4）。若长度取 $|Y|^2$，则得到的空间曲面就是电子云的角度分布图（图 7-5）。

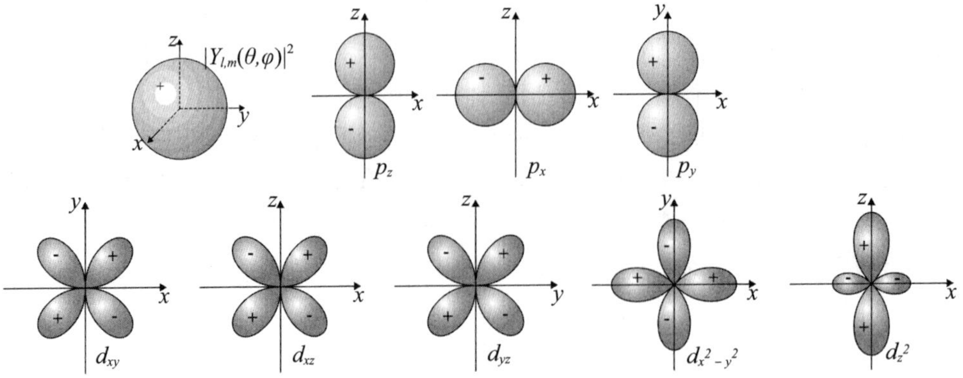


**图 7-4　原子轨道的角度分布**

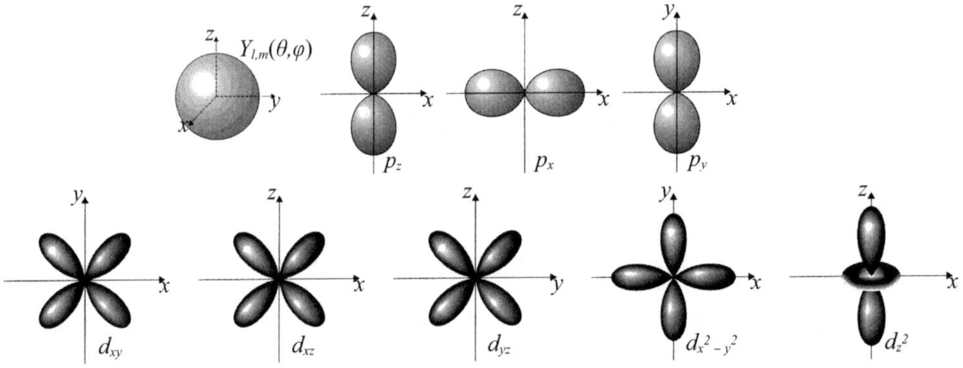


**图 7-5　电子云的角度分布**

在原子轨道的角度分布图中，“+”“–”是代表角度分布函数 $Y$ 在不同区域内数值的正、负号，反映了电子运动的波动性特征。在电子云的角度分布图中是 $|Y|^2$，没有“+”“–”号，且形状较原子轨道角度分布图细长。

## 二、多电子原子的核外电子排布

Schrödinger 方程可以精确求解氢原子或类氢离子的核外电子的原子轨道及其所具有的能量。对于多电子原子系统，由于电子之间存在排斥能，系统能量难以用 Schrödinger 方程精确求解，只能用光谱实验数据，经过理论分析得到。

美国化学家 W. E. Pauling 根据光谱实验数据及理论计算结果，总结出多电子原子的近似能级图（图 7-6）。图中用小圆圈代表原子轨道，能量相近的归为一组，称为能级组，能级组方框内圆圈的数目表示各能级组所包含的原子轨道数目。

从近似能级图可以看出：当角量子数 $l$ 相同时，主量子数 $n$ 越大，原子轨道能量越高，如 $E_{1s} < E_{2s} < E_{3s} < E_{4s}$；当主量子数 $n$ 相同时，角量子数 $l$ 越大，原子轨道能量越高，如 $E_{4s} < E_{4p} < E_{4d} < E_{4f}$；当 $n$ 和 $l$ 均不相同时，可能会出现“能级交错”现象，如 $E_{4s} < E_{3d}$。

我国化学家徐光宪也提出一种比较原子轨道能级的近似方法：对原子的外层电子来说，原子轨道的（$n$+0.7$l$）数值越大，轨道能级越高；（$n$+0.7$l$）整数部分相同的能级组成一个能级组。这种计算结果与 Pauling 近似能级顺序相同。

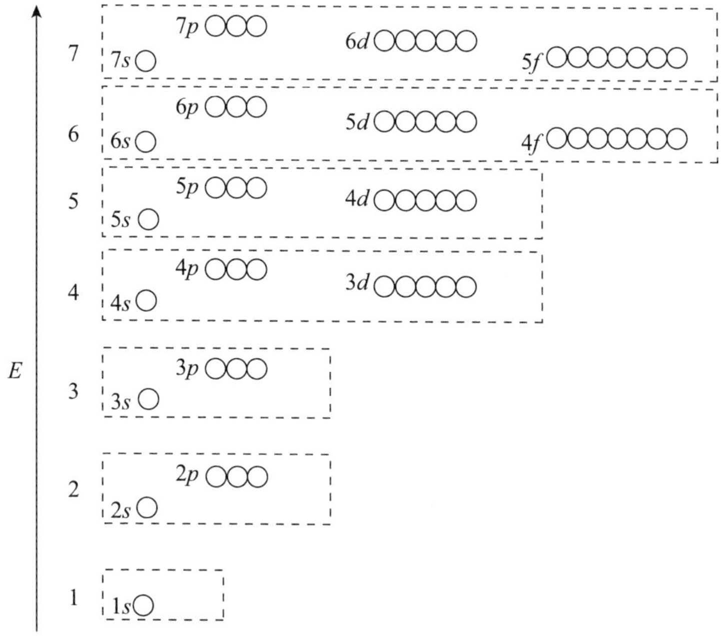

**图 7-6 Pauling 近似能级**

原子核外电子的排布方式称为原子的电子组态（electronic configuration）。基态时，电子在各原子轨道上排布时需遵循一定的规则，人们根据原子光谱实验和量子力学理论，总结出三个排布原则。

**1. Pauli 不相容原理（Pauli exclusion principle）** 1925 年，奥地利物理学家 Pauli 在总结大量实验事实后指出：同一原子轨道最多容纳 2 个自旋方式相反的电子。或者说，同一原子中不能有 4 个量子数完全相同的 2 个电子存在。

**2. 能量最低原理（lowest energy principle）** 在遵守 Pauli 不相容原理的前提下，原子核外电子排布应尽可能使整个原子系统能量最低。一般来说，当低能量轨道占满后，才排入高能量的轨道。轨道能量的高低顺序依据 Pauling 近似能级图排列。

**3. Hund 规则（Hund rule）** 在 $n$ 和 $l$ 相同的轨道上分布的电子，将尽可能分占 $m$ 值不同的轨道，且自旋平行。这是 Hund 在 1925 年根据光谱学实验数据总结出来的规则。例如，基态氮原子电子排布式为 $1s^2 2s^2 2p^3$，用原子轨道方框图表示为：

$$_7N \quad \begin{array}{ccc} 1s & 2s & 2p \\ \boxed{\uparrow\downarrow} & \boxed{\uparrow\downarrow} & \boxed{\uparrow\ \uparrow\ \uparrow} \end{array}$$

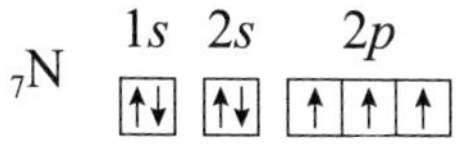

三个 $2p$ 电子的运动状态是：$2, 1, 0, +\frac{1}{2}$；$2, 1, 1, +\frac{1}{2}$；$2, 1, -1, +\frac{1}{2}$。或 $2, 1, 0, -\frac{1}{2}$；$2, 1, 1, -\frac{1}{2}$；$2, 1, -1, -\frac{1}{2}$。

虽然电子排布时按近似能级顺序，但书写时必须按电子层顺序排列。在填充电子时，$4s$ 比 $3d$ 能量低，电子先填充到 $4s$ 轨道，再填充到 $3d$ 轨道，但书写时 $3d$ 在前面 $4s$ 在后面。例如，Fe 原子的电子排布式是 $1s^2 2s^2 2p^6 3s^2 3p^6 3d^6 4s^2$。

量子力学理论和光谱实验证明：简并轨道在全充满（$p^6$、$d^{10}$、$f^{14}$）、半充满（$p^3$、$d^5$、$f^7$）或全空（$p^0$、$d^0$、$f^0$）的状态时，原子处于比较稳定的状态，即 Hund 规则的特例。例如，基态 $_{24}Cr$ 的电子排布式是 $1s^2 2s^2 2p^6 3s^2 3p^6 3d^5 4s^1$，而不是 $1s^2 2s^2 2p^6 3s^2 3p^6 3d^4 4s^2$。

为简化电子排布式的书写，通常将内层已达到稀有气体元素电子层结构的部分，用稀有气体的元素符号表示，称为原子芯（atomic core）。例如，基态 $_{29}Cu$ 的电子排布式可表示为 $[Ar]3d^{10}4s^1$。

应当注意，周期表中有少数元素的核外电子排布不符合上述规则，必须尊重事实，并在此基础上去探求更符合实际的理论解释。

## 三、原子结构与元素性质的关系

元素的性质随核电荷数的递增呈现周期性变化的规律称为元素周期律（periodic law of elements）。元素周期表是元素周期律的具体表现。

### （一）元素周期表

**1. 周期** 元素周期表共有七个横行，每一横行为一个周期，共有七个周期。每一个周期对应一个能级组，周期数等于能级组的序数。元素在周期表中所属周期数等于该元素基态原子的电子层数，或者说是元素原子的最外电子层的主量子数。一般将第一至第三周期称为短周期，其后为长周期。

**2. 族** 周期表中共 18 列，分为 16 个族。其中，既有长周期元素又有短周期元素的列称为主族，即ⅠA 族到ⅧA 族，ⅧA 族又称 0 族；仅有长周期元素的列称为副族，即ⅠB 族到ⅧB 族，Ⅷ B 族又称Ⅷ族，包括第八列、第九列和第十列。

**3. 分区** 根据元素原子的外层电子组态，可将周期表中的元素分为 5 个区。

*s* 区元素：包括ⅠA 族 和ⅡA 族元素，最后 1 个电子填充在 *ns* 轨道上，价电子排布为 $ns^{1\sim2}$，除氢元素外均为活泼的金属元素。

*p* 区元素：包括ⅢA 族至ⅧA 族元素，最后 1 个电子填充在 *np* 轨道上，价电子排布为 $ns^2np^{1\sim6}$（He 为 $1s^2$），大部分是非金属元素。Ⅷ A 为稀有气体元素。

*d* 区元素：包括ⅢB 族至ⅧB 族元素，最后 1 个电子填充在（$n$–1）*d* 轨道上，价电子排布一般为 $(n-1)d^{1\sim10}ns^{0\sim2}$，*d* 区元素都是金属元素。

*ds* 区元素：包括ⅠB 族和ⅡB 族元素，价电子排布为 $(n-1)d^{10}ns^{1\sim2}$，为金属元素。该区不同于 *d* 区元素，它们次外层（$n$–1）*d* 轨道是充满的，比较稳定，能提供的价电子数比较少。

*f* 区元素：包括镧系和锕系元素，最后 1 个电子填充在 *f* 轨道上，价电子排布一般为 $(n-2)f^{0\sim14}(n-1)d^{0\sim2}ns^2$，该区元素原子的最外层电子数目都为 2，次外层电子数目大都相同，只有（$n$–2）*f* 层电子数目变化较大，因此，镧系和锕系内各元素化学性质极为相似。

### （二）原子半径

核外电子的运动没有固定轨道，只是概率分布不同，因此，原子没有明确的界面，也不存在固定的半径。通常所说的原子半径是实验测定的分子或晶体中相邻同种原子核间距离的一半，分为金属半径（金属单质的晶体中相邻两个原子核间距离的一半）、共价半径（以共价单键结合的两个相同原子核间距离的一半）和 van der Waals 半径（单质分子晶体中相邻分子间两个非键合原子核间距离的一半）。

表 7-3 是各元素的原子半径的数据，其中金属为金属半径，稀有气体为 van der Waals 半径，其余均为共价半径。

从表中数据可以看出，随原子序数的增加，原子半径呈现周期性变化。同一周期的主族元素，从左到右，原子半径逐渐减小。原子半径受两个因素影响：一是核电荷的增加使原子核对外层电子的吸引力增强，原子半径减小；二是电子数的增多又加剧电子之间的排斥，使原子半径增大。同一周期的主族元素，由于电子层数不变，核对外层电子的引力起主要作用，因此从左到右，原子半径逐渐减小。而同一主族元素，随电子层数的增加，原子半径从上到下明显增大。

**表 7-3　元素的原子半径（单位：pm）**

| | | | | | | | | | | | | | | | | | |
|---|---|---|---|---|---|---|---|---|---|---|---|---|---|---|---|---|---|
| H<br>37 | | | | | | | | | | | | | | | | | He<br>122 |
| Li<br>152 | Be<br>111 | | | | | | | | | | | B<br>88 | C<br>77 | N<br>70 | O<br>66 | F<br>64 | Ne<br>160 |
| Na<br>186 | Mg<br>160 | | | | | | | | | | | Al<br>143 | Si<br>117 | P<br>110 | S<br>104 | Cl<br>99 | Ar<br>191 |
| K<br>227 | Ca<br>197 | Sc<br>161 | Ti<br>145 | V<br>132 | Cr<br>125 | Mn<br>124 | Fe<br>124 | Co<br>125 | Ni<br>125 | Cu<br>128 | Zn<br>133 | Ga<br>122 | Ge<br>122 | As<br>121 | Se<br>117 | Br<br>114 | Kr<br>198 |
| Rb<br>248 | Sr<br>215 | Y<br>181 | Zr<br>160 | Nb<br>143 | Mo<br>136 | Tc<br>136 | Ru<br>133 | Rh<br>135 | Pd<br>138 | Ag<br>144 | Cd<br>149 | In<br>163 | Sn<br>141 | Sb<br>141 | Te<br>137 | I<br>133 | Xe<br>217 |
| Cs<br>265 | Ba<br>217 | La<br>173 | Hf<br>159 | Ta<br>143 | W<br>137 | Re<br>137 | Os<br>134 | Ir<br>136 | Pt<br>136 | Au<br>144 | Hg<br>160 | Tl<br>170 | Pb<br>175 | Bi<br>155 | Po<br>153 | At<br>145 | |

| | | | | | | | | | | | | | |
|---|---|---|---|---|---|---|---|---|---|---|---|---|---|
| La<br>188 | Ce<br>183 | Pr<br>183 | Nd<br>182 | Pm<br>181 | Sm<br>180 | Eu<br>204 | Gd<br>180 | Tb<br>178 | Dy<br>177 | Ho<br>177 | Er<br>176 | Tm<br>175 | Yb<br>194 |

同一周期的副族元素，从左到右增加的电子填充在（$n$–1）$d$ 轨道上，核电荷数的增加几乎被增加的（$n$–1）$d$ 电子抵消，原子核对外层电子的吸引力增加很少，所以，同一周期的副族元素的原子半径从左到右变化趋势与主族元素的变化趋势相似，但减小的幅度比主族元素小得多。但是到了Ⅰ B 和Ⅱ B 两个副族元素，原子半径又明显地回升了，这是因为（$n$–1）$d$ 轨道已被电子填满，对外层电子的屏蔽作用增大使原子核对外层电子的吸引力减小。对于 $f$ 区元素，从左到右，由于增加的电子排在（$n$–2）$f$ 轨道上，电子层数不变，核对最外层电子的吸引力变化不大，原子半径几乎不变。表中稀有气体原子半径突然增大，因为它们属于 van der Waals 半径。

## （三）电负性

为了比较元素原子吸引成键电子的能力，Pauling 在 1932 年提出电负性的概念。元素的原子在分子中吸引成键电子的能力，称为元素的电负性（electronegativity）。Pauling 把氟的电负性指定为 4.0（后人经过改进，将其修订为 3.98），以相关分子的键能数据为基础进行计算，与氟的电负性对比，得到其他元素的电负性数据，称为 Pauling 电负性标度。Pauling 的元素电负性如表 7-4 所列。

**表 7-4　Pauling 的元素电负性**

| | | | | | | | |
|---|---|---|---|---|---|---|---|
| H<br>2.10 | | | | | | | He |
| Li<br>0.98 | Be<br>1.57 | B<br>2.04 | C<br>2.55 | N<br>3.04 | O<br>3.44 | F<br>3.98 | Ne |
| Na<br>0.93 | Mg<br>1.31 | Al<br>1.61 | Si<br>1.90 | P<br>2.19 | S<br>2.588 | Cl<br>3.16 | Ar |
| K<br>0.82 | Ca<br>1.00 | Ga<br>1.81 | Ge<br>2.01 | As<br>2.18 | Se<br>2.55 | Br<br>2.96 | Kr<br>3.0 |
| Rb<br>0.82 | Sr<br>0.95 | In<br>1.78 | Sn<br>1.96 | Sb<br>2.05 | Te<br>2.10 | I<br>2.66 | Xe<br>2.6 |
| Cs<br>0.79 | Ba<br>0.89 | Tl<br>2.04 | Pb<br>2.33 | Bi<br>2.02 | | | |

元素的电负性也呈现周期性的变化。同一周期中，从左到右电负性递增；同一主族中，从上到下电负性递减。副族元素电负性没有明显的变化规律。元素的电负性值越大，表明原子在化学键中吸引电子的能力越强，元素的非金属性越强；元素的电负性值越小，原子在化学键中吸引电子的能力就越弱，元素的金属性就越强。电负性大的元素集中在周期表的右上角，如F、O、Cl等非金属元素；电负性小的元素位于周期表的左下角，如Cs、Rb、Ba等金属元素。

## 四、与人体健康有关的重要元素

迄今人们已经发现118种元素，其中26种是人工元素，92种是天然元素。目前从生命体中已检测出80余种元素，称为生命元素（biological element）。占人体质量0.05%以上的元素称为常量元素（macroelement），共11种，包括O、C、H、N、Ca、P、K、S、Na、Cl、Mg；占人体质量低于0.05%的元素为微量元素（microelement）或痕量元素（trace element）（表7-5）。所有的常量元素和18种微量元素在人体中含量相对稳定并在生命活动中发挥着重要的作用，称为必需元素（essential element）；在人体内含量不恒定并且其生理作用还未被人类认识的元素，称为非必需元素（non-essential element）。

**表7-5 人体必需微量元素**

| 元素 | 在人体组织中的分布状况与功能 |
|---|---|
| Fe | 血红蛋白、肝、骨髓，输送氧气，缺铁可引起贫血 |
| Zn | 肌肉、骨骼、皮肤，多种酶的活性中心 |
| F | 骨骼、牙齿，促进骨质生长 |
| Cu | 肌肉、结缔组织、血液，有助于铁的吸收和利用 |
| V | 脂肪组织，促进牙齿的矿化，缺钒易引起骨骼畸形 |
| Sn | 脂肪、皮肤，促进蛋白质及核酸反应，与黄霉素活性有关 |
| Mn | 骨骼、肌肉，参与酶的激活 |
| Ni | 肾、皮肤，参加酶的激活，与DNA和RNA的代谢有关 |
| I | 甲状腺，对发育及物质代谢有重要作用 |
| Mo | 肝，为黄素氧化酶等多种酶的活性中心 |
| Se | 肌肉（心肌），谷胱甘肽过氧化酶的重要组成成分 |
| Cr | 肺、肾、胰，缺铬易引起动脉硬化和冠心病 |
| Co | 骨髓，维生素$B_{12}$的组成成分 |
| Br | 肌肉 |
| As | 头发、皮肤 |
| B | 脑、肝、肾，促进有机化合物转运和酶促反应 |
| Si | 淋巴结、指甲，为骨骼形成初期所必需 |
| Sr | 骨骼、牙齿，代谢功能与钙相似 |

应当注意，必需元素和非必需元素的界限是相对的，随着检测手段和诊断方法的进步和完善，人们对于不同元素在体内作用的认识也会改变，现在认为是非必需的元素，未来可能会被发现是人体所必需的。

各种元素在体内的含量是有界限的，过量或不足都不利于人体健康，人体必需元素过量时也会产生毒性。

环境中有些元素会对人体健康产生危害，称为有毒或有害元素（poisonous or harmful element），如铅、镉、汞、铍等元素。

**1. 铅**　铅是环境中比较常见的有害元素，可通过呼吸、饮食等途径进入人体，还可通过母体胎盘进入胎儿体内。人体中过量的铅会引起中枢神经系统损伤、骨髓造血系统损害、胃肠黏膜出血、儿童发育迟缓及智力低下等症状。

**2. 镉**　镉是食品中常见的严重污染元素，主要通过呼吸道和消化道进入人体。镉能够置换骨骼中的钙而引起骨质疏松、软化、畸形等各种骨骼病变。在一定条件下镉可以取代锌，从而干扰某些含锌酶的功能。此外镉中毒还会引起人体肾、肺、消化道损伤等疾病，镉也是一些癌症的诱发因素。服用维生素 D 和钙剂可以治疗镉中毒。

**3. 汞**　汞及其大部分化合物都有毒，有机汞毒性要大于无机汞。汞在体内蓄积可以引起人体肝、肾损伤或者中枢神经系统中毒，震惊世界的日本水俣镇 1956 年发生的水俣病就是甲基汞中毒引起的。

**4. 铍**　铍是一种强烈致癌元素，铍主要经过呼吸道进入人体，铍离子可以置换激活酶中的镁离子，从而影响激活酶的功能，也能通过干扰 DNA 合成而导致细胞癌变。

**临床应用**

**必需元素的生物学效应**

研究表明人体必需元素包括 11 种常量元素和 18 种微量元素。必需元素在人体内的生物学效应涉及生命的各个方面。例如:

（1）构成人体组织细胞的成分。常量元素是体内生物大分子蛋白质、核酸、糖类和脂类的构成元素。这些生物大分子既是细胞的结构成分，又是细胞的功能成分。

（2）大多数微量元素如锌、锰、铜作为酶的辅助因子参与酶的组成。

（3）维持神经和肌肉的应激性。心肌和神经肌肉的正常应激性都需要有相对恒定的 $K^+$ 和 $Ca^{2+}$ 浓度来维持。

（4）必需元素的离子、分子维持正常人体血浆、组织液和细胞内液的渗透压，保持电解质平衡。

（5）维持体内各体液的 pH 的恒定。

总之，人体需要各种必需元素共同起作用，维持庞大而复杂的平衡体系，保持人体健康。

## 第二节　分子结构

分子或晶体中直接相邻原子之间的强烈的相互作用称为化学键（chemical bond）。按成键方式不同，化学键可以分为离子键、共价键（包括配位键）和金属键，本节主要介绍共价键理论和分子之间的相互作用。

Note

## 一、价键理论

1916 年，美国化学家 Lewis 提出共价键理论，认为分子中原子之间通过共用电子对成键，使每个原子都具有稳定的稀有气体原子外层电子构型，这样形成的分子称为共价分子。原子间通过共用电子对形成的化学键称为共价键（covalent bond）。

Lewis 共价键理论又称为经典价键理论，初步揭示了共价键与离子键的区别。但是，这一理论不能解释两个带负电荷的电子为什么能够相互配对成键，为什么共价键有方向性。此外，许多化合物不符合 Lewis 的 8 电子构型，却能稳定存在（如 $BF_3$、$SF_6$）。

1927 年德国化学家 Heitler 和 London 应用量子力学处理氢分子的结构，从理论上揭示了共价键的本质。

### （一）氢分子的形成和共价键的本质

用量子力学处理氢分子形成的过程，得到体系能量（$E$）与核间距（$R$）的关系曲线（图 7-7）。当两个具有自旋方向相反电子的氢原子相互靠近时，随着核间距的减小，两个 1$s$ 原子轨道发生重叠（波函数相加），核间形成一个电子概率密度较大区域，两个氢原子核被电子概率密度大的区域吸引，体系能量降低。当核间距降到 74 pm 时，体系能量达到最低，两个氢原子间形成了稳定的共价键，这种状态称为氢分子的基态。当两个氢原子核再靠近时，原子核之间斥力增大，体系能量迅速升高，排斥作用将氢原子推回基态位置。

当两个具有自旋方向相同电子的氢原子相互靠近时，两个原子轨道互相排斥，核间电子的概率密度减小，两核间的斥力增大，核间距越小体系能量越高、越不稳定，两个氢原子不能成键，这种不稳定的状态称为排斥态。

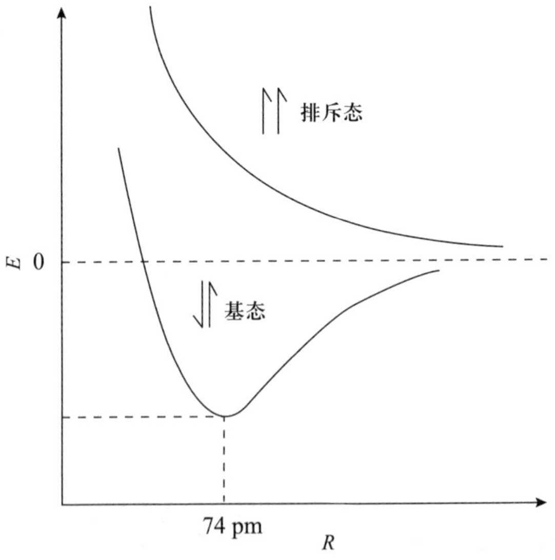


图 7-7 两个氢原子接近时的能量与核间距的关系曲线

总之，形成共价键的两个原子必须提供自旋方向相反的单电子，其本质是原子轨道重叠，原子核间电子概率密度增大，吸引原子核而成键。

### （二）现代价键理论的基本要点

Pauling 和 Slater 等将量子力学处理氢分子形成的结果推广到其他分子体系，建立了现代价键理论（valence bond theory，简称 VB 法）。现代价键理论的基本要点如下。

**1. 共价键的形成条件**　两个原子相互接近时，两个自旋方向相反的单电子可以相互配对。

**2. 共价键具有饱和性**　以共价键结合的分子中，每个原子所能形成的共价键数目取决于该原子中的单电子数目，这就是共价键的饱和性。

**3. 共价键具有方向性**　两原子轨道重叠程度越大，两核间电子的概率密度就越大，形成的共价键就越稳定。除 *s* 轨道外，*p*、*d* 和 *f* 轨道都有一定的空间取向，成键时只有沿着一定的方向靠近达到最大程度的重叠，才能形成稳定的共价键，这就是共价键的方向性。例如，HCl 分子形成时，若在 *x* 轴方向成键，氢原子的 1*s* 轨道与氯原子的 $3p_x$ 轨道只有沿着 *x* 轴方向最大限度重叠，才能形成稳定的共价键（图 7-8a）。而其他的重叠方式均不能有效地重叠，不能形成稳定的共价键（图 7-8b、c）。

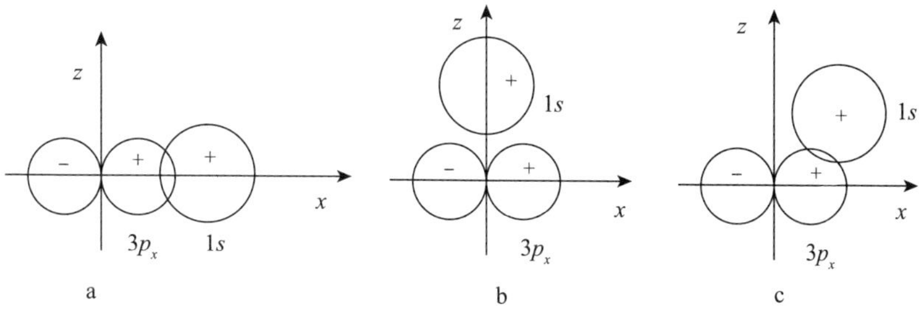


**图 7-8　HCl 分子的成键示意图**

## （三）共价键的类型

**1. σ 键和 π 键**　根据原子轨道重叠方式不同，共价键可以分为 σ 键和 π 键。

原子轨道沿核间连线方向以“头碰头”方式重叠形成的共价键称为 σ 键。例如，$H_2$ 分子的 *s-s* 轨道重叠、HCl 分子的 $s\text{-}p_x$ 轨道重叠、$F_2$ 分子的 $p_x\text{-}p_x$ 轨道重叠形成的都是 σ 键（图 7-9a、b、c）。两原子轨道沿垂直于核间连线方向以“肩并肩”方式平行重叠形成的共价键称为 π 键（图 7-9d）。

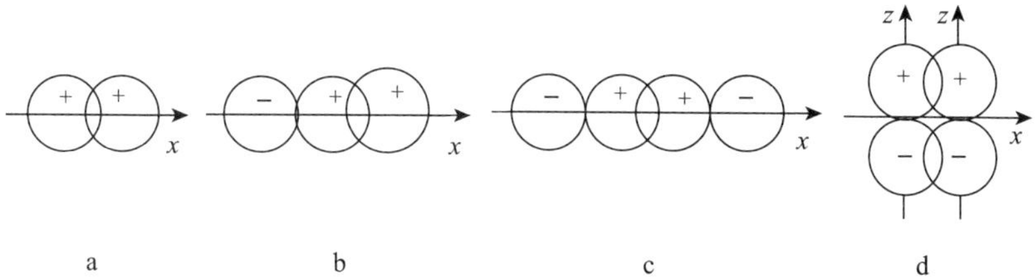


**图 7-9　σ 键和 π 键示意图**

以 $N_2$ 分子为例，N 原子的电子组态为 $1s^22s^22p_x^{\ 1}2p_y^{\ 1}2p_z^{\ 1}$，其中 3 个单电子分别占据 3 个互相垂直的 *p* 轨道。成键时，若 2 个 N 原子沿 *x* 轴方向靠近，$p_x$ 与 $p_x$ 轨道“头碰头”重叠形成 σ 键，而垂直于 *x* 轴的 2 个 $p_y$ 轨道和 2 个 $p_z$ 轨道只能以“肩并肩”方式重叠形成 2 个互相垂直的 π 键（图 7-10）。

σ 键的轨道重叠程度大，较 π 键稳定，π 键较易断裂，化学活泼性强。σ 键是构成分子的骨架，可单独存在，共价单键都是 σ 键。π 键不能单独存在，双键中有 1 个 σ 键和 1 个 π 键，三键中有 1 个 σ 键和 2 个 π 键。

**2. 配位键**　共价键的共用电子对可由两个成键原子分别提供，也可以由一个原子单独提供一对电子，被两个原子共用。凡共用电子对由一个原子单独提供的共价键称为配位键（coordination bond）。配位键用“→”表示（箭头由电子对给予体指向电子对接受体），以区别于普通共价键。例如，在 CO 分子中，碳原子的两个未成对的 2*p* 电子和氧原子的两个未成对的 2*p* 电子形成一个 *σ* 键和一个 *π* 键，氧原子还有一对已成对的 2*p* 电子可与碳原子的一个 2*p* 空轨道形成一个配位键，CO 分子的结构式可写成：$C\overset{\leftarrow}{=}O$:。

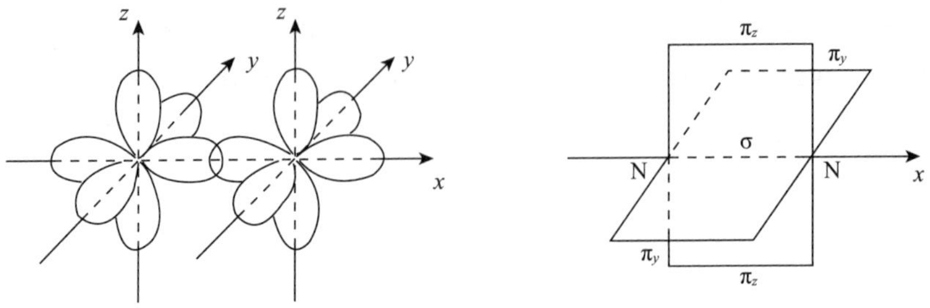


**图 7-10 $N_2$ 分子的形成示意图**

由此可见，形成配位键必须同时满足两个条件：一个成键原子的价电子层有孤对电子；另一个成键原子的价电子层有空轨道。配位键的形成方式虽和正常共价键不同，但形成以后，两者是没有区别的。

### （四）杂化轨道理论

现代价键理论成功阐述了共价键的形成、本质及其方向性和饱和性，但对于多原子分子或离子的空间构型的阐释却遇到了困难。为了解释多原子分子或离子的空间构型，1931 年 Pauling 提出了杂化轨道理论（hybrid orbital theory），进一步发展了现代价键理论。

**1. 杂化轨道理论的要点**

（1）由于原子间的相互影响，在成键过程中，同一原子中能量相近的原子轨道线性组合，重新分配能量和确定空间方向，组成数目相等的新的原子轨道，这种轨道重新组合的过程称为杂化（hybridization），杂化后形成的新轨道称为杂化轨道（hybrid orbit）。

（2）杂化轨道的角度波函数在某个方向的值比杂化前大得多，即每一个杂化轨道均为一头大一头小，更有利于原子轨道间最大程度地重叠，因而杂化轨道比原来轨道的成键能力强，形成的共价键更稳定。

（3）杂化轨道之间在空间取最大夹角分布，使相互间的排斥能最小，形成的键较稳定。不同类型的杂化轨道之间的夹角不同，成键后所形成的分子就具有不同的空间构型。

**2. *sp* 型杂化** 只有 *s* 轨道和 *p* 轨道参与的杂化称为 *sp* 型杂化。根据参与杂化的 *p* 轨道数目不同，*sp* 型杂化可以分为 3 种。

（1）*sp* 杂化：由 1 个 *ns* 轨道和 1 个 *np* 轨道组合而成，每个杂化轨道含有 1/2 的 *s* 轨道成分和 1/2 的 *p* 轨道成分，2 个杂化轨道间的夹角为 180°，成键后形成直线形构型的分子（图 7-11）。

以 $BeCl_2$ 为例，Be 原子的外层电子为 $2s^2$，在成键过程中，1 个 2*s* 电子被激发到 2*p* 空轨道，与此同时，这 2 个含有单电子的 2*s* 轨道和 2*p* 轨道组合成 2 个 *sp* 杂化轨道。2 个 *sp* 杂化轨道分别与 2 个氯原子中含单电子的 3*p* 轨道形成 2 个 *σ* 键。$BeCl_2$ 分子空间构型为直线形（图 7-12）。

（2）$sp^2$ 杂化：由 1 个 *ns* 轨道和 2 个 *np* 轨道组合而成，每个杂化轨道含有 1/3 的 *s* 轨道成分和 2/3 的 *p* 轨道成分，$sp^2$ 杂化轨道间的夹角为 120°，空间构型为平面正三角形（图 7-13a）。

以 $BF_3$ 为例，B 原子的外层电子为 $2s^22p^1$，成键时 1 个 2*s* 电子被激发到 2*p* 空轨道，与此同时 1 个 2*s* 轨道和 2 个含有单电子的 2*p* 轨道组合成 3 个 $sp^2$ 杂化轨道。当它们各与 1 个氟原子的 2*p* 轨道重叠时，形成 3 个 $sp^2$-*p* 的 *σ* 键。$BF_3$ 分子的空间构型是平面正三角形（图 7-13b）。

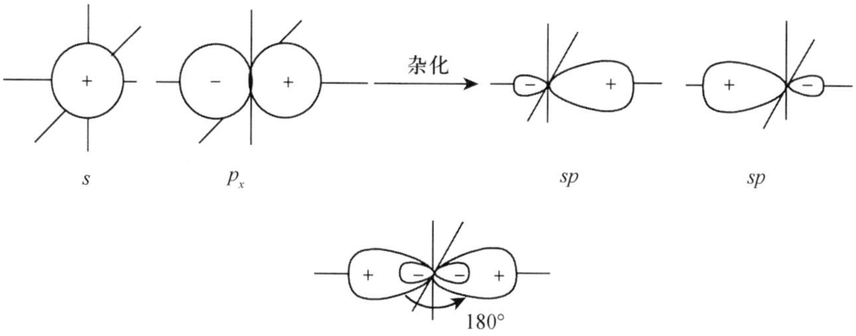


图 7-11　*sp* 杂化轨道的形成示意图

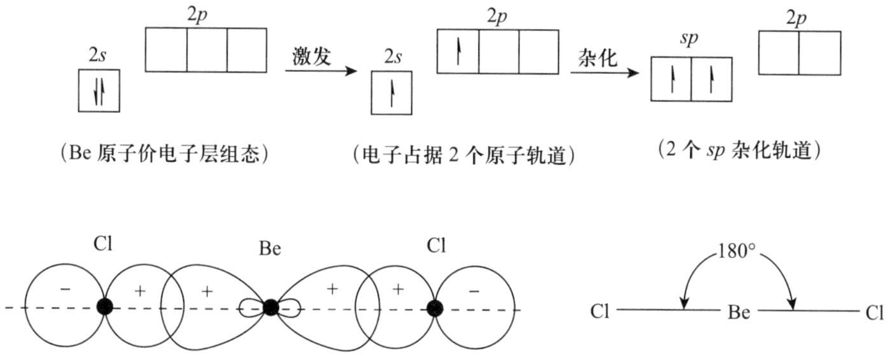


图 7-12　$BeCl_2$ 分子的形成和空间构型

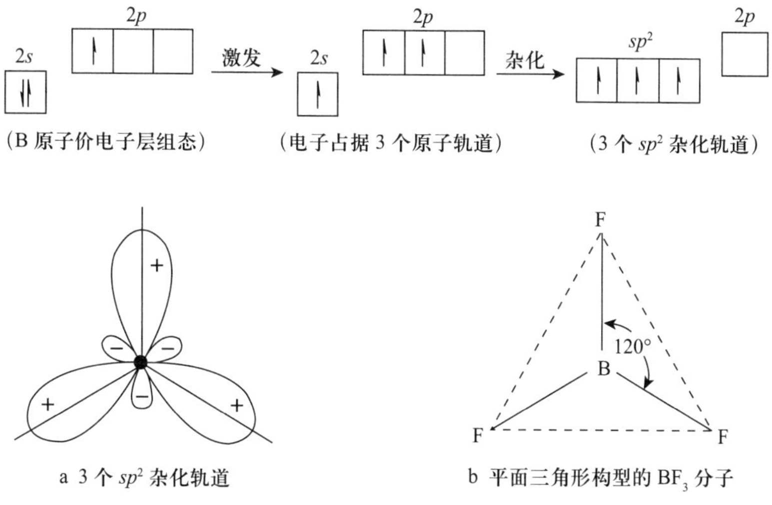


图 7-13　$sp^2$ 杂化轨道的空间取向和 $BF_3$ 分子的空间构型

（3）$sp^3$ 杂化：由 1 个 *ns* 轨道和 3 个 *np* 轨道组合而成，每个杂化轨道含有 1/4 的 *s* 轨道成分和 3/4 的 *p* 轨道成分，$sp^3$ 杂化轨道间的夹角为 109°28′，空间构型为正四面体（图 7-14a）。

以 $CH_4$ 为例，C 原子的外层电子为 $2s^22p^2$，在形成 $CH_4$ 分子的过程中，C 原子 2*s* 轨道上的 1 个电子被激发到 2*p* 空轨道上去，1 个 2*s* 轨道和 3 个 2*p* 轨道进行 $sp^3$ 杂化，形成夹角为 109°28′ 的 4 个完全等同的 $sp^3$ 杂化轨道，当它们各与 1 个 H 原子的 1*s* 轨道重叠时，形成 4 个完全等同的 C—H σ 键。$CH_4$ 分子的空间构型是正四面体（图 7-14b）。

**3. 等性杂化和不等性杂化**　同一组杂化轨道在组成和能量上完全一致，这样的杂化称为等性杂化（equivalent hybridization）。有些分子的杂化情况则不同，参与杂化的原子轨道既有含未成对电子的原子轨道，也有包含孤对电子的原子轨道或者是没有电子的空原子轨道。像这

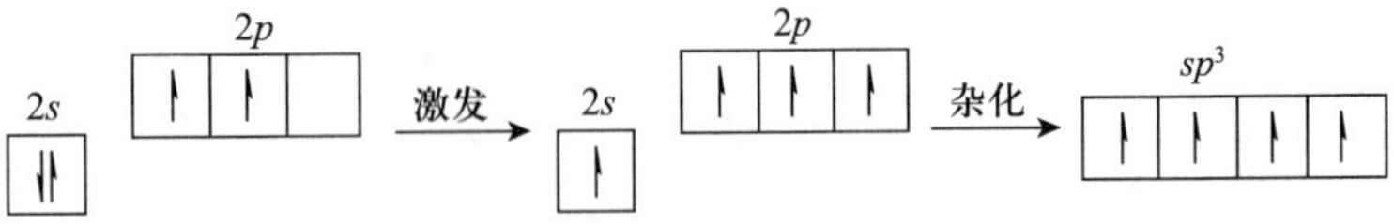


（C 原子价电子层组态） （电子占据 4 个原子轨道） （4 个 $sp^3$ 杂化轨道）

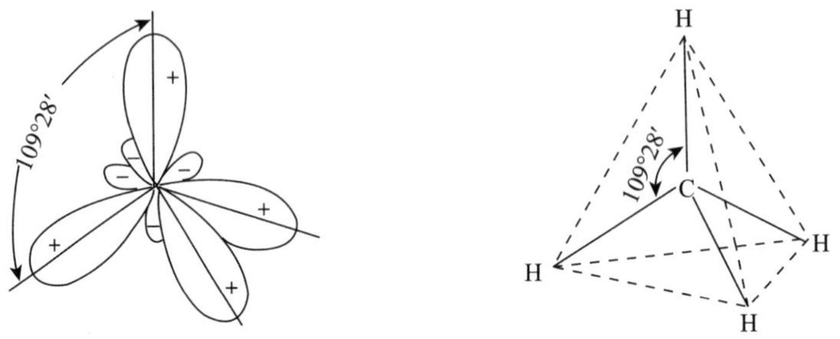


a 4 个 $sp^3$ 杂化轨道 b 正四面体构型的 $CH_4$ 分子

**图 7-14 $sp^3$ 杂化轨道的空间取向和 $CH_4$ 分子的空间构型**

样参与杂化的各原子轨道的成分不一致，所形成的杂化轨道的能量不完全相等，这种杂化称为不等性杂化（nonequivalent hybridization）。例如，$NH_3$ 分子和 $H_2O$ 分子中的中心原子的杂化就属于不等性 $sp^3$ 杂化。

$NH_3$ 分子中有 3 个 N—H 键，键角为 107°18′，分子的空间构型为三角锥形。$NH_3$ 分子中的 N 原子的外层电子构型为 $2s^22p^3$。在形成 $NH_3$ 分子的过程中，N 原子中含有一对孤对电子的 2$s$ 轨道与 3 个含有单电子的 $p$ 轨道进行不等性 $sp^3$ 杂化，其中有 1 个杂化轨道含有孤对电子，能量较低，其余 3 个含有单电子的 $sp^3$ 杂化轨道能量较高；当 3 个含有单电子的 $sp^3$ 杂化轨道各与 1 个 H 原子的 1$s$ 轨道重叠，形成 3 个完全等同的 $\sigma$ 键。由于孤对电子的杂化轨道不参与成键，其电子云密集于 N 原子周围，对成键电子对产生排斥作用，使 N—H 键的夹角被压缩至 107°18′（小于 109°28′）。习惯上孤对电子不包括在分子的空间构型中，所以 $NH_3$ 分子的空间构型为三角锥形（图 7-15）。

$H_2O$ 分子的中心原子 O 的外层电子构型为 $2s^22p^4$。在形成 $H_2O$ 分子的过程中，O 原子以 $sp^3$ 不等性杂化形成 4 个 $sp^3$ 不等性杂化轨道，其中 2 个杂化轨道中含有孤对电子。由于含孤对电子的杂化轨道不参与成键，电子云密集于 O 原子周围，对成键电子对有较强排斥作用。孤电子对与孤电子对之间的斥力 > 成键电子对与孤电子对之间的斥力 > 成键电子对与成键电子对之间的斥力。使 O — H 键间夹角压缩至 104°45′，所以 $H_2O$ 分子的空间构型为“V”形（图 7-15）。

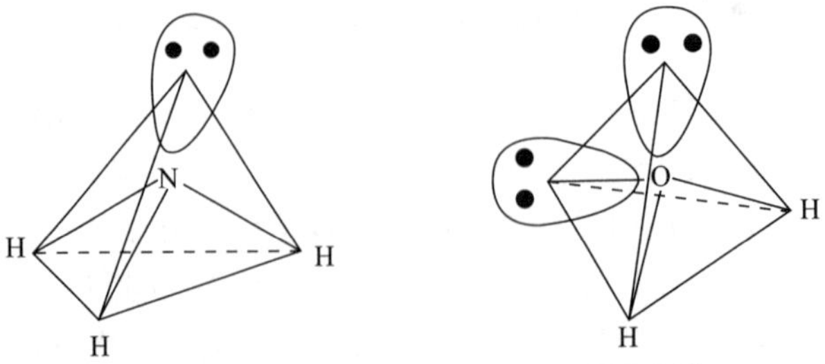


$NH_3$ 分子 $H_2O$ 分子

**图 7-15 $NH_3$ 和 $H_2O$ 分子的空间构型**

## 二、分子的极性

分子中含有带正电荷的原子核和带负电荷的电子，对每一种电荷（正电荷或负电荷）来说，都可以设想电荷各集中于某点上，可以认为分子中存在一个正电荷重心和一个负电荷重心。正、负电荷重心相重合的分子称为非极性分子（nonpolar molecule），不重合的分子称为极性分子（polar molecule）。

对于双原子分子，分子的极性与键的极性一致。由非极性共价键构成的分子一定是非极性分子，如 $H_2$、$O_2$ 和 $Cl_2$ 等分子，是同核双原子分子，成键原子的电负性相等，两原子间共用电子对不发生偏移，正、负电荷重心重合，形成非极性共价键（nonpolar covalent bond），是非极性分子。由极性共价键构成的双原子分子一定是极性分子，如 HCl、HF 等分子，是异核双原子分子，成键原子的电负性不相等，两原子间共用电子对向电负性大的原子一端偏移，正、负电荷重心不重合，形成极性共价键（polar covalent bond），是极性分子。

对于多原子分子，分子的极性不仅与键的极性有关，而且也与分子的空间构型有关。如 $CO_2$、$BF_3$、$CH_4$ 等分子，虽然都含有极性键，但它们的空间构型分别为直线形、平面正三角形和正四面体，具有对称的分子空间结构，分子中键的极性相互抵消，整个分子的正负电荷重心重合，它们都是非极性分子。而如 $H_2O$、$NH_3$ 等分子，分子的空间结构不对称，其正负电荷重心不重合，键的极性不能抵消，为极性分子。

## 三、分子间作用力

在液体或固体中大量分子能聚集在一起说明分子之间有相互吸引的作用，分子之间的这种相互作用称为分子间作用力，主要包括 van der Waals 力和氢键。

### （一）van der Waals 力

van der Waals 力最早是由荷兰物理学家 van der Waals 提出。按产生的原因和性质不同，van der Waals 力可分为取向力、诱导力和色散力三种。

**1. 取向力**　极性分子的正负电荷重心不重合，分子中始终存在一个正极和一个负极，通常把极性分子的这种固有偶极称为永久偶极（permanent dipole）。当极性分子相互靠近时，它们的永久偶极之间因同极相斥，异极相吸，分子将发生相对运动而取向，使分子处于异极相邻的状态（图 7-16）。这种由于永久偶极的取向而产生的分子间吸引力称为取向力（orientation force）。

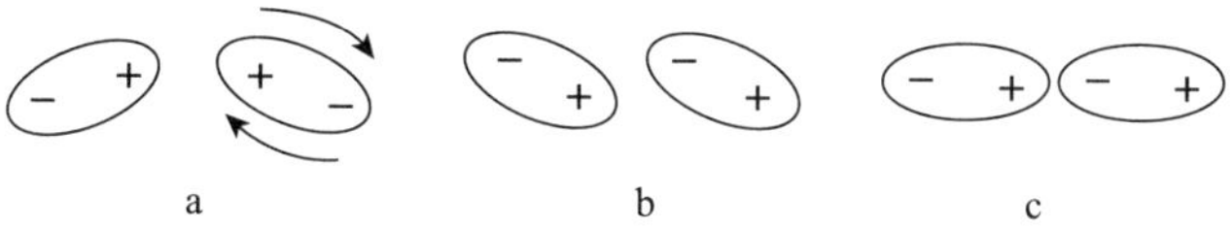


**图 7-16　取向力产生示意图**

**2. 诱导力**　当极性分子与非极性分子（或极性分子）接近时，由于极性分子的永久偶极所产生的电场对非极性分子（或极性分子）产生了影响，使非极性分子（或极性分子）变形，正负电荷重心发生相对位移而产生诱导偶极（induced dipole）（图 7-17）。这种诱导偶极与极性分子的永久偶极之间产生的相互吸引力称为诱导力（induction force）。

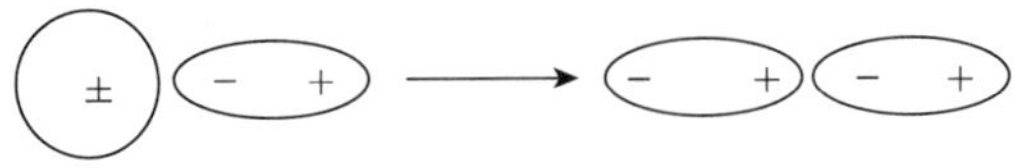


图 7-17 诱导力产生示意图

**3. 色散力** 由于分子内部的电子在不停地运动和原子核不停地振动，使分子的正负电荷重心会发生瞬间相对位移，从而产生瞬间偶极。瞬间偶极与瞬间偶极之间的相互作用力称为色散力（dispersion force）（图 7-18）。色散力普遍存在于各种分子之间。

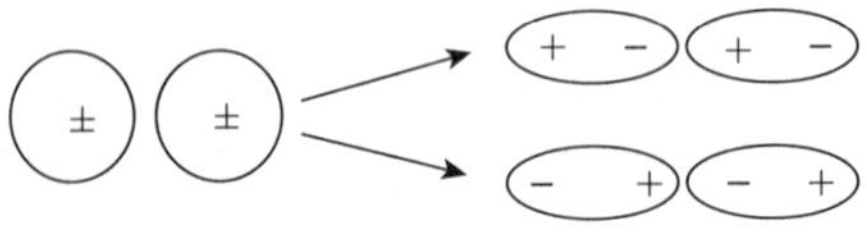


图 7-18 色散力产生示意图

综上所述，在非极性分子之间，只有色散力；极性分子与非极性分子之间，既有诱导力，又有色散力；极性分子之间存在取向力、诱导力和色散力。对于大多数分子来说，色散力是主要的，只有极性很强的分子（如 $H_2O$ 分子）取向力比较显著，而诱导力通常都比较小。

van der Waals 力比化学键弱得多，但它是影响物质的熔点、沸点及溶解度等物理性质的主要因素，例如，卤族元素从 $F_2$ 到 $I_2$，熔、沸点逐渐升高，就是由于从 $F_2$ 到 $I_2$ 随着分子量的增大，色散力增大，所以熔、沸点升高。

## （二）氢键

当 H 原子与电负性很大、半径很小的原子 X（如 F、O、N）形成共价键时，密集于两核间的电子云强烈地偏向 X 原子，使 H 原子几乎变成裸露的质子而具有较大的正电荷场强，这个 H 原子还能与另一个电负性大、半径小并在外层有孤对电子的 Y 原子（如 F、O、N）产生定向的吸引作用，形成 X—H···Y 结构，其中 H 原子与 Y 原子间的静电吸引作用（虚线所示）称为氢键（hydrogen bond）。X、Y 可以是同种元素的原子，也可以是不同元素的原子。

形成氢键的三个原子尽可能在一条直线上，此时 X 原子和 Y 原子相对距离最远，斥力最小；同时一个 H 原子通常只能形成一个氢键。所以氢键具有方向性和饱和性。氢键的键能一般在 42 kJ · $mol^{-1}$ 以下，比化学键弱，但比 van der Waals 力强。

氢键可以在两个分子间形成，如氟化氢、氨水（图 7-19）；也可以在同一分子内形成，如硝酸、邻硝基苯酚（图 7-20）。形成分子内氢键的三个原子虽不在一条直线上，但形成了较稳定的环状结构。

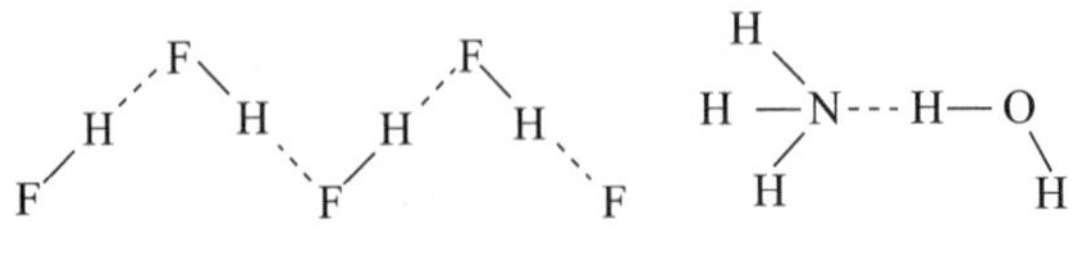

图 7-19 氟化氢、氨水中的分子间氢键

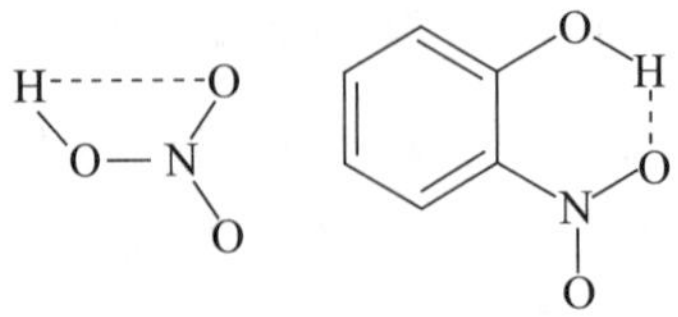

图 7-20 硝酸、邻硝基苯酚中的分子内氢键

氢键存在于许多化合物中，对物质的性质有一定影响。因为破坏氢键需要能量，所以在同类化合物中能形成分子间氢键的物质，其沸点、熔点比不能形成分子间氢键的物质高。如VA族至ⅦA族元素的氢化物中，$NH_3$、$H_2O$和HF的沸点比同族其他相对原子质量较大元素的氢化物的沸点高，这种反常行为是由于它们各自的分子间形成了氢键。而分子内形成氢键，一般使化合物的沸点和熔点降低。氢键的形成也影响物质的溶解度，若溶质和溶剂间形成氢键，可使溶解度增大；若溶质形成分子内氢键，则在极性溶剂中溶解度减小，而在非极性溶剂中溶解度增大。

一些生物大分子物质如蛋白质、核酸中均有分子内氢键。氢键可使它们的空间结构保持稳定，并使之具有不同的生理功能。一旦氢键被破坏，分子的空间结构发生改变，生理功能就会丧失。因此，氢键在医学上具有重要的意义。

**知识拓展**

**水分子间的氢键对人体健康的影响**

水是生命之源，水分子间存在丰富的氢键，人们平时饮用的水实际上是靠若干个氢键结合而成的水分子团。水分子团越大，越不易透过细胞膜，越不易被人体吸收。水分子团越小，其渗透力越强，更易透过细胞膜，使细胞内外物质交换加快，新陈代谢会更快，对人体健康有利。事实上，在温度、压力或磁场等各种外界作用下，水分子间氢键会断裂，从而引起水的某些性质发生改变。例如，对水进行磁处理之后，水分子间氢键被破坏，使水中富含小分子团，这种水的黏度降低，水簇变小，更利于人体吸收利用。宇航员饮用的水属于小分子团水，小分子团水生物利用率高，可使人饮水量减少，排尿也少，水的生物效应却不降低，因此小分子团水适合航行在太空中的宇航员饮用。

## 习 题 七

1. 电子的运动状态由哪些量子数决定？原子轨道由哪些量子数决定？
2. 写出下列各组中所缺少的量子数。

（1）$n=?$，$l=2$，$m=0$，$m_s=+\frac{1}{2}$

（2）$n=2$，$l=0$，$m=?$，$m_s=-\frac{1}{2}$

（3）$n=4$，$l=?$，$m=-2$，$m_s=+\frac{1}{2}$

3. 基态氮原子的 $2p$ 轨道有 3 个电子，试用 4 个量子数分别表示每个电子的运动状态。
4. 请填下表。

| 原子序数 | 电子排布 | 价层电子排布 | 周期 | 族 |
|---|---|---|---|---|
| 35 | | | | |
| | $1s^22s^22p^6$ | | | |
| | | $3d^{10}4s^1$ | | |
| | | | 4 | ⅥB |

5. 请简述 $\sigma$ 键和 $\pi$ 键的异同点。

6. 用杂化轨道理论说明下列分子的中心原子可能采取的杂化类型及分子的空间构型。

（1）$BCl_3$　（2）$PCl_3$　（3）$H_2S$

（4）$CCl_4$　（5）$H_2O$　（6）$HgCl_2$

7. 判断下列分子间存在哪些分子间力。

（1）$H_2O$ 和甲醇　（2）液态碘（$I_2$）

（3）$CCl_4$ 和苯　（4）$CO_2$ 和 $H_2O$

8. 乙醇（$C_2H_5OH$）和二甲醚（$CH_3OCH_3$）组成相同，但乙醇的沸点比二甲醚的沸点高，这是什么原因?

9. 键的极性和分子的极性有何区别和联系？试举例说明。

（杨爱红）

配位化合物（coordination compound）简称配合物，是一类由中心原子和配体通过配位键形成的复杂化合物。大多配合物以金属元素作为中心原子，因此又称金属配合物。在一些生命活动和生化反应中，发挥关键作用的活性位点常常是具有特殊化学结构的金属配合物，例如，血红蛋白中结合氧气的血红素辅基是一种铁卟啉金属配合物；碳酸酐酶调控二氧化碳水合生成碳酸氢根和氢离子的催化中心是锌的金属配合物。在生物医学中，某些药物本身就是配合物或通过体内的配位反应才能发挥药效，例如硝普钠和顺铂的药理作用均与配位化学密切相关。此外，配位化学也常应用于生化检验及药物分析过程中，例如利用分光光度法测定血清中钙的浓度等。

## 第一节 配合物的基本知识

### 一、配合物的定义

向盛有 $CuSO_4$ 溶液的试管中逐滴加入浓氨水，开始有天蓝色 $Cu(OH)_2$ 沉淀生成，继续加入氨水，沉淀消失而形成深蓝色的澄清溶液。再向此溶液中加入适量乙醇，有深蓝色的结晶析出。将这种结晶溶于水后加入少量 NaOH 溶液，既无氨气产生，也无天蓝色 $Cu(OH)_2$ 沉淀生成，但加入 $BaCl_2$ 溶液时，立即有白色 $BaSO_4$ 沉淀产生。以上事实说明溶液中存在大量的 $SO_4^{2-}$，却检测不到游离的 $Cu^{2+}$ 和 $NH_3$ 分子。经 X 射线分析上述深蓝色结晶的化学组成为 $[Cu(NH_3)_4]SO_4$，它由 $[Cu(NH_3)_4]^{2+}$ 复杂离子与 $SO_4^{2-}$ 以离子键结合组成。根据现代价键理论，$Cu^{2+}$ 的价电子层具有空轨道，$NH_3$ 分子中 N 原子上有孤对电子，它们之间可以形成配位键。$[Cu(NH_3)_4]^{2+}$ 是 $Cu^{2+}$ 与 4 个 $NH_3$ 分子中的 N 原子以配位键结合形成的复杂离子。

$$Cu^{2+} + 4NH_3 \rightleftharpoons \left[ \begin{array}{c} H_3N \quad\quad NH_3 \\ Cu \\ H_3N \quad\quad NH_3 \end{array} \right]^{2+}$$

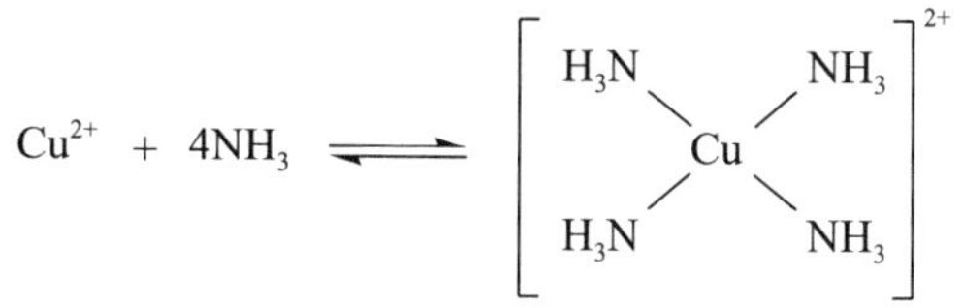

由阳离子（或原子）与一定数目的阴离子（或中性分子）以配位键结合形成的复杂离子（或分子）称为配离子（或配位分子）。含有配离子的化合物和配位分子统称为配合物。配合物可以是酸、碱、盐等离子型化合物，如 $H_2[PtCl_6]$、$[Ag(NH_3)_2]OH$、$[Cu(NH_3)_4]SO_4$，也可以是电中性的配位分子，如 $[Ni(CO)_4]$。

## 二、配合物的组成

配合物一般分为内界（inner sphere）和外界（outer sphere）两部分。如图 8-1 所示，内界为配离子，由中心原子与配体通过配位键结合形成，是配合物的特征部分，需要写在方括号内；外界与内界之间通过离子键结合。$[Ni(CO)_4]$ 等配合物只有内界，没有外界。

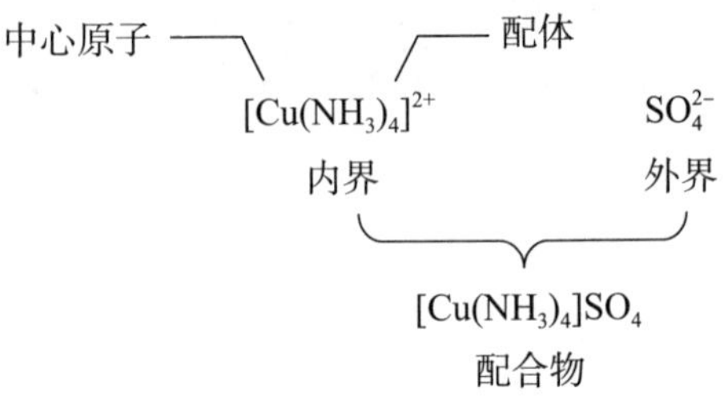


**图 8-1　配合物的组成示意图**

### （一）中心原子

在配离子（或配位分子）中，接受孤对电子的阳离子或原子称为中心原子（central atom），通常表示为 M。中心原子通常为金属元素的离子或原子，如 $[Cu(NH_3)_4]SO_4$、$[Co(NH_3)_3Cl_3]$、$[Ni(CO)_4]$ 的中心原子分别为 $Cu^{2+}$、$Co^{3+}$ 和 Ni，它们具有空轨道，可以作为电子对受体。某些高氧化值的非金属元素原子也可作为中心原子，如 $[SiF_6]^{2-}$、$[PF_6]^-$ 中的 Si（Ⅳ）、P（Ⅴ）。

### （二）配体和配位原子

以配位键直接与中心原子相结合的阴离子或中性分子称为配体（ligand），通常用 L 表示。如 $[Fe(CN)_6]^{3-}$、$[Fe(CO)_5]$ 和 $[SiF_6]^{2-}$ 中的 $CN^-$、CO 和 $F^-$ 都是配体。在配体中，提供孤对电子直接与中心原子形成配位键的原子称为配位原子（ligating atom）。如 $CN^-$ 中的 C，CO 中的 C，$F^-$ 中的 F。常见的配位原子多为电负性较大的非金属元素原子，如 F、O、N、Cl、I、C。

按照配体中所含配位原子的数目，配体可分为单齿配体（monodentate ligand）和多齿配体（multidentate ligand）。只能提供一个配位原子的配体为单齿配体，如 $NH_3$、$H_2O$、$CN^-$、$F^-$、$Cl^-$。能够同时提供两个或两个以上配位原子的配体称为多齿配体，如乙二胺（简写为 en）和草酸根 $C_2O_4^{2-}$ 为双齿配体，乙二胺四乙酸根（常用符号 $Y^{4-}$ 表示）则为六齿配体。

表 8-1 列出了一些常见的配体和配位原子。需要注意的是，如果 $SCN^-$ 中的 S 原子提供孤对电子形成配位键，其名称为硫氰酸根；如果 $SCN^-$ 中的 N 原子提供孤对电子形成配位键，其名称为异硫氰酸根，记作 $NCS^-$。类似的例子还有 $NO_2^-$（硝基）和 $ONO^-$（亚硝酸根）。像这类配体尽管有两个配位原子，但是由于两个配位原子靠得很近，只能由其中一个配位原子与中心原子形成配位键，故仍是单齿配体。

**表 8-1　一些常见的配体和配位原子**

| 类型 | 配位原子 | 配体名称 | 化学式 |
|---|---|---|---|
| 单齿配体 | C | 氰根 | $CN^-$ |
| | N | 氨、硝基、异硫氰酸根 | $NH_3$、$NO_2^-$、$NCS^-$ |
| | O | 水、羟基、亚硝酸根 | $H_2O$、$OH^-$、$ONO^-$ |
| | S | 硫氰酸根 | $SCN^-$ |
| | X | 卤素离子 | $F^-$、$Cl^-$、$Br^-$、$I^-$ |
| 多齿配体 | N | 乙二胺 | $H_2N—CH_2—CH_2—NH_2$ |
| | O | 草酸根 | $^-OOC—COO^-$ |
| | N、O | 乙二胺四乙酸根 | $(^-OOCH_2C)_2NCH_2CH_2N(CH_2COO^-)_2$ |

### （三）配位数

在配合物中，直接与中心原子以配位键结合的配位原子的数目称为配位数（coordination number）。如果配体均为单齿配体，则中心原子的配位数等于配体数。如 $K_4[Fe(CN)_6]$ 和 $[Cu(NH_3)_4]SO_4$ 的配位数分别为 6 和 4。如果配体中有多齿配体，则中心原子的配位数大于配体数。如 $[Cu(en)_2]SO_4$ 中配体 en 是双齿配体，因此 $[Cu(en)_2]SO_4$ 中 $Cu^{2+}$ 的配位数是 4；$[Co(NH_3)_2(en)_2]Cl_3$ 中 $Co^{3+}$ 的配位数是 6。

中心原子配位数的多少与中心原子和配体的半径、电荷数、电子层结构以及形成配合物时的反应条件等多种因素有关。中心原子的体积大，配体的体积小，则有利于生成配位数大的配离子。例如，$F^-$ 比 $Cl^-$ 小，与 $Al^{3+}$ 分别生成配位数为 6 和 4 的 $[AlF_6]^{3-}$ 和 $[AlCl_4]^-$。中心原子 B（Ⅲ）的体积比 $Al^{3+}$ 小，与 $F^-$ 只能生成配位数为 4 的 $[BF_4]^-$。中心原子的电荷越多，越有利于形成配位数大的配离子。例如 $Pt^{2+}$ 和 $Pt^{4+}$ 分别与 $Cl^-$ 生成 $[PtCl_4]^{2-}$ 和 $[PtCl_6]^{2-}$。

### （四）配离子的电荷数

配离子的电荷数等于中心原子和配体总电荷的代数和。如配离子 $[Fe(CN)_6]^{4-}$ 所带的电荷数为（+2）+（–1）×6= –4；配离子 $[Co(NH_3)_2(en)_2]^{3+}$ 所带的电荷数为（+3）+ 0×2 + 0×2 = +3。由于配合物通常是电中性的，外界离子的电荷总数等于配离子的电荷总数，且符号相反。因此，可以通过外层离子的电荷数推断出配离子的电荷数以及中心原子的氧化值。如 $[Co(NH_3)_6]Cl_2$ 中，外层 2 个 $Cl^-$ 的总电荷数为 –2，则配离子的电荷数为 +2，即 $[Co(NH_3)_6]^{2+}$，中心原子的氧化值为 +2；而在 $[Co(NH_3)_6]Cl_3$ 中，则配离子的电荷数为 +3，即 $[Co(NH_3)_6]^{3+}$，中心原子的氧化值为 +3。

## 三、配合物的命名

配合物的命名遵循一般无机化合物的命名原则，即负离子名称在前，正离子名称在后。命名时，负离子为简单离子时称“某化某”，负离子为复杂离子时称“某酸某”。若外界为氢离子时称“某酸”，而外界为氢氧根时称“氢氧化某”等。

内界命名时，配体在前，中心原子在后，最后一个配体名称后缀以“合”字，相同配体的个数用数字二、三、四……表示，不同配体之间以中圆点“·”分开。中心原子后以加括号的罗马数字表示其氧化值，即配体数 - 配体名称 -“合”- 中心原子名称（氧化值）。

当有多种配体时，一般先无机配体，后有机配体（复杂配体写在括号内）；先负离子，后中性分子；若配体均为阴离子或均为中性分子时，按配位原子元素符号的英文字母顺序排列；同类配体若配位原子相同，按配体所含原子数目多少排列，原子数目较少者排在前，原子数目较多者排在后；若配体的以上情况均相同，则按与配位原子相连的原子的元素符号英文字母顺序排列。

例如：

| | |
|---|---|
| $[Ag(NH_3)_2]^+$ | 二氨合银（Ⅰ）离子 |
| $[Co(NH_3)_2(en)_2]^{3+}$ | 二氨·二（乙二胺）合钴（Ⅲ）离子 |
| $H[AuCl_4]$ | 四氯合金（Ⅲ）酸 |
| $[Zn(NH_3)_4](OH)_2$ | 氢氧化四氨合锌（Ⅱ） |
| $K_3[Fe(CN)_6]$ | 六氰合铁（Ⅲ）酸钾 |
| $[CoCl_2(NH_3)_3H_2O]Cl$ | 氯化二氯·三氨·一水合钴（Ⅲ） |
| $[Co(ONO)(NH_3)_5]SO_4$ | 硫酸亚硝酸根·五氨合钴（Ⅲ） |
| $[Pt(NH_2)(NO_2)(NH_3)_2]$ | 氨基·硝基·二氨合铂（Ⅱ） |

临床应用

**一氧化氮与硝普钠**

一氧化氮（nitric oxide，NO）常温下为气体，微溶于水。由于价电子总数为11，因此NO是一种极不稳定的生物自由基，其半衰期只有3～5 s；而且NO结构简单，具有脂溶性，可快速透过生物膜扩散。研究发现NO在人体内是一种信号分子，发挥十分重要的生物学作用，特别是在血管舒张中起着非常关键的作用。

例如，$Na_2[Fe(CN)_5NO]\cdot 2H_2O$（硝普钠）是一种强效、反应迅速的周围血管扩张剂，临床上用于治疗急性心力衰竭和高血压急症。硝普钠可看作NO分子的载体。静脉滴注给药后，硝普钠在血液中释放出的NO与鸟苷酸环化酶辅基上的亚铁结合，激活下游级联反应，在30 s至1 min内使动脉和静脉的平滑肌松弛，停止静脉滴注后2～15 min作用消失。

硝普钠在肝内迅速代谢为氰化物和硫氰酸盐，如果血液中氰化物浓度过高会出现中毒的症状和体征，应立即停用硝普钠，静脉滴注亚硝酸钠或硫代硫酸钠治疗。

## 第二节 配合物在水溶液中的稳定性

配合物的内界与外界以离子键结合，在水溶液中能完全解离，产生配离子和外界离子。中心原子与配体之间以配位键结合，在水溶液中只能部分解离（类似弱电解质）。解离程度越小，表明配合物在水溶液中越稳定。

### 一、配合物的稳定常数

向含有$Cu^{2+}$的溶液中加入过量氨水，有$[Cu(NH_3)_4]^{2+}$配离子生成：

$$Cu^{2+} + 4NH_3 \rightleftharpoons [Cu(NH_3)_4]^{2+}$$

这类由中心原子与配体生成配离子（或配位分子）的反应称为配位反应。而配离子（或配位分子）解离成金属离子和配体的反应称为解离反应。一定条件下，当配位反应和解离反应的速率相等时的状态称为配位平衡（coordination equilibrium）。

当上述反应达到配位平衡时，其平衡常数表达式为：

$$K_s = \frac{[Cu(NH_3)_4{}^{2+}]}{[Cu^{2+}][NH_3]^4} \qquad (8\text{-}1)$$

式中，$K_s$称为配合物的稳定常数（stability constant），其数值表示配合物在水溶液中的稳定程度。

对于同一类型的配离子（或配位分子），$K_s$数值越大，说明生成配离子（或配位分子）的倾向越大，配离子（或配位分子）越稳定。例如，298.15 K时，$[Zn(NH_3)_4]^{2+}$和$[Zn(CN)_4]^{2-}$的$K_s$分别为$2.88\times10^9$和$5.01\times10^{16}$，所以，$[Zn(CN)_4]^{2-}$比$[Zn(NH_3)_4]^{2+}$更稳定。常见配合物的稳定常数见附录二中表4。利用配合物的稳定常数可以计算配合物溶液中有关物质的浓度以及讨论配位平衡与其他平衡之间的关系。

【例 8-1】 在 298.15 K 时，向 50.0 ml 0.10 mo1 · $L^{-1}$ $AgNO_3$ 溶液中加入 50.0 ml 1.0 mo1 · $L^{-1}$ 氨水溶液，求平衡时溶液中 $Ag^+$、$[Ag(NH_3)_2]^+$、$NH_3$ 的浓度各为多少？已知 $[Ag(NH_3)_2]^+$ 的 $K_s$=1.12 × $10^7$。

解：设平衡时溶液中 $Ag^+$ 为 $x$ mo1 · $L^{-1}$

$$Ag^+ \quad + \quad 2NH_3 \rightleftharpoons [Ag(NH_3)_2]^+$$

初始浓度（mo1 · $L^{-1}$） $\frac{0.10}{2}=0.05$ $\quad \frac{1.0}{2}=0.5$ $\quad 0$

平衡浓度（mo1 · $L^{-1}$） $x$ $\quad 0.5-2(0.05-x)$ $\quad 0.05-x$

因 $x$ 值很小，故进行近似处理得

$$[NH_3]=0.5-2(0.05-x)\approx 0.4\ \text{mol}\cdot L^{-1}$$

$$[Ag(NH_3)_2]^+=0.05-x\approx 0.05\ \text{mol}\cdot L^{-1}$$

反应的平衡常数为 $K_s=\dfrac{\left[[Ag(NH_3)_2]^+\right]}{[Ag^+][NH_3]^2}$，则

$$[Ag^+]=\frac{\left[[Ag(NH_3)_2]^+\right]}{K_s[NH_3]^2}$$

$$x=\frac{0.05}{1.12\times10^7\times(0.40)^2}$$

$$x=2.8\times10^{-8}\ \text{mo1}\cdot L^{-1}$$

由此可知，溶液中的 $[Ag^+]$ = 2.8 × $10^{-8}$ mo1 · $L^{-1}$，远远小于配离子 $[Ag(NH_3)_2]^+$ 的浓度 0.05 mo1 · $L^{-1}$。

## 二、配位平衡的移动

与其他化学平衡一样，配位平衡也是在一定条件下的动态平衡。如果改变平衡体系的条件，平衡将会发生移动。

### （一）溶液酸度的影响

根据酸碱质子理论，$NH_3$、$OH^-$、$CN^-$、$CH_3COO^-$ 等配体可与 $H^+$ 结合。当配位平衡体系中溶液 pH 减小时，这些配体将变成其共轭酸的形式，使得游离配体的浓度降低，配位平衡向着解离的方向移动，从而影响配合物的稳定性。例如：

$$[Fe(CN)_6]^{4-} \rightleftharpoons Fe^{2+} + 6CN^-$$

$$6CN^- + 6H^+ \rightleftharpoons 6HCN$$

平衡向右移动

这种由于溶液的 pH 减小而导致配离子解离，稳定性降低的现象称为酸效应。溶液的 pH 越小，配离子越不稳定；溶液的 pH 一定时，配体的碱性越强，配离子越不稳定。

另外，配合物的中心原子通常是过渡金属元素离子，在水溶液中往往存在着不同程度的水解反应。如果溶液的 pH 过高，水解反应使得游离金属离子的浓度降低，配位平衡向着解离的方向移动。例如：

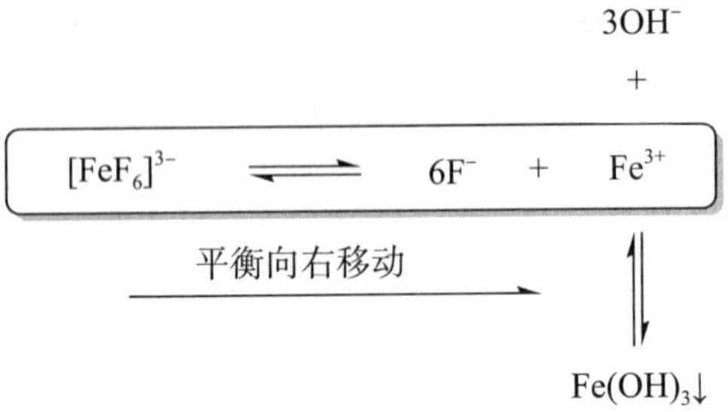


这种由于溶液中的 pH 增大而导致配离子解离，稳定性降低的现象称为水解效应。溶液的 pH 越大，金属离子越容易发生水解反应，配离子越不稳定。

在水溶液中，酸效应和水解效应同时存在，究竟以哪种效应为主，取决于溶液的 pH、配体的碱性强弱、金属离子氢氧化物的溶度积和配离子的稳定性等因素。一般采取在不生成氢氧化物沉淀的前提下提高溶液的 pH，以保证配离子的稳定性。

### （二）沉淀平衡的影响

配位平衡与沉淀平衡的关系，可看作沉淀剂与配位剂共同争夺金属离子的过程。即在配离子溶液中加入沉淀剂，由于金属离子与沉淀剂生成沉淀，可使配位平衡向解离方向移动；反之，在含有沉淀物的溶液中加入能与金属离子形成配合物的配位剂，则沉淀可转化为配离子而溶解。例如，向无色的 $[Ag(NH_3)_2]^+$ 溶液中加入 NaBr 溶液，有淡黄色 AgBr 沉淀生成，配位平衡转化为沉淀溶解平衡。其反应如下：

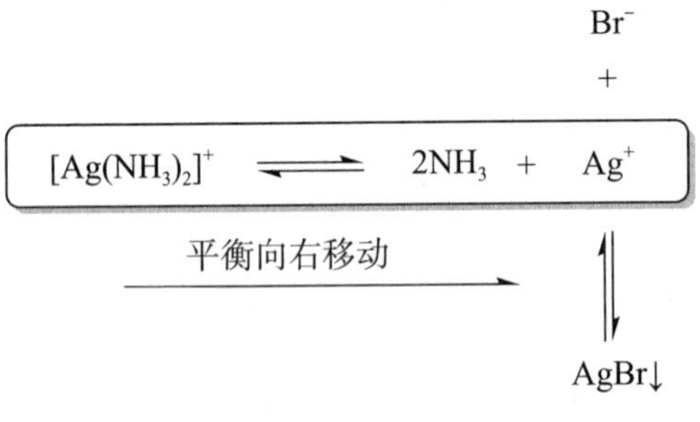


若向含有 AgCl 沉淀的溶液中加入大量氨水，可使白色 AgCl 沉淀溶解，转化为无色的 $[Ag(NH_3)_2]^+$ 配离子。其反应如下：

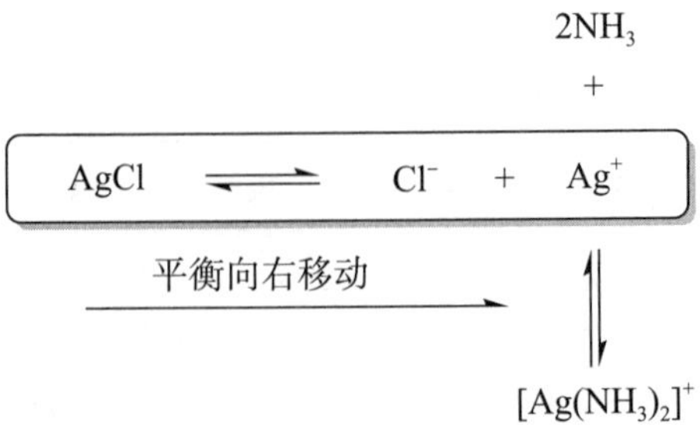

由此可见，配位平衡与沉淀平衡的转化，取决于沉淀剂与配位剂争夺金属离子能力的大小及其浓度大小。

### （三）氧化还原平衡的影响

　　在配位平衡体系中，加入能与中心原子或配体反应的氧化剂或还原剂，则发生氧化还原反应，导致配位平衡移动。例如，向红色的 $[Fe(SCN)_6]^{3-}$ 溶液中加入适量 $SnCl_2$，$Sn^{2+}$ 能够把 $Fe^{3+}$ 还原为 $Fe^{2+}$，最终红色褪去。其反应如下：

$$Sn^{2+}$$
$$+$$

$$2[Fe(SCN)_6]^{3-} \rightleftharpoons 12SCN^- + 2Fe^{3+}$$

平衡向右移动 →

$$2Fe^{2+} + Sn^{4+}$$

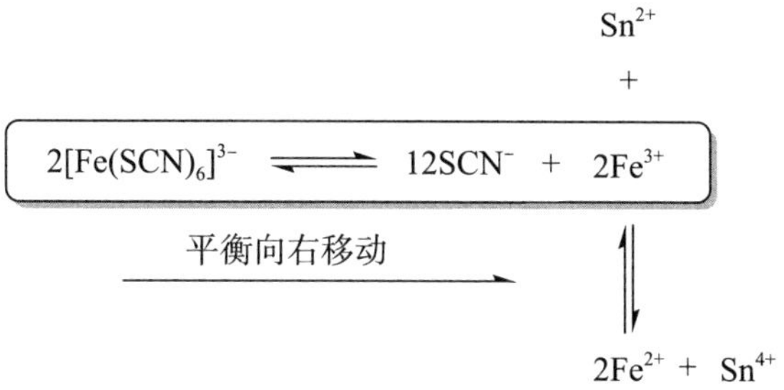

　　另一方面，配位平衡也可改变氧化还原平衡的方向，使通常不能发生的氧化还原反应在配体存在下得以进行。这是由于配离子的形成降低了溶液中金属离子的浓度，从而使金属离子电对的电极电势数值改变，甚至影响氧化还原反应的方向。如标准状态下，由 $\varphi_{Fe^{3+}/Fe^{2+}}^{\ominus}=0.771\ V$ 和 $\varphi_{I_2/I^-}^{\ominus}=0.535\ 5\ V$ 得知 $I_2$ 不可能将 $Fe^{2+}$ 氧化为 $Fe^{3+}$。若存在 $F^-$，$Fe^{3+}$ 生成稳定的 $[FeF_6]^{3-}$，使电对 $Fe^{3+}/Fe^{2+}$ 的电极电势降低，从而使 $I_2$ 能将 $Fe^{2+}$ 氧化。其反应如下：

$$12F^-$$
$$+$$

$$2Fe^{2+} + I_2 \rightleftharpoons 2I^- + 2Fe^{3+}$$

平衡向右移动 →

$$2[FeF_6]^{3-}$$

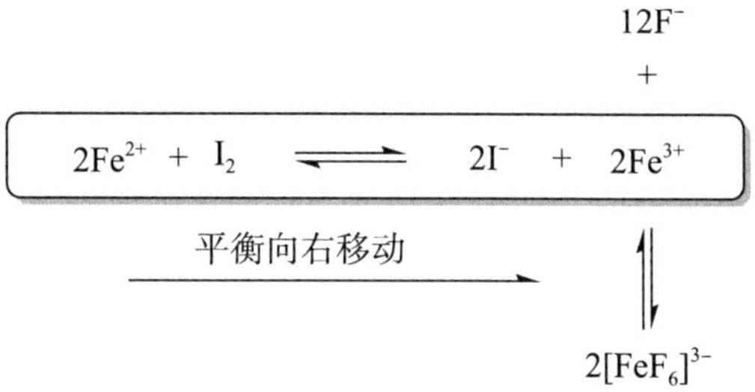

### （四）其他配位平衡的影响

　　在配位平衡体系中，加入能与中心原子生成更加稳定配合物的配体，可导致原配位平衡移动。对于同类型配合物，配位平衡由 $K_s$ 较小的配合物向生成 $K_s$ 较大的配合物转化。例如，向红色的 $[Fe(SCN)_6]^{3-}$ 溶液中滴加 NaF，溶液最终变为无色，表明 $Fe^{3+}$ 和 $F^-$ 生成更稳定的 $[FeF_6]^{3-}$。

$$6F^-$$
$$+$$

$$[Fe(SCN)_6]^{3-} \rightleftharpoons 6SCN^- + Fe^{3+}$$

平衡向右移动 →

$$[FeF_6]^{3-}$$

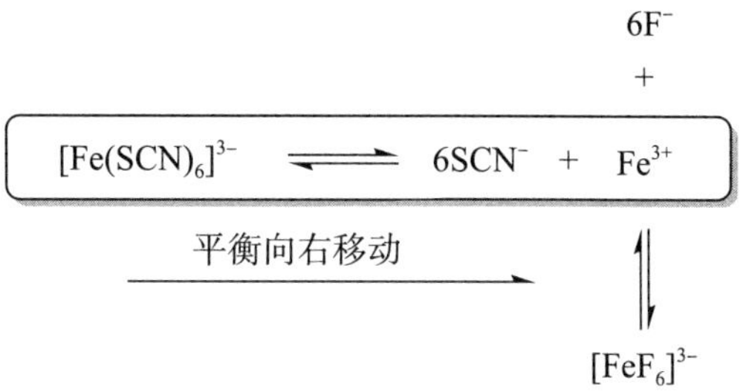

# 第三节 螯合物

## 一、螯合物的概念

螯合物（chelate）是一类由多齿配体围绕中心原子形成的具有环状结构的配合物，如图 8-2 所示，$Cu^{2+}$ 与乙二胺形成含有 2 个五元环的螯合物。

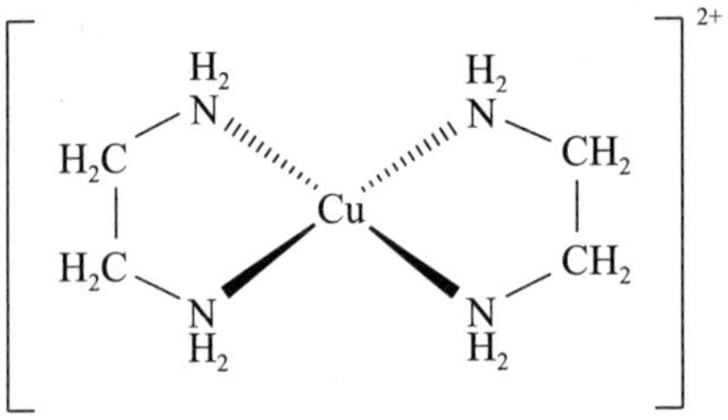

**图 8-2 $[Cu(en)_2]^{2+}$ 的结构示意图**

通常把能够与中心原子形成螯合物的多齿配体称为螯合剂（chelating agent）。常见的螯合剂主要是含有 N、O、S 等配位原子的有机化合物，如乙二胺、草酸根、邻二氮菲、8- 羟基喹啉、α- 氨基酸。螯合物中的环状结构使其稳定性比组成和结构相似的简单配合物大大增加，例如，配合物 $[Cu(NH_3)_4]^{2+}$ 的 $K_s$ 为 $2.09\times10^{13}$，而螯合物 $[Cu(en)_2]^{2+}$ 的 $K_s$ 为 $1.00\times10^{20}$，这种现象称为螯合效应（chelating effect）。

## 二、影响螯合物稳定性的因素

绝大多数螯合物中，以五元环和六元环的螯合物最稳定，这是因为五元环的内角（108°）更接近于配体中 C 原子 $sp^3$ 杂化轨道的夹角，六元环的内角（120°）与配体中双键 C 原子 $sp^2$ 杂化轨道的夹角一致，这种内角匹配的环张力较小，结构稳定。因此，螯合剂中相邻的两个配位原子之间一般间隔 2 个或 3 个原子，以利于围绕中心原子形成稳定的五元环或六元环。此外，螯合剂与中心原子形成环状结构的数目越多，螯合物稳定性越大。

乙二胺四乙酸（EDTA）及其盐是广泛使用的螯合剂，其负离子乙二胺四乙酸根离子（$Y^{4-}$）是一个六齿配体，几乎能够与所有的金属离子形成稳定的 1∶1 型螯合物。如图 8-3 所示，$Ca^{2+}$ 与 $Y^{4-}$ 形成具有 5 个五元环的螯合物。

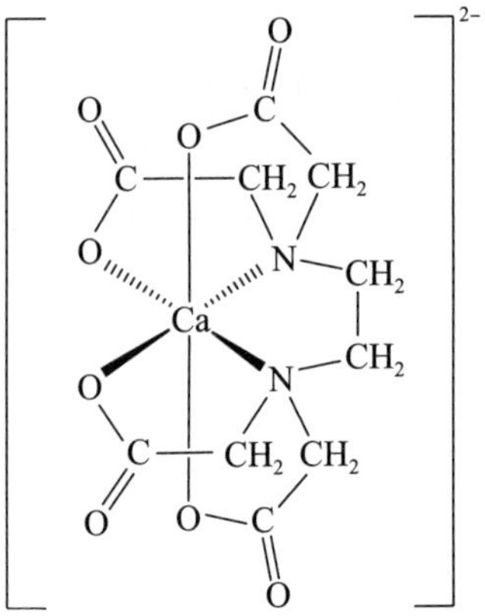

**图 8-3 $CaY^{2-}$ 的结构示意图**

大多数金属离子均可与 EDTA 形成螯合物，这类配离子相当稳定，故 EDTA 可以用来软化硬水，与硬水中的 $Ca^{2+}$、$Mg^{2+}$ 形成配离子，以避免产生水垢。

知识拓展

**螯合疗法**

金属离子在生命过程中发挥着独特的生理功能。人体对每一种必需元素都应建立起有效的摄入及排出调节机制，以维持体内稳态。若出现摄入不足（缺乏）或过量积累（中毒），都会对人体产生危害。例如，铜缺乏会导致红细胞数量减少（贫血）引起疲劳和虚弱，肌肉无力，甚至损害神经引起手足刺痛和感觉丧失。相反，如果铜的正常代谢受到破坏，导致铜在肝和脑组织积累，可能引起肝硬化或大脑活动紊乱。临床上常采用 D- 青霉胺作为螯合剂去除体内过量的铜，此方法称为螯合疗法，即选择合适的螯合剂与重金属或类金属离子形成无毒水溶的螯合物经肾排出体外进行解毒，这些螯合剂又称为解毒剂。常见的解毒剂还包括二巯基丙醇、二巯基丁二酸钠、乙二胺四乙酸根合钙（Ⅱ）酸钠等。螯合疗法同样适用于治疗 $Hg^{2+}$、$Pb^{2+}$、$Cd^{2+}$ 等有害元素造成的中毒。

# 第四节 配合物在生物医药方面的应用

## 一、生物体内的配合物

人体存在许多金属配合物，如参与氧气输送的血红蛋白和肌红蛋白，其结合氧气的结构单元血红素是 $Fe^{2+}$ 的卟啉配合物。虽然血红蛋白和肌红蛋白都能和 $O_2$ 结合，但是生理功能各不相同。血红蛋白负责从肺泡结合 $O_2$，通过血液循环把 $O_2$ 输送到各组织中，转交给肌红蛋白储存起来，以便在所需之时释放出来供细胞呼吸所用。尽管呼吸作用产生的 $CO_2$ 不能与血红素中的 $Fe^{2+}$ 配位，但是少部分 $CO_2$ 能够结合到血红蛋白的某些氨基酸侧链上，由血红蛋白带回肺部呼出。然而 CO 与血红素中的 $Fe^{2+}$ 有极强的亲和力，即使肺泡内的 CO 浓度低至 $O_2$ 浓度的 1/1000，血红素中的 $Fe^{2+}$ 仍然优先和 CO 配位，从而阻断形成氧合血红蛋白。一旦发生这种情况，导致组织缺氧，就会造成 CO 中毒。

酶（enzyme）是体内最主要的生物催化剂，其中约有 30% 的酶只有在其结构中含有金属离子时才具有活性或者必须由金属离子激活，例如，人们熟知的碳酸酐酶、乳酸脱氢酶、超氧化物歧化酶等都含有 $Zn^{2+}$，其中碳酸酐酶的活性中心由 3 个组氨酸残基（咪唑结构中的 N 作为配位原子）和 1 分子水与 $Zn^{2+}$ 配位而成，能够催化 $CO_2$ 水合反应，是现今已知催化效率最高的一种金属酶。

## 二、配合物药物

配合物在生物医学方面有着非常重要的作用，许多临床上使用的无机药物本身就是金属配合物。例如，在癌症化疗中有显著疗效的顺式 - 二氯 · 二氨合铂（Ⅱ）（顺铂）、1,1- 环丁二羧酸 · 二氨合铂（Ⅱ）（卡铂）、1,2- 环己烷二胺 · 草酸合铂（Ⅱ）（奥沙利铂），这些铂的配合物进入肿瘤细胞，能够导致 DNA 交联损伤，阻止 DNA 复制和转录，从而抑制肿瘤细胞分裂增殖。除此之外，临床上还有许多配合物药物，如治疗缺铁性贫血的枸橼酸铁铵、治疗烧烫伤创面感染的磺胺嘧啶银、治疗急性心力衰竭和高血压急症的硝普钠、治疗铊中毒的普鲁士蓝。

## 习题八

1. 命名下列配合物，并指出中心原子、配体、配位原子和配位数。

（1）$K_2[PtCl_6]$　（2）$[Cu(en)_2]SO_4$　（3）$[CoCl_2(NH_3)_3H_2O]Cl$

（4）$[Ni(CO)_4]$　（5）$K_2[Zn(OH)_4]$　（6）$[Co(NO_2)_2(en)_2]$

2. 写出下列配合物的化学式。

（1）六氰合铁（Ⅱ）酸铵　（2）氢氧化二氨合银（Ⅰ）

（3）氯化二氯·四水合铬（Ⅲ）　（4）氯化二羟基·四水合铝（Ⅲ）

（5）四羟基合金（Ⅲ）酸钾　（6）二氯·二（乙二胺）合锌（Ⅱ）

3. 为什么 EDTA 二钠钙盐（$CaNa_2Y$）可作为治疗一些金属中毒的药物？

4. 在 0.10 mol·L$^{-1}$ 的 $[Ag(CN)_2]^-$ 溶液中加入 KCl 固体，使 $Cl^-$ 浓度为 0.10 mol·L$^{-1}$，有何现象？$[Ag(CN)_2]^-$ 的稳定常数 $K_s=1.26\times10^{21}$，AgCl 的溶度积常数 $K_{sp}=1.77\times10^{-10}$。

5. 有三种铂的配合物，其化学组成分别为：(a) $PtCl_4(NH_3)_6$；(b) $PtCl_4(NH_3)_4$；(c) $PtCl_4(NH_3)_2$。根据下述实验结果写出三种铂的配合物的化学式和名称。

（a）的水溶液能导电，1 mol（a）与 $AgNO_3$ 溶液反应可得 4 mol AgCl 沉淀。

（b）的水溶液能导电，1 mol（b）与 $AgNO_3$ 溶液反应可得 2 mol AgCl 沉淀。

（c）的水溶液基本不导电，与 $AgNO_3$ 溶液反应基本无 AgCl 沉淀生成。

（苟宝迪）

# 第九章

# 滴定分析法

第九章数字资源

## 第一节　滴定分析法概述

### 一、基本概念

滴定分析法（titrimetric analysis）是将已知准确浓度的试剂溶液作为标准溶液（standard solution），由滴定管滴加到一定量的被测试样（sample）溶液中，直到所加的标准溶液与被测物质按化学计量关系定量反应完全为止，根据所消耗的标准溶液（或滴定剂）的浓度和体积，求算被测物质含量的一类分析方法。

上述操作过程称为滴定（titration）。当标准溶液与被测物质按化学计量关系恰好反应完全时，即达化学计量点（stoichiometric point，简称计量点），又称滴定反应的理论终点。计量点一般根据在它附近易观察的外观变化（颜色的改变、沉淀的生成等）来确定。若反应自身无变化，常需借助指示剂（indicator）颜色变化来显示计量点的到达。指示剂发生颜色变化的转变点称滴定终点（end point of titration），滴定终点和计量点不一定恰好吻合，由此产生的分析误差称为滴定误差（titration error）。滴定终点和计量点越接近，误差越小，测定结果越准确。因此，在滴定分析中应选择合适的指示剂，使滴定终点尽可能与计量点一致。

滴定分析常用于常量组分的测定（待测组分的含量一般高于 1%），测定的相对误差一般小于 0.2%。根据化学反应类型不同，滴定分析分为酸碱滴定法、氧化还原滴定法、配位滴定法、沉淀滴定法等。本章主要介绍酸碱滴定法。

在滴定分析中，能够准确滴定的化学反应必须具备以下条件：

1. 反应必须按一定的化学反应式进行，且应按确定的化学计量关系定量完成。
2. 反应必须迅速。对于速率较慢的反应，可通过加热或加催化剂等方法加快反应速率。
3. 无副反应发生。试样中的共存物质不能与标准溶液反应，或可用适当的方法掩蔽。
4. 有比较简便可靠的方法确定滴定终点。

### 二、滴定分析法的操作程序

滴定分析的操作过程一般包括三个主要部分，即标准溶液的配制、标准溶液的标定和试样组分含量的测定。

标准溶液的配制有直接配制法和间接配制法。如果试剂性能稳定且纯度高，则用直接法配制。这种用于直接配制准确浓度溶液的物质称为基准物质（primary reagent）（也称一级标准物质）。如果试剂纯度不够或不稳定，则用间接法配制，即先配成与所需溶液浓度相近的溶液，然后用基准物质或其他标准溶液测定其准确浓度，这种确定标准溶液浓度的操作过程称为标定（standardization），因此间接配制法也称标定法。

测定试样组分含量的滴定分析法中常用的方式有直接滴定法、返滴定法、置换滴定法和间接滴定法。

**知识拓展**

**基准物质**

基准物质须具备的条件：

1. 物质的组成与其化学式完全一致。
2. 物质纯度高，一般要求在 99.9% 以上。
3. 一般情况下物质性质很稳定。
4. 物质参加反应时必须按化学反应式定量进行且没有副反应。
5. 物质最好具有较大的摩尔质量，以减小称量误差。

## 三、滴定分析法的计算

在滴定分析中，任何滴定反应都应按化学反应方程式所表示的化学计量关系进行，滴定的计算依据“等物质的量反应规则”。如被测物质 A 和标准溶液 B 的滴定反应为：$a\mathrm{A} + b\mathrm{B} = d\mathrm{D} + e\mathrm{E}$，若以 A 和 B 为物质参加反应的基本单元，在反应达到计量点时的关系式为：

$$\frac{1}{a}n_\mathrm{A}=\frac{1}{b}n_\mathrm{B} \tag{9-1}$$

$$\frac{1}{a}c_\mathrm{A}V_\mathrm{A}=\frac{1}{b}c_\mathrm{B}V_\mathrm{B} \tag{9-2}$$

$$\frac{1}{a}c_\mathrm{A}V_\mathrm{A}=\frac{1}{b}\times\frac{m_\mathrm{B}}{M_\mathrm{B}} \tag{9-3}$$

式（9-2）和式（9-3）是滴定分析中最基本的计算依据。

## 四、分析结果的误差

试样中各组分的含量是客观存在的，必定存在一个真实值（true value，$T$）。实际测量所得结果为测定值（estimated value，$x$）。在实际定量分析过程中，因测量本身的局限性，使测定值不可能与真实值完全一致，这种测定值与真实值之间的差值称为误差（error）。误差越小，测定结果越准确。

### （一）误差的来源

根据误差的性质和产生的原因，可将误差分为系统误差和偶然误差。

**1. 系统误差**　系统误差（systematic error）又称可测误差，是由某些固定的原因造成的，使测定结果系统地偏高或偏低。同一条件下重复测定时会重复出现，其值的大小和正负可以测定，且正或负是固定的，也可以校正。系统误差的产生主要有下列原因。

（1）方法误差：由于分析方法本身不够恰当而引起的误差。如在滴定分析中，反应进行不完全，滴定终点与化学计量点不一致及有副反应发生，都会产生方法误差。

（2）仪器误差：所用仪器不够准确或精度不够而引起测定时的误差称为仪器误差。如容量仪器刻度不准、砝码生锈。

（3）操作误差：主要是指由于分析人员操作不符合要求的主观因素造成的误差。如分析人员对滴定终点颜色的判断，有的偏深，有的偏浅。

（4）试剂误差：指因试剂或实验用水中含有微量杂质或干扰物质引起的误差。

系统误差对分析结果影响较恒定，一般可通过对照试验、空白试验、校正仪器和改进分析方法等加以校正。

**2. 偶然误差**　偶然误差（accidental error）是由一些难以控制的偶然因素所引起的误差。如在分析测定时，环境温度、湿度和气压等条件的微小波动，以及仪器性能的微小改变、分析人员对各份试样处理的微小差别，都将造成测量数据的波动而产生偶然误差。其值的大小、正负都难以控制，故又称不可测误差。实际工作中常采用“多次平行测定，取平均值”的方法，以减小偶然误差。

### （二）准确度与误差

准确度（accuracy）是指测定值（$x$）与真实值（$T$）相符合的程度。若测定值与真实值越接近，则测定结果的准确度越高。准确度的高低常用误差来衡量，误差可用绝对误差（$E$）和相对误差来（$E_r$）表示。

$$E \overset{\text{def}}{=\!=} x-T \qquad (9\text{-}4)$$

$$E_r \overset{\text{def}}{=\!=} \frac{E}{T}\times 100\% \qquad (9\text{-}5)$$

通常用相对误差来表示分析结果的准确度。误差有正有负，分别表示测定结果高于或低于真实值。

【例 9-1】 称取 2 份草酸晶体的质量分别为 2.501 5 g 和 0.250 3 g（用万分之一分析天平），对应的真实质量分别为 2.501 4 g 和 0.250 2 g，求出绝对误差和相对误差。

解：绝对误差分别为

$$E_1 = 2.501\,5\text{ g} - 2.501\,4\text{ g} = 0.000\,1\text{ g}$$

$$E_1 = 0.250\,3\text{ g} - 0.250\,2\text{ g} = 0.000\,1\text{ g}$$

相对误差分别为

$$E_{r1}=\frac{E_1}{T_1}\times 100\%=\frac{0.000\,1\text{ g}}{2.501\,4\text{ g}}\times 100\%=0.004\%$$

$$E_{r2}=\frac{E_2}{T_2}\times 100\%=\frac{0.000\,1\text{ g}}{0.250\,2\text{ g}}\times 100\%=0.04\%$$

由此可知：绝对误差相等时，测定值越大，相对误差越小，说明用相对误差表示结果的准确度较用绝对误差更确切。

### （三）精密度与偏差

精密度（precision）是指相同条件下，对同一试样多次平行测定值之间相互接近的程度，精密度的大小用偏差（deviation）表示。偏差越小说明分析的精密度越高，测定结果的重现性越好。

**1. 绝对偏差**　各单次测定值（$x_i$）与多次测定值的算术平均值（$\bar{x}$）的差值，称为绝对偏差（absolute deviation，$d$）。

$$d \overset{\text{def}}{=\!=} x_i - \bar{x} \tag{9-6}$$

**2. 平均偏差和相对平均偏差**　平均偏差（average deviation，$\bar{d}$）和相对平均偏差（relative deviation，$d_r$）可定义如下：

$$\bar{d} \overset{\text{def}}{=\!=} \frac{|x_1-\bar{x}|+|x_2-\bar{x}|+\cdots\cdots+|x_n-\bar{x}|}{n} \tag{9-7}$$

$$d_r \overset{\text{def}}{=\!=} \frac{\bar{d}}{\bar{x}} \times 100\% \tag{9-8}$$

**3. 标准偏差和相对标准偏差**　标准偏差（standard deviation，$s$）和相对标准偏差（relative standard deviation，RSD，$S_r$）可定义如下：

$$s \overset{\text{def}}{=\!=} \sqrt{\frac{\sum_{i=1}^{n}(x_i-\bar{x})^2}{n-1}} \tag{9-9}$$

式中，$n$ 为测定次数。

$$S_r \overset{\text{def}}{=\!=} \frac{s}{\bar{x}} \times 100\% \tag{9-10}$$

准确度表示分析结果的准确性，主要受系统误差影响；精密度表示同一试样分析结果的重现性，它受偶然误差的影响。

精密度是保证准确度的先决条件，精密度差，所得结果不可靠，但精密度高不一定准确度高，只在消除系统误差的前提下，才能用精密度的高低衡量准确度的高低。精密度高，分析结果准确度也会高。

# 第二节　酸碱滴定法

## 一、酸碱指示剂

酸碱指示剂（acid-base indicator）是能随溶液的 pH 变化呈现不同颜色的一类有机化合物。常用酸碱指示剂一般是有机弱酸（如酚酞、石蕊）或弱碱（如甲基橙、甲基红），其酸式型体和碱式型体结构不同，有不同颜色。当溶液的 pH 改变时，解离平衡移动，指示剂的酸式型体和碱式型体通过得失质子相互转化，从而引起溶液颜色的明显变化。

若用 HIn 和 $In^-$ 分别表示弱酸型指示剂的酸式和碱式型体，一定温度下，它们在溶液中的质子转移平衡为：

$$\underset{（酸式）}{HIn} + H_2O \rightleftharpoons H_3O^+ + \underset{（碱式）}{In^-}$$

酸式和碱式型体各有特殊颜色的指示剂称为双色指示剂（two-colour indicator）；只有酸式或碱式型体有颜色的指示剂为单色指示剂（one-color indicator）。

根据上述质子转移平衡可知：

$$K_{HIn} = \frac{[H_3O^+][In^-]}{[HIn]} \quad (9\text{-}11)$$

式中，$K_{HIn}$ 为酸型指示剂的解离常数，简称指示剂的酸常数。

$$[H_3O^+] = \frac{K_{HIn}[HIn]}{[In^-]} \quad (9\text{-}12)$$

两边各取负对数，可得：

$$pH = pK_{HIn} + \lg\frac{[In^-]}{[HIn]} \quad (9\text{-}13)$$

由式（9-13）可知：

（1）$[In^-]$ 与 $[HIn]$ 的比值取决于溶液的 $[H_3O^+]$。溶液的 pH 变化，指示剂的酸式与碱式型体浓度随之变化，即 $[In^-]/[HIn]$ 改变，从而引起溶液的颜色变化。这是酸碱指示剂的变色原理。

（2）人眼对颜色的辨别能力有限，一般认为，当 $[In^-]/[HIn] \geqslant 10$，即当 $pH \geqslant pK_{HIn} + 1$ 时，人眼只能观察到 $In^-$ 的颜色；当 $[In^-]/[HIn] \leqslant 0.1$，即当 $pH \leqslant pK_{HIn} - 1$ 时，人眼只能观察到 HIn 的颜色；因此，当溶液的 pH 由 $pK_{HIn} + 1$ 变化到 $pK_{HIn} - 1$ 时，就能明显地观察到指示剂由碱式色变为酸式色。通常把 $pH = pK_{HIn} \pm 1$ 称为指示剂的理论变色范围（color change interval）。

（3）当 $pH = pK_{HIn}$ 时，$[In^-] = [HIn]$，指示剂显示酸式色和碱式色的等量混合色，此时溶液的 pH 称为指示剂的变色点（color change point）。

由于人眼对不同颜色的敏感程度不同，加上两种颜色会互相掩盖，实际观察结果与理论值存在一定偏差，指示剂的变色范围通常略小于 2 个 pH 单位。如甲基橙的变色点 pH = 3.7，理论变色范围为 2.7 ~ 4.7，而实际变色范围为 pH = 3.1 ~ 4.4。几种常用酸碱指示剂及变色范围见表 9-1。

**表 9-1 常用酸碱指示剂及变色范围**

| 指示剂 | 变色范围（pH） | 变色点（$pH=pK_{HIn}$） | 酸色 | 过渡色 | 碱色 |
|---|---|---|---|---|---|
| 百里酚蓝 | 1.2 ~ 2.8 | 1.7 | 红色 | 橙色 | 黄色 |
| 甲基橙 | 3.1 ~ 4.4 | 4.1 | 红色 | 橙色 | 黄色 |
| 溴酚蓝 | 3.0 ~ 4.6 | 4.1 | 黄色 | 蓝紫 | 紫色 |
| 甲基红 | 4.4 ~ 6.2 | 5.0 | 红色 | 橙色 | 黄色 |
| 溴百里酚蓝 | 6.2 ~ 7.6 | 7.3 | 黄色 | 绿色 | 蓝色 |
| 中性红 | 6.8 ~ 8.0 | 7.4 | 红色 | 橙色 | 黄色 |
| 酚酞 | 8.0 ~ 9.6 | 9.1 | 无色 | 粉红 | 红色 |
| 百里酚酞 | 9.4 ~ 10.6 | 10.0 | 无色 | 淡蓝 | 蓝色 |

## 二、滴定曲线和指示剂的选择

在酸碱滴定中要使滴定误差小，必须选滴定终点与计量点尽可能吻合的指示剂。为此，必须了解滴定过程中溶液 pH 的变化情况，尤其计量点附近（± 0.1% 的误差）的 pH 变化。因为只有在这一变化范围内变色的指示剂，才能用来指示滴定终点。滴定过程中，溶液 pH 随酸（或碱）标准溶液的加入而变化的曲线为滴定曲线（titration curve）。

### （一）强酸与强碱的滴定

强酸与强碱相互滴定的基本反应为：

$$H_3O^+ + OH^- \xlongequal{} 2H_2O$$

**1. 滴定曲线** 以 0.100 0 mol · $L^{-1}$ NaOH 溶液滴定 20.00 ml 0.100 0 mol · $L^{-1}$ HCl 溶液为例，讨论滴定过程中溶液 pH 的变化情况。

（1）滴定前：溶液的 pH 取决于 HCl 的初始浓度。

$$[H_3O^+] = c(HCl) = 0.100\,0\ mol \cdot L^{-1}$$

$$pH = -\lg[H_3O^+] = 1.00$$

（2）滴定开始到计量点前：此时 $V_a > V_b$，溶液 pH 取决于剩余 HCl 的浓度。

$$[H_3O^+] = \frac{c_aV_a - c_bV_b}{V_a + V_b}$$

当滴入 19.80 ml NaOH 溶液时，溶液的酸度为：

$$[H_3O^+] = \frac{0.100\,0\ mol \cdot L^{-1} \times (20.00 - 19.80)ml}{(20.00 + 19.80)ml} = 5.0 \times 10^{-4}\ mol \cdot L^{-1}$$

$$pH = -\lg[H_3O^+] = -\lg 5.0 \times 10^{-4} = 3.30$$

当滴入 19.98 ml NaOH 溶液时（计量点前约半滴，相对误差为 –0.1%），溶液的酸度为：

$$[H_3O^+] = \frac{0.100\,0\ mol \cdot L^{-1} \times (20.00 - 19.80)ml}{(20.00 + 19.80)ml} = 5 \times 10^{-5}\ mol \cdot L^{-1}$$

$$pH = 4.3$$

（3）滴定至计量点时：此时 $V_a = V_b = 20.00$ ml，NaOH 与 HCl 恰好反应完全，溶液的酸度来自水的解离。

$$[H_3O^+] = [OH^-] = \sqrt{K_w} = \sqrt{1.00 \times 10^{-14}} = 1.00 \times 10^{-7}\ mol \cdot L^{-1}$$

$$pH = 7.00$$

（4）滴定至计量点后：此时 $V_a < V_b$，溶液酸度取决于过量的 NaOH 浓度。当滴入 20.02 ml NaOH 溶液时（计量点后约半滴，相对误差为 + 0.1%），酸度为：

$$[OH^-] = \frac{c_bV_b - c_aV_a}{V_a + V_b}$$

$$[OH^-] = \frac{0.100\,0\ mol \cdot L^{-1} \times (20.02 - 20.00)ml}{(20.00 + 20.02)ml} = 5 \times 10^{-5}\ mol \cdot L^{-1}$$

$$pOH = -\lg[OH^-] = -\lg 5.0 \times 10^{-5} = 4.3$$

$$pH = 14.0 - pOH = 14.0 - 4.3 = 9.7$$

按类似方法计算滴定过程中溶液的 pH，列于表 9-2 中。

表 9-2　用 0.100 0 mol · L$^{-1}$ NaOH 滴定 20.00 ml 0.100 0 mol · L$^{-1}$ HCl 溶液 pH 的变化

| 加入 NaOH 溶液体积（ml） | HCl 溶液被滴定的百分数（%） | 剩余 HCl 溶液体积（ml） | 过量 NaOH 溶液体积（ml） | pH | |
|---|---|---|---|---|---|
| 0.00 | 0.00 | 20.00 | | 1.00 | |
| 18.00 | 90.00 | 2.00 | | 2.28 | |
| 19.80 | 99.00 | 0.20 | | 3.30 | |
| 19.98 | 99.90 | 0.02 | | 4.3 | 突跃范围 |
| 20.00 | 100.0 | 0.00 | | 7.00 | |
| 20.02 | 100.1 | | 0.02 | 9.7 | |
| 20.20 | 101.0 | | 0.20 | 10.70 | |
| 22.00 | 110.0 | | 2.00 | 11.70 | |
| 40.00 | 200.0 | | 20.00 | 12.50 | |

以 NaOH 溶液的加入量为横坐标，滴定混合溶液的 pH 为纵坐标作图，绘制滴定曲线，如图 9-1 所示。

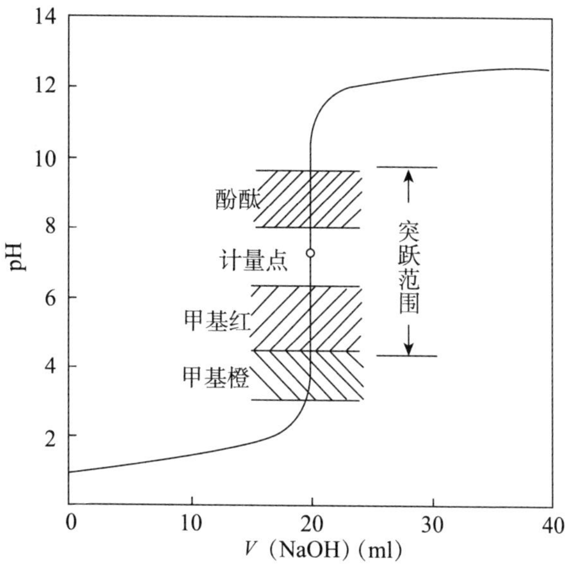


图 9-1　0.100 0 mol · L$^{-1}$ NaOH 溶液滴定 20.00 ml 0.100 0 mol · L$^{-1}$ HCl 的滴定曲线

从表 9-2 和图 9-1 可以看出：

（1）从滴定开始到加入 NaOH 溶液 19.98 ml 时，99.9% 的 HCl 溶液已被中和，溶液 pH 从 1.00 增大到 4.3，改变仅 3.3 个 pH 单位，曲线较平坦。

（2）在化学计量点前后 ± 0.1% 范围内，加 NaOH 溶液仅变化 0.04 ml（从 19.98 ml 滴到 20.02 ml，约 1 滴），溶液的 pH 从 4.3 增到 9.7，pH 迅速改变 5.4 个 pH 单位。这种 pH 的急剧改变，形成滴定曲线中的“突跃”部分，称为滴定突跃（titration jump）。突跃所在的 pH 范围，称为滴定突跃范围（titration jump range），简称突跃范围。以上滴定突跃范围为 4.3 ~ 9.7。

（3）滴定突跃后继续加 NaOH 溶液，溶液的 pH 变化越来越缓慢，故曲线又转为平缓。

若用 0.100 0 mol · L$^{-1}$ HCl 溶液滴定 20.00 ml 同浓度 NaOH 溶液，可得一条与图 9-1 曲线对称的滴定曲线。

**2. 指示剂的选择**　所选指示剂在突跃范围内能发生较明显的颜色变化，即指示剂的变色范围全部或部分落在突跃范围内。指示剂的变色点尽可能靠近化学计量点。因此，0.100 0 mol · $L^{-1}$ NaOH 滴定同浓度 HCl 溶液的 pH 突跃范围为 4.3 ~ 9.7，可选甲基橙（3.1 ~ 4.4）、酚酞（8.0 ~ 9.6）、甲基红（4.4 ~ 6.2）等为指示剂。

**3. 突跃范围与酸碱浓度的关系** 突跃范围的大小，与标准溶液和试样的浓度有关。例如，分别用浓度为 1.000 mol · $L^{-1}$、0.100 0 mol · $L^{-1}$、0.010 00 mol · $L^{-1}$ 的 NaOH 溶液滴定同浓度的 HCl 溶液，所得 pH 突跃范围分别为 3.3 ~ 10.7、4.3 ~ 9.7 和 5.3 ~ 8.7。可见，酸碱浓度降低 10 倍时，突跃范围减少 2 个 pH 单位。即溶液浓度越大，突跃范围大，可选的指示剂多；溶液浓度太低，突跃范围小，指示剂的选择受限。一般酸碱溶液的浓度以 0.1 ~ 0.5 mol · $L^{-1}$ 为宜。

### （二）强碱与弱酸的滴定

**1. 滴定曲线** 强碱滴定弱酸 HB 的基本反应为：

$$HB + OH^- = H_2O + B^-$$

以 0.100 0 mol · $L^{-1}$ NaOH 滴定 20.00 ml 0.100 0 mol · $L^{-1}$ HAc 为例，来讨论这类滴定过程中溶液 pH 的变化情况。

（1）滴定前：溶液中的 HAc 浓度为 0.100 0 mol · $L^{-1}$。

$$\because K_a c_a > 20K_w,\ c_a/K_a > 500$$

$$\therefore [H_3O^+] = \sqrt{K_a c_a} = \sqrt{1.8\times10^{-5}\times0.100\,0}\ \text{mol}\cdot L^{-1} = 1.34\times10^{-3}\ \text{mol}\cdot L^{-1}$$

$$pH = 2.87$$

（2）滴定开始到计量点前：溶液中过量的 HAc 及产物 NaAc 组成缓冲体系，溶液的 pH 可根据缓冲公式计算：

$$pH = pK_a + \lg\frac{[Ac^-]}{[HAc]}$$

当滴入 19.98 ml NaOH 溶液时，溶液 pH 为：

$$pH = pK_a + \lg\frac{c(NaOH)\cdot V(NaOH)}{[c(HAc)\cdot V(HAc) - c(NaOH)\cdot V(NaOH)]}$$

$$\because c(NaOH) = c(HAc) = 0.100\,0\ \text{mol}\cdot L^{-1}$$

$$\therefore pH = pK_a + \lg\frac{V(NaOH)}{V(HAc) - V(NaOH)}$$

$$pH = 4.75 + \lg\frac{19.98\ \text{ml}}{(20.00 - 19.98)\text{ml}} = 7.8$$

（3）滴定至计量点时：滴入的 20.00 ml NaOH 与 20.00 ml HAc 恰好反应完全，得到 0.050 00 mol · $L^{-1}$ 的 NaAc 溶液，溶液中 $[OH^-]$ 计算如下：

$$\because K_a = 1.8\times10^{-5},\ K_b = \frac{K_w}{K_a} = \frac{1.0\times10^{-14}}{1.8\times10^{-5}} 5.6\times10^{-10}$$

$$c_b K_b = 0.050\,00\times5.6\times10^{-10} > 20K_w,\ \frac{c_b}{K_b} = \frac{0.050\,00}{5.6\times10^{-10}} > 500$$

$$\therefore [OH^-] = \sqrt{K_b c_b} = \sqrt{5.6\times10^{-10}\times0.050\,00}\ \text{mol}\cdot L^{-1} = 5.3\times10^{-6}\ \text{mol}\cdot L^{-1}$$

$$pOH = 5.27,\ 则\ pH = 8.73$$

（4）滴定至化学计量点后：因 NaOH 溶液过量，溶液组成为 NaAc + NaOH，溶液 pH 取决于过量 NaOH 的浓度。当滴入 20.02 ml NaOH 溶液时，溶液的 $[OH^-]$ 为：

$$[OH^-]=\frac{0.1000\ \text{mol}\cdot L^{-1}\times(20.02-20.00)\text{ml}}{(20.00+20.02)\text{ml}}=5\times10^{-5}\ \text{mol}\cdot L^{-1}$$

$$pOH = 4.3，则\ pH = 9.7$$

用类似方法计算各点溶液的 pH，列于表 9-3 中，绘制滴定曲线如图 9-2 所示。

**表 9-3　0.100 0 mol · $L^{-1}$ NaOH 滴定 20.00 ml 0.100 0 mol · $L^{-1}$ HAc 溶液 pH 的变化**

| 加入 NaOH 溶液的体积（ml） | HAc 被中和的百分数（%） | 剩余 HAc 的体积（ml） | 过量 NaOH 溶液体积（ml） | pH | |
|---|---|---|---|---|---|
| 0.00 | 0.00 | 20.00 | | 2.88 | |
| 18.00 | 90.00 | 2.00 | | 5.70 | |
| 19.80 | 99.00 | 0.20 | | 6.73 | |
| 19.98 | 99.90 | 0.02 | | 7.8 | 突跃范围 |
| 20.00 | 100.0 | 0.00 | | 8.73 | |
| 20.02 | 100.1 | | 0.02 | 9.7 | |
| 20.20 | 101.0 | | 0.20 | 10.70 | |
| 22.00 | 110.0 | | 2.00 | 11.70 | |
| 40.00 | 200.0 | | 20.00 | 12.50 | |

**2. 指示剂的选择**　由图 9-2 可知滴定突跃范围是 7.8 ~ 9.7，在碱性范围内，应选择在碱性范围内变色的指示剂。酚酞和百里酚酞是合适的指示剂。

**3. 滴定突跃与弱酸强度的关系**　在弱酸的滴定中，滴定突跃范围不仅与酸、碱的浓度有关，还与弱酸的强弱有关。从 0.100 0 mol · $L^{-1}$ NaOH 溶液滴定 0.100 0 mol · $L^{-1}$ 不同强度的一元弱酸的滴定曲线（图 9-3）可以看出：当弱酸的浓度相同时，酸越强（$K_a$ 越大），突跃范围越大；酸越弱（$K_a$ 越小），突跃范围越小。当弱酸的浓度为 0.100 0 mol · $L^{-1}$ 且 $K_a \leqslant 10^{-7}$ 时，已没有明显的滴定突跃，无法用一般酸碱指示剂确定滴定终点。因此，只有当弱酸的 $c_aK_a \geqslant 10^{-8}$ 时，才能用指示剂准确地指示终点，故常将 $c_aK_a \geqslant 10^{-8}$ 作为弱酸能否被强碱直接准确滴定的依据。类似地，常把 $c_bK_b \geqslant 10^{-8}$ 作为弱碱能否被强酸直接准确滴定的依据。

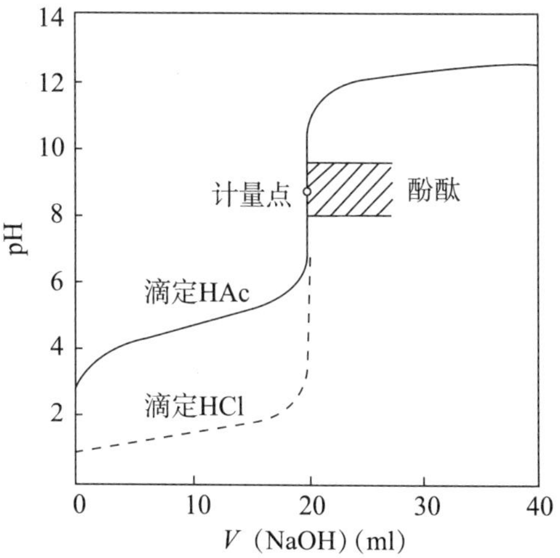


**图 9-2　0.100 0 mol · $L^{-1}$ NaOH 溶液滴定 20.00 ml 0.100 0 mol · $L^{-1}$ HAc 的滴定曲线**

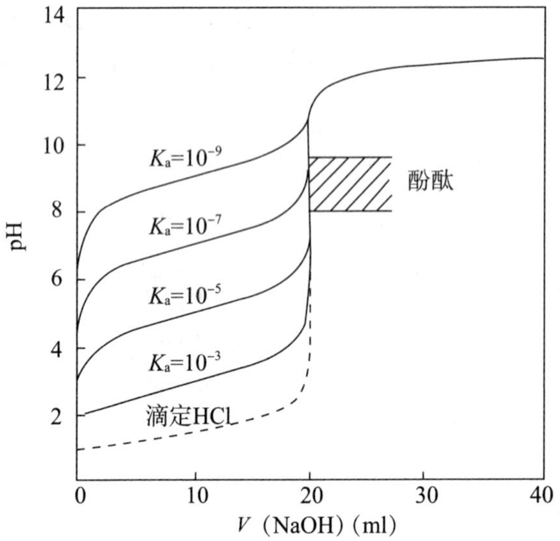


**图 9-3 0.100 0 mol · L$^{-1}$ NaOH 溶液滴定 0.100 0 mol · L$^{-1}$ 不同强度酸的滴定曲线**

## 三、酸碱标准溶液的配制与标定

### （一）酸标准溶液

盐酸和硫酸都能用来配制标准溶液，其中盐酸最为常用。由于浓盐酸容易逸出 HCl 气体，故不能直接配成准确浓度的溶液，而是先配成近似于所需浓度（一般为 0.1 mol · L$^{-1}$）的溶液，然后用基准物质标定。

标定盐酸溶液的常用基准物质是无水碳酸钠（$Na_2CO_3$）或硼砂（$Na_2B_4O_7 \cdot 10H_2O$）。

用 $Na_2CO_3$ 标定 HCl 溶液的滴定反应为：

$$Na_2CO_3 + 2HCl \xlongequal{\quad} 2NaCl + CO_2\uparrow + H_2O$$

计量点时溶液 pH 为 3.80，选用甲基橙作指示剂，HCl 溶液的浓度为：

$$c(HCl) = \frac{2m(Na_2CO_3)}{M(Na_2CO_3)V(HCl)}$$

若用硼砂标定 HCl 溶液，则滴定反应为：

$$Na_2B_4O_7 + 2HCl + 5H_2O \xlongequal{\quad} 4H_3BO_3 + 2NaCl$$

计量点时溶液 pH 为 5.10，可选用甲基红作指示剂，HCl 溶液的浓度为：

$$c(HCl) = \frac{2m(Na_2B_4O_7 \cdot 10H_2O)}{M(Na_2B_4O_7 \cdot 10H_2O)V(HCl)}$$

【例 9-2】 称取无水 $Na_2CO_3$ 基准物质 0.123 6 g，以甲基橙作指示剂，标定 HCl 溶液（近似浓度 0.1 mol · L$^{-1}$），消耗 HCl 溶液 21.42 ml。计算 HCl 溶液的准确浓度。

解：根据 $Na_2CO_3$ 标定 HCl 溶液的计量关系式，得

$$c(HCl)=\frac{2m(Na_2CO_3)}{M(Na_2CO_3)\cdot V(HCl)}$$
$$=\frac{2\times 0.123\,6\ g}{106.0\ g\cdot mol^{-1}\times 21.42\times 10^{-3}\ L}$$
$$=0.108\,9\ mol\cdot L^{-1}$$

### （二）碱标准溶液

常用来配制碱标准溶液的物质有 NaOH 和 KOH，其中 NaOH 最常用。由于 NaOH 有较强的吸湿性，且能吸收 $CO_2$，故只能用间接法配制，即配成与所需浓度（一般为 0.1 mol · $L^{-1}$）相近的溶液，然后用基准物质标定。

标定 NaOH 溶液常用基准物质结晶草酸（$H_2C_2O_4\cdot 2H_2O$）或邻苯二甲酸氢钾（$KHC_8H_4O_4$）等。其中邻苯二甲酸氢钾（$KHC_8H_4O_4$）稳定，不易吸收水分，且摩尔质量较大，易制纯，是标定 NaOH 溶液最常用的基准物质。标定反应为：

$$KHC_8H_4O_4+NaOH = KNaC_8H_4O_4+H_2O$$

计量点时溶液的 pH 约 9.1，可选酚酞为指示剂。

摩尔质量较小的结晶草酸为二元酸，性质非常稳定，标定 NaOH 的反应为：

$$H_2C_2O_4+2NaOH = Na_2C_2O_4+2H_2O$$

计量点时溶液的 pH 约 8.4，可选酚酞为指示剂。

## 四、酸碱滴定应用示例

酸碱滴定法应用广泛，以食醋酸度的测定为例来说明其应用。

食醋中常含有乙酸（醋酸）、乳酸及其他有机酸，其中乙酸含量（30 ~ 50 g · $L^{-1}$）最多，酸碱滴定法只能测定食醋的总酸度，且常用含量较多的乙酸来表示。NaOH 标准溶液滴定食醋的反应为：

$$HAc+NaOH = NaAc+H_2O$$

化学计量点时，溶液的 pH = 8.73，突跃范围为 7.8 ~ 9.7，可选酚酞为指示剂。先准确移取市售食醋 $V$ ml 于 250.0 ml 容量瓶，加蒸馏水稀释至刻度线，充分摇匀得食醋稀溶液。再准确移取稀释液 25.00 ml 置于锥形瓶，加 2 滴酚酞，用 NaOH 标准溶液滴定至溶液呈淡红色（且 30 s 内不褪色）即达滴定终点。平行操作 2 ~ 3 次，食醋中 HAc 的质量浓度为：

$$\rho(HAc)=\frac{c(NaOH)\cdot V(NaOH)\cdot M(HAc)}{V(\text{食醋})\times\frac{25.00}{250.0}}$$

式中，$\rho$ 为 HAc 的质量浓度（g · $L^{-1}$），$c$（NaOH）和 $V$（NaOH）分别为 NaOH 标准溶液的浓度（mol · $L^{-1}$）和体积（ml），$M$（HAc）为 HAc 的摩尔质量（g · $mol^{-1}$），$V$（食醋）为所取市售食醋的总体积（ml）。

临床应用

**返滴定法测定血浆中 $CO_2$ 的结合力**

有些被测物本身酸性或碱性很弱，不能用碱或酸标准溶液直接准确测定其含量，但借助一些反应可增强其酸性或碱性，或利用某些反应生成定量的酸或碱，再用间接滴定法测定被测物的含量。人体血浆中约95%以上的 $CO_2$ 以 $NaHCO_3$ 形式存在，因 $NaHCO_3$ 碱性较弱，与HCl反应较慢，故常用返滴定法测定血浆中 $CO_2$ 的结合力。即准确移取一定量血浆，准确加入定量过量的HCl标准溶液，使其与血浆中 $NaHCO_3$ 充分反应，并逸出生成的 $CO_2$，再用NaOH标准溶液滴定剩余的HCl滴定液，反应为：

$$NaHCO_3 + HCl = NaCl + CO_2\uparrow + H_2O$$

$$NaOH + HCl = NaCl + H_2O$$

血浆中 $CO_2$ 的含量为：

$$\rho(CO_2) = \frac{[c(HCl)\cdot V(HCl) - c(NaOH)\cdot V(NaOH)]\cdot M(CO_2)}{V(血浆)}$$

## 习题九

1. 写出下列数据的有效数字的位数。

（1）1.502　（2）0.030 50　（3）$4.6\times10^{-5}$　（4）0.02%

（5）0.300%　（6）pH=4.52　（7）4600　（8）9.64

2. 修约下列数据为四位有效数字。

（1）2.341 5　（2）1.574 5　（3）0.322 251　（4）1.176 501

（5）6.423 5　（6）0.276 55

3. 如何选择合适的酸碱指示剂？滴定突跃大小对指示剂选择有什么影响？

4. 能否用强碱或强酸溶液直接准确滴定浓度均为 $0.10\ mol\cdot L^{-1}$ 的下列酸或碱？

（1）HCN　（2）$HBO_3$　（3）NaAc　（4）$NH_4Cl$

5. 用 $0.100\ 0\ mol\cdot L^{-1}$ NaOH标准溶液滴定 $0.100\ 0\ mol\cdot L^{-1}$ 甲酸（HCOOH），试计算达到化学计量点时溶液的pH？并说明需要选择哪种指示剂？并分析终点时溶液的颜色变化。

6. 准确称取邻苯二甲酸氢钾（$KHC_8H_4O_4$）基准物质1.682 4 g，加水溶解，转移至100.0 ml容量瓶，加水稀释至刻度线，摇匀得稀溶液，准确量取25.00 ml于锥形瓶，以酚酞为指示剂滴定至终点时消耗NaOH溶液21.34 ml。求此NaOH溶液的浓度。

7. 准确量取食醋样品10.00 ml，以酚酞为指示剂，用 $0.216\ 5\ mol\cdot L^{-1}$ NaOH标准溶液滴定至终点时消耗NaOH溶液22.54 ml。试求食醋样品中HAc的质量浓度？

（张运良）

# 第十章

# 分光光度法

第十章数字资源

分光光度法（spectrophotometry）是研究物质吸收单色光的性质和强度的方法。分光光度法具有测量仪器结构简单、操作简便、测定快速、灵敏度高、准确度好、应用广泛等优点。测量物质浓度可低至 $10^{-6} \sim 10^{-5}$ mol·L$^{-1}$，测量相对误差一般为 2% ~ 5%，常见于医药、卫生、工农业生产、环保等领域的微量及痕量组分分析。按仪器光源的波长范围可分为紫外分光光度法（200 ~ 380 nm）、可见分光光度法（380 ~ 760 nm）、红外光谱法（0.76 ~ 1000 μm）。本章主要介绍可见分光光度法的基本原理、常用仪器、测量方法及测量条件选择。

## 第一节　分光光度法的基本原理

### 一、物质的吸收光谱

当自然光透过棱镜时，其中白光波段将被色散为红、橙、黄、绿、青、蓝、紫等不同颜色的可见光。含有多种波长的一束光称为复色光；只含一种波长的一束光则称为单色光（如激光）。

两种不同颜色的单色光按一定强度比例混合呈现出白色，这两种单色光彼此称为互补色光，图 10-1 中直线相连的两种色光即为互补色光。物质呈现不同颜色与它选择性吸收特定波长的光有关。当一束白光通过有色溶液时，溶液一定会吸收其颜色对应的互补色光。例如：红色碱性酚酞溶液一定吸收青光；蓝色 $CuSO_4$ 溶液一定吸收黄光。若溶液无色透明，则溶液不吸收可见光。

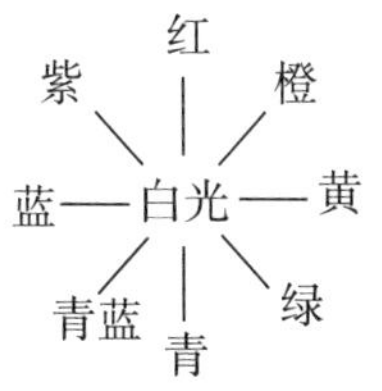

**图 10-1　互补色光示意图**

用分光光度计（spectrophotometer）测量物质吸收单色光的波长及强度，可以分析物质的性质和含量，这是物质对光选择性吸收性质的实际应用。溶液对一定波长光的吸收程度，称为吸光度（absorbance），用符号 $A$ 表示。用不同波长的单色光照射某溶液，可以测得溶液对各种单色光的吸光度，以入射光波长 $\lambda$ 为横坐标，吸光度 $A$ 为纵坐标，绘制的 $A$-$\lambda$ 曲线图称为该溶液的吸收光谱（absorption spectrum）或吸收曲线（absorption curve）。吸收光谱的特征反映了溶液中溶质的结构信息，当被测物质结构相同时，其选择性吸收光的情况相同。图 10-2 中四条曲线分别代表四种不同浓度三（邻二氮菲）合铁（Ⅱ）配合物溶液的吸收光谱，各条曲线形状基本相同，吸光度最大处的波长都为 508 nm，此波长称为三（邻二氮菲）合铁（Ⅱ）配合物溶液的最大吸收波长（$\lambda_{max}$）。通过比较吸收光谱特征判断是否为同种物质的方法属于定性分析。

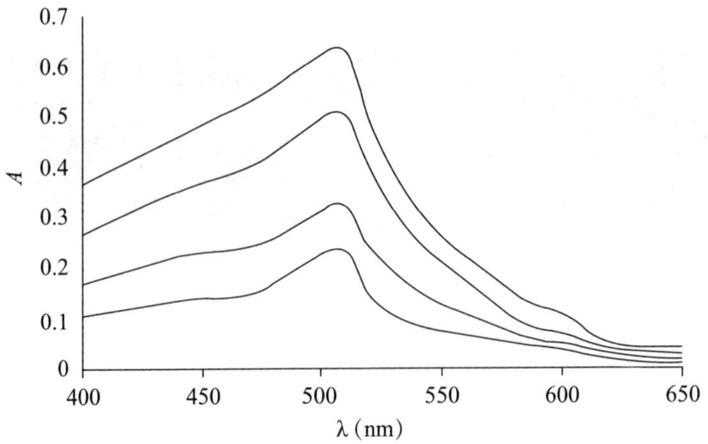


**图 10-2　四种不同浓度三（邻二氮菲）合铁（Ⅱ）配合物溶液的吸收光谱**

## 二、透光率和吸光度

由图 10-3 可见，一定强度（$I_0$）单色光通过均匀透明、无散射现象的溶液时，光的一部分被吸收（$I_a$）、一部分被反射（$I_r$）、一部分透过溶液（$I_t$）。则有：

$$I_0 = I_a + I_t + I_r \tag{10-1}$$

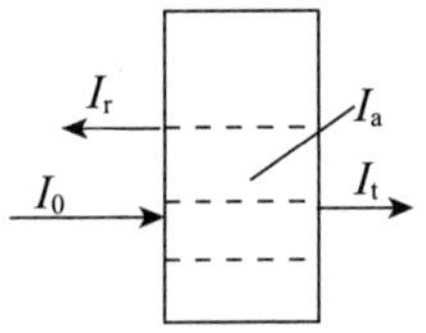


**图 10-3　光通过溶液的情况**

在分光光度法的实际操作中，通常用参比溶液作背景对照，以消除被测物质所在环境对光的吸收，同时也消除反射光的干扰，因此，式（10-1）可简化为：

$$I_0 = I_a + I_t \tag{10-2}$$

当入射光强度稳定时，溶液吸收光强度 $I_a$ 越大，透射光强度 $I_t$ 则越小，透光率 $T$（transmittance）表示透射光强度 $I_t$ 与入射光强度 $I_0$ 之比：

$$T = \frac{I_t}{I_0} \tag{10-3}$$

分光光度法中一般用透光率的负对数表示吸光度 $A$：

$$A = -\lg T = \lg \frac{I_0}{I_t} \tag{10-4}$$

溶液对光的吸收程度与溶质、溶剂、入射光波长、浓度、液层厚度、温度等因素有关。在分光光度法实验操作中，用参比溶液校正仪器后，则消除了被测物质周围环境的干扰，测得溶液的吸光度 $A$ 即为被测物质对入射光的吸收程度。

## 三、Lambert-Beer 定律

Lambert 于 1760 年研究了溶液吸光度与液层厚度的关系，Beer 于 1852 年研究了吸光度

与溶液浓度的关系，将两者综合起来即为 Lambert-Beer 定律，这是物质对光吸收的基本定律，也是分光光度法定量分析的基础。

Lambert-Beer 定律：当一束平行单色光通过均匀透明、无散射现象的溶液时，在光强度、温度等条件不变情况下，吸光度与溶液浓度及液层厚度之积成正比，可表示为：

$$A = kbc \tag{10-5}$$

式中：$k$ 为吸光系数（absorptivity），在一定波长入射光条件下，$k$ 值等于吸光物质在单位浓度和单位液层厚度时的吸光度；$b$ 为液层厚度（单位：cm）；$c$ 为溶液浓度。$k$ 与被测物质性质、入射光波长、溶液浓度表示方法、溶剂种类、温度等因素有关。根据溶液浓度单位不同，$k$ 通常有以下三种表达方式。

**1. 摩尔吸光系数（molar absorptivity）** 溶液浓度用物质的量浓度 $c$（$mol \cdot L^{-1}$）表示时，则 Lambert-Beer 定律可表示为：

$$A = \varepsilon bc \tag{10-6}$$

式中，$\varepsilon$ 为摩尔吸光系数，单位为升每摩尔厘米（$L \cdot mol^{-1} \cdot cm^{-1}$）。

**2. 质量吸光系数（mass absorptivity）** 溶液浓度用质量浓度 $\rho$（$g \cdot L^{-1}$）表示时，则 Lambert-Beer 定律可表示为：

$$A = ab\rho \tag{10-7}$$

式中，$a$ 为质量吸光系数，单位为升每克厘米（$L \cdot g^{-1} \cdot cm^{-1}$）。

若被测物质的摩尔质量为 $M_B$，$a$ 和 $\varepsilon$ 可通过下式换算：

$$\varepsilon = aM_B \tag{10-8}$$

**3. 比吸光系数（specific absorptivity）** 指 100 ml 溶液含 1 g 溶质时的吸光系数，在医药学上常用，用符号 $E_{1\,cm}^{1\%}$ 表示，它与 $\varepsilon$ 和 $a$ 的关系分别为：

$$E_{1\,cm}^{1\%} = \frac{\varepsilon \times 10}{M_B} \tag{10-9}$$

$$a = 0.1E_{1\,cm}^{1\%} \tag{10-10}$$

物质的 $\varepsilon$、$a$ 或 $E_{1\,cm}^{1\%}$ 都是用来表示物质对单色光吸收能力的参数，一定条件下，吸光系数是定性鉴别物质的重要特征常数之一。它们的数值越大，表明一定浓度溶液对单色光的吸收能力越强，吸光度也越大，测量灵敏度也越高。

吸光度具有加和性，对于多组分体系，若各种吸光物质之间没有相互作用，体系的吸光度等于各组分吸光度之和。

$$A_{总} = A_1 + A_2 + \cdots\cdots + A_n \tag{10-11}$$

式中，$A_1$、$A_2$ ……$A_n$ 分别为体系中各组分的吸光度，吸光度的这种加和性是溶液中各组分能够被分别测量的依据。

## 第二节　测量仪器和定量方法

### 一、分光光度计

分光光度计是测定物质吸光度的仪器。可见分光光度计测定波长范围为 360 ~ 1000 nm，常用 380 ~ 760 nm 波长范围的入射光，仪器型号种类很多，如 721 型、722 型，仪器基本部件及相互间的关系如下。

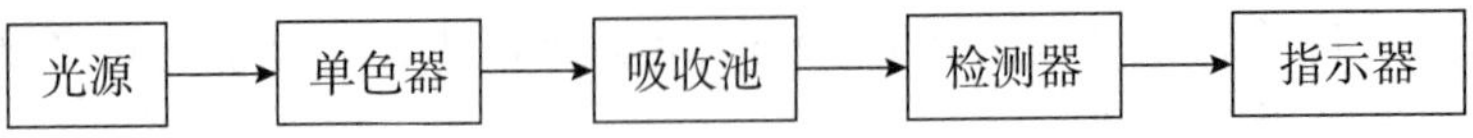


721 型分光光度计光学系统见图 10-4。

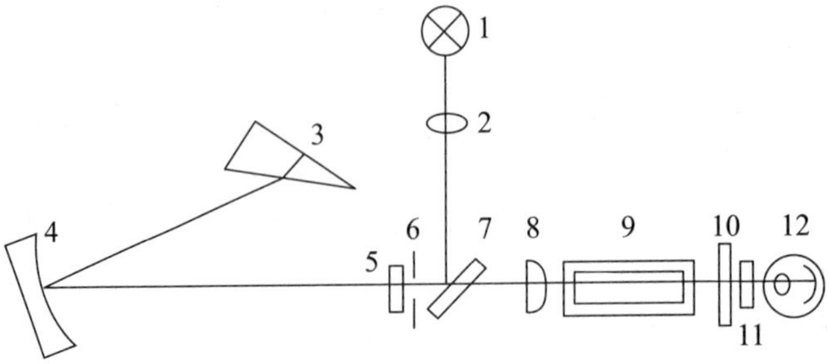


**图 10-4　721 型分光光度计光学系统示意图**

1. 光源；2. 聚光透镜；3. 棱镜；4. 准直镜；5. 保护玻璃；6. 狭缝；
7. 平面反射镜；8. 聚光透镜；9. 吸收池；10. 光门；11. 保护玻璃；12. 光电管

### （一）光源

可见分光光度计常用光源（light source）是钨灯或碘钨灯，能发出 320 ~ 3200 nm 的连续光谱，最适宜在 360 ~ 1000 nm 波长范围内使用。现代分光光度计多用辐射强度更大、寿命更长的碘钨灯作为光源。

### （二）单色器

单色器（monochromator）一般由入射狭缝、准直镜、色散元件、聚焦元件和出射狭缝等几部分组成。其作用是将光源发出的复色光按波长顺序分离出单色光，其性能差异直接影响入射光的单色性，从而影响仪器测量的灵敏度、选择性、标准曲线线性等。单色器的核心部分是色散元件，一般为棱镜或光栅。

### （三）吸收池

吸收池（absorption cell）是用于盛放分析试样的器皿，也称比色皿。可见分光光度法一般用玻璃吸收池，常用规格有 0.5 cm、1.0 cm、2.0 cm、3.0 cm 等。实验中吸收池的光学面必须保持洁净且垂直于光束方向。若配对使用的吸收池有差异，分析结果将产生误差，实验中为了减小吸收池差异带来的测量误差，吸收池透光率差异值要求小于 0.5% 时才能配对使用。

### （四）检测器

检测器（detector）是测量透射光强度的装置，并将透射光强度信号转换成电信号输出到指示器。分光光度计常选用光电管作检测器；精密度高的仪器则选用光电倍增管，其检测灵敏度比一般光电管显著提高。

### （五）指示器

指示器（indicator）是以适当方式将检测器输出的电信号显示出来，一般显示出吸光度 $A$、透光率 $T$，有的还可以转化成浓度或吸光系数等。

## 二、定量分析方法

Lambert-Beer 定律可用于有色液体、无色液体、气体或固体等非散射均匀体系的定量分析，但入射光仅适用于单色光。

根据 Lambert-Beer 定律，溶液浓度与吸光度之间成正比关系，因此，在一定波长条件下测量溶液的吸光度，就可以求出溶液的浓度。常用的定量分析方法有标准曲线法和标准对照法。

### （一）标准曲线法

标准曲线法是分光光度法中最常用的定量分析方法。测定时，先将标准品配成一系列不同浓度的标准溶液，置于相同厚度的吸收池中，在选定波长处（通常为 $\lambda_{max}$）分别测吸光度 $A$。然后以标准溶液浓度 $c$ 为横坐标，以测得吸光度 $A$ 为纵坐标，绘制 $A$-$c$ 曲线图，理论上该曲线为通过坐标原点的直线——标准曲线（standard curve）。在相同条件下测试样溶液吸光度 $A$，可在标准曲线上查出试样溶液的浓度。此法对批量样品测量很方便，注意试样溶液测量条件应与标准溶液测量条件一致，且试样溶液的浓度须控制在标准曲线线性范围内。图 10-5 为 $CuSO_4$ 溶液的标准曲线。

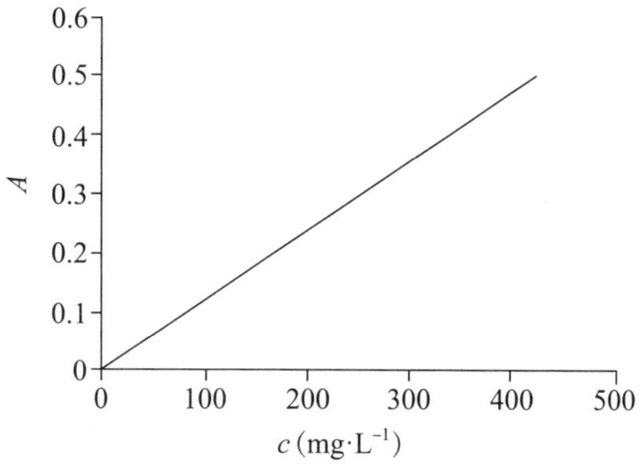


**图 10-5 $CuSO_4$ 溶液的标准曲线**

### （二）标准对照法

配制一个与待测溶液浓度相近的标准溶液（浓度为 $c_s$），测得吸光度为 $A_s$。在相同条件下测得待测溶液吸光度为 $A_x$，根据 Lambert-Beer 定律，待测溶液浓度 $c_x$ 的计算公式为：

$$c_x = \frac{A_x}{A_s} \times c_s \qquad (10\text{-}12)$$

标准溶液与被测试样溶液的浓度越接近，测量结果的误差越小。此法只需配制一份与样品溶液浓度相近的标准溶液，操作方便，适用于非经常性的分析工作。

【例 10-1】 检测人体尿样的肌酐含量是诊断肾损伤的指标，取受检人尿样 0.020 0 ml 于 10 ml 离心管中，加入 3.00 ml 纯水，再加入 0.500 ml 碱性苦味酸显色液，混匀后常温下显色 20 min，于 490 nm 波长处，以试样空白溶液校零，用 1.00 cm 吸收池测得吸光度为 0.35。取 $\rho_{肌酐标准} = 2.00\ g \cdot L^{-1}$ 的标准溶液 0.020 0 ml 于 10 ml 离心管中，加入 3.00 ml 纯水，再加入 0.500 ml 碱性苦味酸显色液，同样条件下测得吸光度为 0.32，计算肌酐的质量吸光系数和尿样中肌酐含量（正常人的尿样肌酐含量参考值为 0.3 ~ 3.0 $g \cdot L^{-1}$）。

Note

解：肌酐标准溶液显色后肌酐的浓度为

$$\rho_{标准}=\frac{2.00\ \text{g}\cdot\text{L}^{-1}\times0.020\ 0\ \text{ml}}{3.00\ \text{ml}+0.500\ \text{ml}+0.020\ 0\ \text{ml}}=1.14\times10^{-2}\ \text{g}\cdot\text{L}^{-1}$$

根据公式（10-7） $A=ab\rho$

$$a=\frac{A}{b\rho}=\frac{0.32}{1.00\ \text{cm}\times1.14\times10^{-2}\text{g}\cdot\text{L}^{-1}}=2.8\times10\ \text{L}\cdot\text{g}^{-1}\cdot\text{cm}^{-1}$$

应用公式（10-12），尿样中肌酐的浓度为

$$\rho_{尿样}=\frac{A_{尿样}}{A_{标准}}\times\rho_{肌酐标准}=\frac{0.35}{0.32}\times2.00=2.2\ \text{g}\cdot\text{L}^{-1}$$

根据尿样检测结果判断，受检人尿样的肌酐值正常。

**临床应用**

**分光光度法在临床尿常规检查中的应用**

1. 检测指标　临床尿常规分析的指标一般包含白细胞、酮体、尿胆原、胆红素、亚硝酸盐、蛋白质、葡萄糖、尿比重、隐血、pH、维生素C十一项。

2. 尿液分析仪的检测原理　利用尿常规各指标的特征物质显色反应后，对某种单色光的吸收和反射，反射光强度与指标的量有关。

3. 分析过程　将尿液直接加到已固化有不同试剂的多联试剂带上，尿液成分与多联试剂带上各种特殊试剂模块发生颜色反应，然后利用尿液分析仪产生的不同波长光源照射各模块，并检测各模块的反射光强度，与标准曲线比较后校正为测定值，以定性或半定量方式自动打印出结果。

4. 实例　尿胆原显色反应（重氮偶联反应）：尿胆原与重氮盐生成有色偶氮化合物。

## 第三节　分光光度法的误差及测定条件选择

分析测量所得的结果一定会有误差，在实际工作中，分析人员可通过设计测量条件来减小误差。

### 一、分光光度法的误差

Lambert-Beer 定律只适用于稀溶液，若被测溶液浓度较高，$A$-$c$ 关系将出现偏离 Lambert-Beer 定律的误差。分光光度法定量分析中引起偏离 Lambert-Beer 定律的原因较多，主要有仪器测量误差、溶液本身原因和主观误差。

#### （一）仪器测量误差

仪器测量误差由光源不稳定、光电流测量不准等因素引起。假设仪器测量透光率 $T$ 的误

差为 $\Delta T$，由测量结果计算出的浓度对应有 $\Delta c$ 的误差，由 Beer 定律可以推导出测量结果的相对误差$\frac{\Delta c}{c}$与溶液透光率 $T$ 的关系式为：

$$\frac{\Delta c}{c}=\frac{0.434\Delta T}{T\lg T} \tag{10-13}$$

若仪器测量误差 $\Delta T$ 恒为 0.01，以不同透光率 $T\times 100$ 为横坐标，对应浓度的相对误差$\frac{\Delta c}{c}$为纵坐标，绘得图 10-6。图 10-6 显示 $T$ 在 20% ~ 65%（对应 $A$ 值 0.2 ~ 0.7）时，测量结果的相对误差较小；曲线最低点处对应的 $T$ 值或 $A$ 值所产生的浓度相对误差最小，通过对式（10-13）的导数取零值计算出曲线最低点的 $T$ = 36.8%（$A$ = 0.434）。因此，实际工作中常通过调节被测溶液浓度大小或液层厚度等方法，将测量的 $A$ 值控制在 0.2 ~ 0.7，以保证测量结果的准确性。

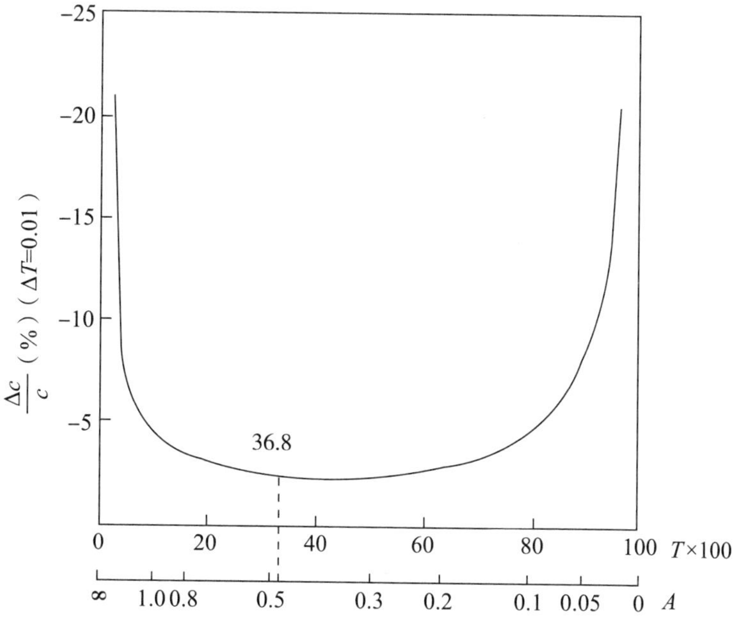


**图 10-6　测量误差与透光率的关系**

## （二）溶液偏离 Lambert-Beer 定律引起的误差

溶液偏离 Lambert-Beer 定律引起的误差表现为 $A$-$c$ 标准曲线线性较差，其主要原因有：

**1. 化学因素**　溶液中溶质因浓度改变而发生缔合、解离、溶剂化等现象致使溶液的吸光度改变。

**2. 光学因素**　Lambert-Beer 定律只适用于单色光，分光光度计由单色器分离出的“单色光”实际是一定狭小波长范围的复色光。入射光的单色性与仪器出射狭缝宽度有关，狭缝较宽时，入射光纯度较差，标准曲线的弯曲程度较显著，$A$-$c$ 曲线的线性关系不好，测量误差也较大。

## （三）主观误差

由操作不当引起的误差称为主观误差。测定过程应严格按操作步骤进行，特别是标准溶液和试样溶液的处理过程须按相同条件和相同步骤进行，操作的准确性越高、同步性越好，这类误差就越小。

Note

## 二、测定条件的选择

### （一）选择适当的显色剂

对无色或颜色不明显的物质，不能直接用可见分光光度计进行测量。须通过显色反应生成结构稳定的有色物质才能在可见光区进行测量。选择显色剂应满足以下要求。

（1）选择性好：显色剂尽可能只与被测组分发生显色反应。

（2）灵敏度高：显色产物的 $\varepsilon$ 值大于 $10^3$ 才有足够灵敏度，最好选择显色产物 $\varepsilon$ 值大于 $10^4$ 的显色剂。

（3）显色反应生成的有色化合物组成确定、性质稳定。

（4）显色剂在测定波长处无明显吸收。

### （二）选择合适的测定条件

**1. 入射光波长的选择** 入射光波长应根据被测溶液的吸收光谱选择。溶液中无干扰物质存在时，通常选择物质的最大吸收波长（$\lambda_{max}$）作入射光。在 $\lambda_{max}$ 附近吸收曲线平坦，附近波长光的吸光系数相差小，Lambert-Beer 定律线性关系好，且该波长处测量灵敏度最高。

**2. 显色剂用量** 为保证被测组分全部转化成有色化合物，一般会加入过量显色剂，但过多的显色剂可能会引起测量误差，也可能引起显色产物的组成变化。用实验确定显色剂用量的方法为：固定被测组分浓度和其他反应条件，只改变显色剂用量测吸光度，绘制吸光度与显色剂浓度关系曲线，在曲线平坦段内确定显色剂用量。

**3. 溶液酸度** 许多有色物质颜色与溶液 pH 有关。通过实验确定溶液酸度的方法为：固定溶液中待测组分和显色剂浓度，只改变溶液 pH 测吸光度，作 $A$-pH 曲线，选择最适宜 pH 条件。常用缓冲溶液维持体系 pH 稳定。

**4. 显色温度** 显色反应一般在室温下进行，对一些需要加热，且有色产物在高温下易分解的反应，也须通过实验作 $A$-$T$（温度）曲线确定最适宜显色温度。

**5. 显色时间** 不同显色反应的速度不相同，为了确定溶液吸光度达到稳定所需的时间，一般通过实验测定 $A$-$t$ 曲线，以确定最适宜显色时间。配制样品溶液和标准溶液时操作的同步性越好，显色时间差异越小，由此引起的测量误差也越小。

### （三）空白溶液的选择

用分光光度法分析样品时，为了使测得溶液的吸光度只反映被测物质对入射光的吸收程度，测量时需根据实际情况选择合适的空白溶液（也称参比溶液）消除背景干扰。常见空白溶液有：

**1. 溶剂空白** 对于试样简单、被测组分的其他共存成分对入射光无吸收，测量中只需考虑消除溶剂与吸收池的影响，可以选用溶剂作空白溶液。

**2. 试样空白** 若试样基体有色（含有色杂质），显色剂无色，且显色剂不与试样基体发生反应，可按显色反应相同条件处理试样，但不加显色剂，所得溶液为试样空白。

**3. 试剂空白** 如果显色剂或其他试剂在入射光波长处有吸收，按显色反应相同条件，除不加入试样外，加入同样量的试剂和溶剂，所得溶液为试剂空白。

### （四）共存离子的干扰与消除

若被测试样中含有一些共存离子，在检测条件下会对入射光产生吸收，则实际操作中常通过加入掩蔽剂、控制酸度、沉淀分离、离子交换或溶剂萃取等方法消除共存离子的干扰。

**知识拓展**

### 紫外分光光度法简介

对于许多自身无色且无法通过化学反应显色的物质，若其在紫外光区有特征吸收，则可选用紫外分光光度法测定。所有可见分光光度法的定性、定量规律都适用于紫外分光光度法。

紫外分光光度法选用入射光波长一般在 200 ~ 380 nm 的近紫外光区。常用紫外分光光度计仪器型号有 UV751-G、UV752N 型等，仪器结构和设计基本原理与可见分光光度计相似，主要区别是紫外光区用的光源是氢灯或氘灯，单色器部件和吸收池都需选用石英材质产品，检测器常采用高灵敏度的光电倍增管。

紫外分光光度法除用于物质的定性、定量分析外，还常用于物质的纯度鉴定，与其他分析方法配合也可进行有机化合物的结构分析。

## 习题十

1. 分光光度法中，如何绘制溶液的 $A$-$\lambda$ 曲线？该曲线有什么价值？

2. 分光光度法中，对某有色物质作 $A$-$c$ 标准曲线时，对入射光波长的选择有什么要求？如此选择入射光波长有什么好处？

3. 什么是质量吸光系数？什么是摩尔吸光系数？两者关系如何？

4. 含 0.042 0 mg $Fe^{2+}$ 的酸性样品溶液中用邻二氮菲显色后稀释至 50.00 ml，在波长 480 nm 处用 1.0 cm 吸收池测得吸光度为 0.380，含 $Fe^{2+}$ 水样 10.00 ml 同样条件下显色定容至 50.00 ml，同样条件下测得吸光度为 0.366，求含 $Fe^{2+}$ 水样的 $Fe^{2+}$ 含量为多少（$mg \cdot ml^{-1}$）？

5. 水溶性样品中含有 $FeCl_3$，用硫氰酸钾法显色样品中的 $Fe^{3+}$（杂质不干扰测量），用可见分光光度法测量标准 $Fe^{3+}$ 溶液显色后的比吸光系数 $E_{1\,cm}^{1\%}$（$\lambda_{480\,nm}$）为 600，取样品 0.480 g 溶于水并定容至 250.0 ml，量取此溶液 5.00 ml 按同样方法显色后稀释至 100.0 ml，摇匀，用 1.0 cm 吸收池，在 480 nm 波长处测得 $A$ 值为 0.420，求样品中 Fe 的质量分数。

（孙智勇）

# 第十一章

第十一章数字资源

# 有机化合物概述

## 第一节　有机化合物和有机化学

19 世纪以前，人们把来源于有生命的动植物体的物质称为有机化合物（简称有机物），从无生命的矿物中获得的物质称为无机化合物（简称无机物）。当时曾认为有机化合物只有在“生命力”的作用下才能产生。1828 年，德国化学家 F. Wöhler 在实验室用典型的无机化合物氰酸钾和氯化铵加热得到了尿素（哺乳动物的代谢产物）。此后，随着有机合成方法的发展，越来越多的有机化合物不断在实验室中合成出来。人们认识到有机化合物并不一定来自生物体，但有机化合物这一名词却沿用下来。

事实证明有机化合物均含有碳元素，绝大多数还含有氢元素，从结构上看，可以认为其他有机化合物是以碳氢化合物为基础衍变而成的，因此把有机化合物（organic compound）定义为碳氢化合物及其衍生物。

有机化学（organic chemistry）是研究有机化合物的组成、结构、性质及其变化规律的科学。有机化学是生命科学不可缺少的基础学科，也是医学教育的一门重要基础课程。组成人体、体现生命的主要物质是有机化合物，这些有机化合物是形成复杂生命现象的物质基础。

**临床应用**

**牛胰岛素**

人和动物胰腺内有一种岛形细胞，其分泌的蛋白激素称为胰岛素，胰岛素具有调节体内糖类代谢的功能。

1965 年 9 月 17 日，中国完成了结晶牛胰岛素全合成，经严格鉴定，它的结构、生物活性、理化性质、结晶形状都与天然牛胰岛素完全一样。这是世界上第一个人工合成的蛋白质，为人类认识生命、揭开生命奥秘迈出了可喜的一大步。

牛胰岛素具有抗炎、抗动脉硬化、抗血小板聚集的作用。牛胰岛素可增强成骨细胞活性，合成胶原纤维，促使骨质对氨基酸的摄取，还可促使维生素 D 的合成和钙的吸收，有利于骨质形成，适合于糖尿病合并骨质疏松的治疗。牛胰岛素低血糖疗法可用于中毒性精神病的精神错乱和震颤性谵妄，对焦虑、紧张和神经衰弱也有一定的疗效。

# 第二节　有机化合物的结构

有机化合物具有一些不同于无机化合物的普遍特点：易燃烧；熔点低；难溶于水，易溶于有机溶剂；不导电；化学反应速率慢，反应产物复杂；同分异构现象普遍，种类繁多等。这些特点是由有机化合物分子结构决定的，共价键是有机化合物分子结构的主要化学键。

## 一、共价键参数

在形成共价键时，由于成键原子的结合方式和杂化类型不同等原因，使共价键的键长、键角、键能和键的极性有差别。这些差别直接影响了有机化合物的空间结构和理化性质。

**1. 键长**　键长（bond length）是指成键的两个原子核间的距离。一些常见共价键的键长见表 11-1。同一种键在不同化合物中，其键长的差别是很小的，如 C—C 键在丙烷中为 154 pm，在环己烷中为 153 pm。应用 X- 射线衍射等物理方法，可以测定键长。

**2. 键角**　键角（bond angle）是指两个共价键之间的夹角。同种原子在不同分子中形成的键角不一定相同，这是由于分子中各原子间相互影响的结果。

**3. 键能**　标准状态下，当 A、B 两个气态原子结合成 1 摩尔气态分子时所放出的能量称为键能（bond energy）。离解能（dissociation energy）是指裂解分子中某一个共价键所需要的能量。双原子分子的键能等于离解能。多原子分子键能是同一类共价键的平均离解能。例如，$CH_4$ 中有 4 个 C—H 键，但每个键的离解能是不同的，离解 $CH_4$ 时第一个键的离解能为 435.1 $kJ \cdot mol^{-1}$，第二、第三、第四个键的离解能分别为 443.5 $kJ \cdot mol^{-1}$、443.5 $kJ \cdot mol^{-1}$ 和 338.9 $kJ \cdot mol^{-1}$，$CH_4$ 中的 C—H 键键能应为上述 4 个键离解能的平均值（415.3 $kJ \cdot mol^{-1}$）。一些多原子分子中常见共价键的键长和键能见表 11-1。

**表 11-1　一些多原子分子中常见共价键的键长和键能**

| 化合物 | 共价键 | 键长（pm） | 键能（$kJ \cdot mol^{-1}$） |
|---|---|---|---|
| $CH_4$ | C—H | 109 | 415.3 |
| $CH_2=CH_2$ | C—H | 107 | 460 |
| $CH_3CH_3$ | C—C | 154 | 376 |
| $CH_2=CH_2$ | C=C | 134 | 612 |
| $CH\equiv CH$ | C≡C | 120 | 836 |
| $CH_3OH$ | C—O | 143 | 389 |
| $(CH_3)_2C=O$ | C=O | 122 | 749.3 |
| $CH_3OH$ | O—H | 96 | 360 |
| $CH_3Cl$ | C—Cl | 178 | 355 |

键能是表示共价键牢固程度的一种物理量。键能越大，该键的强度越大，断裂时所需能量也越大。

**4. 键的极性和极化**　两个不同原子形成共价键时，由于电负性不同而产生极性。例如，

C—Cl 中氯原子的电负性大于碳原子，电子云偏向氯原子一端，使氯原子的一端带部分负电荷，用 $\delta^-$ 表示，碳原子的一端带部分正电荷，用 $\delta^+$ 表示。

$$C^{\delta^+} \rightarrow Cl^{\delta^-}$$

在外界电场影响下，键的极性发生改变的现象，称为键的极化（polarization of bond）。不同的共价键受外界电场影响，极化的难易程度不同。

共价键的极性和极化是共价键的重要性质之一，与分子的物理性质和化学键的反应性能密切相关。

## 二、有机化合物的结构表达方式

有机化合物的结构是指分子中各原子的结合方式、连接次序和空间排布。为了准确表达每一个有机化合物的结构，需要有合适的化学结构式。

### （一）构造的表示

分子中原子相互连接的顺序和方式称为构造（constitution），表示有机化合物分子构造的化学式称为构造式（constitution formula）。常用于表示构造式的方式有 Lewis 结构式、蛛网式、缩写式、键线式（骨架式）（表 11-2）。

**1. Lewis 结构式** 用一个圆点代表一个电子，将组成分子的各原子的键合和未成键的电子数全部表示出来。Lewis 结构式清楚显示了分子中每个原子价电子的成键情况，但书写麻烦。

**2. 蛛网式** 用短直线表示键合原子之间的共用电子对，每一个短直线代表一对电子，未成键电子省略。

**3. 缩写式** 略去了蛛网式中的短直线，用下标表示连在同一个原子上的相同原子或原子团数目。

**4. 键线式（骨架式）** 以短线端点或折点表示碳原子，线段“—”“═”和“≡”分别代表 C—C、C═C 和 C≡C，碳原子上连接的氢原子省略，若碳原子上结合有其他原子、官能团（特性基团）则需表示出来。键线式常用于表示复杂碳链或环状化合物。缩写式和键线式的应用较广泛。

**表 11-2 有机化合物构造式的表示方式**

| 化合物 | Lewis 结构式 | 蛛网式 | 缩写式 | 键线式 |
|---|---|---|---|---|
| 丙烷 | 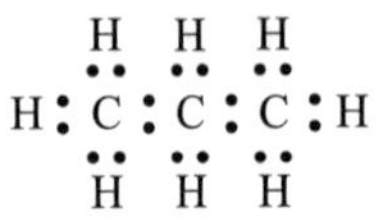 | 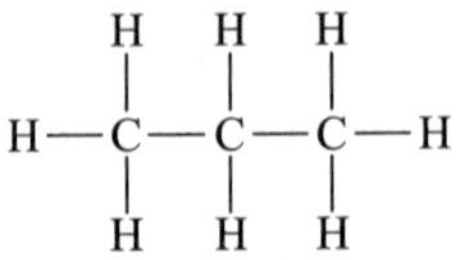 | $CH_3CH_2CH_3$ | 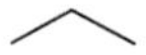 |
| 丁-1-烯 | 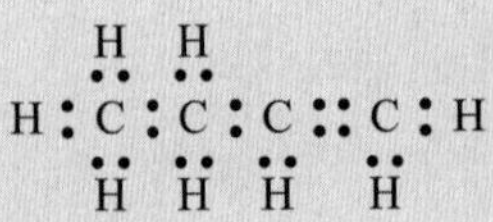 | 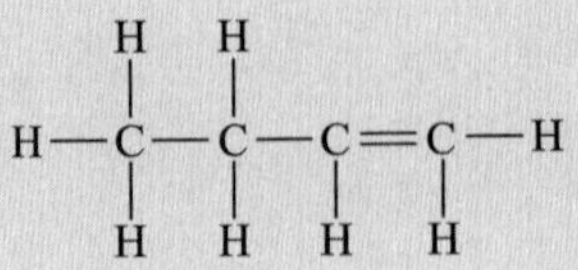 | $CH_3CH_2CH{=}CH_2$ | 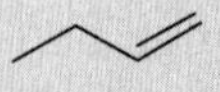 |
| 丙醇 | 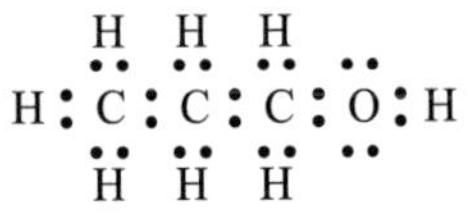 | 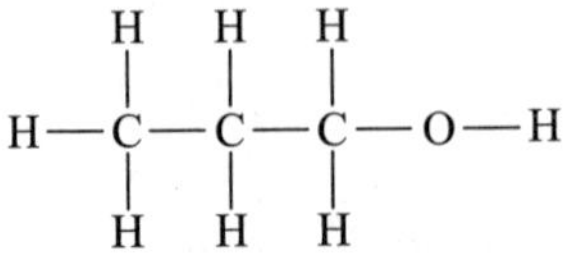 | $CH_3CH_2CH_2OH$ | 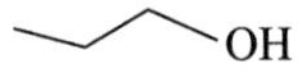 |

续表

| 化合物 | Lewis 结构式 | 蛛网式 | 缩写式 | 键线式 |
|---|---|---|---|---|
| 环丁烷 | （见图） | （见图） | $H_2C$—$CH_2$<br>$H_2C$—$CH_2$ | □ |

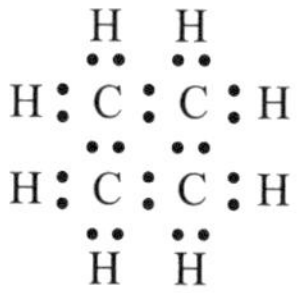

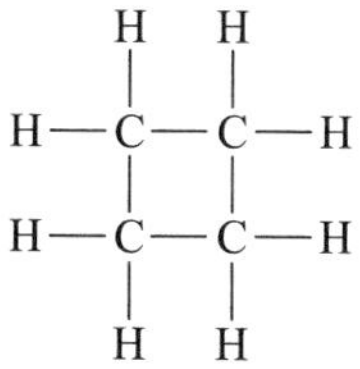

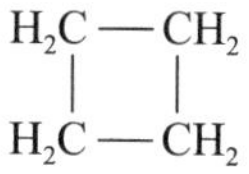

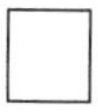

### （二）立体结构的表示

为了形象地了解分子中各原子在空间的排列情况，有机化合物的立体结构可使用各种模型来表示，如球棒模型、比例模型。当需要在纸面上表示三维空间结构时，常用楔线式表示，楔线式中用细实线表示该键在纸面上、楔形实线表示该键伸向纸面前方、虚线表示该键伸向纸面后方。图 11-1 是甲烷分子立体结构的几种表示。

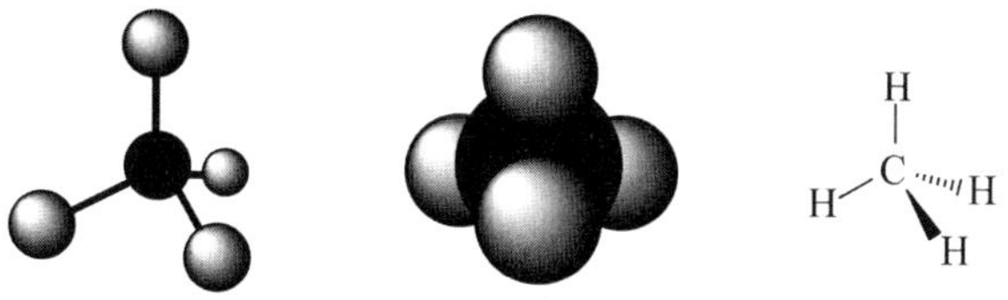

球棒模型　　　比例模型　　　楔线式

**图 11-1　甲烷立体结构的几种表示**

在后续"立体异构"的学习中，对于不同类型的立体异构体，还规定了利用特定的构象式、构型式来表达。

# 第三节　有机化合物的反应类型

有机化合物反应的本质是旧键断裂和新键形成的过程。在有机化学反应中，共价键的断裂方式主要有均裂和异裂两种，由此可将有机反应分为自由基反应和离子型反应。

## 一、自由基反应

共价键断裂时，成键的一对电子由键合的两个原子各保留一个，这种断裂方式称为均裂（homolysis）。

$$X:Y \longrightarrow X \cdot + \cdot Y$$

均裂生成的带有未成对电子的原子或原子团，称为自由基（free radical）或游离基。有自由基参与的反应称为自由基反应（free radical reaction）。自由基反应通常在加热、光照或引发剂（如过氧化物）存在下进行。

自由基非常活泼，能很快反应生成产物。而在体内产生自由基时，它易与氨基酸、蛋白质、糖等发生自由基反应，使这些物质的结构发生变化，从而对人体产生不良影响或毒害作用。癌症的产生、老年人皮肤上的"老年斑"等都是体内氧产生的自由基对人体损伤的表现。

## 二、离子型反应

共价键断裂时，成键的一对电子保留在其中一个原子上，从而产生正、负离子，这种断裂方式称为异裂（heterolysis）。

$$X:Y \longrightarrow X:^{-} + Y^{+}$$
$$X:Y \longrightarrow X^{+} + :Y^{-}$$

异裂产生的正离子或负离子也是较活泼的中间体，会进一步反应生成产物。经过离子中间体所进行的反应称为离子型反应（ionic reaction）。离子型反应通常在酸、碱等催化下或在极性溶剂中进行。

离子型反应根据进攻试剂性质不同分为亲电反应、亲核反应两种。亲电反应（electrophilic reaction）是由正离子或能接受一对电子的分子（如 $FeCl_3$，$AlCl_3$）进攻反应物分子中电子云密度高的原子引起的化学反应。亲核反应（nucleophilic reaction）是由负离子或带有孤对电子的分子（如 $NH_3$，$H_2O$）进攻反应物分子中电子云密度低的原子引起的化学反应。

有机化学反应还可根据反应物与生成物之间的关系，分为取代反应、加成反应、氧化反应、还原反应等。一般是把上述两种方法结合起来分类，包括自由基取代反应、亲电取代反应、亲电加成反应、亲核加成反应等。

需要说明的是，有机化学反应复杂，在相同条件下反应可能同时发生在分子的不同部位，得到多种不同的反应产物。常把在一定条件下主要发生在分子中某个特定部位的反应称为主反应，其产物称为主产物；其他部位发生的反应称为副反应，其产物称为副产物。在表示有机化学反应式时，一般只写主反应、主产物，并且反应式无需配平，在反应物和产物之间用箭头连接，必要时还需在箭头的上下方注明反应条件。例如：

$$CH_3CH_2OH \xrightarrow[170\ ℃]{浓\ H_2SO_4} H_2C{=}CH_2 + H_2O$$

$$CH_3CH_2OH \xrightarrow[140\ ℃]{浓\ H_2SO_4} CH_3CH_2OCH_2CH_3 + H_2O$$

# 第四节 有机化合物的分类

有机化合物的数目繁多，性质各异。为了便于学习和研究，常根据它们在结构或性质上的特点进行分类。

## 一、按碳骨架分类

有机化合物根据碳骨架可分为以下三大类。

**1. 开链化合物** 分子中的碳原子与碳原子或碳原子与其他原子连接形成开放链状结构的物质，称为开链化合物（open chain compound）。这类化合物最初是在油脂中发现的，所以也称为脂肪族化合物（aliphatic compound）。

$CH_3CH_2CH_2CH_3$ $CH_3CH{=}CH_2$ $CH_3OCH_2CH_3$ $CH_3CH_2COOH$

**2. 碳环化合物** 分子中的碳原子连接成环状结构的化合物称为碳环化合物（carbon cyclic

compound）。据碳环结构不同又可分为脂环族、芳香族。

（1）脂环族化合物的性质与脂肪族化合物相似。

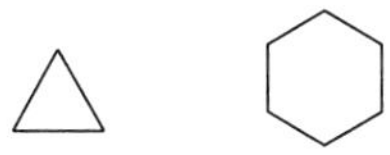

（2）芳香族化合物分子中大多含有苯环，这类化合物具有特殊的性质。

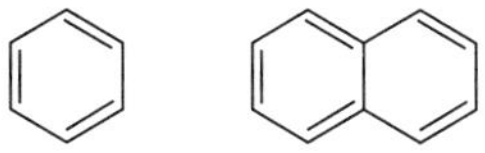

**3. 杂环化合物**　杂环化合物中含有由碳原子和杂原子（如 N、O、S）共同组成的环。

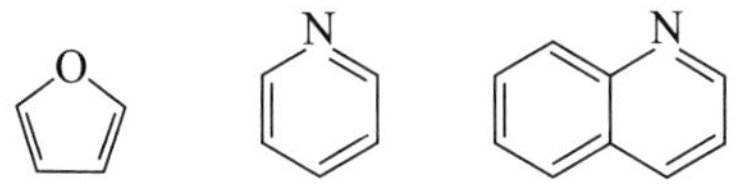


## 二、按官能团分类

有机化合物分子中能表现一类化合物性质的原子或基团称为官能团（functional group），也称特性基团（characteristic group）。有机化学中常把含有相同官能团的化合物归为一类。一些常见有机化合物的官能团见表 11-3。

**表 11-3　常见有机化合物的官能团**

| 化合物类别 | 官能团名称 | 官能团结构 | 实例 |
|---|---|---|---|
| 烯烃 | 碳碳双键 | $>C=C<$ | $H_2C=CH_2$ |
| 炔烃 | 碳碳三键 | $-C\equiv C-$ | $HC\equiv CH$ |
| 卤代烃 | 卤素 | —X(F、Cl、Br、I) | $CH_3Cl$ |
| 醇 | 羟基 | —OH | $C_2H_5OH$ |
| 酚 | 羟基 | —OH | 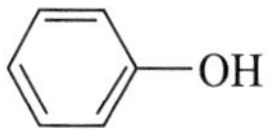 |
| 醚 | 醚键 | $-\overset{\vert}{\underset{\vert}{C}}-O-\overset{\vert}{\underset{\vert}{C}}-$ | $CH_3OCH_3$ |
| 醛 | 醛基 | —CHO | HCHO |
| 酮 | 羰基 | $-\overset{O}{\overset{\Vert}{C}}-$ | $CH_3COCH_3$ |
| 羧酸 | 羧基 | $-\overset{O}{\overset{\Vert}{C}}-OH$ | $CH_3COOH$ |
| 酯 | 酯键 | $-\overset{O}{\overset{\Vert}{C}}-O-$ | $CH_3COOCH_3$ |
| 胺 | 氨基 | $-NH_2$ | 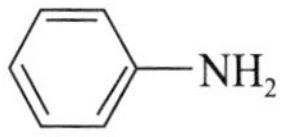 |
| 酰胺 | 酰胺键 | $-\overset{O}{\overset{\Vert}{C}}-N<$ | $H_3C-\overset{O}{\overset{\Vert}{C}}-NH_2$ |

### 知识拓展

#### "论尿素的人工合成"的意义

19世纪以前，人们普遍相信"生命力"学说，认为有机化合物不可能人工合成。Wöhler 自 1824 年起研究氰酸铵的合成，发现在氰酸中加入氨水后蒸干得到的白色晶体并不是铵盐，经过反复实验，1828 年终于证明产物是尿素。但他的老师，被称为"有机化学之父"的瑞典著名化学家 J. J. Berzelius 并不相信，写信给 Wöhler 嘲讽他能不能在实验室里"制造出一个小孩来"。Wöhler 没有放弃，坚持将自己的发现写成题为"论尿素的人工合成"的论文，发表在《物理学和化学年鉴》上，从而打破了多年来占据有机化学领域的"生命力"学说，推动了有机化学的发展。

有机化学的发展史是一部人类不断自我超越的历史，科学是一个不断完善片面和谬误、不断接近真理的过程，需要养成不怕挫折、锲而不舍、实事求是、敢于挑战权威的勇气与毅力。

## 习题十一

1. 判断题。

（1）成键的两个原子的电负性差越大，键的极性就越强。

（2）化合物 $CH_3CH{=\!=}CH_2$ 中双键的稳定性大于单键。

（3）键的离解能就是键能。

（4）C 原子的 $sp^3$ 杂化轨道在空间的分布形态是正四面体。

（5）C 原子的 $sp^2$ 杂化轨道在空间的分布形态是平面三角形。

（6）有机化合物种类繁多的主要原因是有机化合物含有多种官能团。

2. 指出下列各化合物分子中所含官能团的名称和化合物的类别。

（1）$CH_3CH_2OH$ 　　　　　　　　（2）$C_6H_5OH$

（3）$C_6H_5NH_2$ 　　　　　　　　（4）$CH_2{=\!=}CHCOOH$

3. 指出下列化合物中 *C 的杂化类型。

$$H_3C-\overset{*}{C}H-\overset{*}{C}H{=\!=}\overset{*}{C}-\overset{*}{C}{\equiv}C-\overset{*}{C}H_3$$

（下方支链：第二个C连 $CH_3$，第四个C连 $CH_3$）

4. 用键线式表示下列化合物的结构。

（1）$CH_3\overset{\displaystyle CH_3}{\underset{\textstyle |}{C}}HCH_2CH_2CH_3$

（2）（环戊烯结构）

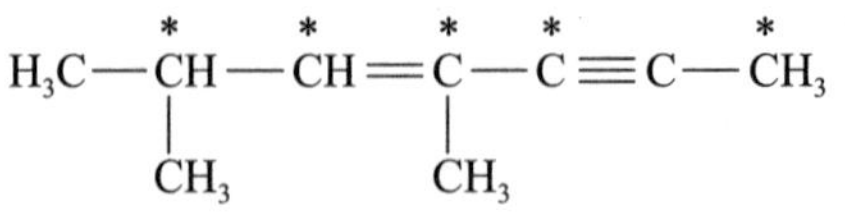

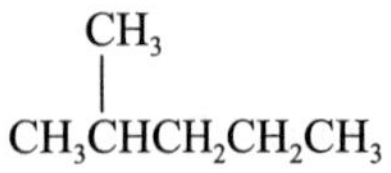

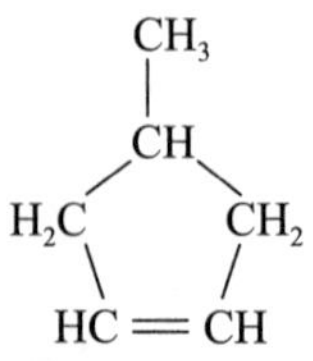

（3）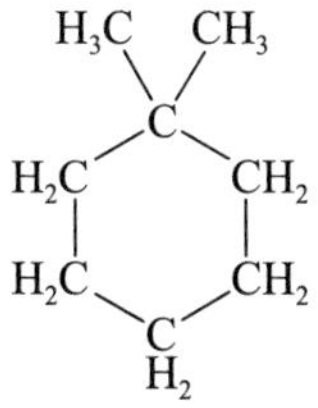

（4）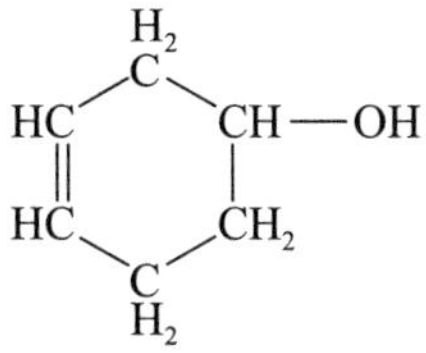

5. 指出自由基反应和离子型反应的区别。

（徐　红）

# 第十二章

# 链　烃

第十二章数字资源

分子中只含有碳和氢两种元素的有机化合物称为烃（hydrocarbon）。根据烃分子中碳原子间化学键和连接方式的不同，可将烃分类如下：

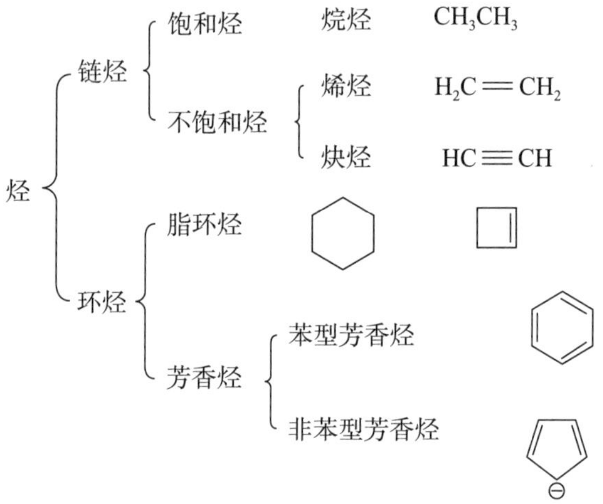


链烃在自然界中分布广泛，主要来源于石油和天然气。常用作燃料及化工和医药产品的原料。

## 第一节　链烃的结构和构造异构

在有机化合物中，将结构特征相同，在分子组成上相差一个或几个—$CH_2$—的一系列化合物称为同系列（homologous series），同系列中的化合物互为同系物（homolog）。同系物化学性质相似，并且都满足相同的结构通式。链烃中，烷烃的结构通式为 $C_nH_{2n+2}$，单烯烃和单炔烃的结构通式分别为 $C_nH_{2n}$ 和 $C_nH_{2n-2}$。

### 一、链烃的结构

#### （一）烷烃的结构

甲烷（$CH_4$）是最简单的烷烃，甲烷分子中碳原子为 $sp^3$ 杂化，成键时，碳原子的 4 个 $sp^3$ 杂化轨道分别和 4 个氢原子的 $s$ 轨道重叠形成 C—H $\sigma$ 键。电子衍射光谱证实，甲烷分子呈正四面体构型，碳原子位于正四面体的中心，4 个 C—H 键在空间互成 109°28′ 排列（图 12-1），这样成键电子对之间的斥力最小，能量最低，体系最稳定。

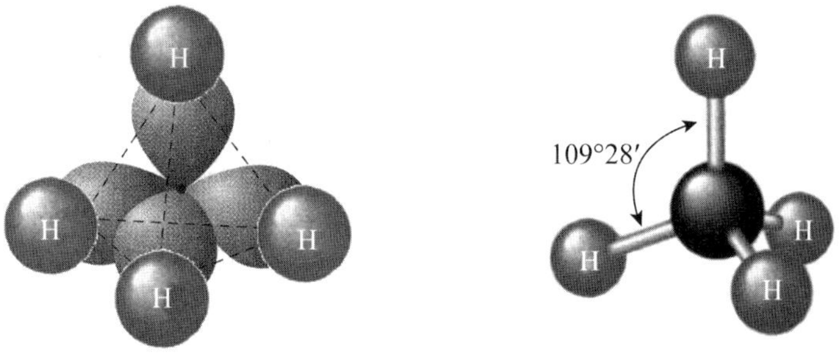


图 12-1 甲烷的分子结构示意图

其他烷烃碳原子都是 $sp^3$ 杂化，均以同样的方式成键，各原子之间都以 $\sigma$ 键相连。由于 $\sigma$ 键是沿键轴方向"头碰头"相互重叠而成的，故电子云重叠程度最大，键较牢固；同时电子云沿键轴呈圆柱形对称分布，键合的两个原子可以绕键轴自由旋转而不会影响键的重叠程度。

### （二）烯烃的结构

烯烃的官能团是碳碳双键。乙烯是最简单的烯烃，乙烯分子中的碳原子是 $sp^2$ 杂化，成键时每个碳原子的 3 个 $sp^2$ 杂化轨道分别与 2 个氢原子的 *s* 轨道和另 1 个碳原子的 $sp^2$ 杂化轨道沿键轴重叠，形成 4 个 C—H 键和 1 个 C—C 键，这五个 $\sigma$ 键处于同一平面；每个碳原子上还各有一个未参与杂化的 *p* 轨道，垂直于这五个 $\sigma$ 键所在的平面且彼此平行，通过侧面重叠形成 $\pi$ 键，$\pi$ 电子云对称分布在平面的上下方（图 12-2）。因此双键是由一个 $\sigma$ 键和一个 $\pi$ 键组成。

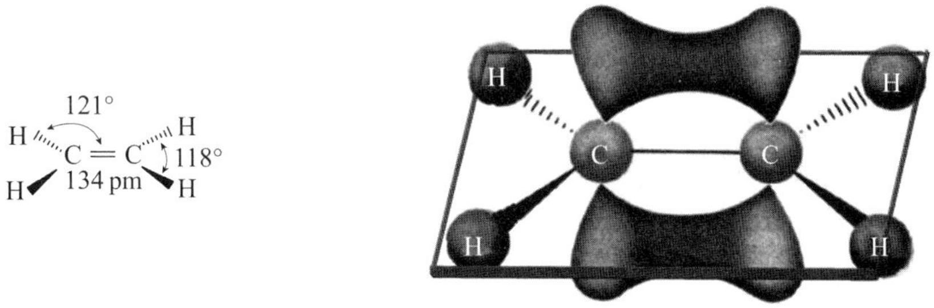


图 12-2 乙烯的分子结构示意图

$\pi$ 键是相互平行的 *p* 轨道侧面重叠形成的，电子云重叠程度较小，不能自由旋转。$\pi$ 键电子云呈上下两层对称分布在分子平面的上方和下方，离核较远，受核束缚力小，当受到外界电场的影响时，$\pi$ 电子云易流动、易变形。因此 $\pi$ 键反应活性高，易发生化学反应。

### （三）炔烃的结构

炔烃的官能团是碳碳三键。以乙炔的结构为例，分子中的两个碳原子均为 *sp* 杂化，它们各自用 1 个 *sp* 杂化轨道头碰头形成 C—C 键，1 个 *sp* 杂化轨道与氢原子的 *s* 轨道形成 C—H 键，分子中 4 个原子在同一直线上。每个 *sp* 杂化的碳原子还各有两个没有参与杂化且相互垂直的 *p* 轨道，相互平行侧面重叠，形成两个彼此垂直的 $\pi$ 键（图 12-3）。

$$H-C\equiv C-H$$
180°

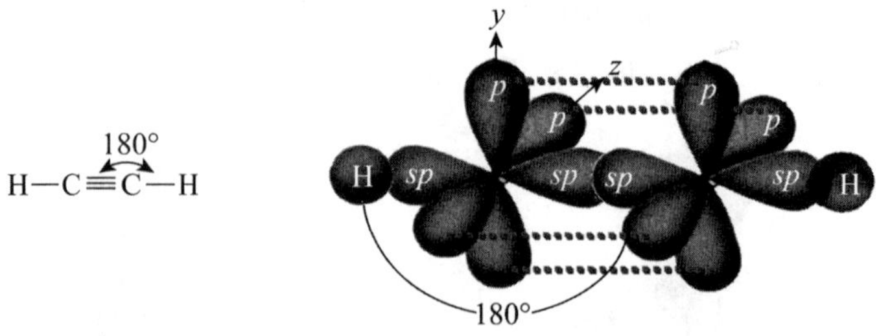

**图 12-3　乙炔的分子结构示意图**

# 二、链烃的构造异构

## （一）烷烃的构造异构

构造异构（structural isomerism）是指由于化合物具有不同的原子连接顺序和方式而产生的同分异构现象。构造异构包括碳链异构、位置异构和官能团异构三类。由于碳原子之间连接的方式和顺序不同产生的异构称为碳链异构（carbochain isomerism）。

烷烃同系物中除甲烷、乙烷和丙烷外，其余烷烃都存在碳链异构。例如，分子式为 $C_4H_{10}$ 的烷烃有 2 个碳链异构体：

$$CH_3CH_2CH_2CH_3$$

$$\underset{\underset{CH_3}{|}}{CH_3CHCH_3}$$

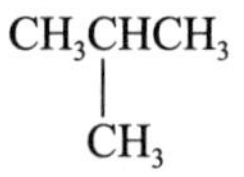

分子式为 $C_5H_{12}$ 的烷烃有 3 个碳链异构体：

$$CH_3CH_2CH_2CH_2CH_3 \qquad \underset{\underset{CH_3}{|}}{CH_3CHCH_2CH_3} \qquad \underset{\underset{CH_3}{|}}{\overset{\overset{CH_3}{|}}{CH_3CCH_3}}$$

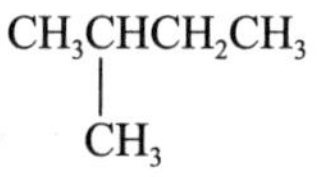

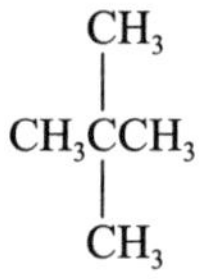

随着烷烃分子中碳原子数目的增加，异构体的数目迅速增多。例如，$C_6H_{14}$ 有 5 个异构体，$C_{10}H_{22}$ 有 75 个异构体，$C_{20}H_{42}$ 有 366 319 个异构体。

烷烃分子中碳原子根据与之直接相连的其他碳原子数目的不同，分为四种类型：只与 1 个其他碳原子直接相连的碳原子为伯碳原子，又称为一级碳原子，用 1° 表示；与 2 个其他碳原子直接相连的碳原子为仲碳原子，又称为二级碳原子，用 2° 表示；与 3 个其他碳原子直接相连的碳原子为叔碳原子，又称为三级碳原子，用 3° 表示；与 4 个其他碳原子直接相连的碳原子为季碳原子，又称为四级碳原子，用 4° 表示。例如：

$$\underset{1°}{CH_3}-\underset{2°}{CH_2}-\underset{\underset{\underset{1°}{CH_3}}{|}}{\overset{3°}{CH}}-\underset{2°}{CH_2}-\underset{\underset{\underset{1°}{CH_3}}{|}}{\overset{\overset{\overset{1°}{CH_3}}{|}}{\underset{}{C}}}\underset{}{^{4°}}-\underset{2°}{CH_2}-\underset{1°}{CH_3}$$

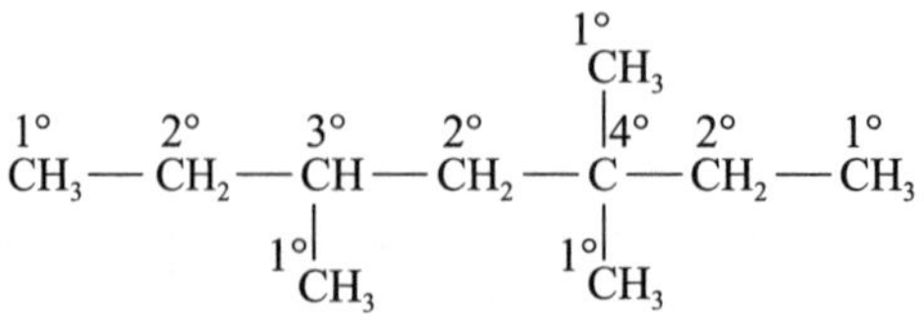

伯、仲、叔碳上的氢原子分别称为伯氢原子（1° 氢原子）、仲氢原子（2° 氢原子）和叔氢原子（3° 氢原子），季碳上没有氢。不同类型的氢原子相对反应活性各不相同。

### （二）烯烃、炔烃的构造异构

烯烃和炔烃的构造异构除碳链异构外，还有碳碳双键或碳碳三键的位置不同而产生的位置异构（position isomerism）。受碳碳三键的限制，碳数相同的炔烃比烯烃的异构体数目少。

例如，分子式为 $C_4H_8$ 的烯烃有 3 个构造异构体：

位置异构：$CH_2=CHCH_2CH_3$　$CH_3CH=CHCH_3$

碳链异构：$CH_2=CHCH_2CH_3$　$CH_2=C(CH_3)_2$

分子式为 $C_4H_6$ 的炔烃有 2 个异构体：

$$CH\equiv CCH_2CH_3 \quad CH_3C\equiv CCH_3$$

分子式相同的单炔烃和二烯烃还可由于官能团不同而产生官能团异构（functional group isomerism）。

$$CH\equiv CCH_2CH_3 \quad CH_2=CH-CH=CH_2$$

## 第二节　链烃的命名

有机化合物种类繁多，结构复杂，必须有完善的命名法来体现各类化合物的结构。有些有机化合物根据其来源、用途或物理性质，采用“俗名”，但在有机化学中常采用的是普通命名法和系统命名法。

## 一、烷烃的命名

### （一）普通命名法

直链烷烃按分子中碳原子总数命名为“某烷”，碳原子数是 10 个或者 10 个以内的直链烷烃，分别用天干“甲、乙、丙、丁、戊、己、庚、辛、壬、癸”表示碳数，10 个碳以上直链烷烃用中文数字表示碳数。烷烃的英文名称由表示碳原子数的词头加上后缀“-ane”组成。表 12-1 列出了含 1～12 个碳原子的直链烷烃的名称。

**表 12-1　含 1～12 个碳原子的直链烷烃的名称**

| 结构式 | 中文名 | 英文名 | 结构式 | 中文名 | 英文名 |
|---|---|---|---|---|---|
| $CH_4$ | 甲烷 | methane | $CH_3(CH_2)_5CH_3$ | 庚烷 | heptane |
| $CH_3CH_3$ | 乙烷 | ethane | $CH_3(CH_2)_6CH_3$ | 辛烷 | octane |
| $CH_3CH_2CH_3$ | 丙烷 | propane | $CH_3(CH_2)_7CH_3$ | 壬烷 | nonane |
| $CH_3(CH_2)_2CH_3$ | 丁烷 | butane | $CH_3(CH_2)_8CH_3$ | 癸烷 | decane |
| $CH_3(CH_2)_3CH_3$ | 戊烷 | pentane | $CH_3(CH_2)_9CH_3$ | 十一烷 | undecane |
| $CH_3(CH_2)_4CH_3$ | 己烷 | hexane | $CH_3(CH_2)_{10}CH_3$ | 十二烷 | dodecane |

烷烃异构体可以用"正""异""新"进行命名。直链烷烃前加一个"正"或"n-"（通常可以省略）；若烷烃第二位碳原子上连有一个甲基侧链，此外再无其他支链，则在名称前加一个"异"或"iso"；若烷烃第二位碳原子上连有两个甲基，此外再无其他支链，则在名称前加一个"新"或"neo"。

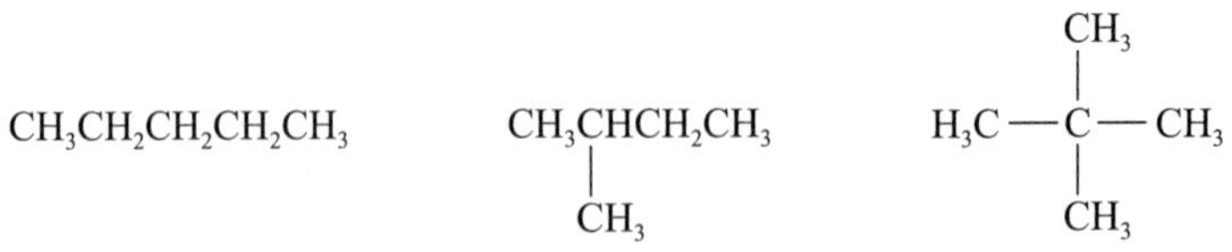

$$CH_3CH_2CH_2CH_2CH_3 \qquad CH_3CHCH_2CH_3 \qquad H_3C-\underset{\underset{CH_3}{|}}{\overset{\overset{CH_3}{|}}{C}}-CH_3$$
$$\underset{CH_3}{|}$$

正戊烷    异戊烷    新戊烷
n-pentane    iso-pentane    neo-pentane

普通命名法仅适用于比较简单的烷烃，从含 6 个碳原子的烷烃开始，便不能用此法区分所有构造异构体了。

### （二）系统命名法

有机化合物的英文命名是以 IUPAC 制定的有机化学命名法为依据。中国化学会以 IUPAC 命名法为基础，结合汉字特点，发布了《有机化学命名原则》（1980）。2017 年，为有利于中文有机化学的信息交流，中国化学会组织修订并编写了《有机化合物命名原则》（2017）。随着有机化学的发展，有机化合物的命名原则也将不断更新和补充。需要说明的是，"命名原则"建议表达的有机化合物名称，不一定是该结构的唯一名称，如还有俗名，还有不同命名途径得到的其他名称，但是无论以何种方式命名，化合物名称所表示的结构应是唯一的。

结合《有机化合物命名原则》（2017），在此对烷烃系统命名法进行简要介绍。

**1. 取代基的命名**    烷烃分子中去掉一个氢原子所剩下的基团称为烷基，用 R—表示。烷基的中文名称是将相应烷烃名称中的"烷"字改为"基"字；烷基的英文名称是将烷烃词尾的 -ane 改为 -yl。常见烷基结构和常用名称如下：

—CH_3    —CH_2CH_3    —CH_2CH_2CH_3

甲基    乙基    丙基
methyl    ethyl    propyl

$$-\underset{\underset{CH_3}{|}}{CHCH_3} \qquad -CH_2CH_2CH_2CH_3 \qquad -\underset{\underset{CH_3}{|}}{\overset{\overset{CH_3}{|}}{C}}CH_3$$

异丙基（丙-2-基）    丁基    叔丁基（1,1-二甲基乙基）
isopropyl (propan-2-yl)    butyl    *tert*-butyl (1,1-dimethylethyl)

**2. 命名规则**    系统命名法的基本原则是选择一条主链作为母体，将主链上连接的支链作为取代基。

（1）选主链：选择最长的连续碳链作主链，若有两条或两条以上等长的碳链，应选择连有取代基最多的碳链作主链。根据主链碳原子的数目，母体名称为"某烷"。

（2）编号：按照最低系列原则，优先从离取代基较近的一端开始编号，使取代基的位次尽可能小。若主链上连有多个取代基，从不同方向对主链编号时，得到两种或者两种以上的编号系列，应顺次逐项比较各系列的位次，以最先遇到位次最小的系列为主，即"最低系列"。若两端不同的取代基编号相同时，则按照取代基的英文首字母排序，使英文首字母顺序排在前面的取代基具有较小的编号。

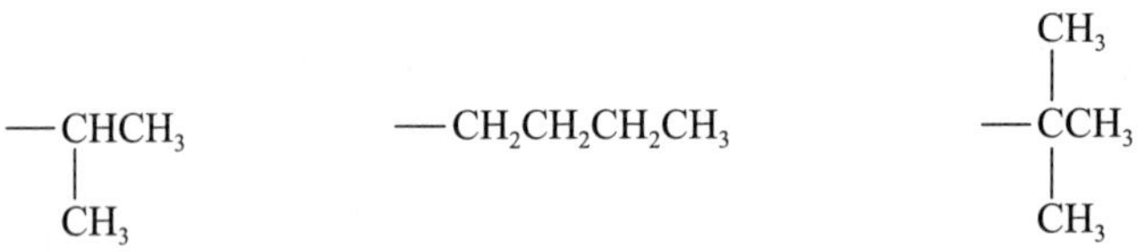

（3）书写名称：取代基在前、母体在后。取代基的编号与名称之间用“-”连接，各编号间用“,”隔开。若有多个相同的取代基，将相同的取代基合并，用二、三、四……（di、tri、tetra……）表示，写在取代基名称前面，这些表示取代基数目的前缀不参与排序。若有多个不同的取代基，则应按照取代基英文首字母的排列顺序先后列出。值得注意的是，叔丁基（*tert*-butyl）中“*tert*”为修饰前缀，故“t”不参与排序；异丙基（isopropyl）是一个整体单词，故“i”参与排序。

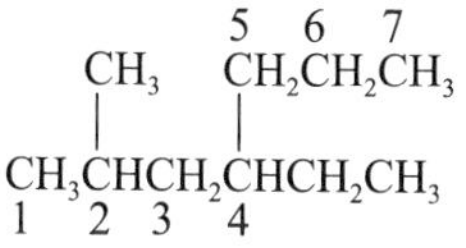

4-乙基-2-甲基庚烷
4-ethyl-2-methylheptane

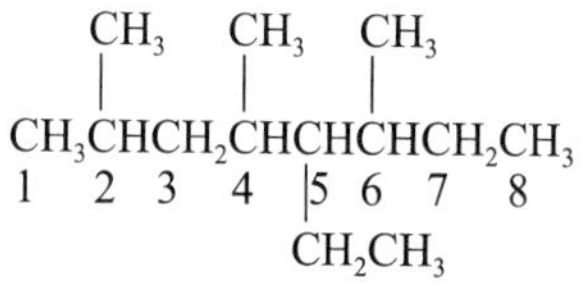

5-乙基-2,4,6-三甲基辛烷
5-ethyl-2,4,6-trimethyloctane

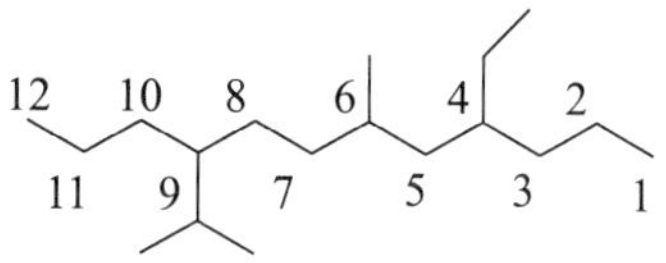

4-乙基-9-异丙基-6-甲基十二烷
4-ethyl-9-isopropyl-6-methyldodecane

## 二、烯烃、炔烃的命名

### （一）普通命名法

简单的烯烃、炔烃常用普通命名法，即根据烯烃、炔烃含有的碳原子数目，称为“某烯”和“某炔”。相应的英文名称是取代基的英文名称后加 ene、yne。

$H_2C{=}CH_2$
乙烯
ethylene

$H_2C{=}CH{-}CH_3$
丙烯
propylene

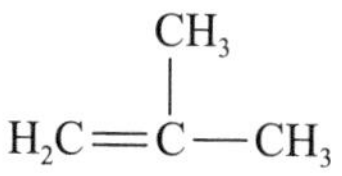

异丁烯
isobutylene

$HC{\equiv}CH$
乙炔
ethyne

$HC{\equiv}C{-}CH_3$
丙炔
propyne

### （二）系统命名法

烯烃的系统命名法是选择最长的碳链作主链，根据碳碳双键是否在主链上，编号和命名分三种情况。

**1. 主链上包含有碳碳双键**　按主链上的碳原子数目称为“某烯”，当主链上的碳原子数目多于 10 个时，命名时在中文数字后面加“碳烯”；相应的英文名称是将烷烃后缀 ane 改为 ene。从靠近双键的一端对主链进行编号，碳碳双键的位次以双键碳原子编号中较小的表示，并将其写在“烯”前，双键的位次数字前后用半字线相连。取代基的位次和名称写在“某烯”之前，其原则和书写方法与烷烃相同。

$$\overset{1}{\text{H}_2\text{C}}=\overset{2}{\text{CH}}\overset{3}{\text{CH}_2}\overset{4}{\text{CH}_3}$$

丁-1-烯
but-1-ene

$$\text{H}_3\text{C}(\text{H}_2\text{C})_2\text{HC}=\text{CH}(\text{CH}_2)_5\text{CH}_3$$

十一碳-4-烯
undec-4-ene

$$\text{H}_2\text{C}=\overset{\overset{\text{CH}_3}{|}}{\text{C}}\text{CH}_2\text{CH}_3$$

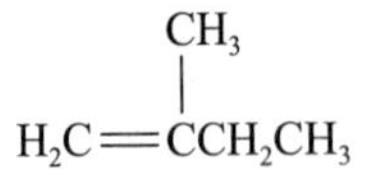

2-甲基丁-1-烯
2-methylbut-1-ene

$$\text{H}_2\text{C}=\overset{\overset{\text{CH}_2\text{CH}_3}{|}}{\text{C}}-\text{CH}-\text{CH}_2-\text{CH}_3$$
$$\underset{\text{CH}_3}{|}$$

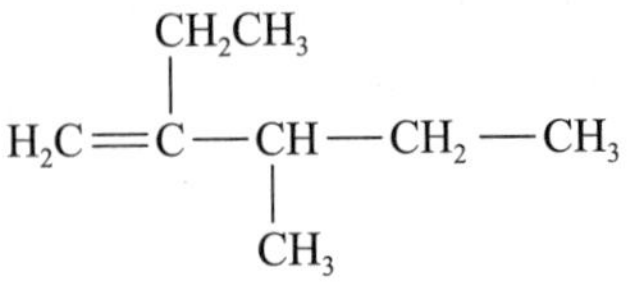

2-乙基-3-甲基戊-1-烯
2-ethy-3-methypent-1-ene

**2. 碳碳双键中只有一个双键碳原子位于主链上** 把亚基作为取代基命名。

$$\text{CH}_2=$$

甲亚基
methylene

$$(\text{CH}_3)_2\text{C}=$$

丙-2-亚基（异丙亚基）
propan-2-ylidene(isopropylidene)

$$\overset{1}{\text{CH}_3}\overset{2}{\text{CH}_2}\overset{3}{\text{C}}\overset{4}{\text{CH}_2}\overset{5}{\text{CH}_3}$$
$$\|$$
$$\text{CH}_2$$

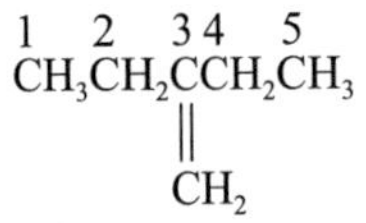

3-甲亚基戊烷
3-methylenepentane

$$\overset{1}{\text{CH}_3}\overset{2}{\text{CH}_2}\overset{3}{\text{CH}_2}\overset{4}{\text{C}}\overset{5}{\text{CH}_2}\overset{6}{\text{CH}_2}\overset{7}{\text{CH}_2}\overset{8}{\text{CH}_3}$$
$$\|$$
$$\text{CH}_3\text{CCH}_3$$

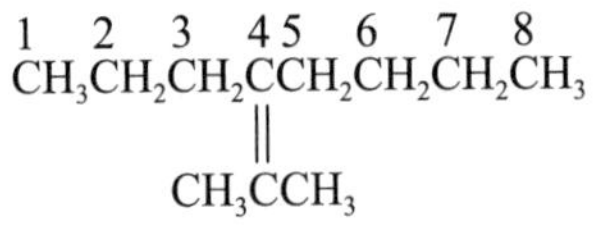

4-（丙-2-亚基）辛烷
4-(propan-2-ylidene)octane

**3. 碳碳双键都不在主链上** 把烯烃去掉一个氢原子得到的基团（烯基）作为取代基，烯基本身双键的编号是从连接的价键处开始。

$$\text{H}_2\text{C}=\text{CH}-$$

乙烯基
ethenyl

$$\text{H}_3\text{C}-\text{HC}=\text{CH}-$$

丙烯基（丙-1-烯基）
propenyl(prop-1-enyl)

$$\text{H}_2\text{C}=\text{CH}-\text{CH}_2-$$

烯丙基（丙-2-烯基）
allyl(prop-2-enyl)

$$\overset{1}{\text{CH}_3}\overset{2}{\text{CH}_2}\overset{3}{\text{CH}_2}\overset{4}{\text{CH}_2}\overset{5}{\text{CH}}\overset{6}{\text{CH}_2}\overset{7}{\text{CH}_2}\overset{8}{\text{CH}_2}\overset{9}{\text{CH}_3}$$
$$\text{CH}=\text{CH}_2$$

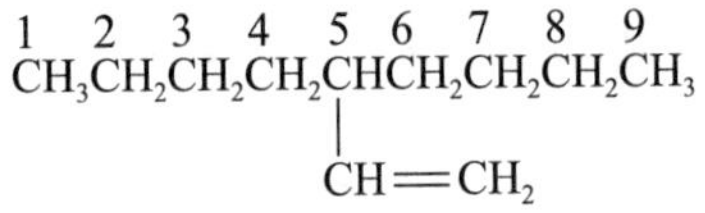

5-乙烯基壬烷
5-ethenylnonane

炔烃的系统命名法的基本原则与烯烃相似，例如：

$$\text{CH}_3\text{C}\equiv\text{CCH}_3$$

丁-2-炔
but-2-yne

$$\text{CH}_3\overset{\overset{}{|}}{\text{CH}}\text{C}\equiv\text{CCH}_3$$
$$\underset{\text{CH}_3}{|}$$

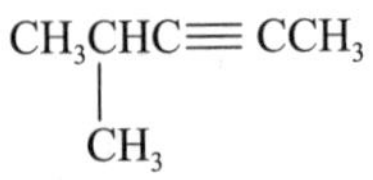

4-甲基戊-2-炔
4-methylpent-2-yne

当分子中同时存在双键和三键时，碳链编号从先遇到双键或三键的一端开始；若双键和三键在碳链中的相对位置相同，编号按"先烯后炔"的顺序；命名时双键写在前面，三键写在后面，称为"某烯炔"。

$$\overset{6}{\text{CH}_3}\overset{5}{\text{CH}}=\overset{4}{\text{CH}}\overset{3}{\text{CH}_2}\overset{2}{\text{C}}\equiv\overset{1}{\text{CH}}$$

己-4-烯-1-炔
hex-4-ene-1-yne

$$\overset{8}{\text{H}_3\text{C}}-\overset{7}{\text{C}}\equiv\overset{6}{\text{C}}\overset{5}{\text{C}}\overset{4}{\text{CH}}\overset{3}{\text{CH}_2}\overset{}{\text{CH}}=\overset{2}{\text{CH}}\overset{1}{\text{CH}_3}$$
$$\underset{\text{CH}_3}{|}$$

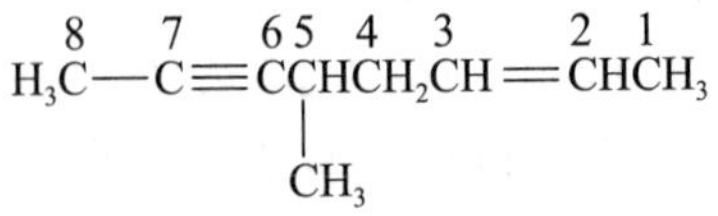

5-甲基辛-2-烯-6-炔
5-methyloct-2-ene-6-yne

## 第三节 链烃的物理性质

有机化合物的物理性质一般是指物态、沸点、熔点、密度、溶解度、折光率等。

链烃是非极性共价化合物，其分子间的作用力较弱，它们的沸点、熔点较低。常温常压下，1 ~ 4 个碳的链烃是气体，在直链的链烃中，5 ~ 16 个碳的烷烃、5 ~ 18 个碳的烯烃、5 ~ 15 个碳的炔烃是液体，碳数更多的链烃是固体。显然，链烃的物理性质随碳原子数的增加呈有规律的变化，如正烷烃的沸点随分子量的增加而升高，低级烷烃随分子量的增大沸点升高明显，分子量越大的烷烃，升幅越小。4 ~ 14 个碳的正烷烃的熔点随分子量的增加而升高，但奇数碳原子的升高值较偶数碳原子的要少一些，因为 X 射线衍射证明分子越对称，在晶格中排列就越紧密，熔点就越高。

链烃的密度均小于 $1\ g \cdot cm^{-3}$。根据“相似相溶”原理，链烃不溶于水，易溶于某些有机溶剂，如苯、氯仿、四氯化碳、石油醚。

## 第四节 链烃的化学性质

由于分子中只存在 $\sigma$ 键，烷烃具有高度的化学稳定性。在室温下，不与强酸、强碱、强氧化剂、强还原剂发生反应。只有在适宜的反应条件如光照、高温或催化剂作用下，烷烃可发生共价键均裂的自由基反应。

### 一、烷烃的卤代反应

分子中的氢原子被卤素原子取代的反应称为卤代反应（halogenation reaction）。

甲烷和氯气常温下长时间混合，不发生化学反应，但在漫射光、热或过氧化物作用下，发生卤代反应，生成氯代甲烷混合物和氯化氢。

$$CH_4 \xrightarrow[\text{紫外光}]{Cl_2} \underset{\text{一氯甲烷}}{CH_3Cl} \xrightarrow[\text{紫外光}]{Cl_2} \underset{\text{二氯甲烷}}{CH_2Cl_2} \xrightarrow[\text{紫外光}]{Cl_2} \underset{\text{三氯甲烷}}{CHCl_3} \xrightarrow[\text{紫外光}]{Cl_2} \underset{\text{四氯甲烷}}{CCl_4}$$

卤素与甲烷的反应活性顺序为 $F_2 > Cl_2 > Br_2 > I_2$。氟代反应非常剧烈难以控制，碘不易反应，故该卤代反应一般是氯代和溴代。

反应机理（reaction mechanism）指反应的实际途径或过程。了解反应机理，对认识反应的实质、反应所需要的条件，从而控制反应和预测新的化学反应十分有用。根据实验事实，认为烷烃的卤代反应是自由基反应，该反应机理如下。

**1. 链引发** 氯分子从光或热中获得能量，发生共价键均裂，生成高能量、强反应活性的氯自由基。

$$Cl—Cl \xrightarrow{\text{光或热}} 2Cl\cdot \qquad \Delta_r H_m^{\circ} = +243\ kJ \cdot mol^{-1} \quad ①$$

**2. 链增长** 氯自由基碰撞并夺取甲烷分子中的一个氢原子，使甲烷分子中的碳氢键均裂，生成氯化氢分子和甲基自由基。活泼的甲基自由基再碰撞氯分子使之均裂，夺取氯分子的一个氯原子，形成一氯甲烷和一个新的氯自由基。

$$Cl\cdot + H—CH_3 \longrightarrow HCl + \cdot CH_3 \qquad \Delta_r H_m^{\ominus}=+4\ kJ\cdot mol^{-1} \quad ②$$

$$\cdot CH_3 + Cl—Cl \longrightarrow CH_3Cl + Cl\cdot \qquad \Delta_r H_m^{\ominus}=-108\ kJ\cdot mol^{-1} \quad ③$$

反应③是放热反应，所放出的能量足以补偿反应②所需的能量，因而反应可以不断地进行下去，将甲烷转变为一氯甲烷。在这个阶段，每一步都消耗一个活泼的自由基，同时又生成一个新的自由基，反复循环，将链反应传递下去。

**3. 链终止** 自由基相互碰撞结合生成分子，活性中间体消失，连锁反应停止。

$$Cl\cdot + Cl\cdot \longrightarrow Cl_2$$

$$CH_3\cdot + CH_3\cdot \longrightarrow CH_3CH_3$$

$$CH_3\cdot + Cl\cdot \longrightarrow CH_3Cl$$

在自由基的链反应中，加入少量能抑制自由基生成或降低自由基活性的抑制剂，可使反应减慢或终止。

**知识拓展**

**自由基与人类健康**

人类生存的环境中充斥着不计其数的自由基，自由基参与人体的生命活动过程，在人体正常生理代谢、生物活性物质的合成及诱导细胞增殖、分化和凋亡的信息传导中都起着非常重要的作用，保护人类生命的健康与安全。自由基是一把双刃剑，在正常生理状况下，机体产生和清除的自由基处于平衡状态，一旦这种平衡被破坏，生命的正常秩序就会被破坏，疾病就会随之而来。过剩的自由基往往使蛋白质、核酸等生物分子发生结构和性质的改变，对机体造成损伤，引发疾病。肿瘤、衰老、白内障、心血管疾病等的发生均与机体产生自由基过多或清除自由基能力下降有关。

## 二、烯烃、炔烃的加成反应

加成反应（addition reaction）是指试剂进攻不饱和化合物的 $\pi$ 键，使 $\pi$ 键断裂，试剂中的两个原子或基团分别加到 $\pi$ 键两端的原子上，生成饱和度增加的新化合物的反应。

### （一）催化加氢

在 Pt、Pd、Ni 等金属催化剂作用下，烯烃、炔烃加氢生成相应的烷烃。

$$H_2C=CH_2 + H_2 \xrightarrow{Ni} H_3C—CH_3$$

$$HC\equiv CH + H_2 \xrightarrow{Ni} CH_2=CH_2 \xrightarrow[H_2]{Ni} CH_3CH_3$$

### （二）亲电加成反应

**1. 与卤素的加成** 烯烃、炔烃与溴的四氯化碳溶液反应，导致溴的红棕色褪去，此现象常用于碳碳双键和碳碳三键的检验。

$$CH_3CH=CHCH_3 + Br_2 \xrightarrow{CCl_4} CH_3\underset{\displaystyle Br}{\underset{|}{C}}H\underset{\displaystyle Br}{\underset{|}{C}}HCH_3$$

$$HC\equiv CH + Br_2 \longrightarrow \underset{\underset{Br}{|}}{HC}=\underset{\underset{Br}{|}}{CH} \xrightarrow{Br_2} \underset{\underset{Br}{|}}{\overset{\overset{Br}{|}}{HC}}-\underset{\underset{Br}{|}}{\overset{\overset{Br}{|}}{CH}}$$

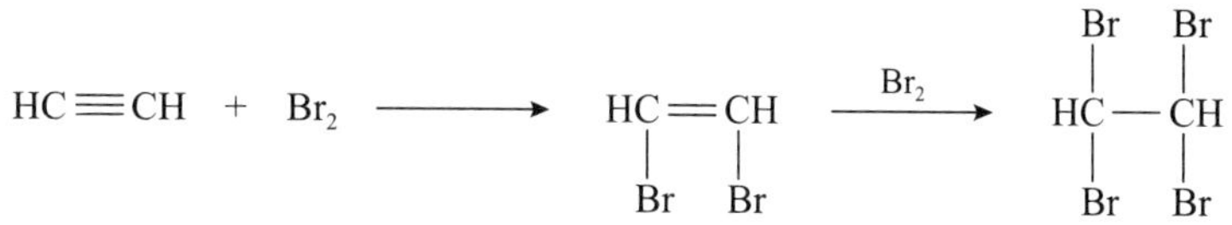

**2. 与卤化氢的加成** 不同的卤化氢反应活性顺序为：HI > HBr > HCl > HF。

$$H_2C=CH_2 + HBr \longrightarrow CH_3CH_2Br$$

$$HC\equiv CH \xrightarrow{HBr} CH_2=CHBr \xrightarrow{HBr} CH_3CHBr_2$$

**3. 与 H$_2$O 的加成** 在硫酸、磷酸催化下，烯烃可以与水直接加成生成醇。工业上常用此方法制备低级的醇。

$$CH_2=CH_2 + H_2O \xrightarrow{H^+} CH_3CH_2OH$$
$$\text{乙醇}$$

将炔烃通入含有硫酸汞的稀硫酸溶液中，能与水反应生成烯醇，烯醇不稳定，重排变成醛或酮。

$$CH\equiv CH + H_2O \xrightarrow{HgSO_4,\ H_2SO_4} [\underset{}{\overset{\overset{OH}{|}}{CH_2}}=CH] \longrightarrow CH_3-\overset{\overset{O}{\|}}{CH}$$
$$\text{乙醛}$$

$$R-C\equiv CH + H_2O \xrightarrow{HgSO_4,\ H_2SO_4} [R-\underset{}{\overset{\overset{OH}{|}}{C}}=CH_2] \longrightarrow R-\overset{\overset{O}{\|}}{C}-CH_3$$
$$\text{酮}$$

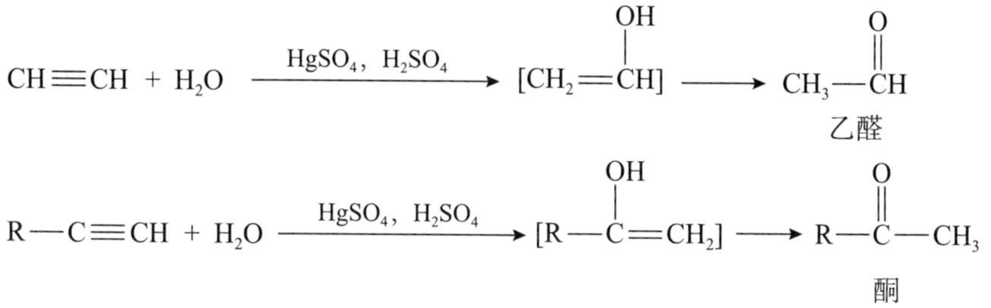

**4. 亲电加成反应机理** 亲电加成反应分两步进行，以烯烃与卤化氢的反应为例：

第一步 
$$\underset{}{>}C=C\underset{}{<} + H-X \longrightarrow \left[\begin{array}{c}\overset{\delta^-}{X}-\overset{\delta^+}{H} \\ \overset{\delta^-}{\underset{|}{C}} \overset{\delta^+}{\cdots} \underset{|}{C}\end{array}\right] \longrightarrow -\overset{\overset{H}{|}}{C}-\overset{+}{C}- \quad (\text{慢})$$

过渡态 I　　碳正离子

第二步 
$$-\overset{\overset{H}{|}}{C}-\overset{+}{C}- + X^- \longrightarrow \left[-\overset{\overset{H}{|}}{C}-\underset{\underset{X}{\overset{\cdot}{\delta^-}}}{\overset{\delta^+}{C}}-\right] \longrightarrow -\overset{\overset{H}{|}}{C}-\underset{\underset{X}{|}}{C}- \quad (\text{快})$$

过渡态 II

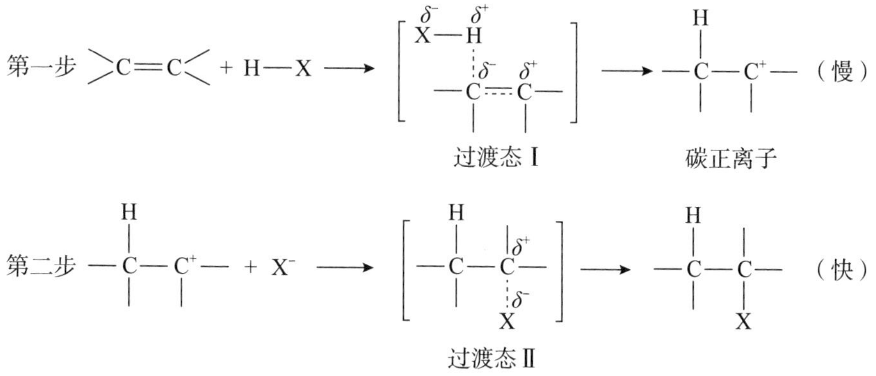

第一步是试剂中带正电荷部分进攻 $\pi$ 键，经过渡态（I）生成碳正离子中间体，这一步需要的活化能高，因而反应速度慢，决定整个反应速率。第二步是试剂中带负电荷部分进攻碳正离子，经过渡态（II）生成取代烷，该步比第一步所需的活化能低得多，反应很快完成。

由于烯烃的 $\pi$ 键易极化，流动性大，此反应首先是由带部分正电荷的氢原子（亲电试剂）进攻电子云密度大的碳碳双键，从而产生碳正离子，这种由亲电试剂首先发起进攻而引起的加成反应称为亲电加成反应（electrophilic addition reaction）。

**5. 亲电加成反应的取向** 不对称烯烃与不对称试剂（如 HX、H$_2$O）加成时，通常有两种加成产物，但实验证实以一种产物为主。

$$CH_3CH{=}CH_2 \ + \ HBr \ \longrightarrow \ \underset{\underset{Br}{|}}{CH_3CHCH_3} \ + \ CH_3CH_2CH_2Br$$

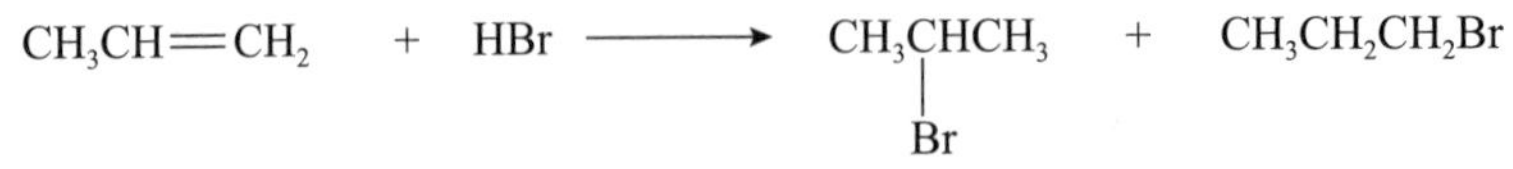

主要产物

1866 年俄国化学家 V. M. Markovnikov 根据大量实验事实总结出一个经验规律：不对称烯烃与不对称试剂加成时，试剂中带正电荷部分总是加在含氢较多的双键碳原子上，带负电荷部分则加在含氢较少的双键碳原子上。该经验规则简称马氏规则。

炔烃与不对称试剂加成时也遵循马氏规则。

$$CH_3C{\equiv}CH \ + \ HBr \ \longrightarrow \ \underset{\underset{Br}{|}}{CH_3C}{=}\underset{\underset{H}{|}}{CH} \ \xrightarrow{HBr} \ \underset{\underset{Br}{|}}{\overset{\overset{Br}{|}}{CH_3C}}-\underset{\underset{H}{|}}{\overset{\overset{H}{|}}{CH}}$$

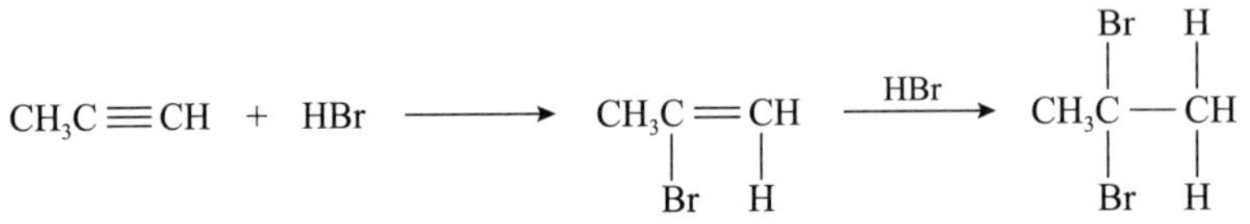

马氏规则可用诱导效应和碳正离子的稳定性来解释。

（1）诱导效应：由于组成共价键的两个原子的电负性不同，使分子中电子云沿着碳链向电负性大的原子一方偏移，这种靠静电诱导作用而影响电子云密度分布的电子效应称为诱导效应（inductive effect），用 I 表示。

诱导效应的方向是以 C—H 键中的氢原子为标准，电负性大于氢的原子或基团为吸电子基，产生吸电子（用 -I 表示）诱导效应；电负性小于氢的原子或基团为供电子基，产生供电子（用 +I 表示）诱导效应。

$$\underset{-I}{-\overset{|}{C}{\rightarrow}X} \qquad\qquad -\overset{|}{C}-H \qquad\qquad \underset{+I}{-\overset{|}{C}{\leftarrow}Y}$$

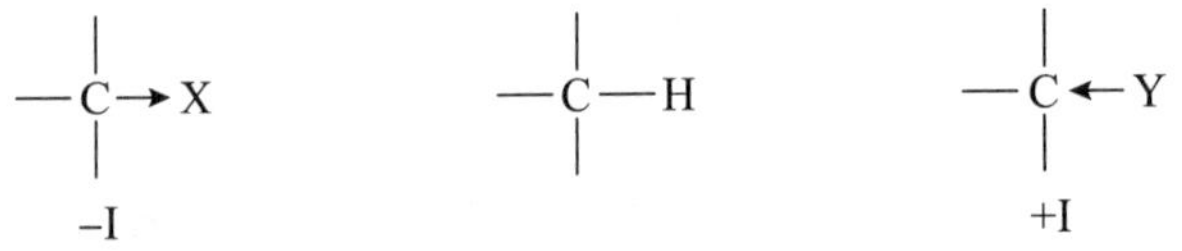

根据实验结果，一些常见原子或基团的电负性次序如下：

—F＞—Cl＞—Br＞—I＞—OCH₃＞—OH＞—NHCOCH₃＞—C₆H₅＞—CH=CH₂＞—H＞—CH₃＞—C₂H₅＞—CH(CH₃)₂＞—C(CH₃)₃

在氢前面的是吸电子基，在氢之后的是供电子基。无论是吸电子基还是供电子基，取代了 C—H 的 H 以后，诱导效应使共价键的电子云密度分布发生改变，并沿碳链递减传递，影响到其他共价键上电子云密度的分布，一般经过 2~3 个碳原子后这种影响就可以忽略不计。

（2）碳正离子的稳定性：在丙烯和卤化氢的加成反应中，由于丙烯分子中的甲基是供电子基，产生的 +I 诱导效应，使双键中 π 电子云发生偏移，导致碳碳双键上含氢较多的碳原子上带有部分负电荷（δ⁻），而含氢较少的碳原子上带部分正电荷（δ⁺），当卤化氢进行亲电加成时，H⁺ 首先加到带部分负电荷的双键碳原子上，形成碳正离子中间体，然后再与 X⁻ 结合。

$$CH_3{\text -}{\rightarrow}\overset{\delta^+}{CH}\underset{\phantom{x}}{\overset{\curvearrowleft}{=\!=}}\overset{\delta^-}{CH_2} \ + \ \overset{\delta^+}{H}-\overset{\delta^-}{X} \ \xrightarrow{\text{慢}} \ [CH_3\overset{+}{C}HCH_3] \ + \ X^- \ \xrightarrow{\text{快}} \ \underset{\underset{X}{|}}{CH_3CHCH_3}$$

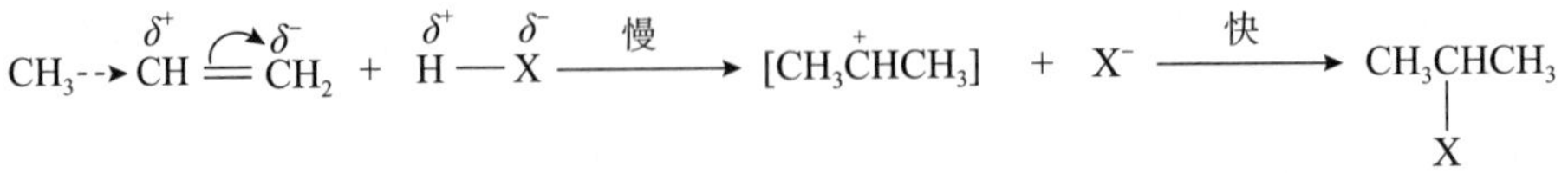

碳正离子：烷基碳正离子为 $sp^2$ 杂化，其 $p$ 轨道上没有电子（图 12-4）。

与碳正离子相连的烷基具有供电子诱导效应，可以使中心碳原子上的正电荷得到分散。电荷越分散，体系越稳定，因此碳正离子的稳定性顺序为：叔碳正离子＞仲碳正离子＞伯碳正离子＞甲基碳正离子，例如：

$$(CH_3)_3\overset{+}{C} > (CH_3)_2\overset{+}{C}H > CH_3\overset{+}{C}H_2 > \overset{+}{C}H_3$$

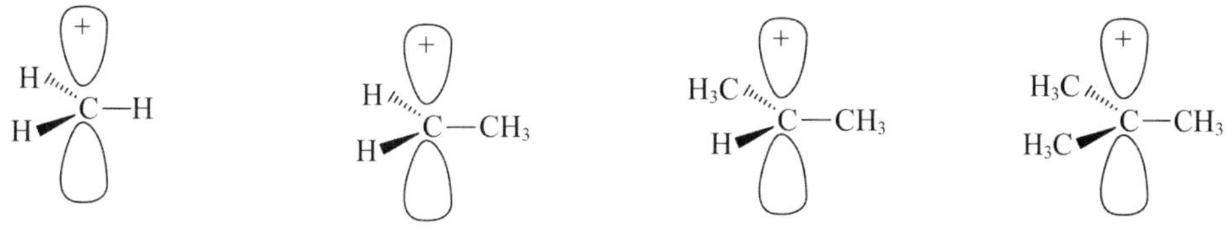

甲基碳正离子　　　　伯碳正离子　　　　仲碳正离子　　　　叔碳正离子

**图 12-4　碳正离子结构示意图**

　　碳正离子是化学反应活泼的中间体，不同类型的碳正离子同时存在时，稳定的碳正离子形成产物的机会更大。以丙烯和卤化氢加成为例，可能形成两种碳正离子中间体：

$$CH_3CH=CH_2 + H^+ \longrightarrow$$

$$CH_3\overset{+}{C}HCH_3 \xrightarrow{X^-} CH_3CHCH_3$$
仲碳正离子　　　　　　　　　　│
　　　　　　　　　　　　　　　X
　　　　　　　　　　　　　　主要产物

$$CH_3CH_2\overset{+}{C}H_2 \xrightarrow{X^-} CH_3CH_2CH_2$$
伯碳正离子　　　　　　　　　　│
　　　　　　　　　　　　　　　X

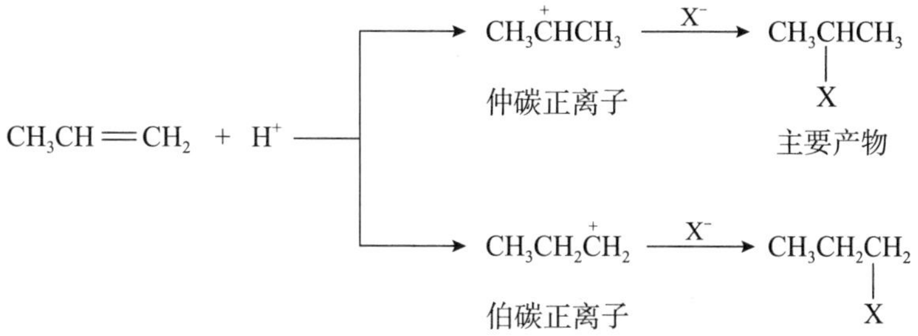

　　由于仲碳正离子比伯碳正离子稳定，较稳定的仲碳正离子与卤负离子结合的机会更大，所以反应以氢加到含氢较多的双键碳原子上、卤素加到含氢较少的双键碳原子上形成的化合物为主要产物。

## 三、烯烃、炔烃的氧化反应

　　烯烃与碱性或中性冷高锰酸钾溶液反应，双键的 π 键断裂生成邻二醇。

$$H_2C=CH_2 + KMnO_4 \xrightarrow{OH^-} H_2C-CH_2 + MnO_2\downarrow$$
　　　　　　　　　　　　　　　　　　│　　│
　　　　　　　　　　　　　　　　　OH　OH

　　当用热的或酸性的高锰酸钾溶液氧化烯烃时，烯烃的碳碳双键断裂，随烯烃的结构不同得到不同的氧化产物。

$$CH_3CH_2CH=CH_2 + KMnO_4 \xrightarrow{H^+} CH_3CH_2COOH + CO_2\uparrow$$

$$CH_3CH_2\underset{CH_3}{\overset{|}{C}}=CHCH_3 + KMnO_4 \xrightarrow{H^+} CH_3CH_2\underset{CH_3}{\overset{|}{C}}=O + CH_3COOH$$

　　通过分析氧化产物的结构可以推断出原来烯烃的结构。
　　炔烃被高锰酸钾氧化也可生成羧酸、二氧化碳等产物。

$$CH_3C\equiv CH + KMnO_4 \xrightarrow{H^+} CH_3COOH + CO_2\uparrow$$

$$CH_3CH_2CH_2C\equiv CCH_3 + KMnO_4 \xrightarrow{H^+} CH_3CH_2CH_2COOH + CH_3COOH$$

上述反应均能使高锰酸钾溶液紫色褪去。利用高锰酸钾溶液的颜色变化，可以检验分子中是否存在碳碳不饱和键。

## 四、末端炔烃的酸性

炔烃中三键碳原子是 *sp* 杂化，杂化轨道中 *s* 成分所占的比例大，原子核对电子束缚力增强，碳原子的电负性增大，导致乙炔以及末端炔烃中三键碳上直接连接的氢原子表现出弱酸性，可以被一些金属离子取代。例如，末端炔烃与硝酸银或氯化亚铜的氨溶液反应，分别生成白色的炔化银沉淀和砖红色的炔化亚铜沉淀。

$$HC\equiv CH + 2[Ag(NH_3)_2]NO_3 \longrightarrow AgC\equiv CAg\downarrow + 2NH_4NO_3 + 2NH_3$$

$$CH_3C\equiv CH + 2[Cu(NH_3)_2]Cl \longrightarrow CH_3C\equiv CCu\downarrow + 2NH_4Cl + 2NH_3$$

上述反应灵敏度高，现象明显，常用于末端炔烃的鉴别。干燥的金属炔化物在受热或震动时易发生爆炸，在实验结束后应及时用盐酸或硝酸将其分解。

# 第五节 共轭二烯烃

含有两个碳碳双键的不饱和烃称为二烯烃（diene）。开链二烯烃的通式为 $C_nH_{2n-2}$，根据二烯烃中碳碳双键位置的不同，可以将二烯烃分为累积二烯烃、共轭二烯烃和隔离二烯烃。累积二烯烃的两个碳碳双键连接在同一个碳原子上，这类化合物极不稳定，为数不多。隔离二烯烃是指两个双键被两个或两个以上的单键隔开的二烯烃，由于两个双键距离较远，相互影响很小，化学性质与单烯烃类似。共轭二烯烃（conjugated diene）指两个双键被一个单键隔开的二烯烃，例如丁-1,3-二烯，由于双键之间的相互影响，共轭二烯烃除具有单烯烃的性质外，还具有一些特殊的性质。

| $\overset{sp^2}{CH_2}=\overset{sp}{C}=\overset{sp^2}{CH_2}$ | $H_2C=CHCH_2CH=CH_2$ | $H_2C=CH-CH=CH_2$ |
|---|---|---|
| 丙二烯 | 戊-1,4-二烯 | 丁-1,3-二烯 |

## 一、共轭二烯烃的结构

以丁-1,3-二烯为例，分子中 4 个碳原子都为 $sp^2$ 杂化，形成 3 个 C—C $\sigma$ 键，6 个 C—H $\sigma$ 键，分子中所有的 $\sigma$ 键都处于同一平面。每个碳原子上未杂化的 *p* 轨道都垂直于该平面，相互平行，不仅 $C_1$ 与 $C_2$、$C_3$ 与 $C_4$ 之间能相互侧面重叠形成 $\pi$ 键，而且 $C_2$ 和 $C_3$ 的 *p* 轨道也有一定程度的侧面重叠，这样使得两个 $\pi$ 键不是孤立存在的，而是形成了以 4 个碳原子为中心，包含 4 个 *p* 轨道的大 $\pi$ 键，又称为共轭 $\pi$ 键（图 12-5）。

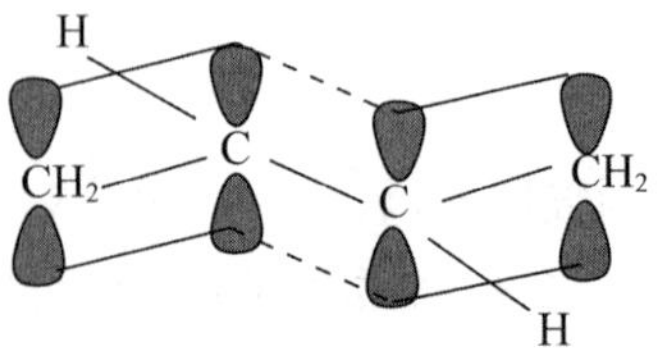


**图 12-5 丁-1,3-二烯分子中的共轭 $\pi$ 键**

丁-1,3-二烯的 $\pi$ 电子不再局限于 $C_1$—$C_2$ 和 $C_3$—$C_4$ 之间，而是发生 $\pi$ 电子离域，在整个分子中运动。$\pi$ 电子离域使分子中电子云密度分布趋于平均化，表现在键长平均化，如丁-1,3-二烯分子中的 $C_1{=}C_2$、$C_3{=}C_4$ 键长为 135 pm，比乙烯中的 C=C 键长（134 pm）略长，$C_2{-}C_3$ 间的键长为 147 pm，比乙烷中的 C—C 键长（154 pm）明显缩短。π 电子离域还使整个体系电荷分散，内能降低，分子稳定性增加。

## 二、共轭体系和共轭效应

凡能发生电子离域而形成共轭大 π 键的体系均称为共轭体系（conjugation system）。共轭体系包括 *π-π* 共轭、*p-π* 共轭、*σ-π* 超共轭及 *σ-p* 超共轭等体系。其中 *π-π* 共轭、*p-π* 共轭较典型，构成这两种共轭体系的所有原子都在同一平面上；且存在两个以上垂直于该平面的 *p* 轨道，互相平行形成共轭 π 键。

### （一）*π-π* 共轭体系

具有单双键交替排列的结构都属于 *π-π* 共轭体系。

$CH_3-CH{=}CH-CH{=}CH-CH_3$　　$CH_3-CH{=}CH-\underset{\mid \atop H}{C}{=}O$　　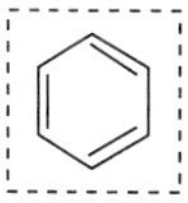

### （二）*p-π* 共轭体系

有机分子中与双键碳原子相连的原子的 *p* 轨道与双键的 π 轨道平行时，发生侧面重叠而形成的共轭体系，称为 *p-π* 共轭体系。

$CH_2{=}CH-\overset{+}{C}H_2$

烯丙基碳正离子

$CH_2{=}CH-\dot{C}H_2$

烯丙基自由基

$CH_2{=}CH-\overset{-}{C}H_2$

烯丙基碳负离子

$CH_2{=}CH-Br$

溴乙烯

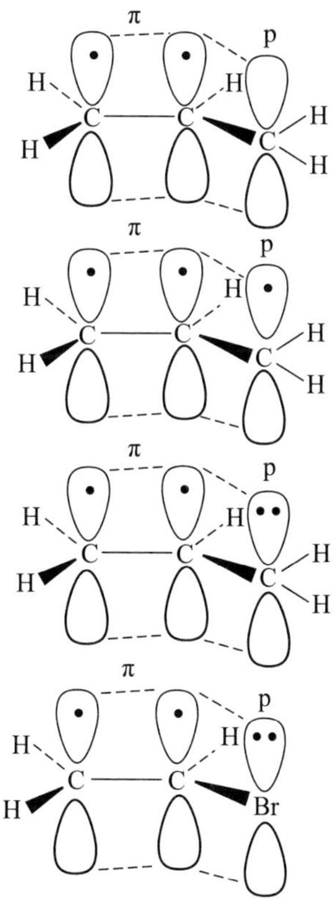

在共轭体系中任何一个原子受到外界电场（如试剂的进攻）的影响时，由于 π 电子在整个体系中离域，会出现交替极化的现象，并可以通过 π 电子的运动沿共轭链传递下去，这种电子

效应称为共轭效应（conjugated effect），用符号 C 表示。共轭效应涉及整个共轭体系，不因共轭链的延长而减弱，例如：

$$H^+ \qquad H_2C = CH - CH = CH_2$$

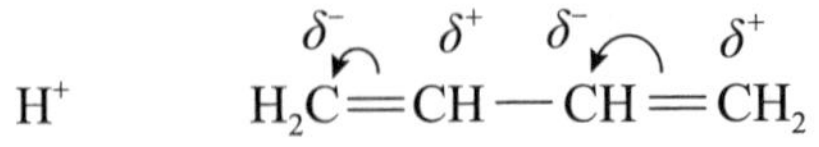

共轭效应与诱导效应都属于电子效应，但产生的原因、作用的方式及导致的结果都不相同。诱导效应是建立在成键电子定域基础上，是一种短程电子效应。共轭效应则是建立在成键电子离域基础上，是一种远程电子效应。一个分子中可同时存在两种效应，通常共轭效应的影响大于诱导效应。

## 三、丁 -1,3- 二烯的加成

共轭二烯烃的化学性质与烯烃相似，由于共轭效应的存在，又显示出一些特殊性。例如，丁 -1,3- 二烯与等物质的量的卤化氢加成时，可以生成 1,2- 加成和 1,4- 加成两种主要产物。

$$H_2C = CH - CH = CH_2 + HBr \longrightarrow H_2C = CH - CH - CH_2 + H_2C - CH = CH - CH_2$$

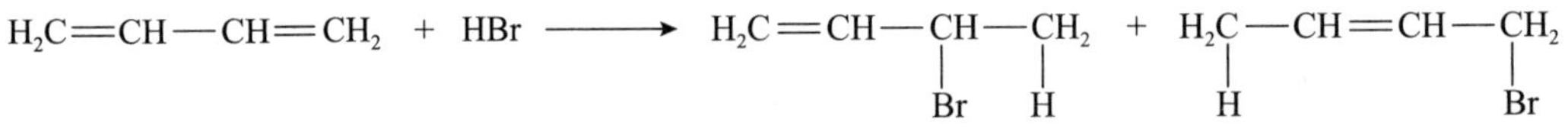

1,2-加成产物　　　　1,4-加成产物

这个反应是亲电加成反应，分两步进行。第一步，$H^+$ 进攻丁 -1,3- 二烯，当 $H^+$ 接近共轭链时，引起共轭链交替极化，$H^+$ 进攻带部分负电荷的碳原子，得到两种碳正离子中间体（Ⅰ）和（Ⅱ）。这两种碳正离子中间体中，（Ⅰ）烯丙基型碳正离子存在 $p$-$\pi$ 共轭体系，比（Ⅱ）伯碳正离子稳定，为主要的中间体。

$$H_2C = CH - CH = CH_2 + H^+ \longrightarrow H_2C = CH - \overset{+}{C}H - CH_2 + H_2\overset{+}{C} - CH - CH = CH_2$$

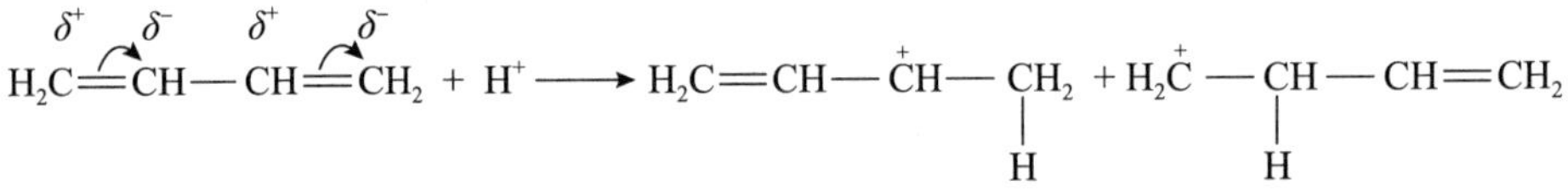

（Ⅰ）烯丙基型碳正离子　　　　（Ⅱ）伯碳正离子

第二步，试剂中的溴负离子进攻碳正离子（Ⅰ）活性中间体时，由于共轭链的交替极化，正电荷间隔分布在 $C_2$ 和 $C_4$ 上，所以 $Br^-$ 分别进攻 $C_2$ 和 $C_4$，得到 1,2- 加成和 1,4- 加成产物。

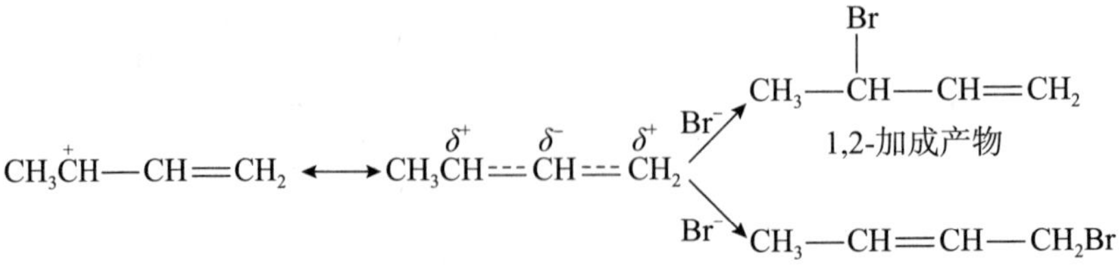

$$CH_3\overset{+}{C}H - CH = CH_2 \longleftrightarrow CH_3CH \equiv\!\!= CH \equiv\!\!= CH_2$$

Br⁻ →
Br  
CH₃-CH-CH=CH₂  
1,2-加成产物

Br →
CH₃—CH=CH—CH₂Br  
1,4-加成产物

实验表明：1,2- 加成产物和 1,4- 加成产物的比例取决于反应温度和溶剂等因素，通常低温及非极性溶剂中主要发生 1,2- 加成，较高温度及极性溶剂中有利于 1,4- 加成。

## 临床应用

**多烯大环内酯类抗生素**

多烯大环内酯类抗生素在临床上用于抗真菌感染。多烯大环内酯类抗生素都具有一个环内酯和一系列的共轭双键，其多烯结构有助于结合甾醇，尤其和真菌细胞膜中的重要组成部分麦角甾醇具有高亲和性，使膜上形成微孔，改变膜的通透性，引起细胞内物质外渗，导致真菌死亡。目前临床上广泛使用的有制霉菌素、两性霉素B及匹马霉素等。

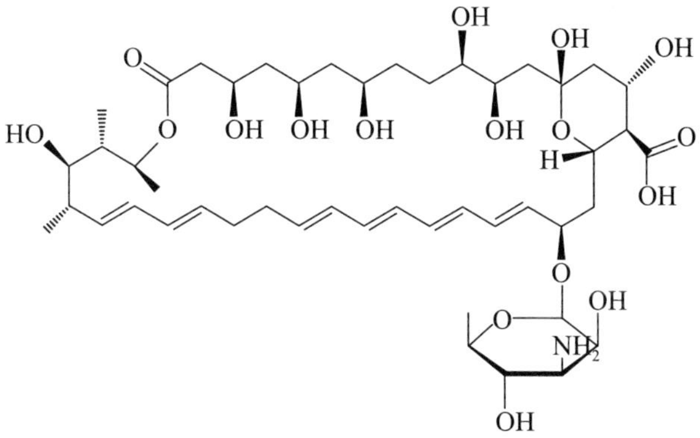


制霉菌素

## 习题十二

1. 用系统命名法命名下列化合物。

(1)
$$\begin{array}{l} \qquad\qquad\qquad\quad CH_3 \\ CH_3CHCH_2CH_2CCH_2CH_3 \\ CH_3CHCH_3 \qquad CH_3 \end{array}$$

(2)
$$\begin{array}{l} CH_3CHCH_2CHCH_2CH_2CH_3 \\ \quad CH_3 \qquad CH(CH_3)_2 \end{array}$$

(3)
$$\begin{array}{l} \quad CH_3 \\ CH_3CCH{=}CH_2 \\ \quad CH_2CH_3 \end{array}$$

(4)
$$\begin{array}{l} \qquad\qquad\qquad CH_3 \\ CH_2{=}CHC{=}CCH_2CH_3 \\ \qquad\quad CH_2CH_3 \end{array}$$

(5) 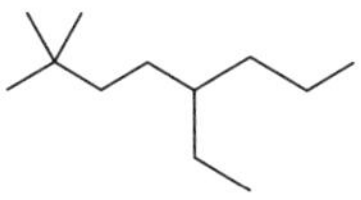

(6)
$$\begin{array}{l} \quad CH_3 \\ CH_3CCH{=}CHCH_2CH_3 \\ \quad CH_3 \end{array}$$

(7) 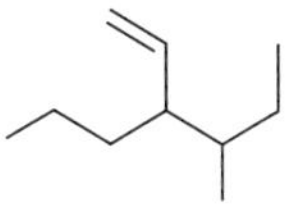

(8)
$$\begin{array}{l} CH_3C{\equiv}CCHCH_3 \\ \qquad\quad CH_3 \end{array}$$

(9)
$$\begin{array}{l} CH_3CH{=}CHCH_2CHC{\equiv}CCH_3 \\ \qquad\qquad\quad CH_2CH_3 \end{array}$$

(10)
$$\begin{array}{l} \qquad\qquad\qquad CH_2CH_3 \\ CH_3CH{=}CCH_2CHC{\equiv}CH \\ \qquad\quad CH_3 \end{array}$$

2. 写出化合物 3- 乙基 -3,5- 二甲基己烷的结构式，并指出其中各碳原子的类型。

3. 完成下列反应式。

（1）$CH_3CHCH_2CH_3 \xrightarrow[hv]{Br_2}$

　　　|
　　$CH_3$

（2）$CH_3CH_2C \equiv CH + Br_2 \longrightarrow$ 　　　$\xrightarrow{Br_2}$

（3）$CH_3CH{=}CCH_2CH_2CH_3 + HBr \longrightarrow$

　　　　　　|
　　　　　$CH_3$

（4）$CH_3C{=}CHCH{=}CH_2 + HCl \longrightarrow$

　　　|
　　$CH_3$

（5）$CH_3{-}C \equiv CH + [Ag(NH_3)_2]NO_3 \longrightarrow$

4. 根据下列高锰酸钾氧化产物，推断原烯烃的结构。

（1）$CO_2$ 和 $CH_3COOH$

（2）$CO_2$ 和 $CH_3CCH_2CH_3$

　　　　　　‖
　　　　　　O

（3）$CH_3CCH_3$ 和 $CH_3CH_2COOH$

　　　‖
　　　O

（4）$CH_3CHCOOH$

　　　|
　　$CH_3$

5. 写出 2- 甲基丁 -1- 烯与下列试剂反应的产物。

（1）HCl　（2）$H_2O$　（3）$Br_2/CCl_4$

（4）$HBr/H_2O_2$　（5）$KMnO_4/OH^-$

6. 写出 3- 甲基丁 -1- 炔与下列试剂反应的产物。

（1）$H_2/Ni$　（2）$KMnO_4/H^+$　（3）1 mol HBr

（4）$[Cu(NH_3)_2]Cl$

7. 化合物 A、B 分子式都为 $C_5H_8$，都能使溴的四氯化碳溶液褪色，A 与硝酸银的氨溶液反应产生白色沉淀，用酸性 $KMnO_4$ 溶液氧化得到 $CO_2$ 和 $(CH_3)_2CHCOOH$，B 不与银氨溶液作用，用酸性 $KMnO_4$ 溶液氧化生成 $CO_2$ 和 $HOOCCH_2COOH$，写出 A 和 B 的构造式及有关的反应式。

（卫星星）

# 第十三章

# 环　烃

第十三章数字资源

环烃又称闭链烃，根据其结构和性质的不同分为脂环烃和芳香烃。脂环烃及其衍生物在自然界分布广泛，如石油中含有环戊烷、环己烷的衍生物；一些中草药、植物挥发油成分大多是环烯烃及其含氧衍生物。芳香族化合物是医药、染料以及国防工业的重要物质。

## 第一节　脂 环 烃

性质与脂肪烃相似的环烃称为脂环烃（alicyclic hydrocarbon）。根据分子中所含环的数目，脂环烃分为单环、双环和多环；根据环上有无不饱和键分为饱和脂环烃（环烷烃）和不饱和脂环烃（环烯烃和环炔烃）；根据成环的碳原子数目分为：小环（三、四元环）、普通环（五、六元环）、中环（七至十一元环）和大环（十二元环以上），其中以五元环和六元环最为常见。

本节主要讨论单环脂环烃，重点介绍环烷烃的结构和性质。

### 一、单环脂环烃的命名

#### （一）环烷烃的命名

根据成环碳原子数称为“环某烷”，英文命名加词头 cyclo。

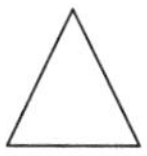
环丙烷
cyclopropane

环丁烷
cyclobutane

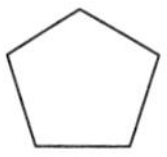
环戊烷
cyclopentane

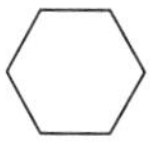
环己烷
cyclohexane

取代环烷烃命名常以环为母体，链为取代基。

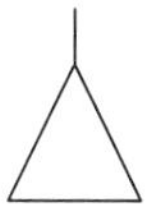
1-甲基环丙烷
1-methylcyclopropane

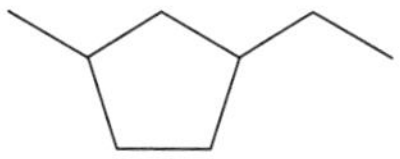
1-乙基-3-甲基环戊烷
1-ethyl-3-methylcyclopentane

若环上取代基过于复杂或有官能团，则将碳环当作取代基。

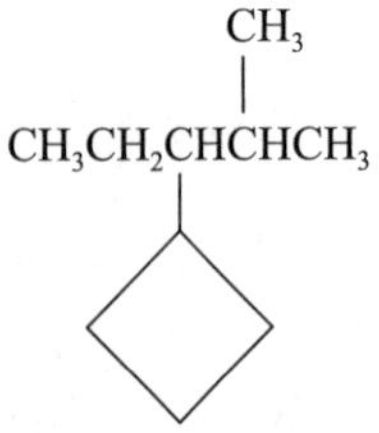


3-环丁基-2-甲基戊烷
3-cyclobutyl-2-methylpentane

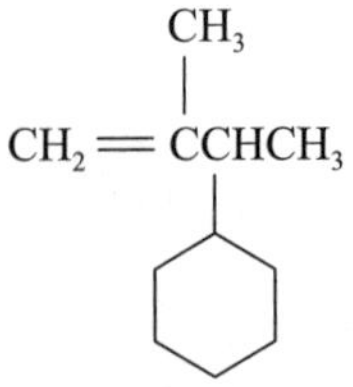


3-环己基-2-甲基丁-1-烯
3-cyclohexyl-2-methylbut-1-ene

### （二）环烯烃、环炔烃的命名

根据成环的碳原子数称为“环某烯”或“环某炔”，编号时同样需满足不饱和键位次最小的原则。

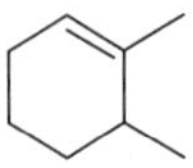

2,3-二甲基环己烯
2,3-dimethylcyclohexene

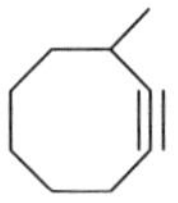

3-甲基环辛炔
3-methylcyclooctyne

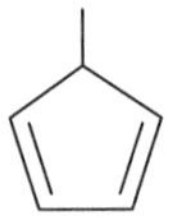

5-甲基环戊-1,3-二烯
5-methylcyclopenta-1,3-diene

## 二、环烷烃的结构和稳定性

环烷烃的稳定性与环的几何形状和环张力有关。饱和碳原子之间都以 $sp^3$ 杂化轨道成键，分子的键角越接近 109°28′，表明碳原子的原子轨道沿键轴方向重叠程度越大，分子越稳定；成键角度与之产生偏差会产生角张力，偏差越大，角张力越大，环越不稳定。

在环丙烷分子中，碳原子限制在同一平面上，使 $sp^3$ 杂化轨道无法沿键轴方向达到最大程度的重叠，只能部分重叠，形成弯曲的 C—C 单键（图 13-1）。这种弯曲的碳碳单键存在较大的角张力，导致分子不稳定，易发生开环反应。

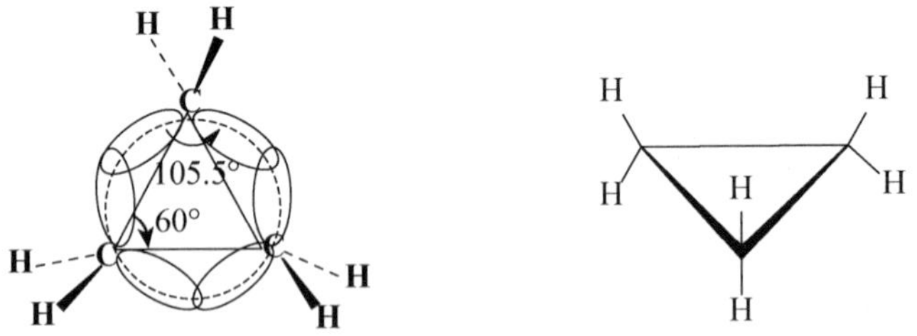


**图 13-1 环丙烷分子中的弯曲键**

随着环上碳原子数目的增加，受环的几何形状影响逐渐减小，电子云重叠程度逐渐增加，角张力也逐渐变小。因此，环丁烷分子比环丙烷稳定，但角张力仍然存在，仍能发生开环反应。环戊烷和环己烷的成环碳原子并不固定在一个平面，环内键角满足 109°28′，成键轨道达到最大重叠，环稳定。

## 三、环烷烃的物理性质

常温下，环丙烷和环丁烷是气体，环戊烷是液体，高级环烷烃是固态。环烷烃都不溶于水，易溶于苯、四氯化碳、氯仿等有机溶剂。由于环烷烃的分子具有一定的刚性或对称性，因此环烷烃的沸点、熔点和密度都比同碳原子数的烷烃高。一些常见环烷烃的物理性质见表13-1。

表 13-1 常见环烷烃的物理性质

| 名称 | 沸点（℃） | 熔点（℃） | 密度（g·cm⁻³） |
|------|-----------|-----------|----------------|
| 环丙烷 | −34.5 | −127 | 0.677（−30 ℃） |
| 环丁烷 | −12.5 | −90 | 0.703（5 ℃） |
| 环戊烷 | 49.5 | −93 | 0.746（20 ℃） |
| 环己烷 | 80 | 6.5 | 0.778（20 ℃） |
| 环庚烷 | 119 | 8 | 0.810（20 ℃） |

## 四、环烷烃的化学性质

环烷烃与烷烃相似，与强酸、强碱、强氧化剂和强还原剂一般不发生反应，光照、高温条件下能发生自由基取代反应。此外，小环烷烃易开环发生加成反应。

### 1. 取代反应

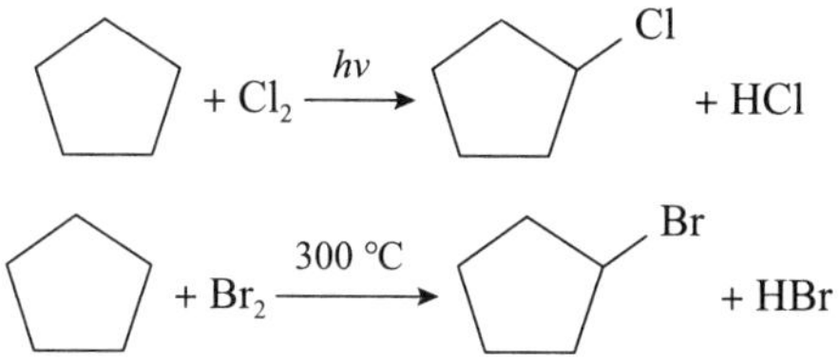

$$\text{环戊烷} + Cl_2 \xrightarrow{h\nu} \text{氯代环戊烷} + HCl$$

$$\text{环戊烷} + Br_2 \xrightarrow{300\ ℃} \text{溴代环戊烷} + HBr$$

### 2. 加成反应

（1）催化加氢

$$\triangle + H_2 \xrightarrow[80\ ℃]{Ni} CH_3CH_2CH_3$$

$$\square + H_2 \xrightarrow[120\ ℃]{Ni} CH_3CH_2CH_2CH_3$$

$$\text{环戊烷} + H_2 \xrightarrow[300\ ℃]{Ni} CH_3CH_2CH_2CH_2CH_3$$

（2）与卤素加成

$$\triangle + Br_2 \xrightarrow{CCl_4} CH_2BrCH_2CH_2Br$$

（3）与卤化氢的加成

$$\triangle + HBr \xrightarrow{CCl_4} CH_3CH_2CH_2Br$$

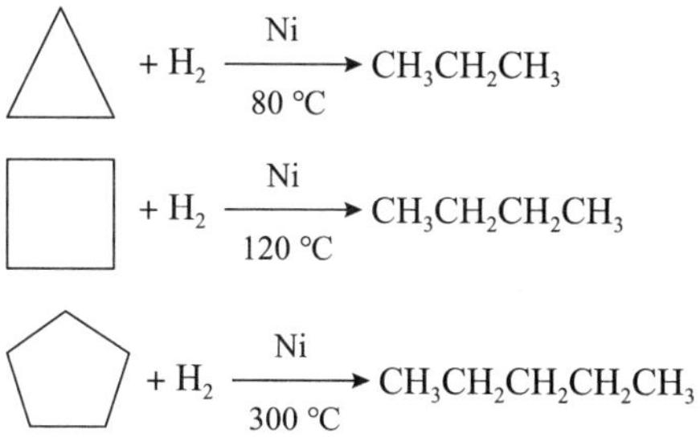

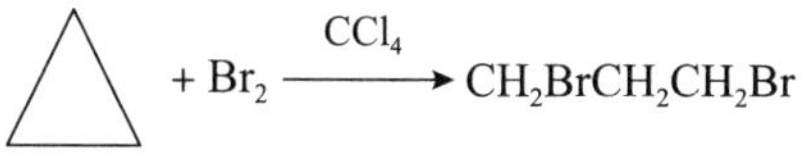

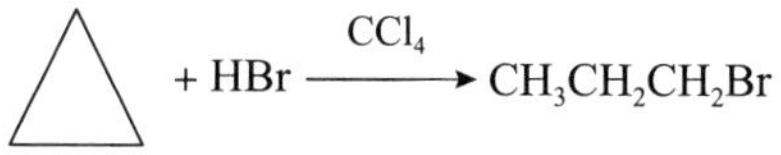

取代环丙烷与氢卤酸发生加成反应时，开环发生在含氢最多和含氢最少的两碳原子之间，并遵守马氏规则。

$$\triangle + HBr \xrightarrow{CCl_4} CH_3CHBrCH_2CH_3$$

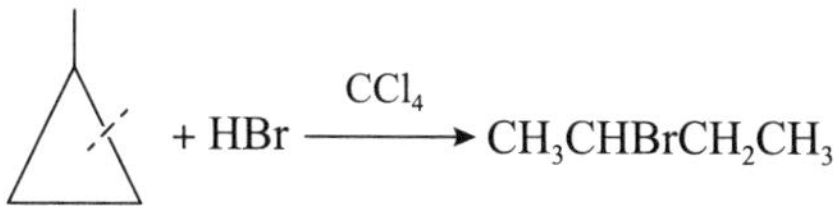

环丁烷的反应活性比环丙烷低，只有在加热的条件下才能与卤素（如 $Br_2$）或氢卤酸发生加成反应。环戊烷以上的环烷烃很难发生加成反应。

环丙烷易开环加成充分反映了小环结构的不稳定性，加成反应的特征与烯烃类似。但室温下，即使最不稳定的环丙烷也不与高锰酸钾发生氧化反应，例如：

$$\triangle CH_2CH = CH_2 \xrightarrow[\text{H}^+]{\text{KMnO}_4} \triangle CH_2COOH + CO_2$$

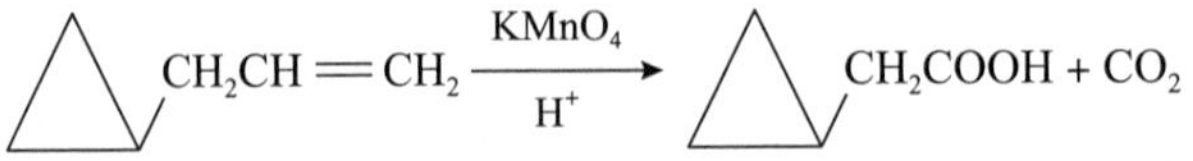

可以用高锰酸钾溶液来区别烯烃和环烷烃。

## 临床应用

### β- 内酰胺类抗生素

环烃衍生物在医药中发挥着重要的作用。

β- 内酰胺类抗生素（β-Lactam Antibiotics）是指分子中含有四元的 β- 内酰胺环的抗生素，具有杀菌活性强、毒性低、适应证广及临床疗效好的优点。β- 内酰胺环是该类抗生素发挥生物活性的必需基团，遇到细菌时，β- 内酰胺环开环与细菌发生酰化作用，抑制细菌的生长。

根据 β- 内酰胺环是否骈合了其他杂环及杂环的化学结构，β- 内酰胺类抗生素可分为青霉素类、头孢菌素类及非经典的 β- 内酰胺类抗生素。

由于 β- 内酰胺类抗生素分子中含有四元的 β- 内酰胺环，环的张力比较大，化学性质不稳定，易开环而导致其失活。如室温条件下，青霉素 G 钾或钠盐容易发生水解，因此临床上通常使用粉针剂型，注射前临时配制注射液。

# 第二节　芳　香　烃

芳香烃（aromatic hydrocarbon）简称芳烃，通常是指含有苯环的碳氢化合物。苯环上"易取代、难加成、难氧化"的化学特性称为"芳香性"（aromaticity）。具有芳香性的化合物称为芳香族化合物（aromatic compound）。

根据分子结构中是否含有苯环、苯环的数目及连接方式，可将芳香烃分类如下：

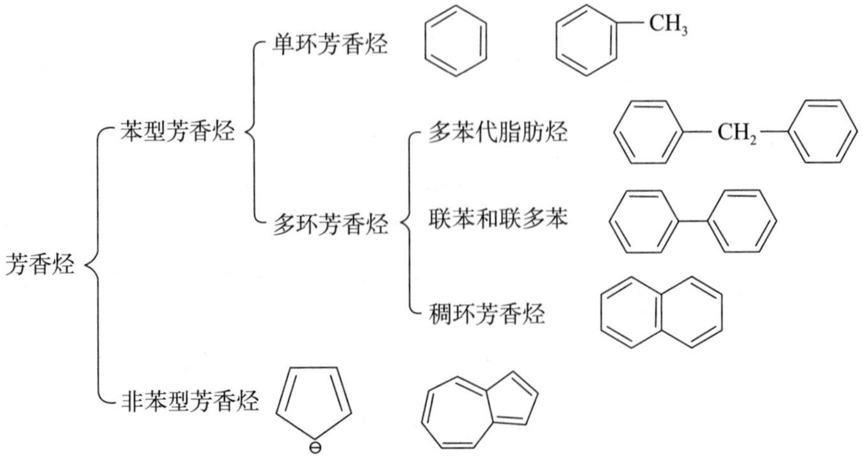

其中，苯是最简单、最重要的芳香烃。大多数芳香族化合物都含有苯的结构，故本节重点介绍苯及其同系物。

## 一、苯的结构

苯的分子式为 $C_6H_6$。通过 X 射线衍射分析和光谱法研究证明：苯分子 6 个碳原子和 6 个氢原子都在同一平面内，6 个碳原子组成平面正六边形，所有 C—C 键的键长均为 139 pm，键角均为 120°。

根据杂化轨道理论，苯分子中碳原子均为 $sp^2$ 杂化，6 个碳原子相互以 $sp^2$ 杂化轨道形成 6 个 C—C 键，余下的 $sp^2$ 杂化轨道分别与 6 个氢原子的 $s$ 轨道形成 6 个 C—H 键。另外，每个碳原子还有一个未杂化的 $p$ 轨道，垂直于苯环平面，彼此平行重叠形成闭合共轭大 $\pi$ 键（图 13-2）。共轭效应使苯环电子云密度平均化，键长平均化，因此苯环中碳碳键没有单双键之分。

苯分子结构的书写方法除仍沿用 kekulé 结构式以外，还采用正六边形中心加一个圆圈表示，圆圈代表苯分子中的大 $\pi$ 键。

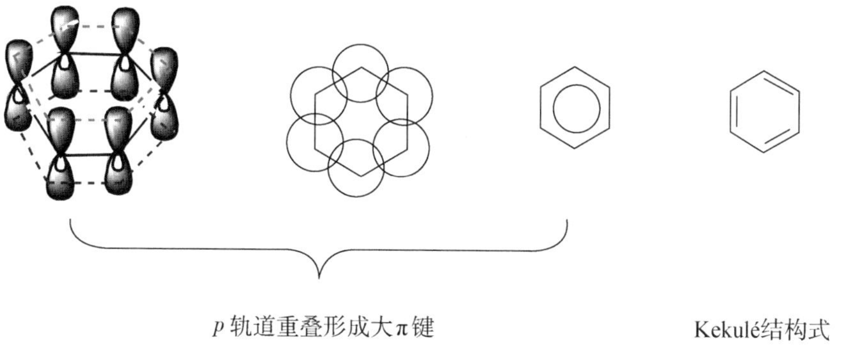


**图 13-2　苯分子的结构和结构式**

**知识拓展**

### Kekulé

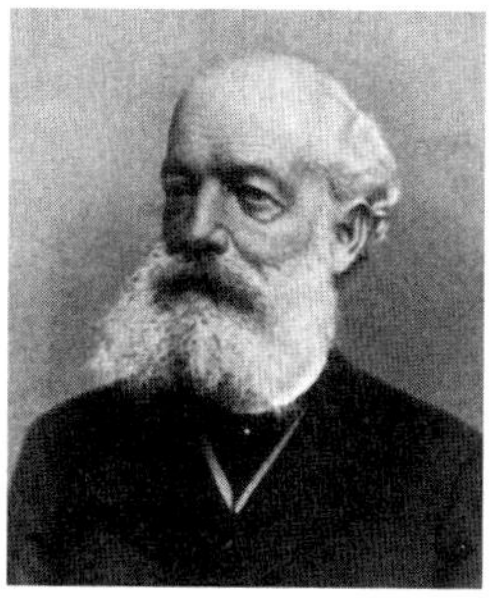

F. A. Kekulé（1829—1896 年），德国有机化学家，主要研究有机化合物的结构理论，1875 年当选为英国皇家学会委员，1877 年任波恩大学校长。

Kekulé 把原子价的概念引入碳化合物的研究，在 1857 年和 1858 年发现碳有四价，碳有自身结合的能力，并提出了碳链学说。1865 年，Kekulé 发表“论芳香族化合物的结构”论文，第一次提出了苯的环状结构理论。苯环中六个碳原子是由单键与双键交替相连的，以保持碳原子为四价。苯环结构的诞生，是有机化学发展史上的一块里程碑。Kekulé 关于碳的四价、碳链学说及苯的环状结构的观点，不仅为建立有机化学结构理论奠定了基础，而且促进了有机化学工业的蓬勃发展。

Note

## 二、苯及其同系物的命名

苯的同系物指的是苯分子中的氢原子被烃基取代的产物。根据取代基的数目可分为一烃基苯、二烃基苯、三烃基苯等。

1. 一烷基苯的命名是以苯为母体，侧链为取代基，称“某基苯”（“基”字常省略）。

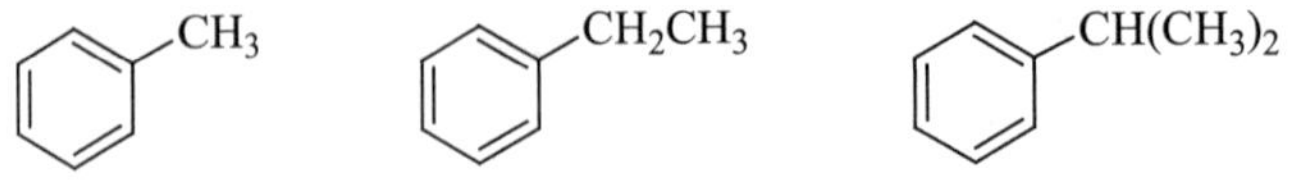

甲苯 toluene　乙苯 ethylbenzene　异丙苯 isopropylbenzene

2. 连有两个相同取代基的苯有三种位置异构体，可分别用阿拉伯数字 1,2-、1,3-、1,4- 表示其位次，也可用邻（*o*-）、间（*m*-）和对（*p*-）来标明它们的相对位置。

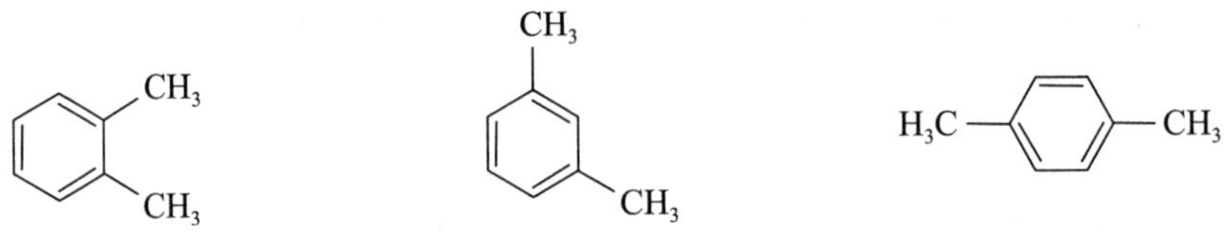

1,2-二甲苯（邻二甲苯或*o*-二甲苯）1,2-xylene　1,3-二甲苯（间二甲苯或 *m*-二甲苯）1,3-xylene　1,4-二甲苯（对二甲苯或 *p*-二甲苯）1,4-xylene

3. 当苯环上有两个以上不同烷基时，苯环编号需使得各取代基位置编号尽量小，取代基按首字母排列顺序先后列出。

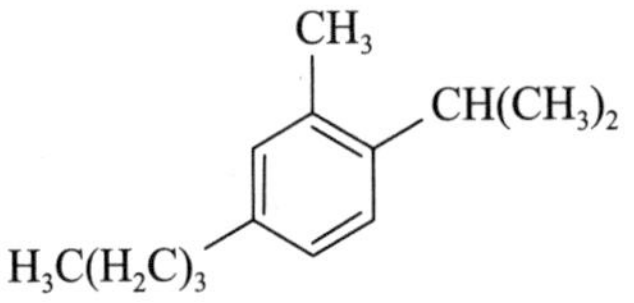

4-丁基-1-异丙基-2-甲基苯
4-butyl-1-isopropyl-2-methylbenzene

4. 对于苯环上连接有复杂烷基或不饱和烃基时，可将苯环作为取代基进行命名。芳香烃分子中去掉一个氢原子后剩下的原子团称为芳香烃基，用“Ar-”表示。常见的有：苯基 $C_6H_5$—，用 ph-（phenyl）表示；苯甲基（苄基）$C_6H_5CH_2$—，用 bn-（benzyl）表示。

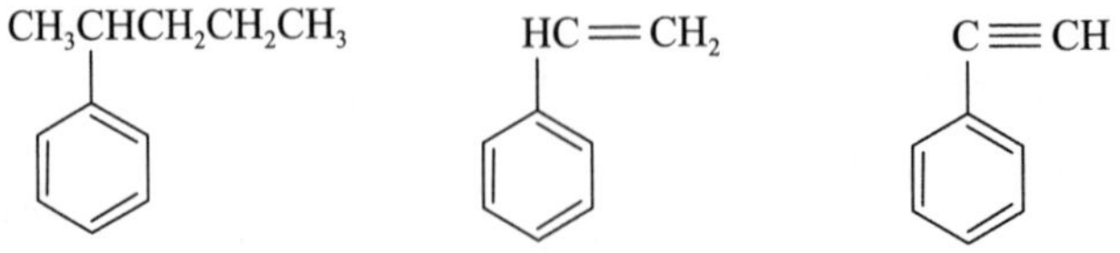

2-苯基戊烷 2-phenylpentane　苯乙烯 phenylethene　苯乙炔 phenylacetylene

## 三、苯及其同系物的物理性质

苯及其同系物在常温下一般为无色液体，具有特殊的气味。密度比水小，难溶于水，可溶于醇、石油醚等有机溶剂，液态单环芳香烃是一种良好的溶剂。苯及其同系物的物理常数见表13-2。

**表 13-2 苯及其同系物的物理常数**

| 名称 | 熔点（℃） | 沸点（℃） | 相对密度（$g \cdot cm^{-3}$） | 名称 | 熔点（℃） | 沸点（℃） | 相对密度（$g \cdot cm^{-3}$） |
|---|---|---|---|---|---|---|---|
| 苯 | 5.5 | 80.1 | 0.879 | 正丙苯 | −99 | 159.2 | 0.8621 |
| 甲苯 | −95 | 110.6 | 0.866 | 异丙苯 | −96 | 152.4 | 0.864 |
| 乙苯 | −95 | 136.2 | 0.867 | 连三甲苯 | −25.5 | 176.1 | 0.894 |
| 邻二甲苯 | −25.2 | 144.4 | 0.881 | 偏三甲苯 | −43.9 | 169.2 | 0.876 |
| 间二甲苯 | −47.9 | 139.1 | 0.864 | 均三甲苯 | −44.7 | 164.2 | 0.865 |
| 对二甲苯 | 13.3 | 138.4 | 0.861 | | | | |

大多数芳香烃具有一定毒性，短时间吸入高浓度的苯蒸气会引起急性中毒，危及生命。长期吸入低浓度的苯蒸气会引起慢性中毒，损害造血器官和神经系统，因此使用时应注意采取防护措施。

## 四、苯及其同系物的化学性质

苯分子中存在共轭大 $\pi$ 键，体系相对稳定，所以苯环上难以发生加成和氧化反应。苯环 $\pi$ 电子高度离域形成富电子体系，容易受到亲电试剂的进攻而发生环上氢原子的取代反应。苯环最典型的反应就是亲电取代反应（electrophilic substitution reaction）。

### （一）苯环上的亲电取代反应及定位规则

**1. 亲电取代反应** 亲电取代反应分两步进行，进攻试剂是缺电子的亲电试剂 $E^+$（$X^+$、$NO_2^+$、$SO_3$ 等），反应过程如下：

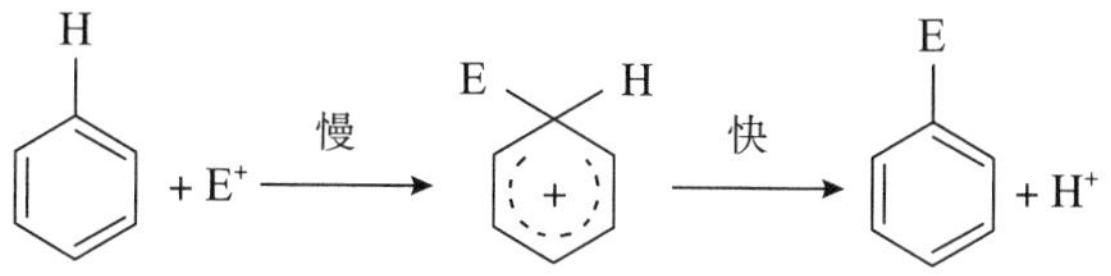


碳正离子中间体

（1）卤代反应：在 Fe 或 $FeX_3$ 催化作用下，苯与氯或溴作用分别生成氯苯或溴苯。

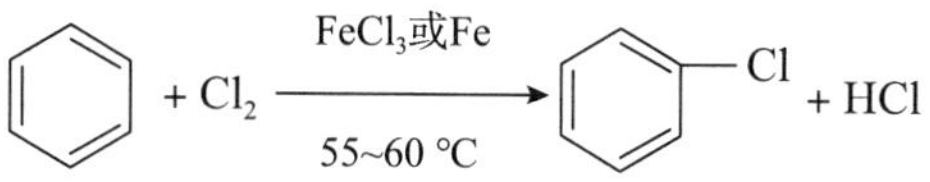


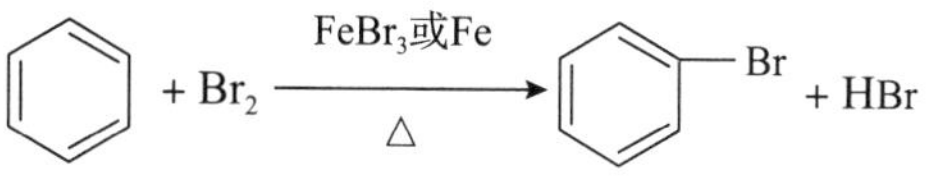


（2）硝化反应：苯与浓 $HNO_3$ 和浓 $H_2SO_4$ 组成的“混酸”作用，生成硝基苯。

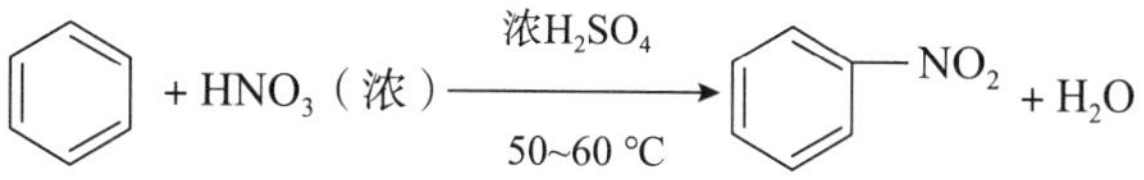


硝基苯在过量“混酸”存在下可以进一步硝化，生成间二硝基苯。但第二次硝化反应比第

一次慢且需要较高的温度。而要引入第三个硝基就更困难。

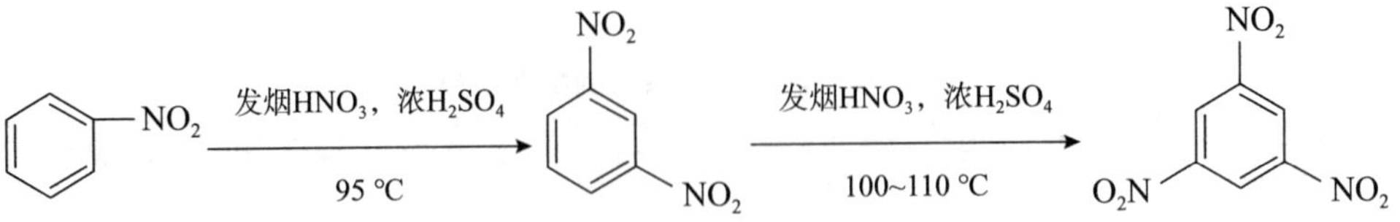

间二硝基苯　　　1,3,5-三硝基苯

烷基苯比苯容易硝化。例如，甲苯在低于 50 ℃ 时就可以硝化，主要生成邻硝基甲苯和对硝基甲苯，进一步硝化可以得到 2,4,6- 三硝基甲苯，即炸药 TNT。

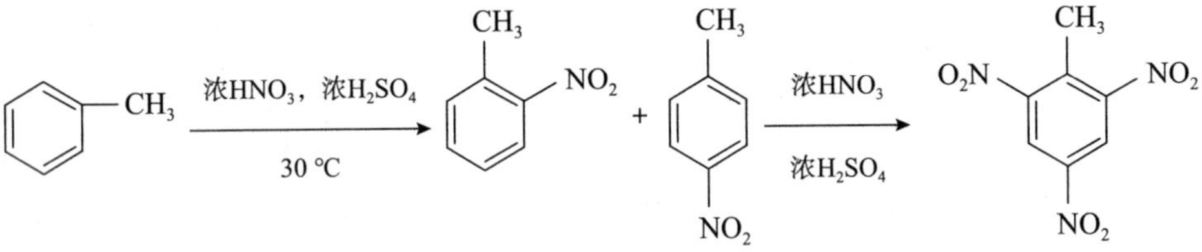

（3）磺化反应：苯与浓硫酸常温下难以进行反应，若加热或与发烟硫酸作用时，苯环上的氢原子被磺酸基（—$SO_3H$）取代，生成苯磺酸。

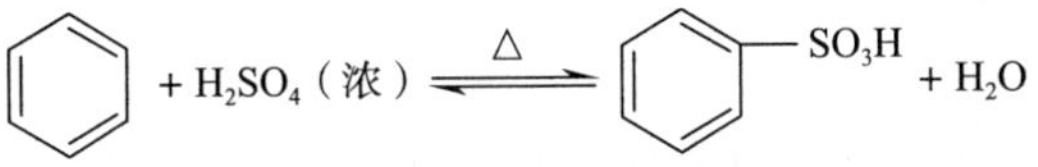

磺化反应是可逆反应，苯磺酸与过热水蒸气作用，可脱去磺酸基生成苯。

（4）烷基化反应：苯在无水氯化铝作用下，与卤代烷反应生成烷基苯。

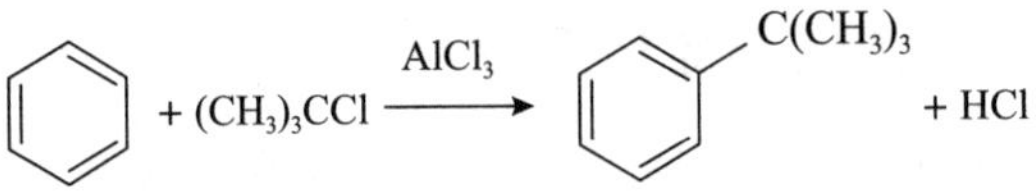

**2. 定位规则** 上述硝化反应表明：甲苯比苯更容易发生硝化反应，硝基主要进入甲基的邻、对位；而硝基苯比苯发生硝化反应更困难，硝基主要进入间位。由此可见，苯环上原有的取代基对亲电取代反应的活性和第二个基团进入苯环的位置起决定性作用。苯环上原有的取代基称为定位基（orienting group），定位基的这种导向作用称为定位效应（orienting effect）。

根据定位效应的不同，将定位基分为以下两类。

（1）邻、对位定位基：当苯环上存在这类定位基时，使得苯环易于发生亲电取代反应，具有致活作用（卤素除外），并且使新引入的基团主要进入其邻位、对位。其结构特征是与苯环相连的原子大多数含有未共用电子对或含饱和键。常见的邻、对位定位基有：—$NR_2$，—NHR，—$NH_2$，—OH，—OR，—NHCOR，—OCOR，—R，—Ar，—X（Cl，Br，I）。

（2）间位定位基：当苯环上存在这类定位基时，使得苯环上的亲电取代反应难以进行，具有致钝作用，并且使新引入的基团主要进入其间位。其结构特征是与苯环相连的原子一般都含有不饱和键或带有正电荷。常见的间位定位基有：—$NR_3^+$，—$NO_2$，—CN，—$SO_3H$，—CHO，—COR，—COOH。

上述两类定位基的定位效应各不相同，在苯环上进行亲电取代反应的位置只取决于原有定位基的种类和性质，而与新进入的取代基的性质无关。应用定位效应，可以预测亲电取代反应的主要产物。

### （二）烷基苯侧链上的反应

侧链上与苯环直接相连的碳原子称 α-C，α-C 上的氢原子称为 α-H，α-H 比较活泼，具有较高的反应活性。

**1. 卤代反应** 在光照或加热条件下，烷基苯侧链上的 α-H 被卤素取代。该反应属自由基取代反应。

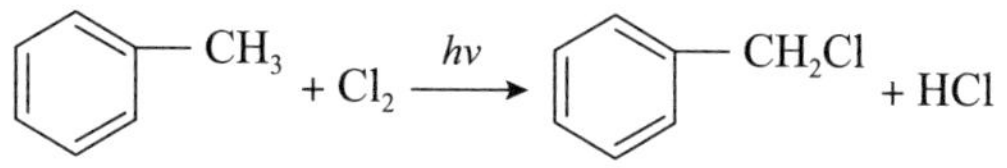

**2. 氧化反应** 苯环不易被高锰酸钾、重铬酸钾等强氧化剂氧化，但具有 α-H 的烷基苯，其侧链可以被氧化，氧化只发生在 α-C 上，并且无论侧链长短，最终都被氧化为羧基。无 α-H 的烷基苯一般不与这些氧化剂反应。

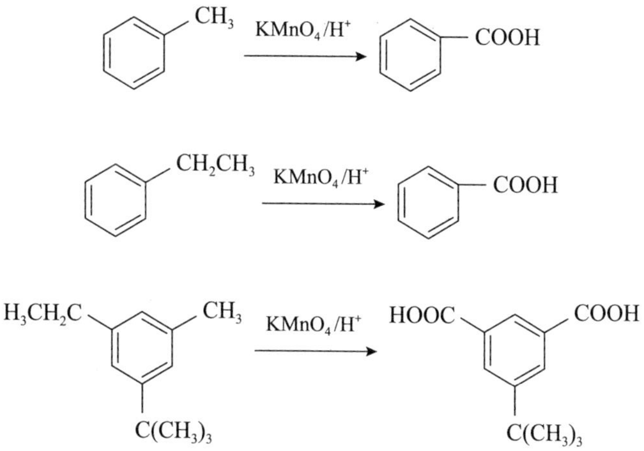

苯甲酸具有良好的水溶性，因此可通过烷基苯氧化为苯甲酸来提高药物的生物利用度。

## 五、稠环芳香烃

稠环芳香烃（condensed aromatics）是由两个或两个以上苯环共用两个邻位碳原子稠合而成的多环芳香烃。

### （一）萘

萘（naphthalene）的分子式为 $C_{10}H_8$，由两个苯环稠合而成，存在于煤焦油中。无色晶体，熔点 80.2 ℃，沸点 218 ℃，易升华，有特殊气味。不溶于水，易溶于乙醇、乙醚和苯等有机溶剂。

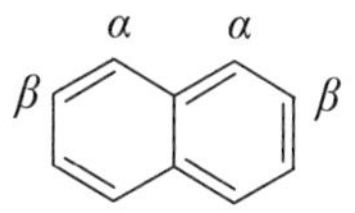

萘具有芳香烃的一般性质，它比苯容易发生取代、加成和氧化反应。

### （二）蒽和菲

蒽（anthracene）和菲（phenanthrene）分子式都为 $C_{14}H_{10}$，二者互为同分异构体，由三个

苯环稠合而成，都存在于煤焦油中。

蒽为无色片状晶体，具有蓝色荧光。熔点 216.2 ~ 216.4 ℃，沸点 354 ℃，不溶于水，易溶于苯等溶剂。菲是具有光泽的无色片状晶体，熔点 101 ℃，沸点 340 ℃，不溶于水，易溶于苯和乙醚等溶剂，溶液有蓝色荧光。

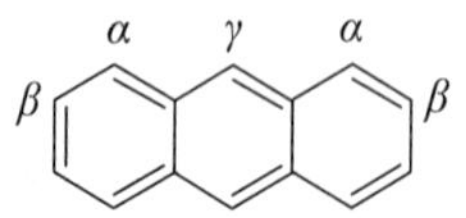

蒽

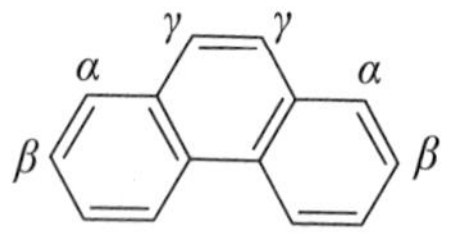

菲

### （三）致癌芳香烃

致癌芳香烃大多数为蒽和菲的衍生物。多存在于煤焦油、沥青和烟草的焦油中，汽车排放的废气、香烟的烟雾、烟熏的食物中都含有少量致癌芳香烃。常见的有以下几种：

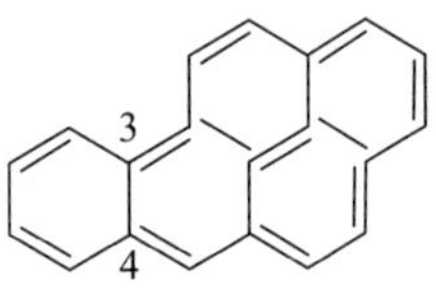

3,4-苯并芘
（3,4-benzpyrene）

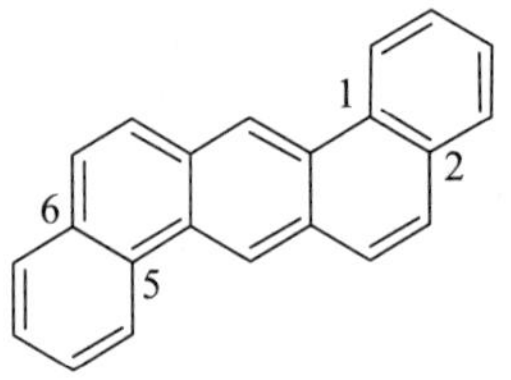

1,2,5,6-二苯并蒽
（1,2,5,6-dibenzanthrene）

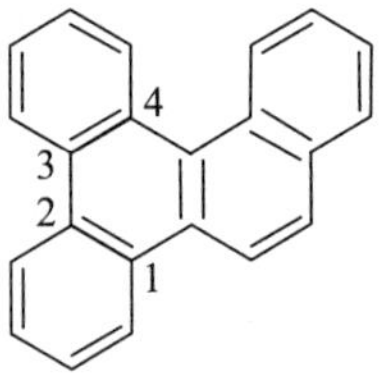

1,2,3,4-二苯并菲
（1,2,3,4-dibenzphenanthrene）

研究表明：致癌芳香烃中 3,4- 苯并芘为强致癌物，该物质在生物体内被氧化生成强致癌活性的亲电子环氧化物，它能使细胞中的脱氧核糖核酸烃化，干扰细胞的正常增殖，引起 DNA 损伤，诱导基因突变，具有强烈的致癌作用。

## 六、非苯型芳香烃

非苯型芳香烃是一类不具有苯环结构，但具有类似苯的芳香性的烃类化合物。

1930 年，德国化学家 Hückel 用简化的分子轨道法（HMO 法）计算了许多单环多烯的 $\pi$ 电子能级，提出了判断芳香性的规律：①体系必须是平面环状结构，成环原子共平面；②成环的碳原子都是 $sp^2$ 杂化，形成闭合共轭体系；③ $\pi$ 电子数等于 $4n+2$（$n$ = 0，1，2，3……）。符合这三个条件的化合物或离子就具有芳香性。此规则称为 Hückel 规则，又称为 $4n+2$ 规则。苯分子是具有平面的电子离域体系，离域的大 $\pi$ 键共有 6 个 $\pi$ 电子，符合 Hückel 规则（$n$=1），同理萘、蒽、菲等也满足 Hückel 规则，都具有芳香性。非苯型芳香烃也可以通过 Hückel 规则来判断。

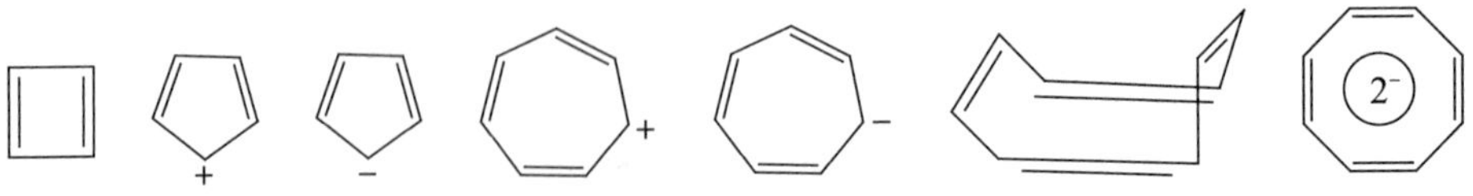


| | | | | | | | |
|---|---|---|---|---|---|---|---|
| $\pi$电子数： | 4 | 4 | 6 | 6 | 8 | 8 | 10 |
| 芳香性： | 无 | 无 | 有 | 有 | 无 | 无 | 有 |

上述化合物中，环戊二烯负离子、环庚三烯正离子都具有平面的闭合共轭体系，两者的 $\pi$ 电子数均为 6，符合 $4n+2$ 规则，具有芳香性。环辛四烯不符合 $4n+2$ 规则，没有芳香性。当环

辛四烯变成负二价离子后，$\pi$ 电子数为 10，符合 4$n$+2（$n = 2$）规则，目前此负离子已经制得，并证明具有芳香性。

## 习题十三

1. 命名下列化合物或写出结构式。

（1）　（2）　（3）

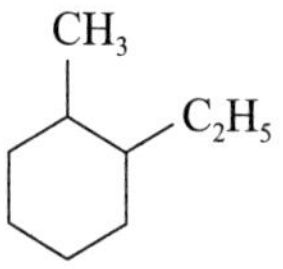

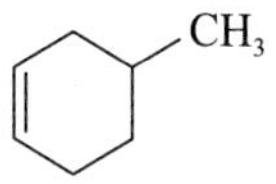

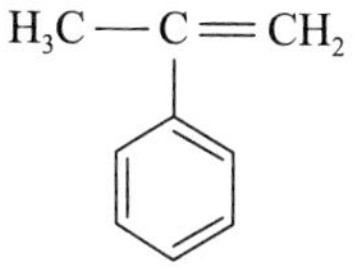

（4）　（5）1- 异丙基 -3- 甲基环戊烷　（6）1,3,5- 三甲苯

（7）对溴苯乙烯　　（8）2- 甲基 -3- 苯基戊烷

2. 写出下列化学反应的主要产物。

（1） + HBr ⟶

（2） $\xrightarrow{KMnO_4/H^+}$

（3） + Br$_2$ $\xrightarrow{FeBr_3}$

（4） $\xrightarrow[\text{浓}H_2SO_4]{\text{浓}HNO_3}$ $\xrightarrow[FeCl_3]{Cl_2}$

（5） + CH$_3$CH$_2$Cl $\xrightarrow[80\,^\circ C]{AlCl_3}$

（6） $\xrightarrow{KMnO_4/H^+}$

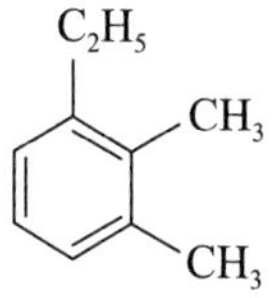

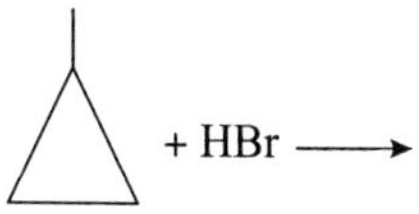

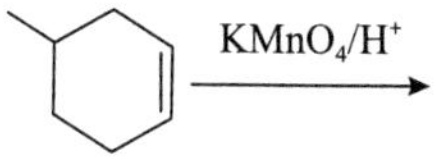

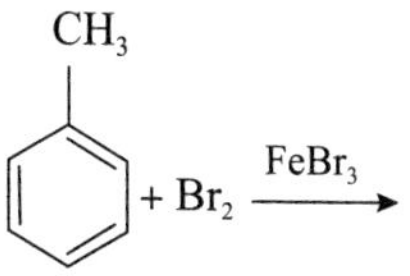

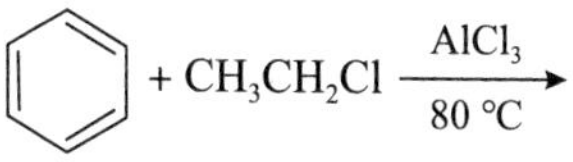

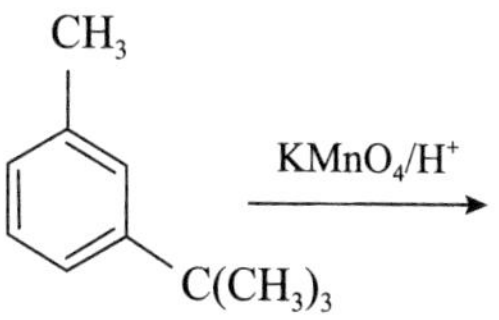

3. 用简单的化学方法鉴别下列各组化合物。

（1）丁烷、丁 -1- 烯、1- 甲基环丙烷

（2）环己 -1- 烯、甲苯、苯

4. 请写出下列化合物进行硝化反应的由易到难的活性顺序。

（1）溴苯，甲苯，硝基苯，苯

（2）氯苯，对氯硝基苯，2,4- 二硝基氯苯

5. 根据苯环的定位效应，请以甲苯为原料推测下列合成反应的路线。

（1）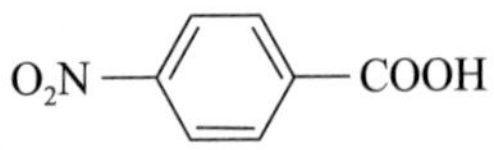

（2）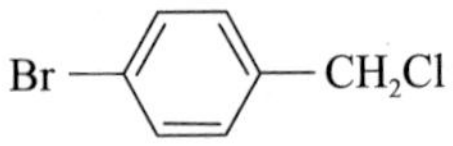

6. 某化合物的分子式为 $C_{10}H_{14}$，该物质不能使溴水褪色，但能被酸性 $KMnO_4$ 溶液氧化生成苯甲酸，试写出其可能的结构式。

（马志宏）

# 第十四章

# 立体异构

第十四章数字资源

分子式相同而结构式不同的现象称为同分异构现象。同分异构分为构造异构和立体异构两大类。具体分类如下：

- 同分异构
  - 构造异构
    - 碳链异构
    - 官能团异构
    - 位置异构
  - 立体异构
    - 构象异构
    - 构型异构
      - 顺反异构
      - 对映异构

立体异构（stereoisomerism）是指分子中原子或基团的连接顺序和方式相同，但在空间的排列方式不同而产生一种异构现象。立体异构现象对有机化合物的理化性质以及生物活性存在一定影响。

## 第一节　构象异构

由于$\sigma$键的自由旋转，导致分子中原子或原子团在空间的不同排列方式称为构象（conformation），由此产生的立体异构称为构象异构（conformational isomerism）。

### 一、乙烷的构象

乙烷是含有 C—C $\sigma$键的最简单化合物。如果固定乙烷分子中一个碳原子，另一个碳原子围绕 C—C 键旋转，两个碳原子上的氢原子可出现不同的空间排列而形成无数种构象异构体，其中以重叠式和交叉式两种构象异构体最为典型。

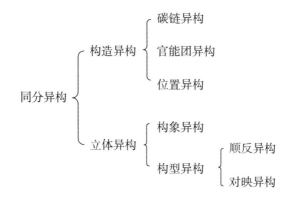

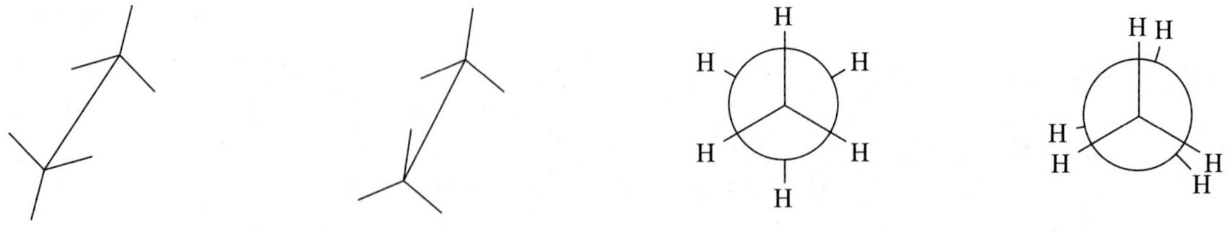


交叉式构象　　　重叠式构象　　　交叉式构象　　　重叠式构象

透视式　　　　　　　　　Newman投影式

烷烃的构象常用透视式和 Newman 投影式表示。透视式是从侧面观察烷烃分子得到的透视图形。Newman 投影式则是沿着 C—C 键轴方向观察分子模型所得到的平面构象表达方式：用圆圈表示碳原子，从圆圈中心伸出的三条直线表示离观察者近的碳原子上的价键，而从圆周向外伸出的三条短线表示离观察者远的价键。

当乙烷分子处于交叉式构象时，两个碳原子上的氢原子相距最远，相差 306 pm，相互间斥力最小，分子能量最低；随着 C—C 键的相对旋转，氢原子间的距离越来越近，相互间斥力逐渐增大，分子的内能逐渐升高，当氢原子间距离 227 pm 时，分子内能达到最高，此时乙烷分子处于重叠式；随着 C—C 键的继续相对旋转，乙烷分子的构象又可回到交叉式。其构象和能量变化曲线如图 14-1 所示。

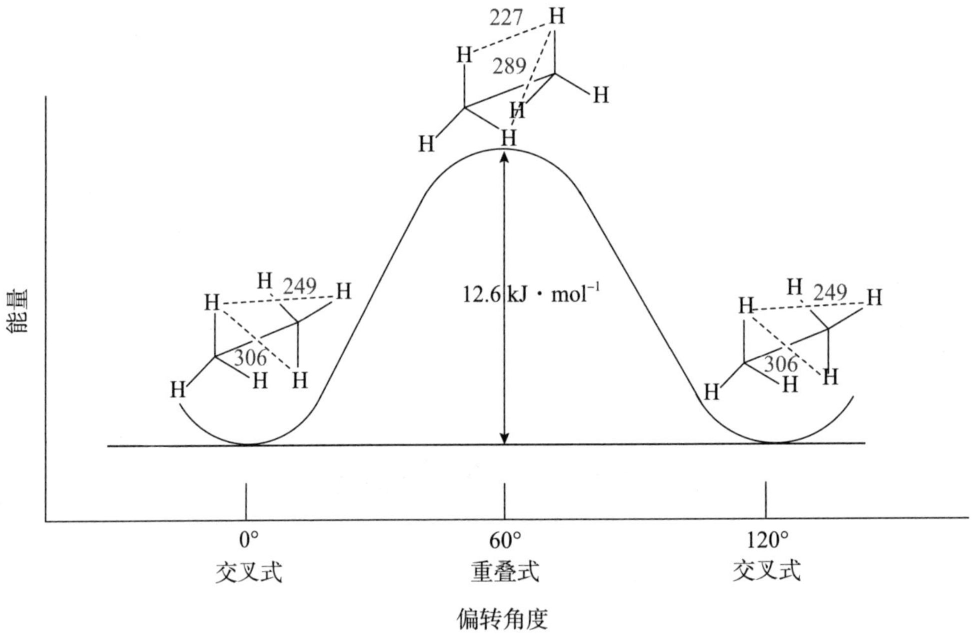


**图 14-1　乙烷分子的构象和能量变化曲线**

分子的各种构象中，能量最低的构象最稳定，称为优势构象。由图 14-1 可知，交叉式构象是优势构象。乙烷的交叉式构象的能量比重叠式低 12.6 kJ · $mol^{-1}$。由于室温下分子间的碰撞即可产生 83.8 kJ · $mol^{-1}$ 的能量，足以使 C—C 键“自由”旋转，各种构象迅速互变，因此乙烷分子体系实际上是无数个构象异构体的动态平衡体系，介于交叉式和重叠式两种构象之间，尚有无数种构象，无法分离出其中某一构象异构体，但大多数分子以优势构象即交叉式构象存在。

## 二、正丁烷的构象

正丁烷的构象异构比乙烷复杂。若只观察 $C_2—C_3$ $\sigma$ 键旋转时，则有四种典型的构象异构体：

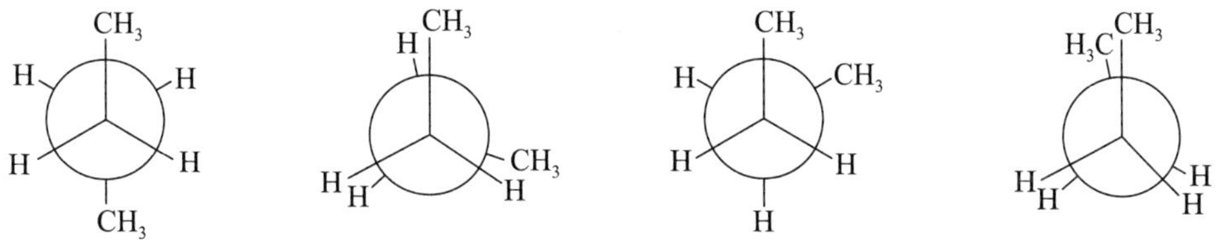


对位交叉式构象　部分重叠式构象　邻位交叉式构象　全重叠式构象

对位交叉式中两个甲基处于对位，离得最远，基团间斥力最小，分子能量最低，这是正丁烷分子的优势构象；邻位交叉式中两个甲基处于邻位，两个甲基的空间距离比对位交叉式近，能量比对位交叉式高；全重叠式的两个甲基相距最近，斥力最大，分子能量最高，是最不稳定的构象；部分重叠式中甲基与氢原子的距离最近，分子能量较高，但比全重叠式低。这四种构象和能量变化如图 14-2 所示，它们的稳定性次序为：对位交叉式＞邻位交叉式＞部分重叠式＞全重叠式。

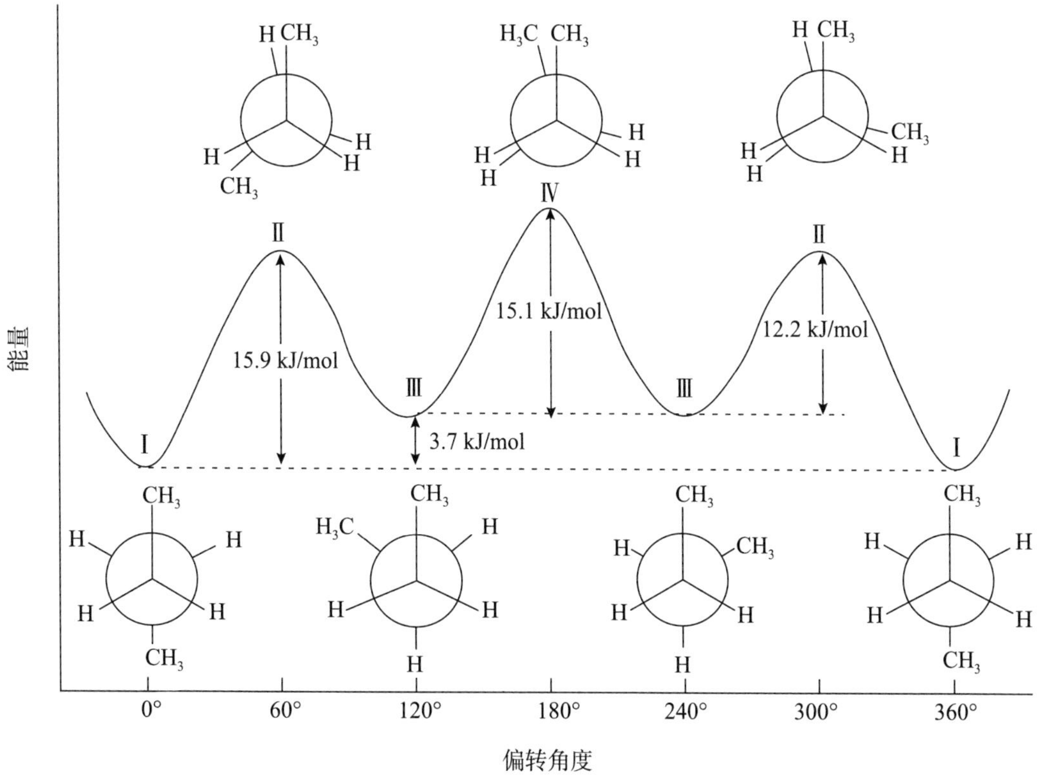


**图 14-2　丁烷 $C_2—C_3$ 键旋转产生的构象和能量变化示意图**

正丁烷分子体系也是无数个构象异构体的平衡互变体系，室温下以对位交叉式构象为主。随着正烷烃碳原子数的增加，构象也随之复杂，但其优势构象都类似正丁烷的对位交叉式。因此直链烷烃的碳链在空间的排列不是真正的直链，绝大多数呈锯齿状。

Note

## 三、环己烷的构象

环己烷分子中碳原子是 $sp^3$ 杂化，为满足 $sp^3$ 杂化的键角 109°28′，6 个碳原子并不在同一个平面，而是通过环内 C—C σ 键的旋转，产生了无数个构象异构体，其中有两种典型构象——椅式构象和船式构象。

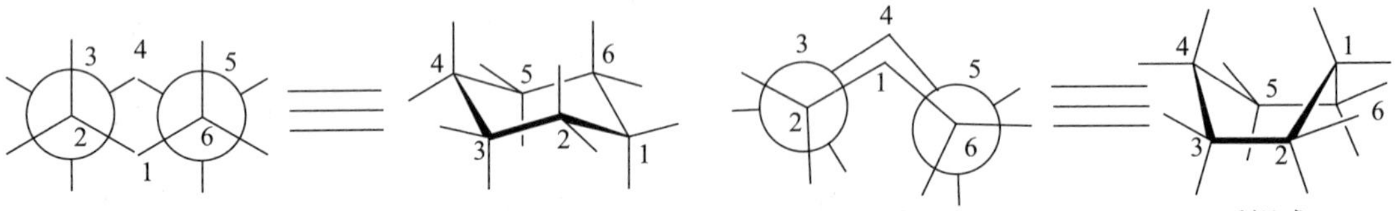


投影式椅式构象　透视式椅式构象　投影式船式构象　透视式船式构象

在椅式构象中所有相邻碳原子均处于交叉式，此时碳原子上的氢原子相距较远，互相间产生斥力最小，能量最低，是一种广泛存在于自然界的优势构象。船式构象中，$C_2$ 与 $C_3$、$C_5$ 与 $C_6$ 彼此处于重叠式，且 $C_1$ 与 $C_4$ 上的氢原子相距很近，斥力较大，能量较高，不稳定。实验证明，环己烷的船式构象比椅式构象的能量高 29.7 kJ · $mol^{-1}$，室温下 99.9% 的环己烷以椅式构象存在。

环己烷的椅式构象中，12 个 C—H 键可分为两种类型：一种是垂直于平面的 6 个 C—H 键，称为直立键（a 键），其中 3 个直立键（$C_1$，$C_3$，$C_5$）朝上，3 个直立键（$C_2$，$C_4$，$C_6$）朝下；另一种是接近垂直于直立键的并伸向环外的 6 个 C—H 键，称为平伏键（e 键），同样也有 3 个平伏键（$C_2$，$C_4$，$C_6$）朝上，3 个平伏键（$C_1$，$C_3$，$C_5$）朝下（图 14-3）。同一个碳原子上的 a 键向上，则 e 键向下，反之亦然。

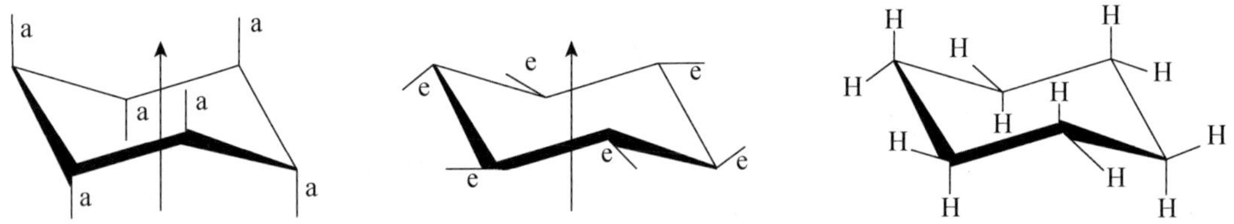


**图 14-3　环己烷椅式构象中的 a 键和 e 键**

通过环内 C—C 键的转动，环己烷的各种构象可迅速互变，还可由一种椅式构象转变成另一种椅式构象，称为构象的翻环作用。翻环后，原来的 a 键变成 e 键、e 键则变成 a 键，但其空间取向不变。

## 四、取代环己烷的构象

通过翻环作用，一元取代环己烷有两种椅式构象异构体，取代基处于 a 键或 e 键上。以 1-甲基环己烷为例：如果甲基处于 a 键，环上 $C_3$、$C_5$ 位上的 a 键氢原子与之距离较近，产生的斥力较大，能量较高；而处于 e 键，甲基在水平方向伸向环外，与相邻、相间氢原子均距离较远，产生的斥力较小，能量较低，构象稳定。故甲基处于 e 键的椅式构象是 1- 甲基环己烷的优势构象。

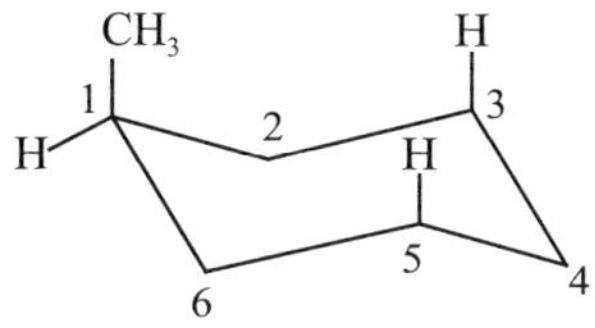


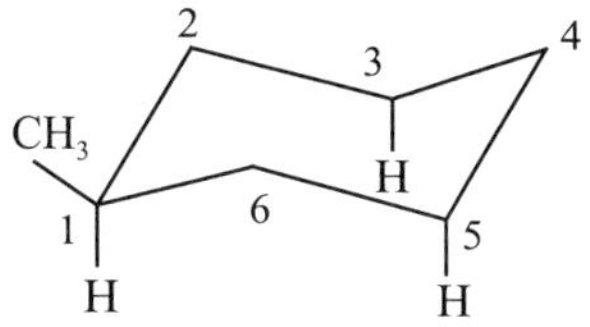


一元取代环己烷中，取代基处于 e 键的椅式构象是优势构象。多元取代环己烷中，取代基处于 e 键越多，椅式构象越稳定；取代基处于 e 键数目相同时，较大取代基处于 e 键的椅式构象稳定。

## 第二节　顺反异构

由于共价键的自由旋转受到阻碍，引起分子中的原子或基团在空间的排列方式不同而产生的构型异构称为顺反异构（cis-trans isomerism），如丁 -2- 烯的两种不同空间排列方式。

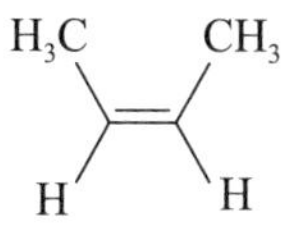

顺-丁-2-烯

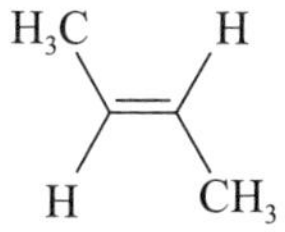

反-丁-2-烯

### 一、产生顺反异构的原因及条件

产生顺反异构现象的原因是：分子中的不同原子或基团在碳碳双键或脂环平面两侧的排列方式不同。

产生顺反异构的必要条件是：①分子中存在限制平面自由旋转的因素，如碳碳双键或脂环；②两个不能自由旋转的碳原子上分别连有两个不同的原子或基团。例如：

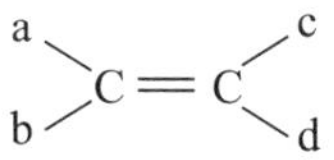


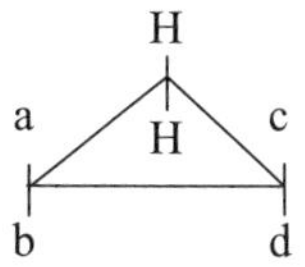


若 a ≠ b 和 c ≠ d 可产生顺反异构；若 a=b 或 c=d 则无顺反异构。

本节主要介绍烯烃的顺反异构。

### 二、顺反异构体的构型标记

#### （一）顺 / 反标记法

烯烃的顺、反异构体标记时，将相同原子或基团处于双键同侧的异构体，用“顺”或“*cis*”标记；相同原子或基团处于双键异侧的异构体用“反”或“*trans*”标记。

$$H_3C\underset{H}{\overset{}{C}}=C\underset{CH_2CH_3}{\overset{CH_3}{C}}$$

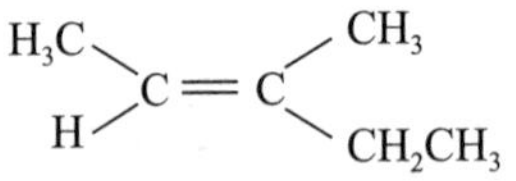

顺-3-甲基戊-2-烯
*cis*-3-methylpent-2-ene

$$H_3C\underset{H}{\overset{}{C}}=C\underset{CH_3}{\overset{CH_2CH_3}{C}}$$

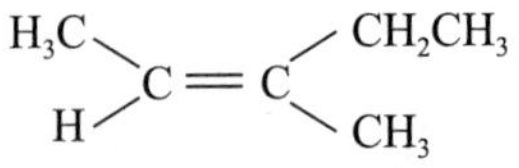

反-3-甲基戊-2-烯
*trans*-3-methylpent-2-ene

## （二）*Z/E* 标记法

顺/反标记法比较直观，但是只适用于标记两个双键碳原子连有相同的原子或基团的化合物，如果双键碳原子上连接的四个原子或基团都不相同，则采用 *Z/E* 标记法。其步骤为：首先将双键碳原子上各自连有的两个原子或基团按"次序规则"确定出优先次序，然后将两个碳原子上的较优基团在双键同侧的异构体，用字母"*Z*"标记；反之，则以字母"*E*"标记。*Z* 和 *E* 分别取自于德文"zusammen"（在一起）、"entgegen"（相反）。

次序规则如下。

（1）比较与主链碳直接相连的原子的原子序数，原子序数较大的优先。原子序数相同的同位素按相对原子质量从大到小排列。例如：

$$—Br>—Cl>—OH>—NH_2>—CH_3>—D>—H$$

（2）若与主链直接相连的原子相同，则比较与该原子相连的后面原子，比较时，按原子序数从大到小排列，先比较最大的，若相同，再依次比较居中的、最小的。例如，$—CH_2OH$ 和 $—CH_2Cl$ 与主链直接相连的都是碳原子，需要比较与碳相连的其他原子，在 $—CH_2OH$ 中为 $—C（O，H，H）$，在 $—CH_2Cl$ 中为 $—C（Cl，H，H）$，Cl 比 O 大，故 $—CH_2Cl>—CH_2OH$。

（3）含有双键或三键的基团，可以看作连有两个或三个相同的原子，例如：

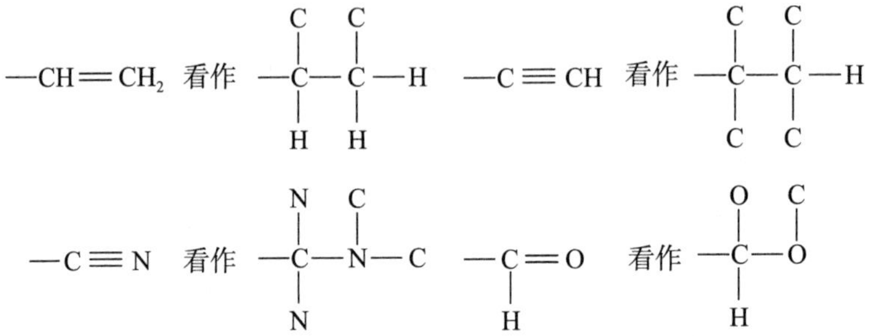

$—CH=CH_2$ 看作 $—\overset{C}{\underset{H}{C}}—\overset{C}{\underset{H}{C}}—H$　　$—C\equiv CH$ 看作 $—\overset{C}{\underset{C}{C}}—\overset{C}{\underset{C}{C}}—H$

$—C\equiv N$ 看作 $—\overset{N}{\underset{N}{C}}—\overset{C}{N}—C$　　$—C=O$ 看作 $—\overset{O}{\underset{H}{C}}—O$

结合前两条原则，得到：

$$—\underset{H}{\overset{}{C}}=O>—C\equiv N>—C\equiv CH>—CH=CH_2$$

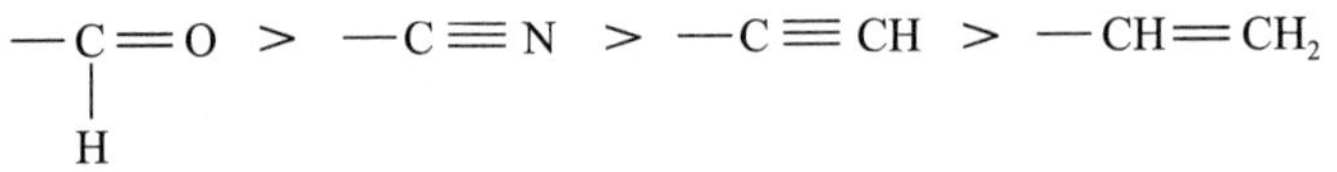

由次序规则可知 $—C_2H_5>—H$，$—Br>—CH_3$，则：

$$C_2H_5\underset{H}{\overset{}{C}}=C\underset{CH_3}{\overset{Br}{C}}$$

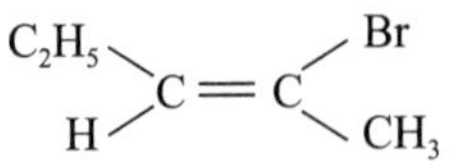

(Z)-2-溴戊-2-烯
(*Z*)-2-bromopent-2-ene

$$C_2H_5\underset{H}{\overset{}{C}}=C\underset{Br}{\overset{CH_3}{C}}$$

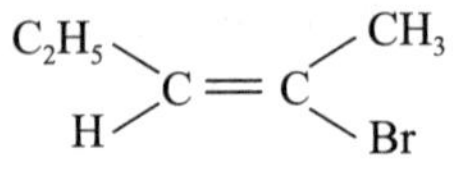

(E)-2-溴戊-2-烯
(*E*)-2-bromopent-2-ene

顺反异构体构型不同，理化性质不同，在生理活性或药理作用上也表现出较大差异。例如，顺-巴豆酸味辛辣，而反-巴豆酸味甜；反式己烯雌酚生理活性大，顺式则很低；维生素 A 分子中的四个双键全部为反式，如果其中出现顺式构型则活性大大降低；有降血脂作用的亚油酸和花生四烯酸全部为顺式构型。

**临床应用**

**己烯雌酚**

己烯雌酚（Diethylstilbestrol）最早合成于1938年，是第一个口服非甾体雌激素，反式己烯雌酚在临床上广泛应用，化学结构式如下：

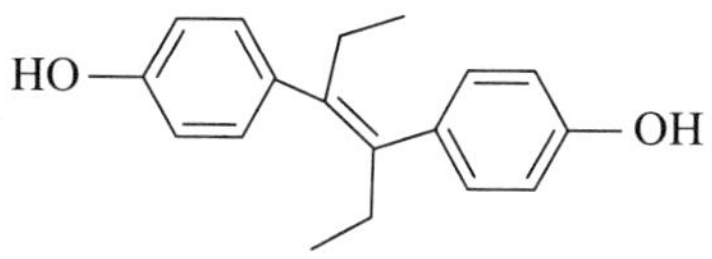

反式己烯雌酚片主要用于补充体内雌激素不足，如萎缩性阴道炎、女性性腺发育不良、绝经期综合征、老年性外阴干枯症及阴道炎、卵巢切除后、原发性卵巢缺如；也可对乳腺癌不能进行手术者进行治疗；还可用于死胎引产前，以提高子宫肌层对缩宫素的敏感性。但由于反式己烯雌酚有一定的副作用，必须遵医嘱服用。

## 第三节　对映异构

对映异构是一种与物质的旋光性有关的构型异构。

### 一、平面偏振光和旋光性

光波是一种电磁波，其特点之一是光的振动方向与前进方向垂直。普通光源所产生的光线是由多种波长组成的光，它们都在垂直于其传播方向的各个不同的平面上振动。如果将普通光线通过一个Nicol棱镜，它只允许振动方向与棱镜轴相互平行的光透过，因此透过棱镜后的光就只在一个平面上振动。这种只在一个平面上振动的光，称为平面偏振光（plane polarized light），简称偏振光（图14-4）。

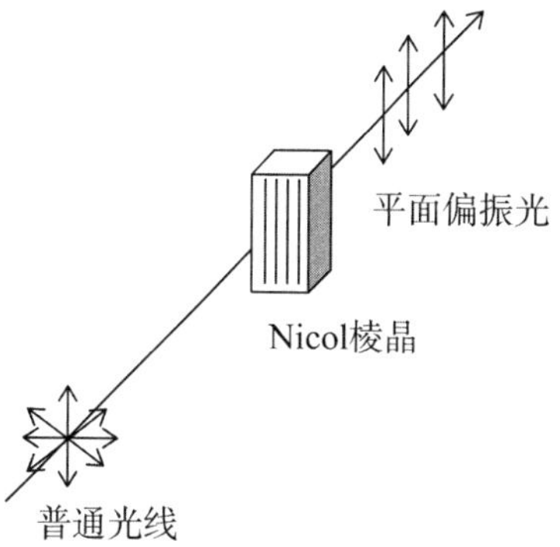


**图14-4　平面偏振光的形成**

平面偏振光通过物质时，有些物质（如水、乙醇）不会使偏振光的振动平面发生旋转；而一些物质（如乳酸、甘油醛、葡萄糖）会使偏振光的振动平面旋转一定的角度，这种能使偏振光的振动平面发生旋转的性质称为旋光性（optical activity），又称光学活性，具有旋光性的物质称为旋光性物质，也称光学活性物质。

偏振光通过旋光性物质的溶液时，能使偏振光的振动平面向左旋转（逆时针方向）的物质称为左旋体，以“–”表示；能使偏振光的振动平面向右旋转（顺时针方向）的物质称为右旋体，以“+”表示。旋光性物质使偏振光的振动平面旋转的角度称为旋光度（optical rotation），用“$\alpha$”表示。

影响旋光度值的因素很多，为了比较物质的旋光性能，规定：1 g · $mL^{-1}$ 旋光性物质的溶液，在1 dm盛液管中测得的旋光度称为该物质的比旋光度（specific rotation），用“$[\alpha]_D^t$”表示。比旋光度和旋光度之间的关系为：

$$[\alpha]_\lambda^t = \frac{\alpha}{c \cdot l}$$

式中，$t$ 为测定时的温度，$\lambda$ 为测定时光的波长，$c$ 为样品浓度，$l$ 为样品管长度。一般采用钠光（波长为 589.3 nm，用符号 D 表示）。比旋光度是旋光性物质的一个特征常数。

乳酸（$CH_3\overset{\overset{OH}{|}}{C}HCOOH$）是较早发现的一个旋光性物质，肌肉过度疲劳后产生的乳酸是右旋体，比旋光度为 +3.8°；用乳酸杆菌使葡萄糖发酵后产生的乳酸是左旋体，比旋光度为 –3.8°。什么原因导致乳酸具有两种不同的旋光性能呢？

## 二、手性和对映异构体

### （一）手性与对映异构现象

人照镜子时，镜子里会出现相应的镜像。有的物体（如均匀的木棒、皮球）能够与它的镜像完全重合，而有些物体（如人的手、脚、耳朵）不能够与它的镜像重合，但它们互为实物与镜像的关系。像人的左手和右手一样互为实物与镜像关系，但二者不能完全重合的特征称为手性（chirality）（图 14-5）。

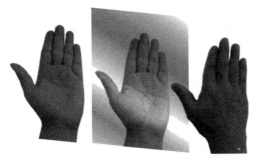

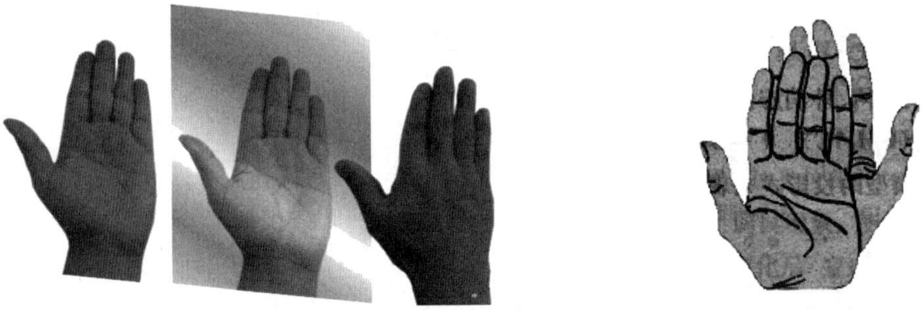

**图 14-5 左右手互为实物与镜像的关系**

某些有机化合物也存在实物与镜像不能完全重合的特征，如乳酸分子模型的实物与镜像不能完全重合，但互为物像关系（图 14-6），因此乳酸分子具有手性，具有手性的分子称为手性分子（chiral molecule）。

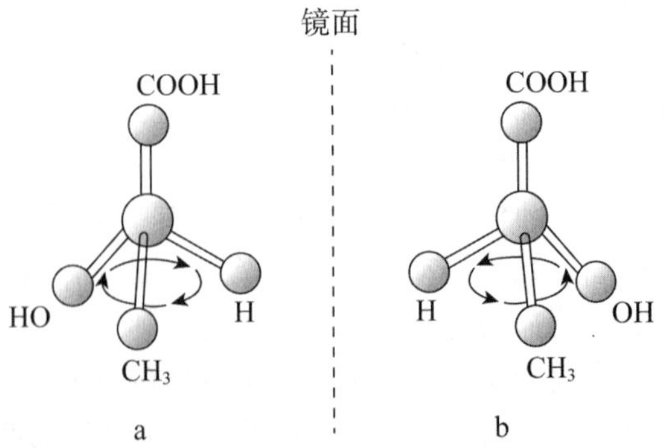


**图 14-6 互为物像关系的一对乳酸分子**

手性分子存在一对互为实物与镜像而不能重合的构型称为对映异构体，简称对映体（enantiomer）。产生对映异构体的这种现象称为对映异构现象。

乳酸分子中 $C_2$ 与四个不同原子或基团相连，这种连接有四个不同原子或基团的碳原子称为手性碳原子（chiral carbon atom）或手性中心（chiral center），用"C*"标示。

$$H_3C — \overset{OH}{\underset{H}{\overset{|}{\underset{|}{C^*}}}} — COOH$$

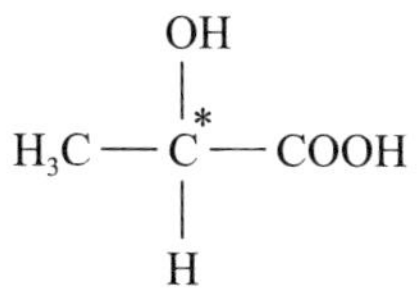

具有一个手性碳原子的化合物一定是手性分子，存在一对对映异构体。一对对映异构体的比旋光度绝对值相等，但旋光方向相反。当把这对对映异构体等量混合，得到的混合物无旋光性，称为外消旋体（racemate），常用"$dl$"或"$\pm$"表示。

### （二）分子的对称性

一个分子能否与其镜像重合与分子的对称性有关。一个化合物是否具有手性，可以通过考察其分子中是否存在对称因素来判断。对称因素有对称面、对称中心、对称轴等。以下介绍两种对称因素：

**1. 对称面**    在 1- 溴乙烷分子中，存在一个平面能把分子切成完全对称的两部分，这个平面就是该分子的对称面。

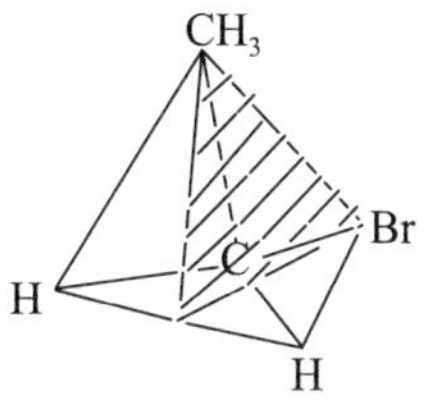

**2. 对称中心**    分子中如有一点 P，通过 P 点画任何直线，如果在离 P 点等距离的线段两端有相同的原子，那么 P 点就是这个分子的对称中心。例如 1,3- 二氯 -2,4- 二氟环丁烷分子中就存在一个对称中心。

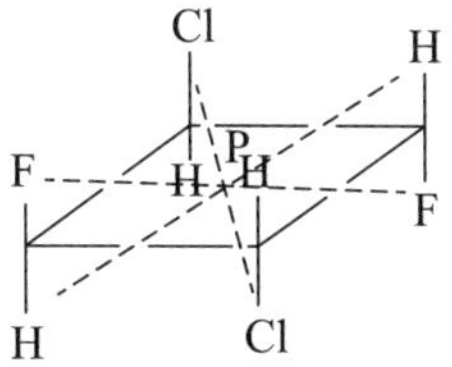

具有对称面、对称中心的分子，其实物和镜像能完全重合，无手性。

## 三、对映异构体的标记

用球棒模型或楔形式表示立体结构虽较直观，但是书写比较麻烦，特别是对结构复杂的分子就更难表达。Fischer 投影式是一种表示分子三维空间结构较简便的平面书写式，常用于表示对映异构体的构型。在将一个化合物的立体结构写成 Fischer 投影式时，需遵循下列要点：①以垂直线代表主链，编号最小的碳原子位于上端；②水平线和垂直线的交叉点代表碳原子（一般是手性碳原子）；③连接原子或基团的水平线代表伸向纸平面前方的价键，连接原子或基团的垂直线代表伸向纸平面后方的价键（横前竖后）。乳酸的一对对映异构体的 Fischer 投影式如图 14-7 所示。

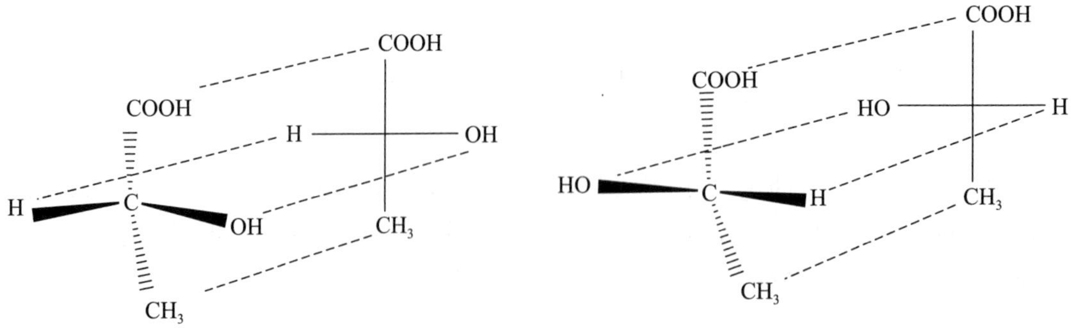

**图 14-7　乳酸对映异构体的 Fischer 投影式**

 **知识拓展**

### Fischer

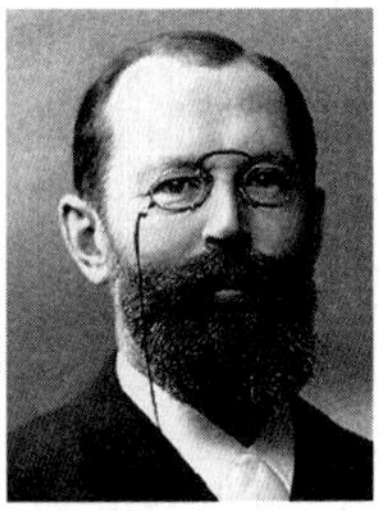

H. E. Fischer（1852—1919 年）因对糖类、嘌呤类有机化合物的研究取得了突出的成就，荣获 1902 年诺贝尔化学奖。

Fisher 是第二位荣获诺贝尔化学奖的化学家，被誉为"生物化学的创始人"。他一直努力从事化学研究，常年工作在实验室中，被称为"实验室里的长明灯"。他的科研成就归纳起来主要有以下四个方面：①糖类的研究；②嘌呤类化合物的研究；③蛋白质特别是氨基酸、多肽的研究；④在化工生产和化学教育上的贡献。Fisher 投影式是 Fisher 在研究糖时，为了方便书写含手性碳原子的有机化合物，于 1891 年提出的一种化学结构表达方式，Fisher 投影式的出现为手性分子的研究提供了便利的工具。

### （一）D/L 构型标记法

Fischer 提出以甘油醛的一对构型作为标准，Fischer 投影式中羟基在右边者定为 D- 甘油醛，羟基在左边者定为 L- 甘油醛。

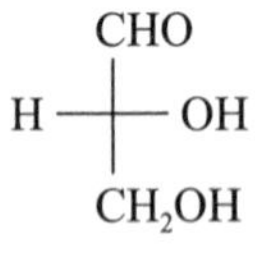

$$\begin{array}{cc}
\text{CHO} & \text{CHO} \\
\text{H}\!-\!\!\!-\!\text{OH} & \text{HO}\!-\!\!\!-\!\text{H} \\
\text{CH}_2\text{OH} & \text{CH}_2\text{OH} \\
\text{D-(+)-甘油醛} & \text{L-(−)-甘油醛} \\
\text{D-(+)-glyceraldehyde} & \text{L-(−)-glyceraldehyde}
\end{array}$$

其他含一个手性碳原子化合物的构型可用化学方法与甘油醛构型联系起来加以确定。例如：

D-(+)-甘油醛　　　　　D-(−)-乳酸
D-(+)-glyceraldehyde　　D-(−)-lactic acid

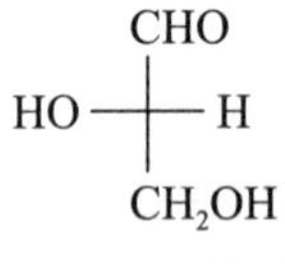

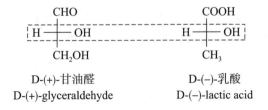

D/L 构型标记法并不是实际测出的，而是由分子与参比物相联系而确定的，因此称为相对构型命名法。目前这种命名法主要应用于氨基酸、脂类、糖类等化合物。

### （二）*R*/*S* 构型标记法

*R*/*S* 构型标记法是根据手性碳原子上的 4 个原子或基团在空间的真实排列来命名的，称为绝对构型标记法。其标记规则为：①将手性碳原子上的 4 个原子或基团按“次序规则”由大到小排列成序。②将最低次序的原子或基团远离观察者，然后观察其余 3 个原子或基团，并将这 3 个原子或基团由大到小的次序画圆弧，若按顺时针排列，为 *R*- 构型，若逆时针排列，为 *S*- 构型。例如：

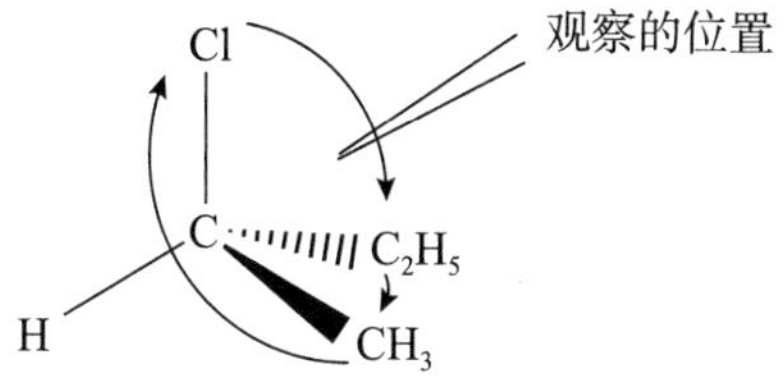


—Cl → —$C_2H_5$ → —$CH_3$ 顺时针

*R*-2-氯丁烷

*R*-2-chlorobutane

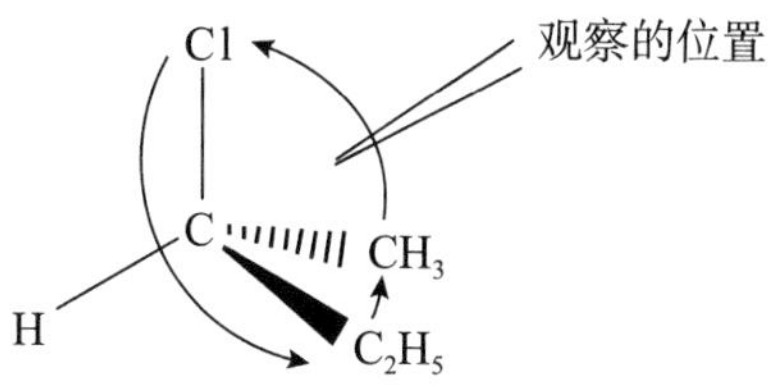


—Cl → —$C_2H_5$ → —$CH_3$ 逆时针

*S*-2-氯丁烷

*S*-2-chlorobutane

*R*/*S* 构型标记也可直接用 Fischer 投影式来判断，其方法为：在 Fischer 投影式中，若最低次序的原子或基团位于垂直线上，其余 3 个原子或基团由大到小的次序顺时针排列称为 *R*- 构型，逆时针排列称为 *S*- 构型；若最低次序的原子或基团位于水平线上，其余原子或基团由大到小的次序顺时针排列称为 *S*- 构型，逆时针排列称为 *R*- 构型。

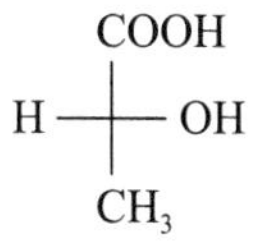

—OH > —COOH > —$CH_3$ > —H

最低次序基团在水平线上

*R*-乳酸

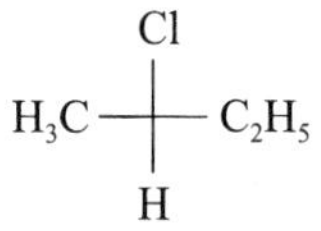

—Cl > —$C_2H_5$ > —$CH_3$ > —H

最低次序基团在垂直线上

*R*-2-氯丁烷

值得注意的是，D/L 和 *R*/*S* 是两种不同的构型标记法，它们之间没有必然的联系。

## 四、含两个手性碳原子的化合物

2- 氯 -3- 羟基丁二酸分子中含有两个不同的手性碳原子，其对映异构体的 Fischer 投影式表示如下：

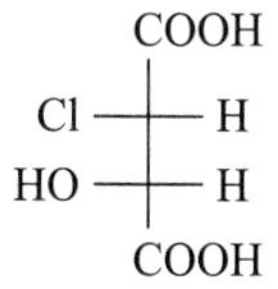

（1）

(2*S*,3*S*) -2-氯-3-羟基丁二酸

(2*S*,3*S*) -2-chloro-3-hydroxysuccinic acid

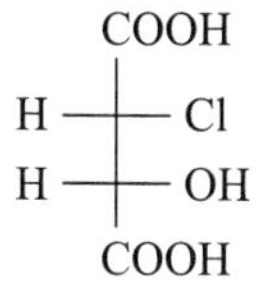

（2）

（2*R*,3*R*）-2-氯-3-羟基丁二酸

(2*R*,3*R*) -2-chloro-3-hydroxysuccinic acid

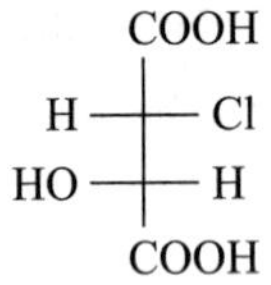

```
        COOH                          COOH
    H ──┼── Cl                   Cl ──┼── H
   HO ──┼── H                     H ──┼── OH
        COOH                          COOH
        （3）                          （4）
```

　(2R,3S) -2-氯-3-羟基丁二酸　　　　　　(2S,3R)-2-氯-3-羟基丁二酸
　(2R,3S) -2-chloro-3-hydroxysuccinic acid　　(2S,3R) -2-chloro-3-hydroxysuccinic acid

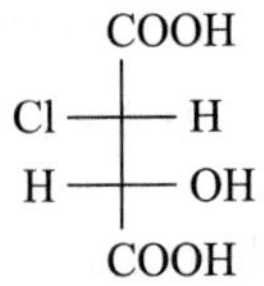

　　其中，（1）与（2）、（3）与（4）互为对映异构体，而（1）与（3）或（4）、（2）与（3）或（4）均不成物像关系，互为非对映异构体（diastereomer）。

　　具有一个手性碳原子的化合物，有一对对映异构体。而具有两个不同手性碳原子的化合物，则有四个构型不同的对映异构体。可见化合物分子中所含手性碳原子越多，对映异构体的数目也越多。研究表明，含有 $n$ 个不相同的手性碳原子的化合物，就有 $2^n$ 个旋光异构体。

　　2,3- 二羟基丁二酸（酒石酸）分子中含两个相同手性碳原子，其对映异构体的 Fischer 投影式表示如下：

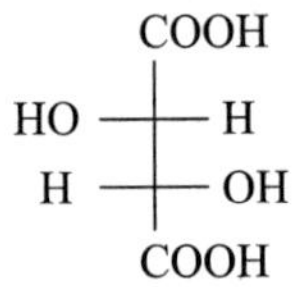

```
       COOH            COOH            COOH            COOH
   HO ─┼─ H         H ─┼─ OH       H ─┼─ OH        HO ─┼─ H
    H ─┼─ OH       HO ─┼─ H        H ─┼─ OH        HO ─┼─ H
       COOH            COOH            COOH            COOH
      （5）            （6）            （7）            （8）
```

　(2S,3S) -酒石酸　　（2R,3R）-酒石酸　　(2R,3S) -酒石酸　　（2R,3S）-酒石酸
　(2S,3S) -tartaric acid　(2R,3R) -tartaric acid　(2R,3S) -tartaric acid　(2R,3S) -tartaric acid

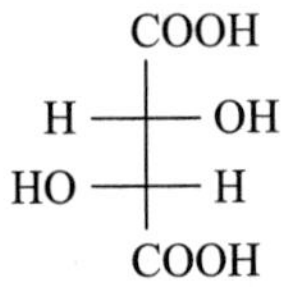

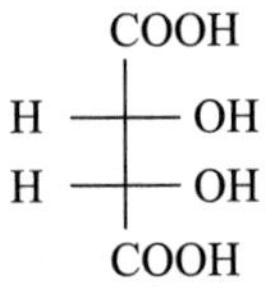

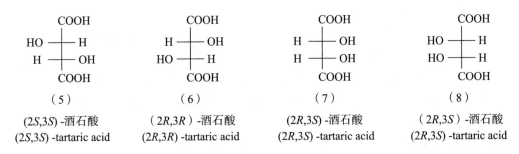

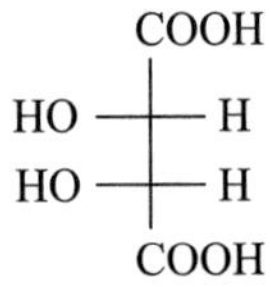

　　（5）和（6）互为物像关系，是一对对映异构体；（7）和（8）是同一物质，这是由于（7）和（8）构型中存在对称面，虽然分子中有手性碳原子，但分子无手性、无旋光性，称为内消旋体（mesomer），通常以"meso"表示。

# 五、手性分子的生物活性

　　生物体中具有重要生理意义的有机化合物许多是手性分子。

　　手性药物由于其构型不同，表现出来的药效也不同。如盐酸普萘洛尔是临床上用于治疗心律失常、心绞痛、急性心肌梗死等的药物，其 R- 型的疗效为 S- 型的 60 倍以上。氯霉素的有效成分为 D- 型，其抗菌作用是 L- 型的 100 倍。中药麻黄中约 1.5% 的植物碱的有效成分为 D- 麻黄碱，其收缩血管作用是 L- 麻黄碱的四倍。

　　因此，对映异构现象的研究对于阐明有机化合物的结构与生物活性的关系，研制和生产具有特定立体结构的有机化合物等都具有重要的意义。

## 习题十四

　　1. 解释以下名词。
　　（1）旋光性　　　　　　（2）比旋光度　　　　　　（3）对映异构体
　　（4）非对映异构体　　　（5）外消旋体　　　　　　（6）内消旋体

2. 命名下列化合物或写出结构式（标记构型）。

（1）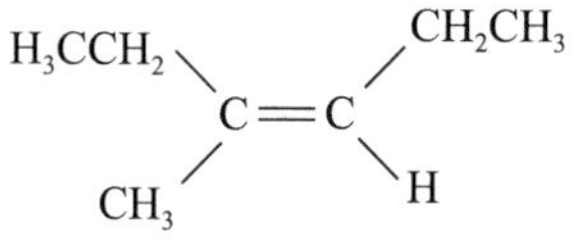

（2）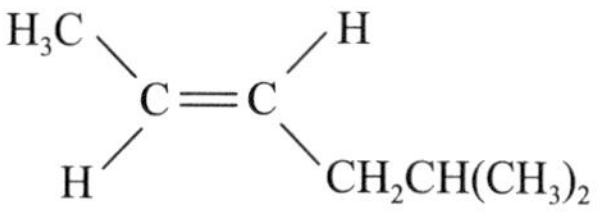


（3）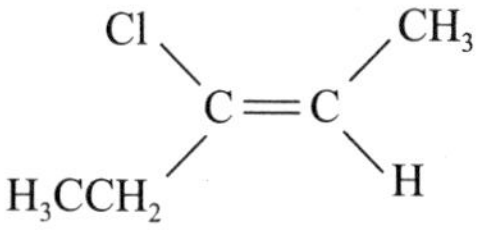

（4）反 - 丁 -2- 烯

（5）*Z*-2- 溴戊 -2- 烯　（6）*E*-1,4- 二氯 -3- 甲基戊 -2- 烯

3. 写出 1,2- 二溴乙烷的优势构象的 Newman 投影式。

4. 判断下列化合物中有无手性 C，并用“*”表示手性 C。

（1）BrCH$_2$—CHDCH$_2$Cl
（2）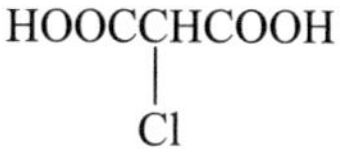


（3）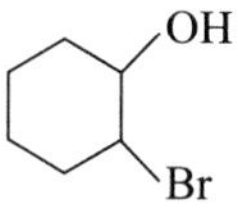

（4）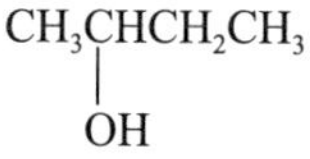


5. 写出分子式为 $C_3H_6ICl$ 所有构造异构体的构造式，并指出这些构造异构体中哪些具有手性。

6. 判断下列化合物的构型（用 *R/S* 标记）。

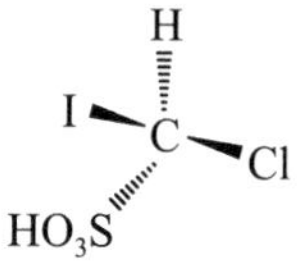

（1）
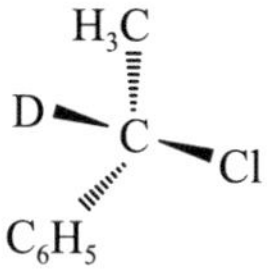

（2）
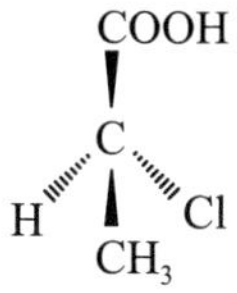

（3）
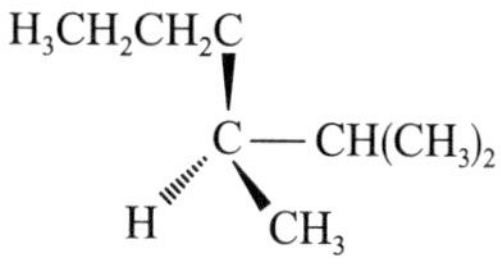

（4）

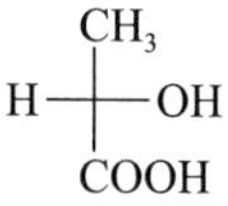

（5）
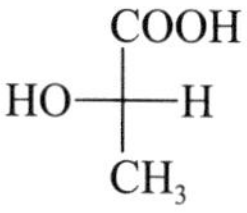

（6）
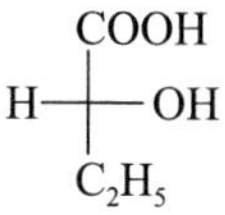

（7）
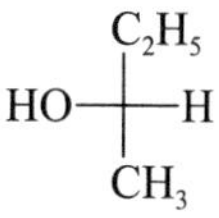

（8）

7. 写出下列各化合物的 Fischer 投影式。

（1）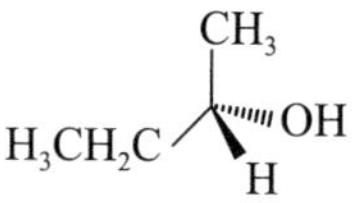

（2）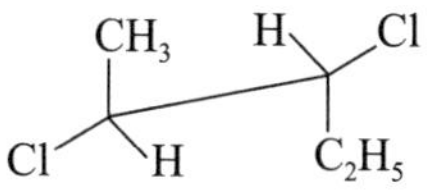


（3）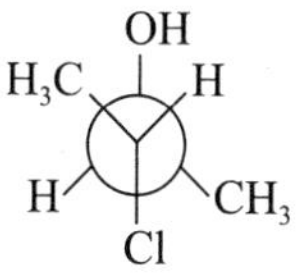

（4）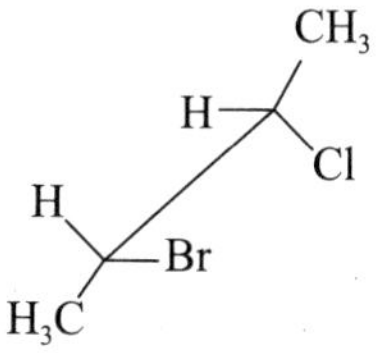


8. 判断下列各组化合物哪些属于顺反异构体、对映异构体和非对映异构体或同一化合物。

（1）

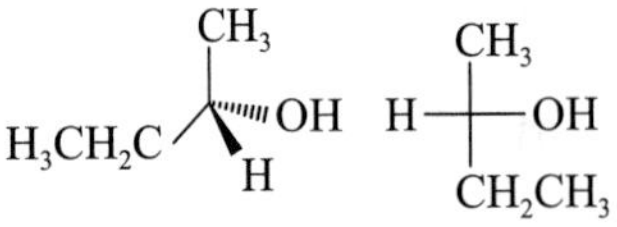

（2）

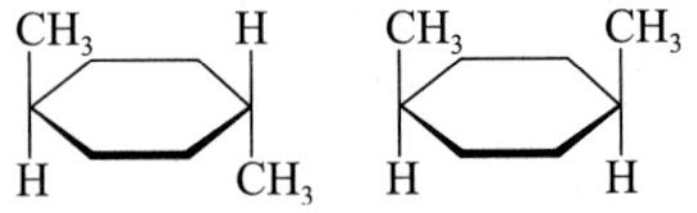

（3）

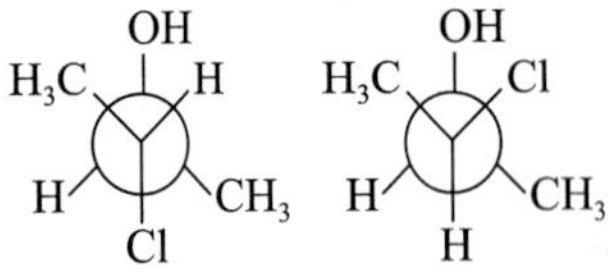

（4）

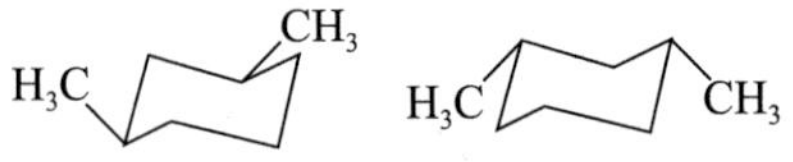

（5）

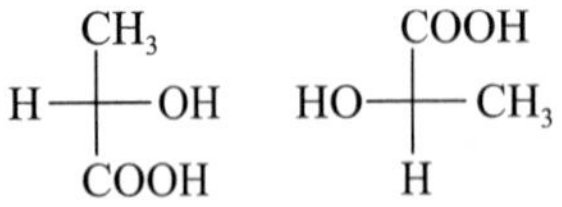

（6）

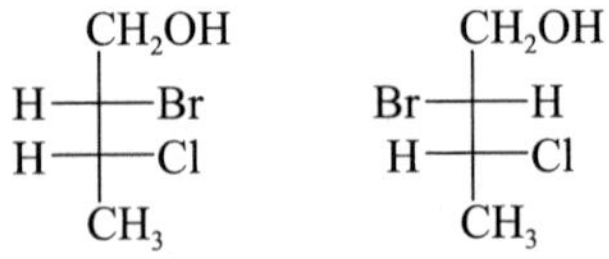

9. 用 Fischer 投影式写出麻黄素的所有对映异构体，指出它们相互之间的关系，并用 $R/S$ 构型标记法表示各手性碳原子的构型。其结构如下：

$$C_6H_5-\overset{OH}{\underset{H}{C}}-\overset{CH_3}{\underset{}{CHNHCH_3}}$$

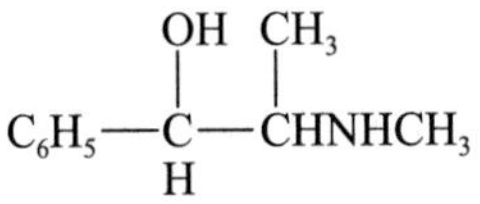

（燕小梅）

# 醇、酚、醚

醇、酚、醚都是由 C、H、O 三种元素组成的有机化合物，在医药上有些可直接用作药物或溶剂，有些则是合成药物的原料。

## 第一节　醇

羟基取代脂肪烃、脂环烃、芳香烃侧链上的氢原子形成的化合物称为醇（alcohol），通式为 R—OH，羟基（—OH）为醇的官能团。

### 一、醇的分类和命名

根据醇羟基所连接的烃基不同，分为脂肪醇、脂环醇和芳香醇，其中脂肪醇、脂环醇又可分为饱和醇与不饱和醇；根据羟基数目的多少，分为一元醇、二元醇和多元醇。

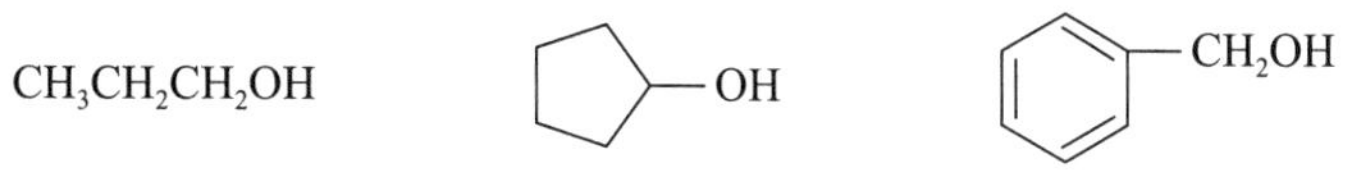

$CH_3CH_2CH_2OH$

脂肪醇

脂环醇

芳香醇

$CH_3CHCH_2CH_3$
　|
　OH

饱和醇

$CH_2\!=\!CHCH_2OH$

不饱和醇

$CH_2CHCH_2$
|　|　|
OH OH OH

三元醇

根据醇羟基所连接碳原子的类型不同，分为伯醇、仲醇和叔醇。

$R\!-\!CH_2\!-\!OH$

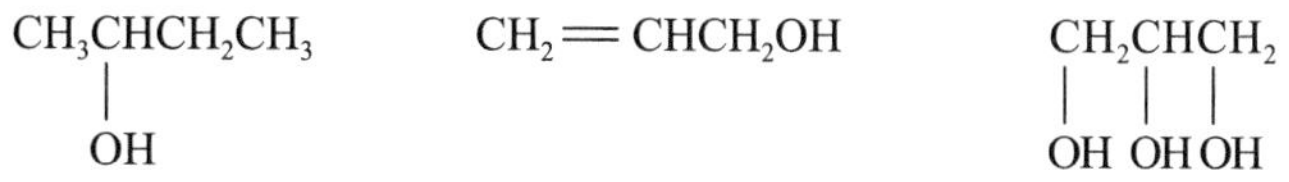

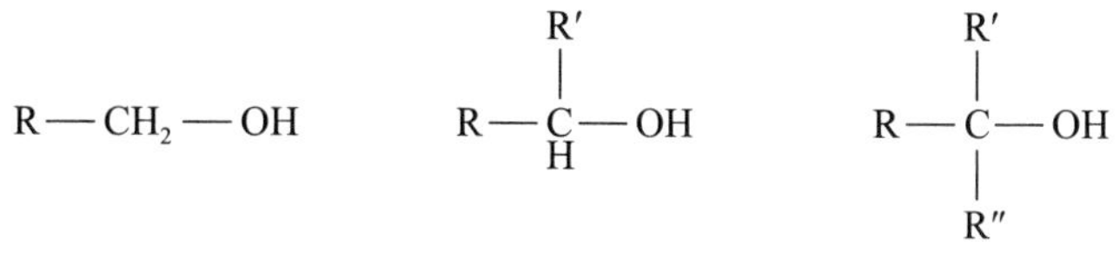

伯醇

仲醇

叔醇

醇的普通命名法一般适用于碳原子数较少、结构简单的醇类，即在"醇"前加上烃基名，常省去"基"字。

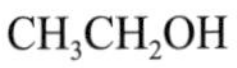

$$CH_3CH_2OH$$

乙醇
ethanol

$$CH_3\underset{\underset{OH}{|}}{CH}CH_3$$

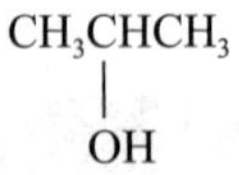

异丙醇
isopropanol

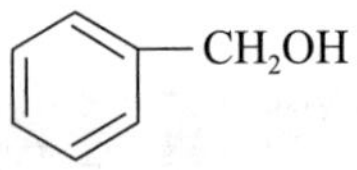

苄醇
benzyl alcohol

醇的系统命名法：选择包含羟基碳在内的最长碳链作为主链，根据主链上的碳原子数称为"某醇"。从靠近羟基的一端对碳链进行编号，用阿拉伯数字标明羟基的位置，写在醇名前。取代基的列出方法与烷烃中的一样，将取代基的位置、数目、名称依次写在主链名称之前。

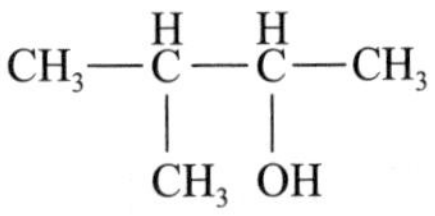

3-甲基丁-2-醇
3-methylbutan-2-ol

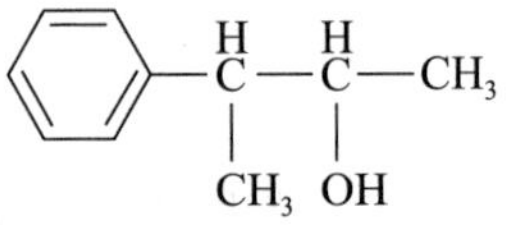

3-苯基丁-2-醇
3-phenylbutan-2-ol

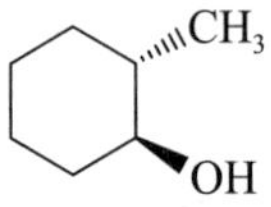

反-2-甲基环己醇
*trans*-2-methycyclohexanol

不饱和醇命名时应尽量选择包含羟基碳和不饱和键在内的最长碳链作主链，从靠近羟基的一端对碳链进行编号，称"某烯（炔）醇"，并标明不饱和键及羟基的位置。若不饱和键不在主链上，则将"烯基"或"亚基"作为取代基。

多元醇命名时应尽量选择包含羟基数目最多的最长碳链作主链，根据羟基数目称为"某几醇"，并将每个羟基的位置写在醇名前。

$$CH_3-CH=\underset{\underset{CH_3}{|}}{C}-CH_2OH$$

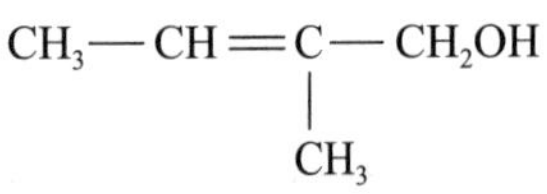

2-甲基丁-2-烯-1-醇
2-methylbuten-2-en-1-ol

$$CH_3CH_2CH_2CH_2\underset{\overset{\|}{CH_2}}{C}CH_2OH$$

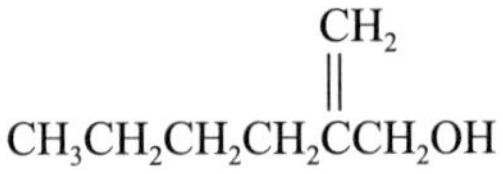

2-甲亚基己醇
2-methylidenehexanol

$$\underset{\underset{OH}{|}}{CH_2}-\underset{\underset{OH}{|}}{CH}-\underset{\underset{OH}{|}}{CH_2}$$

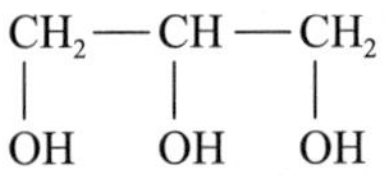

丙-1,2,3-三醇（甘油）
propane-1,2,3-triol(glycerol)

## 二、甲醇的结构

以甲醇为例来讨论醇的结构特征。甲醇分子中的氧原子为不等性 $sp^3$ 杂化，形成的 4 个杂化轨道中有 2 个被两对孤对电子所占据，另外 2 个杂化轨道上的单电子则分别与碳原子和氢原子形成 O—C 键和 O—H 键；羟基与甲基的 3 个 C—H 键呈交叉式优势构象（图 15-1）。

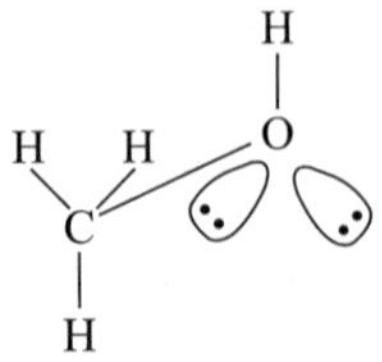

图 15-1　甲醇的结构

## 三、醇的物理性质

1~4 个碳的低级饱和一元醇为无色液体，5~11 个碳的醇为黏稠液体，12 个碳以上的高级醇为蜡状固体。

链状饱和一元醇的沸点随碳原子数的增加而升高。由于醇羟基可以形成分子间氢键，分子间作用力较大，使得醇的沸点比分子量相近的烷烃高得多。例如，甲醇（分子量为 32）的沸点为 64.7 ℃，而乙烷（分子量为 30）的沸点为 −88.6 ℃。多元醇的沸点则随羟基数的增多而增加。

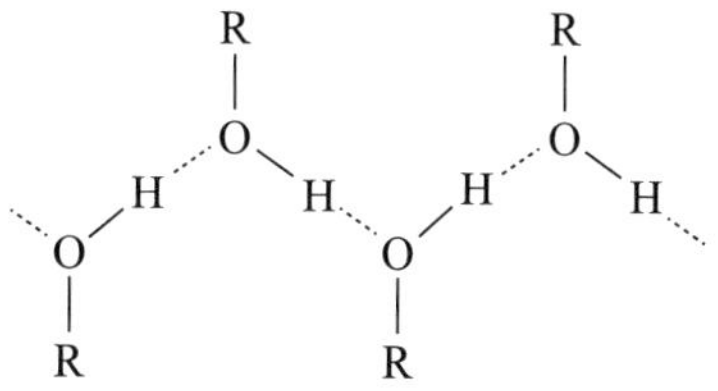

由于醇羟基也可以与水分子形成氢键，故醇在水中具有一定的溶解性。低级醇如甲醇、乙醇、丙醇、乙二醇、丙三醇都可以与水以任意比例互溶。但随着碳原子数的增加，醇在水中的溶解度明显下降。部分常见醇的物理常数见表 15-1。

**表 15-1　部分常见醇的物理常数**

| 化合物 | 沸点（℃） | 熔点（℃） | 溶解度 [$g\cdot(100\ ml\ H_2O)^{-1}$] | 密度（$g\cdot cm^{-3}$） |
|---|---|---|---|---|
| 甲醇 | 64.7 | −97.8 | ∞ | 0.792 |
| 乙醇 | 78.3 | −117.3 | ∞ | 0.789 |
| 丙醇 | 97.8 | −126.0 | ∞ | 0.804 |
| 异丙醇 | 82.3 | −88 | ∞ | 0.789 |
| 正丁醇 | 117.7 | −89.6 | 8.3 | 0.810 |
| 正戊醇 | 138.0 | −78.5 | 2.4 | 0.817 |
| 正己醇 | 156.5 | −52 | 0.6 | 0.819 |
| 环己醇 | 161.5 | 24 | 3.6 | 0.962 |
| 乙二醇 | 197.5 | −12.6 | ∞ | 1.113 |
| 丙三醇 | 290 | −59 | ∞ | 1.261 |
| 苯甲醇 | 205 | −15 | 4 | 1.046 |

## 四、醇的化学性质

醇的化学性质主要由官能团羟基决定。羟基中的氧原子由于电负性比碳和氢都大，故 C—O 键和 O—H 键均为极性键，在不同条件下，醇可以发生羟基中 C—O 键和 O—H 键异裂的反应。

### （一）与金属钠的反应

醇具有弱酸性，与水一样能与金属钠反应，生成醇钠，放出氢气。

$$2CH_3CH_2OH + 2Na \longrightarrow 2CH_3CH_2ONa + H_2\uparrow$$

常见醇的 $pK_a$ 为 16 ~ 18，而水的 $pK_a$ 为 15.74，所以醇的酸性比水弱，其与活泼金属的反应速率要比水慢得多，并且需要在无水条件下进行。

结构不同的醇与金属钠反应的速度顺序为：甲醇 > 伯醇 > 仲醇 > 叔醇。

### （二）与氢卤酸的反应

醇可以与氢卤酸反应，羟基被卤素原子取代而生成卤代烷烃。当氢卤酸相同时，醇的反应活性顺序为：叔醇＞仲醇＞伯醇。

$$CH_3CHCH_2CH_3 + HCl(浓) \xrightarrow{ZnCl_2} CH_3CHCH_2CH_3 + H_2O$$
$$\quad\quad |\quad\quad\quad\quad\quad\quad\quad\quad\quad\quad\quad\quad\quad |$$
$$\quad\quad OH \quad\quad\quad\quad\quad\quad\quad\quad\quad\quad\quad\quad Cl$$

$$\quad\quad\quad CH_3 \quad\quad\quad\quad\quad\quad\quad\quad\quad\quad\quad CH_3$$
$$\quad\quad\quad\ |\quad\quad\quad\quad\quad\quad\quad\quad\quad\quad\quad\quad |$$
$$CH_3-C-OH + HCl(浓) \xrightarrow{ZnCl_2} CH_3-C-Cl + H_2O$$
$$\quad\quad\quad\ |\quad\quad\quad\quad\quad\quad\quad\quad\quad\quad\quad\quad |$$
$$\quad\quad\quad CH_3 \quad\quad\quad\quad\quad\quad\quad\quad\quad\quad\quad CH_3$$

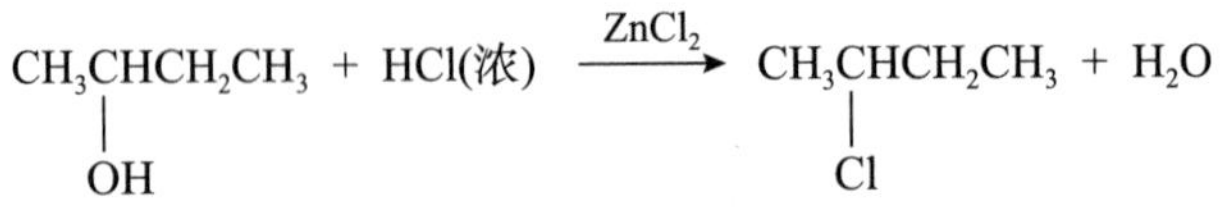

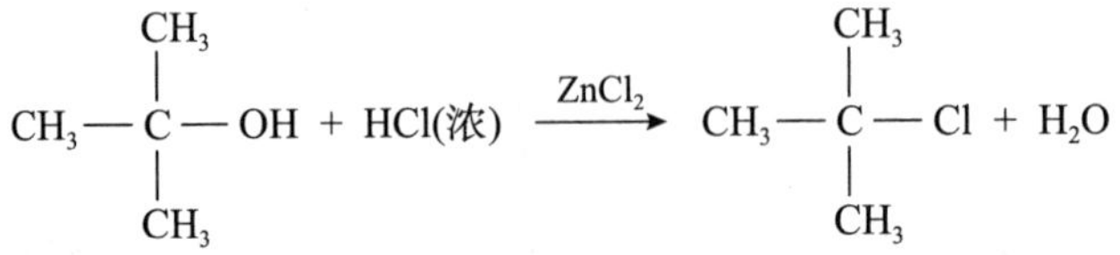

氢卤酸的反应活性顺序为：$HI > HBr > HCl$。HCl 反应活性小，需要催化剂的催化才能顺利进行此反应，实验室常用的是 Lucas 试剂，即浓盐酸和无水 $ZnCl_2$ 的混合液。Lucas 试剂可鉴别 6 个碳原子以下的伯、仲、叔醇：在室温时，叔醇可立即与 Lucas 试剂反应出现浑浊或分层，而仲醇一般要加热几分钟才出现此现象，伯醇由于反应速度太慢，数小时后亦无明显现象。

### （三）与无机含氧酸的酯化反应

醇与无机含氧酸可发生酯化反应，脱水生成无机酸酯。

$$(CH_3)_2CHCH_2CH_2OH + HONO \xrightarrow{H^+} (CH_3)_2CHCH_2CH_2ONO + H_2O$$
亚硝酸异戊酯

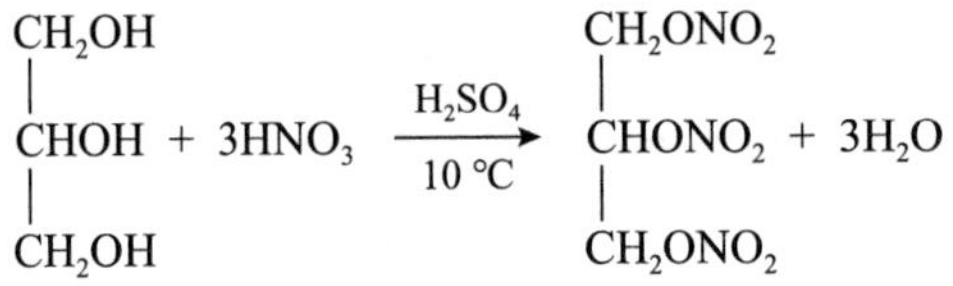

$$CH_2OH \quad\quad\quad\quad\quad\quad\quad\quad\quad CH_2ONO_2$$
$$|\quad\quad\quad\quad\quad\quad\quad\quad\quad\quad\quad\ |$$
$$CHOH + 3HNO_3 \xrightarrow[10\,℃]{H_2SO_4} CHONO_2 + 3H_2O$$
$$|\quad\quad\quad\quad\quad\quad\quad\quad\quad\quad\quad\ |$$
$$CH_2OH \quad\quad\quad\quad\quad\quad\quad\quad\quad CH_2ONO_2$$
甘油三硝酸酯

小剂量的亚硝酸异戊酯和甘油三硝酸酯（又称硝化甘油）在临床上用作缓解心绞痛的药物。甘油三硝酸酯遇到震动还会发生猛烈爆炸，这就是 Nobel 发明的硝化甘油炸药。

硫酸是二元酸，与一元醇反应时可生成两种硫酸酯：酸性酯或中性酯。人体内软骨中的硫酸软骨质就含有硫酸酯结构。

$$CH_3O-SO_2OH \quad\quad\quad\quad CH_3O-SO_2-OCH_3$$
硫酸氢甲酯　　　　　　　　硫酸二甲酯

磷酸是三元酸，与一元醇反应可生成三种磷酸酯。

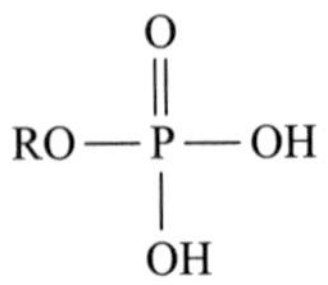

磷酸烷基二氢酯　　磷酸二烷基一氢酯　　磷酸三烷基酯　　　　　烷基三磷酸酯

生物体内广泛存在着磷酸酯，例如，组成细胞的重要成分 DNA 和 RNA 均具有磷酸酯结构，重要的供能物质三磷酸腺苷（ATP）也有磷酸酯结构。

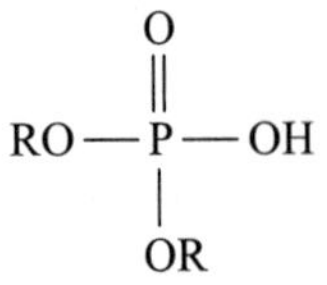

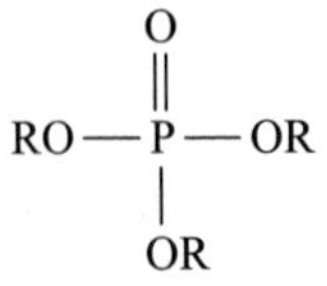

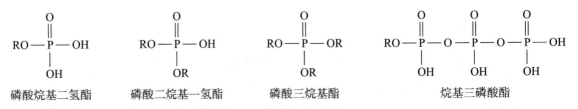

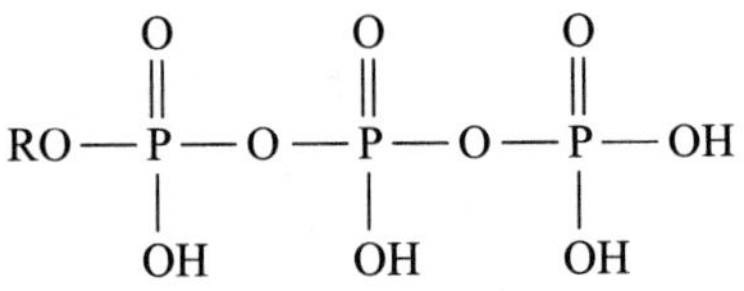

## （四）脱水反应

醇与硫酸、磷酸等强酸共热可发生脱水反应，脱水方式与醇的结构以及反应温度有关。

**1. 分子内脱水**　此反应遵循 Saytzeff 规律，得到的主要产物是双键上连有最多烃基的烯烃。

$$CH_3CH_2CHCH_3 \xrightarrow[100\ ℃]{66\%H_2SO_4} CH_3CH{=}CHCH_3 + H_2C{=}CHCH_2CH_3$$
$$\overset{OH}{|}\qquad\qquad\qquad\qquad 81\% \qquad\qquad\quad 19\%$$

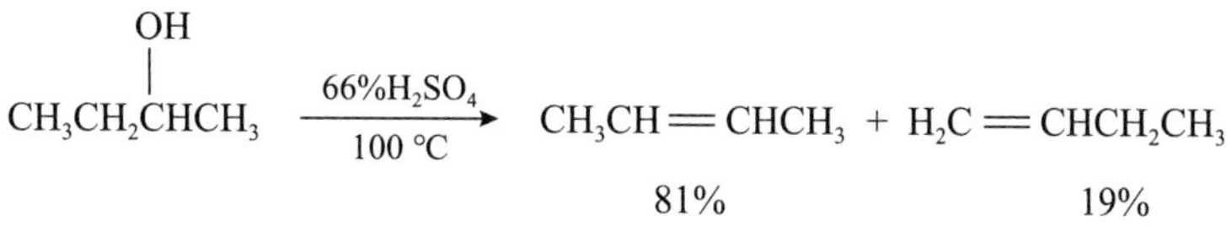

不同类型的醇发生分子内脱水的活性顺序为：叔醇 > 仲醇 > 伯醇。

**2. 分子间脱水**　该反应主要适用于低级伯醇，而仲醇和叔醇则易于脱水生成烯烃。对于低级伯醇，在温度较高时，主要发生分子内脱水生成烯烃，而在稍低温度下则主要发生分子间脱水生成醚。例如：

$$CH_3CH_2OH \xrightarrow[170\ ℃]{浓\ H_2SO_4} CH_2{=}CH_2 + H_2O$$

$$2CH_3CH_2OH \xrightarrow[140\ ℃]{浓\ H_2SO_4} CH_3CH_2OCH_2CH_3 + H_2O$$

## （五）氧化反应

在有机反应中，通常把脱去氢原子或加上氧原子的反应视为氧化反应（oxidation reaction），而把脱去氧原子或加上氢原子的反应视为还原反应（reduction reaction）。

不同类型的醇用酸性 $KMnO_4$ 溶液或 $K_2Cr_2O_7$ 溶液氧化，可生成不同的产物。伯醇先氧化成醛，醛进一步氧化成羧酸；仲醇则脱氢氧化成酮；叔醇一般条件下不被氧化。

$$RCH_2OH \xrightarrow[H^+]{KMnO_4} R{-}\overset{\overset{O}{\|}}{C}{-}H \xrightarrow[H^+]{KMnO_4} R{-}COOH$$

$$R{-}\overset{OH}{\underset{|}{C}H}{-}R' \xrightarrow[H^+]{KMnO_4} R{-}\overset{\overset{O}{\|}}{C}{-}R'$$

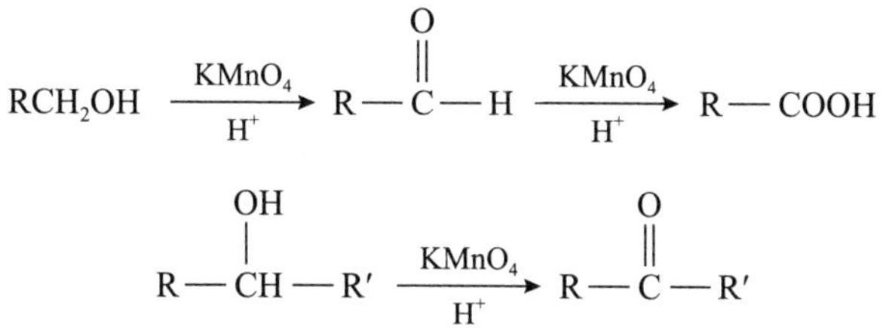

在生物体内，羟基的氧化反应一般是在乙醇脱氢酶的催化下进行。例如，人们饮酒后所摄入的乙醇可被肝中的乙醇脱氢酶氧化成乙醛，乙醛又进一步被氧化成乙酸，乙酸可被机体细胞同化。因此适量饮酒对人体是无害的，但过量饮酒会造成乙醛在血液中潴留，导致酒精中毒。

$$CH_3CH_2OH \xrightarrow{[O]} CH_3CHO \xrightarrow{[O]} CH_3COOH$$

## （六）邻二醇与氢氧化铜的反应

两个羟基分别连在相邻的两个碳原子上的醇称为邻二醇。含有此结构的多元醇可与氢氧化铜生成一种深蓝色的配合物，从而使氢氧化铜沉淀溶解。此反应灵敏，可用于鉴别具有邻二醇结构的化合物。

$$\begin{matrix} CH_2OH \\ | \\ CHOH \\ | \\ CH_2OH \end{matrix} + Cu(OH)_2 \longrightarrow \begin{matrix} CH_2O \\ | \quad \rangle Cu \\ CHO \\ | \\ CH_2OH \end{matrix} + 2H_2O$$

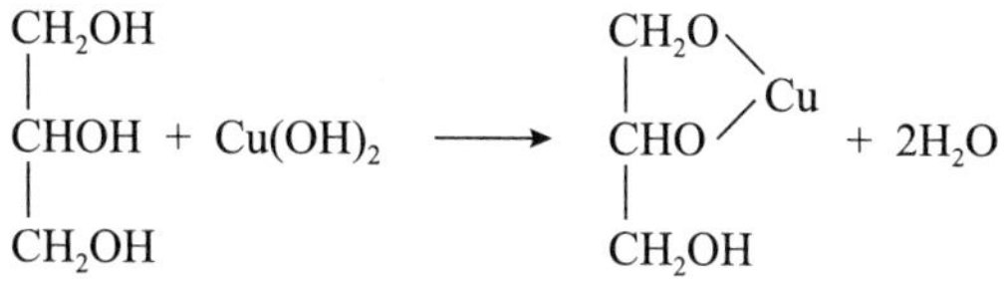

# 第二节 酚

酚是芳香烃基上的氢被羟基取代形成的化合物，其通式为 Ar—OH。

## 一、酚的分类和命名

根据芳香烃基的不同，酚分为苯酚和萘酚等；根据芳环上连接的羟基数目不同，分为一元酚、二元酚、多元酚。

酚的命名通常以酚为母体，在“酚”字前加上芳环名称，再标明取代基的位置、数目和名称。

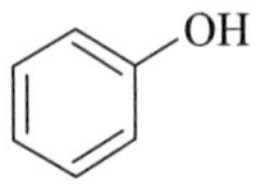

苯酚
phenol

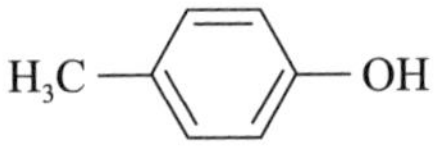

对甲基苯酚
*p*-methy phenol

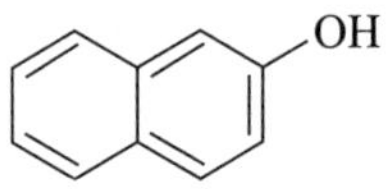

萘-2-酚
naphthalene-2-ol

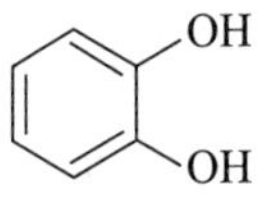

苯-1,2-二酚（邻苯二酚）
benzene-1,2-diol(*o*-benzenediol)

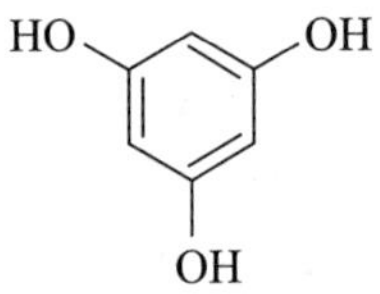

苯-1,3,5-三酚
benzene-1,3,5-triol

## 二、苯酚的结构

苯酚分子中，酚羟基中的氧原子为 $sp^2$ 杂化，故氧原子 $p$ 轨道上的孤对电子可以与苯环上的大 $\pi$ 键形成 $p$-$\pi$ 共轭体系（图 15-2），使得氧原子上的电子云往苯环上转移，导致氧原子上的电子云密度相对减少，O—H 键极性增大，易断裂，从而显酸性；同时苯环上的电子云密度相对增加，苯环发生亲电取代更加容易。

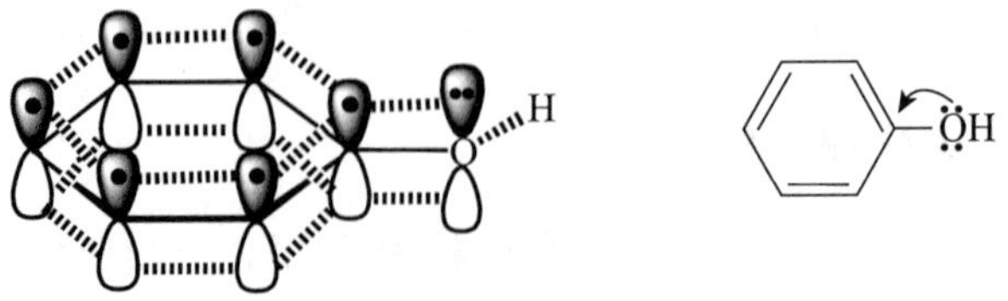


**图 15-2 苯酚的结构示意图**

## 三、酚的物理性质

室温下酚类化合物大多为结晶性固体，少数为高沸点的液体。酚羟基也能与水分子之间形成氢键，但由于酚类烃基（亲脂性）部分较大，溶解度一般较小；多元酚随着分子中酚羟基数目的增多，溶解度相应增大。酚类化合物一般可溶于乙醇、乙醚、苯等有机溶剂。

## 四、酚的化学性质

### （一）酸性

酚类化合物呈弱酸性，可与强碱反应生成相应的盐。

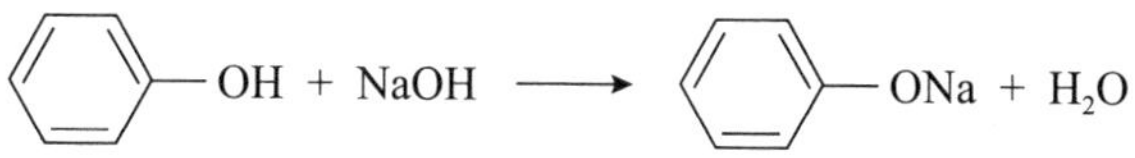

苯酚的 p$K_a$ 为 9.89，酸性比水（p$K_a$=15.74）强，但弱于碳酸（p$K_a$=6.35）。故向苯酚钠溶液中通入二氧化碳又能析出苯酚。利用该性质可对苯酚进行分离提纯。

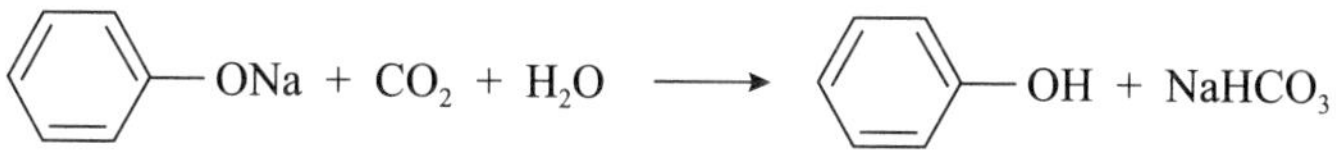

### （二）芳环上的取代反应

由于酚羟基是较强的供电子基，能使苯环活化，因此苯酚很容易发生亲电取代反应。

**1. 卤代反应**　苯酚与溴水在室温下反应，可立即生成 2,4,6- 三溴苯酚白色沉淀。该反应非常灵敏，现象明显，可用于检验部分酚类化合物。

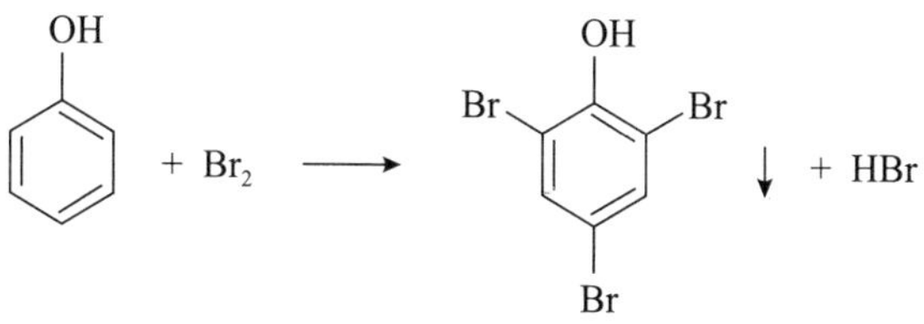

**2. 硝化反应**　在室温下，苯酚可与稀硝酸反应生成邻硝基苯酚和对硝基苯酚。

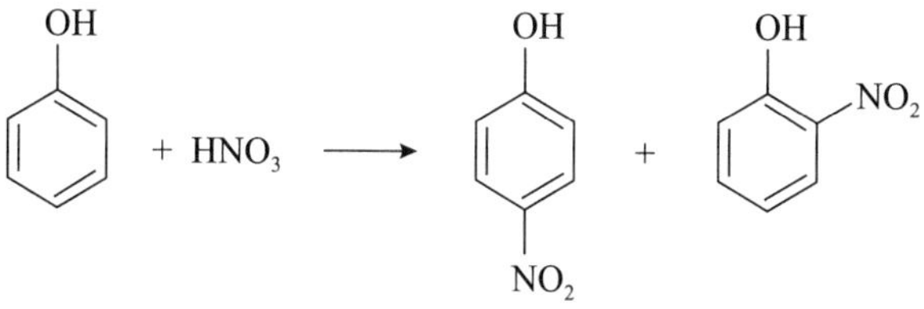

对硝基苯酚　　邻硝基苯酚

**3. 磺化反应**　苯酚与硫酸反应可以生成邻羟基苯磺酸和对羟基苯磺酸。

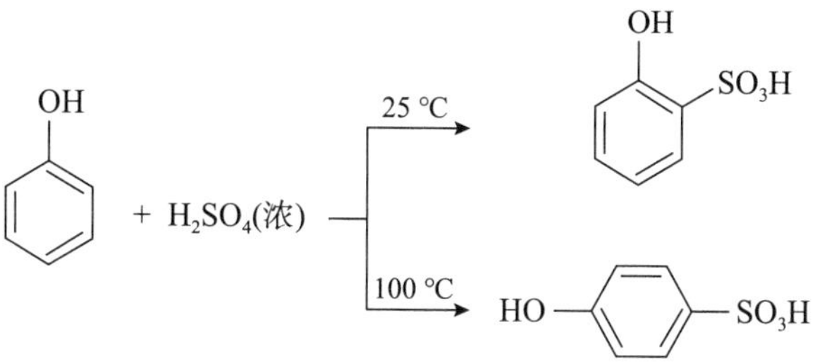

邻羟基苯磺酸

对羟基苯磺酸

Note

**4. 与三氯化铁的显色反应** 多数酚都能与 $FeCl_3$ 发生颜色反应，一般认为是由于生成了有色配合物。

$$6ArOH + FeCl_3 \longrightarrow [Fe(OAr)_6]^{3-} + 6H^+ + 3Cl^-$$

不同酚生成的配合物颜色不同。例如，苯酚显蓝紫色；苯-1,3-二酚、苯-1,3,5-三酚显紫色；甲基苯酚显蓝色；苯-1,2-二酚和苯-1,4-二酚显绿色；苯-1,2,3-三酚则显红色。实验表明：具有烯醇式结构（$-\overset{|}{C}=C-OH$）的化合物一般都能与 $FeCl_3$ 发生颜色反应。

**5. 氧化反应** 酚类化合物很容易被氧化，$KMnO_4$、$K_2Cr_2O_7$、空气中的氧都可使酚氧化；多元酚更容易被氧化，氧化后均生成具有鲜艳颜色的醌类化合物。一些多元酚常被用作抗氧化剂。

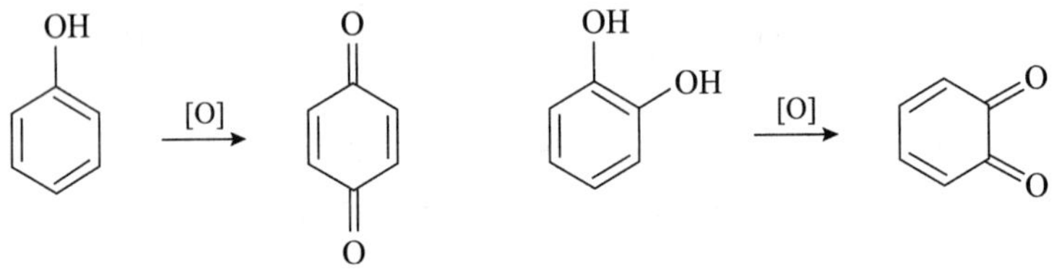

对苯醌 邻苯醌

生物体内存在一些抗氧化剂，可防御自由基对肌体的损害，维持肌体正常的生理功能。

一些植物中也含有具有强抗氧化性的多酚类物质，如绿茶中的茶多酚，红葡萄籽、花生皮中的葡萄多酚等。目前已证明，这些多酚类物质具有抗氧化、清除自由基、抑制肿瘤、抗诱变的能力。

**知识拓展**

**辅酶 Q10**

辅酶 Q10 为黄色或浅黄色结晶粉末，具有氧化型（泛醌）与还原型（泛酚）两种形式，在细胞内这两种形式可以相互转变，这是辅酶 Q10 作为电子传递体的基础。辅酶 Q10 是一种脂溶性抗氧化剂，尤其在线粒体内膜上含量高。在体内，辅酶 Q10 主要有两个作用，一是对营养物质在线粒体内转化为能量的过程起重要作用，二是有明显的抗脂质过氧化作用。它是细胞线粒体中的能量转换剂，它通过转移和传递电子参与“三羧酸循环”产生 ATP（三磷酸腺苷）即能量因子供细胞代谢使用，具有提高人体免疫力、增强抗氧化、延缓衰老和增强人体活力等功能。

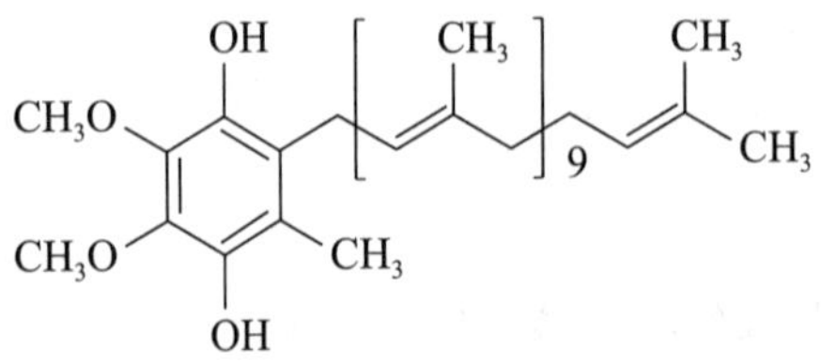

还原型辅酶Q

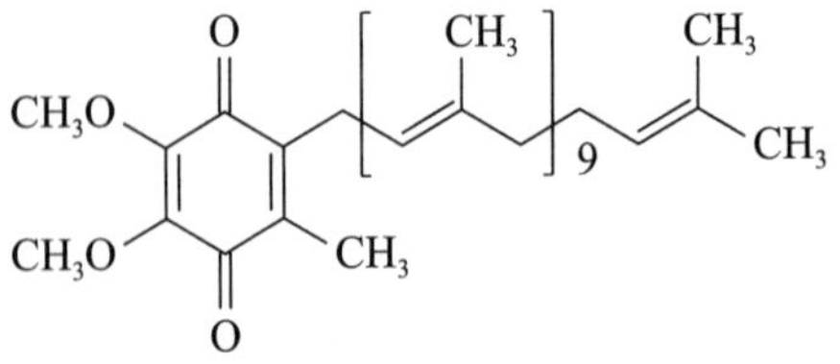

氧化型辅酶Q

## 第三节 醚

醇或酚羟基中的氢原子被烃基取代形成的化合物称为醚（ether）。醚的通式为 R(Ar)—O—

R′(Ar′)，醚键（C—O—C）是其官能团（特性基团）。

## 一、醚的分类和命名

根据醚键上的氧原子连接的两个烃基是否相同，醚分为单醚和混醚。两个烃基中有一个为芳基的称为芳香醚，烃基与氧原子形成环状称为环醚。

结构简单的醚常，称为“某某醚”。单醚的两个烃基相同，通常将“二”字省略，在烃基名称后加“醚”字即可；混醚则按烃基英文名称的首字母顺序依次列出。

$CH_3OCH_3$
甲醚
methyl ether

$CH_3OCH_2CH_3$
乙甲醚
ethyl methyl ether

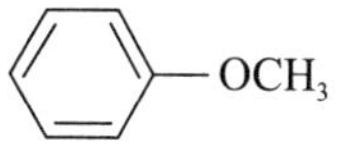
甲苯醚
methy phenyl ether

结构较复杂的醚则用系统命名法来命名。取碳链最长的烃基为主链，碳原子数少的烷氧基为取代基。

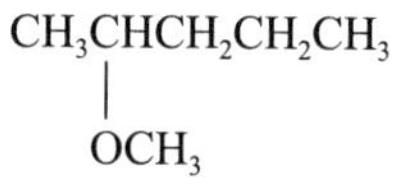
2-甲氧基戊烷
2-methoxypentane

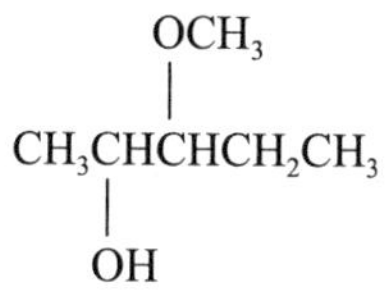
3-甲氧基戊-2-醇
3-methoxypentan-2-ol

环醚常称为“环氧某烷”，把氧作为取代基，通过使用前缀“环氧”来进行命名。

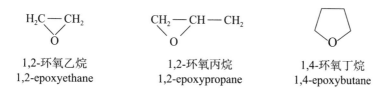

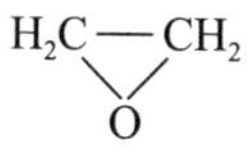
1,2-环氧乙烷
1,2-epoxyethane

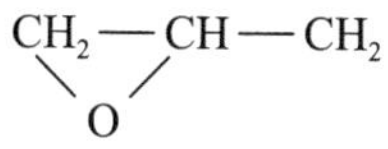
1,2-环氧丙烷
1,2-epoxypropane

1,4-环氧丁烷
1,4-epoxybutane

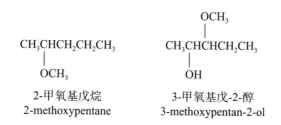

## 二、醚的物理性质

常温下，甲醚和乙甲醚是气体，其他多数醚为无色液体，有特殊气味。低级醚易挥发。由于醚分子间不能形成氢键，其沸点与异构体醇相比要低得多。醚与水分子间可以形成氢键，故低级醚在水中有一定的溶解度，高级醚一般难溶于水。

## 三、醚的化学性质

除某些小环醚（如环氧乙烷）外，醚键本身较为稳定，不易与氧化剂、还原剂、稀酸、强碱等反应。

### （一）锌盐的形成

醚分子中氧原子上带有孤对电子，能与强酸中的质子结合，形成锌盐，从而溶于强酸中。此性质常用于鉴别醚和烷烃。

$$R—\ddot{O}—R' + HCl(浓) \longrightarrow \left[ R—\overset{H}{\underset{}{\ddot{O}}}—R' \right]^+ Cl^-$$

### （二）与氢卤酸反应

在加热条件下，醚可与氢卤酸反应，醚键断裂生成醇和卤代烃；氢卤酸过量时，生成的醇与过量的氢卤酸可进一步反应又生成卤代烃。

$$R—O—R' + HX \xrightarrow{\triangle} RX + ROH$$
$$\downarrow{HX}$$
$$RX + H_2O$$

参与该反应的氢卤酸以氢碘酸活性较高。当混醚发生此反应时，一般是较小的烃基生成卤代烃，较大的烃基生成醇；若两个烃基中有一个是芳基，则一般生成卤代烃和酚。二苯基醚的醚键很稳定，通常不发生此反应。

$$CH_3OCH_2CH_3 + HI \xrightarrow{\triangle} CH_3I + CH_3CH_2OH$$

$$\text{C}_6\text{H}_5—OCH_3 + HI \xrightarrow{\triangle} CH_3I + \text{C}_6\text{H}_5—OH$$

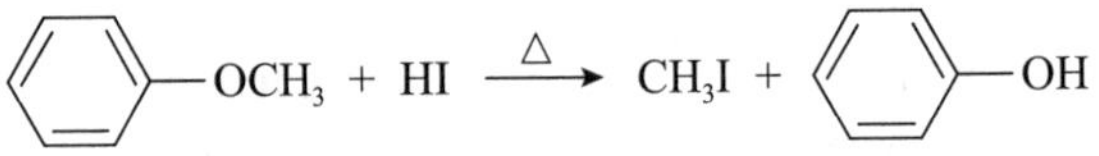

# 第四节　硫醇、硫酚和硫醚

## 一、命名

硫醇、硫酚和硫醚的命名分别与醇、酚、醚的命名类似，在母体名称前加"硫"字即可。例如：

| CH₃SH | C₆H₅SH | C₂H₅SC₂H₅ |
|-------|--------|-----------|
| 甲硫醇 | 苯硫酚 | 乙硫醚 |
| methanethiol | benzenethiol | ethyl sulfide |

## 二、化学性质

### （一）酸性

硫醇的酸性比相应的醇强，能溶于氢氧化钠的乙醇溶液生成相应的硫醇盐。

$$RSH + NaOH \longrightarrow RSNa + H_2O$$

硫醇、硫酚与 Pb、Hg、Cd 等重金属的氧化物或盐反应生成不溶于水的盐。

$$2RSH + (CH_3COO)_2Pb \longrightarrow (RS)_2Pb(黄)\downarrow + 2CH_3COOH$$

$$2C_2H_5SH + HgO \longrightarrow (C_2H_5S)_2Hg(白)\downarrow + H_2O$$

重金属盐进入人体后，也能与体内某些酶上的巯基发生上述反应，从而导致酶的变性而失活，这就是所谓的"重金属中毒"。

---

**临床应用**

### 重金属解毒剂

重金属中毒包括铅、汞、砷、铊、锑等元素的中毒，通常因职业接触重金属、长期处于重金属污染环境或误服重金属制剂导致重金属摄入，由于重金属能够使蛋白质的结构发生改变，影响组织细胞功能，进而出现一系列的临床症状和体征。

临床上使用二巯基丙醇、二巯基丙磺酸钠、二巯基丁二酸钠等硫醇类化合物作为重金属中毒的解毒剂。

$$HSCH_2CHCH_2OH \qquad HSCH_2CHCH_2SO_3Na \qquad NaOOCCHCHCOONa$$
$$\phantom{HSCH_2CH}|\phantom{CH_2OH} \qquad \phantom{HSCH_2CH}|\phantom{CH_2SO_3Na} \qquad \phantom{NaOOCC}|\phantom{H}|\phantom{HCOONa}$$
$$\phantom{HSCH_2CH}SH\phantom{CH_2OH} \qquad \phantom{HSCH_2CH}SH\phantom{CH_2SO_3Na} \qquad \phantom{NaOOC}SH\,SH$$

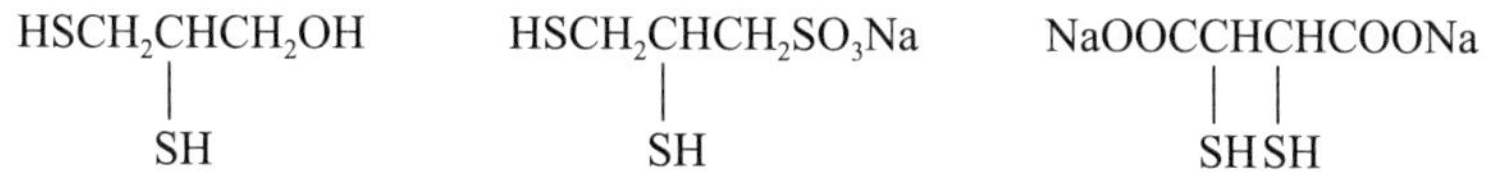

　　　二巯基丙醇　　　　　二巯基丙磺酸钠　　　　　二巯基丁二酸钠

由于它们与重金属离子的亲和力较强，可以夺取已和酶结合的重金属离子，形成不易解离的配合物，经尿液排出体外，从而使酶复活。二巯基丙磺酸钠是治疗汞、砷、锑中毒的特效解毒药。

---

## （二）氧化反应

**1. 硫醇或硫酚**　与二硫化物可通过氧化和还原反应相互转化。

$$2RSH \underset{还原}{\overset{氧化}{\rightleftharpoons}} R—S—S—R$$

这种相互转化在分子生物学上起着重要作用，因为二硫键存在于蛋白质和激素类物质中，对维系蛋白质分子的构型起着重要的作用。

**2. 硫醚**　也易被氧化，其产物为亚砜或砜。

$$CH_3—S—CH_3 \xrightarrow{[O]} CH_3—\overset{O}{\overset{\|}{S}}—CH_3 \xrightarrow{[O]} CH_3—\overset{O}{\underset{\|}{\overset{\|}{S}}}—CH_3$$

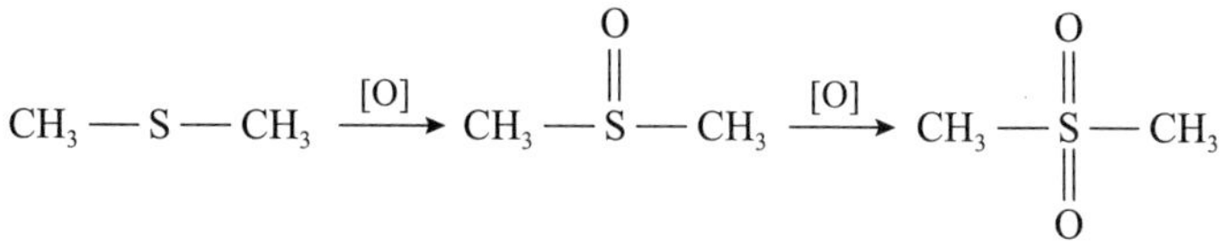

　　　　　　　　二甲亚砜（DMSO）　　　　二甲砜

二甲亚砜（DMSO）是一种无色、黏稠液体。分子极性大，毒性低，可与水以任意比例互溶，而两侧的甲基又使其具有良好的脂溶性。因此，DMSO 既能溶解有机化合物，又能溶解无机化合物，是医学、药学等研究领域中常用的一种溶剂。它对皮肤的穿透能力很强，可促使溶解于其中的药物渗入皮肤，故可用作透皮吸收药物的促渗剂。

## 习题十五

1. 用系统命名法命名下列化合物。

（1）CH₃CHCH₂CH₂CH₂OH
　　　　|
　　　　CH₃

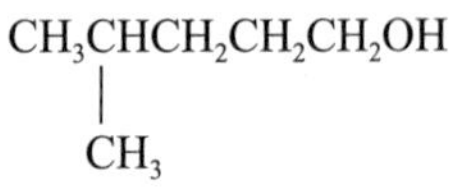

（2）

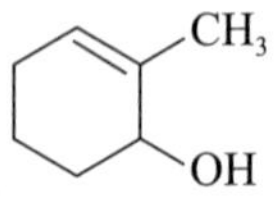

（3）

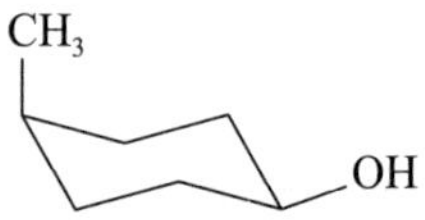

（4）

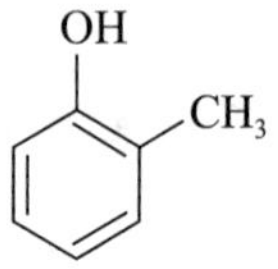

（5）

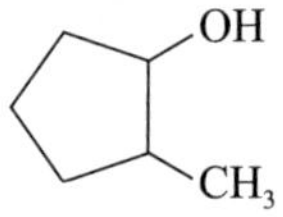

（6）

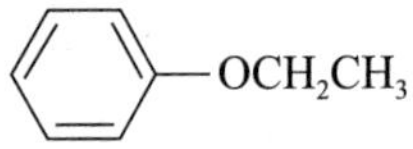

2. 写出下列化合物的结构式。

（1）2- 甲氧基 -3- 苯基丙 -1- 醇　　（2）4- 甲氧基苯酚

（3）4- 甲基戊 -1,2- 二醇　　　　　（4）异丙基苯基醚

3. 请写出分子式为 $C_4H_{10}O$ 的脂肪醇的所有构造异构体的结构，若有手性碳原子，则写出对映异构体的构型，并用系统命名法命名。

4. 完成下列反应式。

（1）$CH_3CH_2CH_2OH + HNO_3 \longrightarrow$

（2）　　　　　　　　$\xrightarrow{\text{浓}H_2SO_4}{\Delta}$

（3）　　　　　　　　$\xrightarrow{KMnO_4/H^+}$

（4）CH₃CHCH₂CH₂CH₂OH　$\xrightarrow{KMnO_4/H^+}$
　　　|
　　　CH₃

（5）　　　　　　　　+ NaOH $\longrightarrow$

（6）　　　　　　　　+ $Br_2 \longrightarrow$

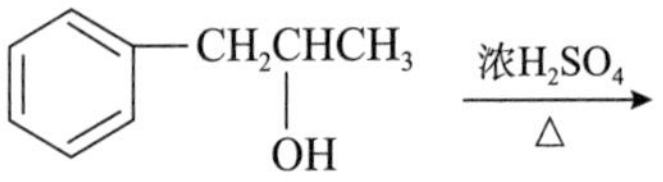

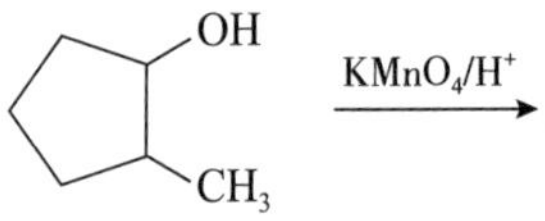

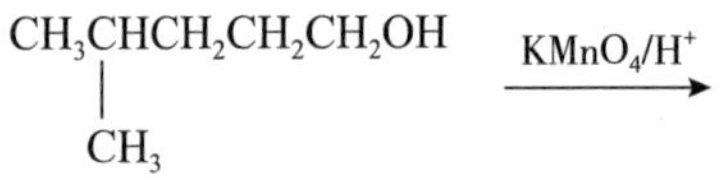

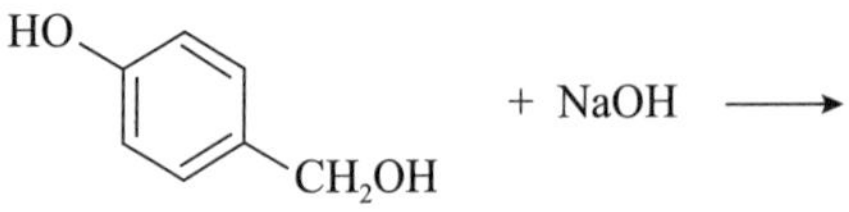

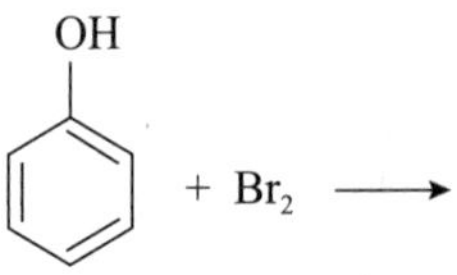

5. 用简单的化学方法鉴别下列各组化合物。

（1）丙烷、丙烯、丙醇

（2）丙 -1- 醇、丙 -2- 醇、2- 甲基丙 -2- 醇

（3）苯甲醇、苯酚、甲苯醚

（4）环己烷、环己醇、苯酚

6. 不查物理常数，将下列化合物按沸点由高到低的顺序排列。

（1）乙醇　（2）正丙醇　（3）甲醚　（4）丙-1,2,3-三醇

7. 分子式为 $C_5H_{12}O$ 的化合物 A 能与金属钠反应放出氢气，与 Lucas 试剂作用需加热几分钟出现浑浊。A 与浓硫酸共热可得 B($C_5H_{10}$)，用酸性的高锰酸钾水溶液处理 B 得到产物乙酸和丙酮。试推测 A 的结构，并写出有关化学反应式。

（李　蓉）

# 第十六章

# 醛、酮

第十六章数字资源

醛、酮属于羰基化合物，在自然界广泛存在，是工业生产和药物合成中的重要原料和试剂。某些羰基化合物是生物代谢过程中重要的中间体，具有显著的生理活性。

## 第一节　醛、酮的分类和命名

碳原子与氧原子以双键相连的基团称为羰基（carbonyl group），羰基两端至少连接有一个氢的化合物称为醛（aldehyde），官能团—CHO 称为醛基；羰基与两个烃基相连的化合物称为酮（ketone），酮中的羰基又称为酮基。

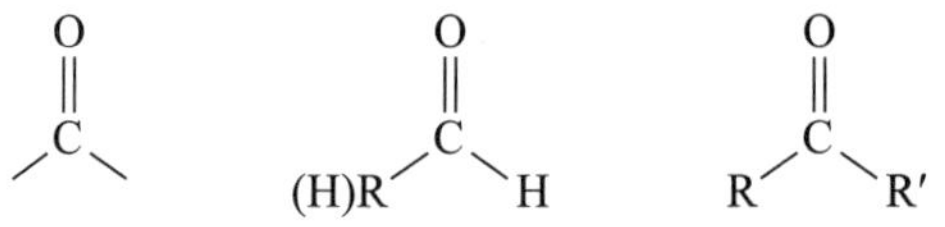

羰基　　醛　　酮

### 一、分类

醛、酮根据与羰基相连的烃基不同，分为脂肪醛、酮和芳香醛、酮；根据所连烃基饱和程度，分为饱和醛、酮和不饱和醛、酮；根据分子中羰基的数目，分为一元醛、二元酮和多元醛、酮。例如：

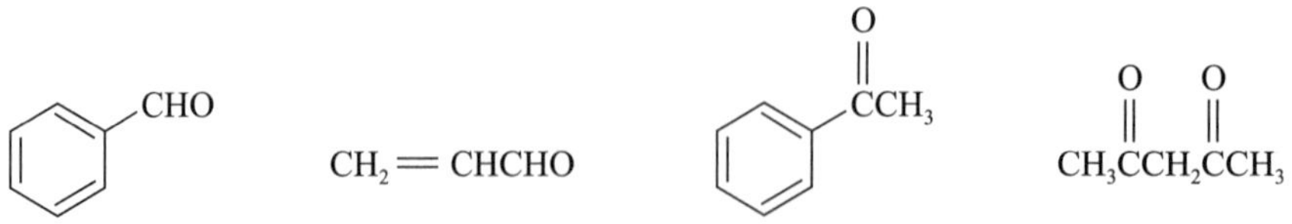

芳香醛　一元醛　　不饱和脂肪醛　一元醛　　芳香酮　一元酮　　脂肪酮　二元酮

### 二、命名

简单的醛、酮常采用普通命名法。

$CH_3CHO$
乙醛
acetaldehyde

$OHCCH_2CHO$
丙二醛
malonaldehyde

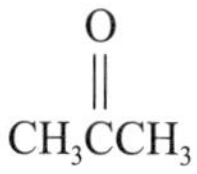
丙酮
acetone

结构复杂的醛、酮多采用系统命名法：选择含有羰基的最长碳链作为主链，从醛基碳原子或靠近酮基的一端开始编号。由于醛基始终处于链端，不必用数字标明位次，但酮基的位次必须标明。最后将取代基的位次和名称写在母体名称之前，取代基按其英文名称的首字母顺序依次列出。

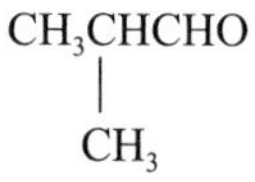
2-甲基丙醛
2-methyl propanal

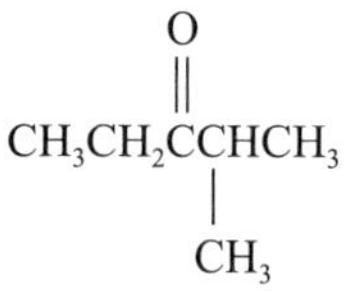
2-甲基戊-3-酮
2-methylpentan-3-one

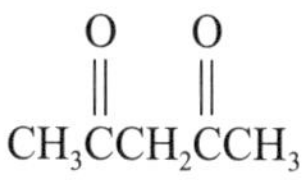
戊-2,4-二酮
pentan-2,4-dione

不饱和醛、酮是选择含有羰基的最长碳链作主链，并使羰基编号最小，当不饱和键也在主链上时称为“某烯醛（酮）”，并标出不饱和键和羰基的位次。

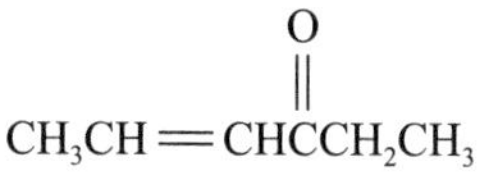
己-4-烯-3-酮
hexane-4-en-3-one

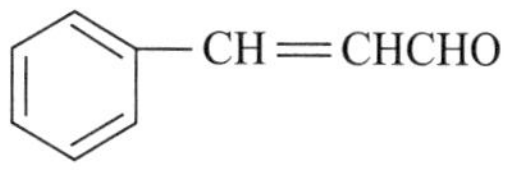
3-苯基丙-2-烯醛（肉桂醛）
3-phenylpropan-2-enal (cinnamaldehyde)

对于脂环醛、酮，若羰基碳参与成环，则根据成环总碳原子数称为环某酮；若羰基在环外，则将脂环当作取代基。芳香醛、酮把芳香烃基当作取代基。

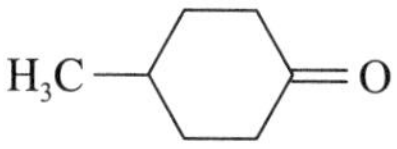
4-甲基环己酮
4-methylcyclohexanone

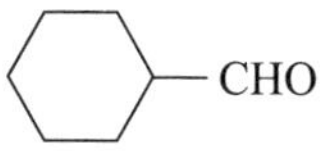
环己基甲醛
cyclohexyl formaldehyde

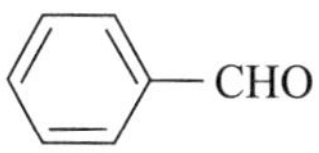
苯甲醛
benzaldehyde

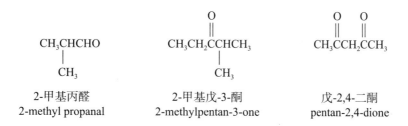

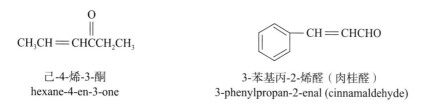

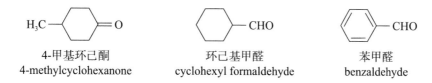

**临床应用**

**樟脑和麝香酮**

樟脑化学名称为莰-2-酮，是无色半透明晶体，具有强烈的樟木气味和辛辣味道，有清凉感，易升华。樟脑在医学上用途很广，如用作呼吸循环兴奋药的樟脑油注射剂（10% 樟脑的植物油溶液）和樟脑磺酸钠注射剂（10% 樟脑磺酸钠的水溶液）；用作治疗冻疮、局部炎症的樟脑醑（10% 樟脑乙醇溶液）；中成药清凉油、十滴水和消炎镇痛膏等均含有樟脑。樟脑还可驱虫防蛀。

麝香酮化学名称为 3-甲基环十五烷酮，是麝香的主要香味成分。麝香酮具有扩张冠状动脉及增加冠脉血流量的作用，对心绞痛有一定疗效，一般于用药（舌下含服、气雾吸入）后 5 分钟内见效，缓解心绞痛的功效与硝酸甘油略相似，临床上用于心绞痛、血管性头痛、坐骨神经痛、白癜风等。

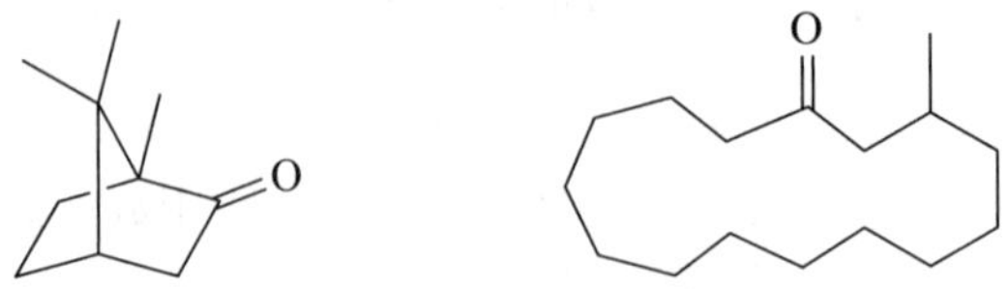


## 第二节 醛、酮的结构和性质

### 一、结构

醛、酮中羰基碳为 $sp^2$ 杂化，3 个 $sp^2$ 杂化轨道分别与氧、碳或氢原子形成 3 个 $\sigma$ 键，呈平面构型，键角近似于 120°，碳原子上未参与杂化的 $p$ 轨道与氧原子的 $p$ 轨道形成 $\pi$ 键，并垂直于 3 个 $\sigma$ 键所在的平面（图 16-1）。

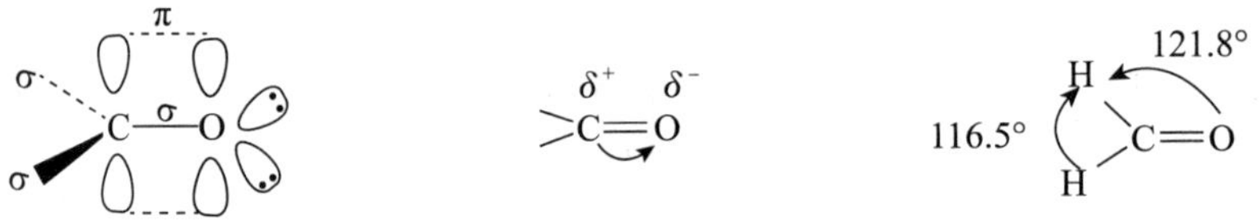


**图 16-1 羰基的结构**

由于氧原子电负性大于碳原子，成键电子云偏向于氧原子，使氧原子带部分负电荷（$\delta^-$），碳原子带部分正电荷（$\delta^+$），所以羰基是极性不饱和键，表现出较强的反应活性。

### 二、物理性质

在常温下，除甲醛为气体外，其他 12 个碳以下的低级脂肪醛、酮是液体，高级脂肪醛、酮和芳香酮是固体。低级醛带有刺鼻的气味，8 ~ 13 个碳的醛有果香味，常用于香料工业。

醛、酮不能形成分子间氢键，其沸点比分子量相近的醇和羧酸低。但羰基的极性使分子间偶极 - 偶极的静电吸引作用增大，从而使醛、酮的沸点高于分子量相近的烷烃和醚。

羰基上的氧原子可与水分子中的氢原子形成氢键，因而低级醛、酮易溶于水。随着分子量增加，它们在水中的溶解度逐渐降低，高级醛、酮微溶或不溶于水，而溶于有机溶剂（表 16-1）。

表 16-1　常见醛、酮的物理常数

| 名称 | 熔点（℃） | 沸点（℃） | 密度（g·cm⁻³） | 溶解度 [g·(100 ml H₂O)⁻¹] |
|------|---------|---------|---------------|--------------------------|
| 甲醛 | -92.0 | -19.5 | 0.815 | 55 |
| 乙醛 | -123.0 | 20.8 | 0.781 | ∞ |
| 丙醛 | -81 | 49 | 0.81 | 20 |
| 戊醛 | -91 | 103 | 0.82 | 不溶 |
| 丙烯醛 | -87.7 | 53.0 | 0.841 | 30 |
| 苯甲醛 | -26.0 | 179.0 | 1.046 | 0.33 |
| 丙酮 | -95.0 | 56.0 | 0.792 | ∞ |
| 丁酮 | -86 | 80 | 0.81 | 25.6 |
| 环己酮 | -16.4 | 156.0 | 0.942 | 微溶 |
| 苯乙酮 | 21.0 | 202.0 | 1.027 | 0.55 |

# 三、化学性质

## （一）亲核加成反应

一般认为，羰基的加成反应分两步进行：第一步，亲核试剂中负离子或偶极负端首先进攻羰基带部分正电荷的碳原子，生成氧负离子中间体；第二步，氧负离子与试剂中带正电荷的部分结合生成加成产物。由亲核试剂进攻所引起的加成反应称为亲核加成反应（nucleophilic addition reaction），反应机理如下：

$$\underset{R'}{\overset{R}{\diagdown}}C\overset{\delta^+}{=}\overset{\delta^-}{O} + Nu:A \underset{慢}{\rightleftharpoons} \left[\underset{R'}{\overset{R}{\diagdown}}C\underset{Nu}{\overset{O^-}{\diagup}}\right] \underset{快}{\overset{A^+}{\rightleftharpoons}} \underset{R'}{\overset{R}{\diagdown}}C\underset{Nu}{\overset{OA}{\diagup}}$$

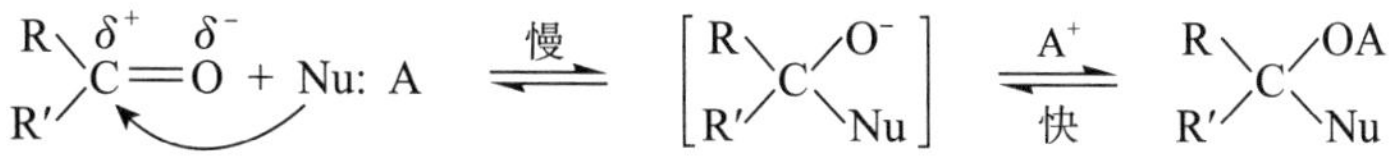

羰基亲核加成反应的活性大小，除了与亲核试剂的性质有关外，主要取决于羰基碳上连接的原子或基团的电子效应和空间效应。羰基碳原子的正电性越大，亲核反应越易进行；羰基所连的烃基多或体积大，空间位阻增大，反应不易进行。因此醛一般比酮活泼。一些常见醛、酮亲核加成的活性次序为：

$$H-\overset{\overset{O}{\|}}{C}-H \;>\; CH_3-\overset{\overset{O}{\|}}{C}-H \;>\; CH_3-\overset{\overset{O}{\|}}{C}-CH_3 \;>\; \text{（苯环）}-\overset{\overset{O}{\|}}{C}-CH_3$$

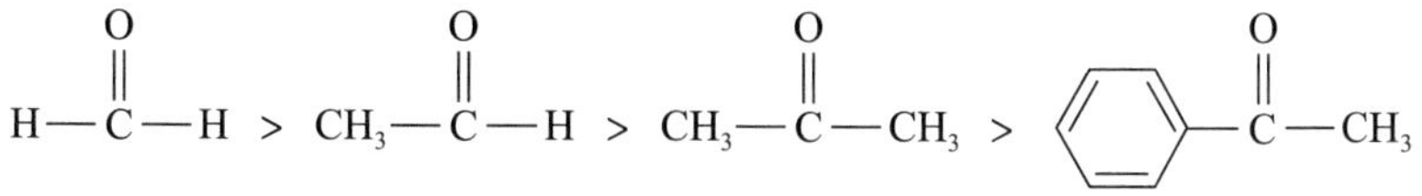

**1. 与氢氰酸的加成**　醛、脂肪族甲基酮和少于 8 个碳原子的环酮都能在碱性环境下与氢氰酸加成，生成 α-羟基腈（又称为 α-氰醇），α-羟基腈在酸性环境中进一步水解生成 α-羟基酸。此反应是有机合成中增长碳链的方法之一。

$$R-\overset{\overset{O}{\|}}{C}-CH_3(H) + HCN \rightleftharpoons R-\underset{CN}{\overset{OH}{\underset{|}{\overset{|}{C}}}}-CH_3(H) \overset{H_2O}{\underset{H^+}{\longrightarrow}} R-\underset{COOH}{\overset{OH}{\underset{|}{\overset{|}{C}}}}-CH_3(H)$$

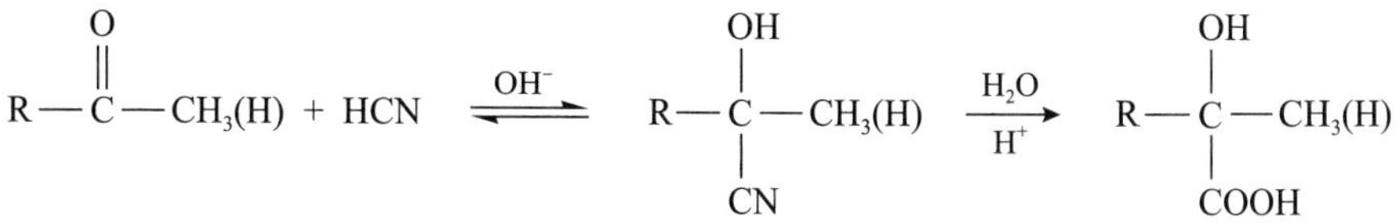

**2. 与亚硫酸氢钠加成**　醛、脂肪族甲基酮以及 8 个碳以下的环酮与亚硫酸氢钠饱和溶液作用，生成 $\alpha$- 羟基磺酸钠，该产物溶于水而不溶于亚硫酸氢钠饱和溶液，可很快析出白色晶体。

$$\underset{(H)H_3C}{\overset{R}{>}}C=O \; + \; :S\overset{O}{\underset{ONa}{\overset{\parallel}{-}}}OH \; \rightleftharpoons \; \left[ \underset{(H)H_3C}{\overset{R}{>}}C\overset{ONa}{\underset{SO_3H}{<}} \right] \; \rightleftharpoons \; \underset{(H)H_3C}{\overset{R}{>}}C\overset{OH}{\underset{SO_3Na}{<}}$$

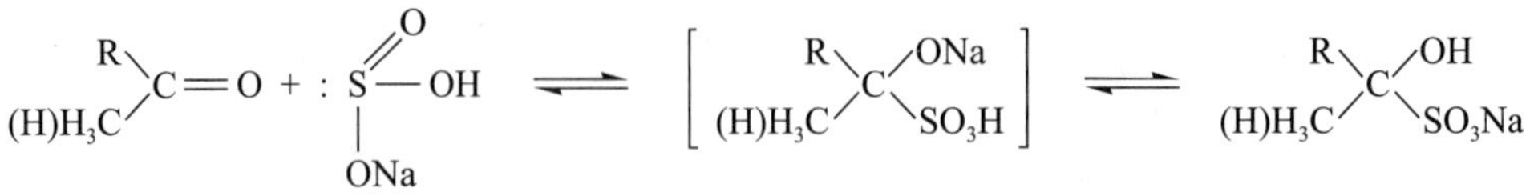

该加成产物用稀酸或稀碱处理可分解成原来的醛、酮，故可用于醛、酮的分离和纯化。

**3. 与醇和水的加成**　在干燥氯化氢催化下，醛和一分子醇加成生成半缩醛；半缩醛不稳定，继续与另一分子醇作用，脱去一分子水而生成缩醛。

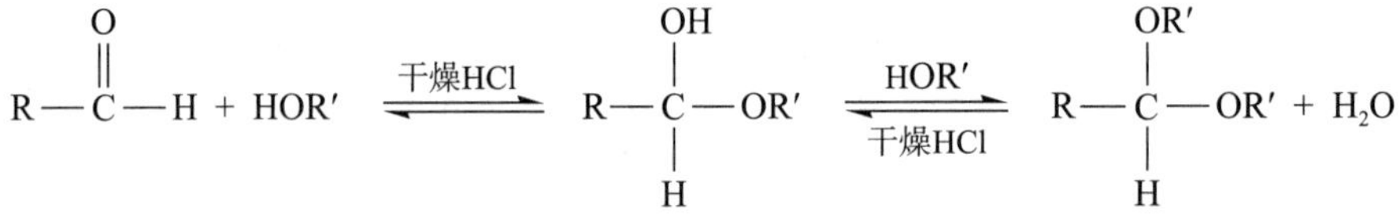

$$R-\overset{O}{\overset{\parallel}{C}}-H + HOR' \underset{干燥HCl}{\rightleftharpoons} R-\overset{OH}{\underset{H}{\overset{|}{C}}}-OR' \underset{干燥HCl}{\overset{HOR'}{\rightleftharpoons}} R-\overset{OR'}{\underset{H}{\overset{|}{C}}}-OR' + H_2O$$
$$\qquad\qquad\qquad\qquad\qquad\quad 半缩醛 \qquad\qquad\qquad\qquad\quad 缩醛$$

相同条件下，酮和醇生成半缩酮、缩酮的反应较难发生，平衡偏向于反应物一边。缩醛（酮）可看作同碳二醇的双醚（同碳二醚），性质与醚相似，它对碱性试剂及氧化剂稳定，但在稀酸溶液中可水解生成原来的醛（酮）和醇。

$\gamma$- 或 $\delta$- 羟基醛（酮）易发生分子内的亲核加成，生成比较稳定的五、六元环状半缩醛（酮），单糖分子就是以这种环状半缩醛（酮）结构的形式存在于自然界的。

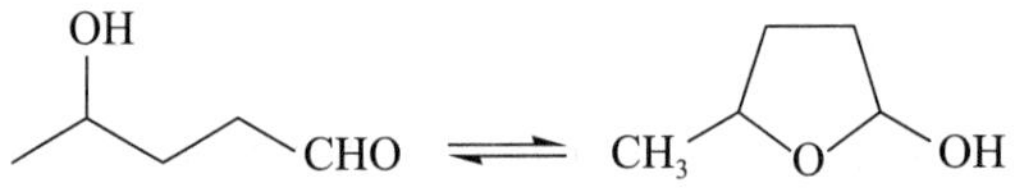

$$\underset{11\%}{\text{（结构式）}} \rightleftharpoons \underset{89\%}{\text{（结构式）}}$$

$$\underset{6\%}{\text{（结构式）}} \rightleftharpoons \underset{94\%}{\text{（结构式）}}$$

醛、酮也可与水加成，生成的水合物称为偕二醇。一般情况下偕二醇不稳定，容易脱水生成原来的醛、酮，反应平衡偏向反应物一边。

$$R-\overset{O}{\overset{\parallel}{C}}-R'(H) + H_2O \rightleftharpoons R-\overset{OH}{\underset{OH}{\overset{|}{C}}}-R'(H)$$

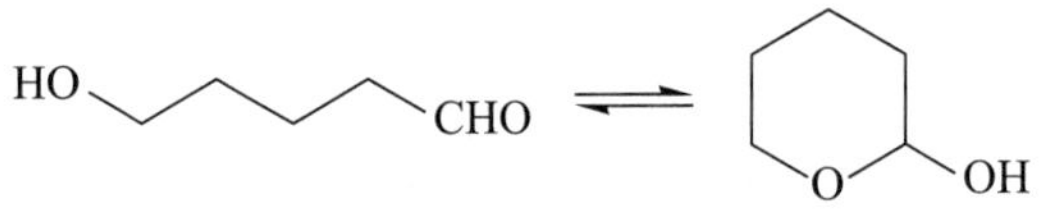

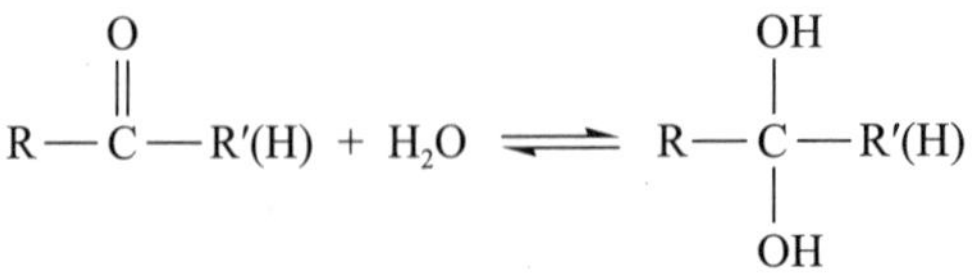

当羰基上连有强吸电子基团时，羰基碳原子的正电性增强，可以生成较稳定的水合物。如三氯乙醛的水合物称为水合氯醛，临床上曾用于镇静催眠和麻醉。茚三酮与水极易生成水合茚三酮，常用做 $\alpha$- 氨基酸和蛋白质的显色剂。

$$\underset{水合氯醛}{CCl_3-\overset{OH}{\underset{OH}{\overset{|}{C}}}-H} \qquad\qquad \underset{水合茚三酮}{\text{（结构式）}}$$

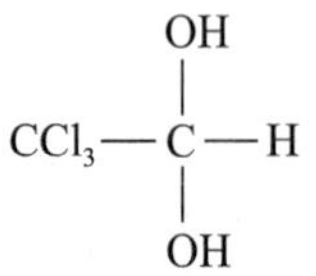

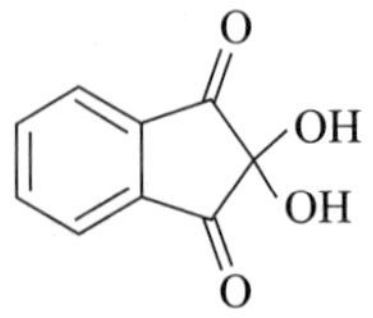

**4. 与氨的衍生物加成**　氨的衍生物如羟胺、肼、苯肼、2,4- 二硝基苯肼、氨基脲等（用 $H_2N—Y$ 表示），可作为亲核试剂与羰基加成，加成产物极不稳定，立即失去一分子水，生成稳定的含有碳氮双键的化合物（表 16-2）。此反应过程可表示如下：

$$\text{>C=O} + H_2N—Y \longrightarrow \left[ \begin{array}{c} \fbox{OH H} \\ —\text{C}—\text{N}—Y \end{array} \right] \xrightarrow{-H_2O} \text{>C=N—Y}$$

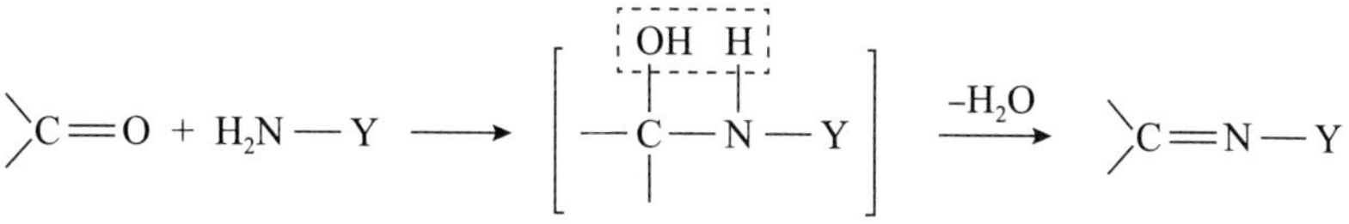

反应产物一般是晶体，且具有一定熔点，此反应可用来鉴别羰基，所以氨的衍生物又常称为羰基试剂。尤其是 2,4- 二硝基苯肼，与醛、酮反应生成的 2,4- 二硝基苯腙为黄色结晶，反应现象明显。

表 16-2　氨的衍生物及其与醛、酮反应的产物

| 氨的衍生物 | 氨的衍生物结构式 | 反应产物的结构式 | 反应产物的名称 |
| --- | --- | --- | --- |
| 伯胺 | $H_2N—R''$ | $\overset{R}{\underset{(R')H}{>}}C=N—R''$ | Schiff 碱 |
| 羟胺 | $H_2N—OH$ | $\overset{R}{\underset{(R')H}{>}}C=N—OH$ | 肟 |
| 肼 | $H_2N—NH_2$ | $\overset{R}{\underset{(R')H}{>}}C=N—NH_2$ | 腙 |
| 苯肼 | $H_2N—NH—C_6H_5$ | $\overset{R}{\underset{(R')H}{>}}C=N—NHC_6H_5$ | 苯腙 |
| 2,4- 二硝基苯肼 | $H_2NHN-\!\!\!\!\!-\!\!\!\!\!-NO_2$（$O_2N$） | $\overset{R}{\underset{(R')H}{>}}C=N—NH-\!\!\!-NO_2$（$O_2N$） | 2,4- 二硝基苯腙 |
| 氨基脲 | $H_2NHN—\overset{O}{\overset{\|}{C}}—NH_2$ | $\overset{R}{\underset{(R')H}{>}}C=N—NH—\overset{O}{\overset{\|}{C}}—NH_2$ | 缩氨脲 |

生物体内许多生化过程涉及羰基与氨基作用形成亚胺的反应。例如视觉感光细胞中的感光色素——视紫红质，是由 11- 顺视黄醛和视蛋白的氨基缩合而成的，视觉的形成与视紫红质的光化学异构化有关。

## （二）$\alpha$-H 的反应

醛、酮分子中与羰基直接相连的碳原子称 $\alpha$-C，$\alpha$-C 上的氢原子称为 $\alpha$-H。受羰基的影响，$\alpha$-H 具有弱酸性，比较活泼，表现出特殊的化学性质。

**1. 羟醛缩合反应**　在稀碱作用下，有 $\alpha$-H 的醛可发生羟醛缩合反应（或醇醛缩合反应），生成 $\beta$- 羟基醛，进一步加热脱水生成 $\alpha, \beta$- 不饱和醛。

$$CH_3\overset{O}{\overset{\|}{C}}—H + \overset{\delta^-}{CH_2}\overset{O}{\overset{\|}{C}}—H \xrightarrow{稀碱} CH_3—\overset{OH}{\overset{\|}{C}}—CH_2—\overset{O}{\overset{\|}{C}}—H \xrightarrow[\triangle]{-H_2O} CH_3CH=CHCHO$$

$\beta$-羟基丁醛　　　　　　　丁-2-烯醛

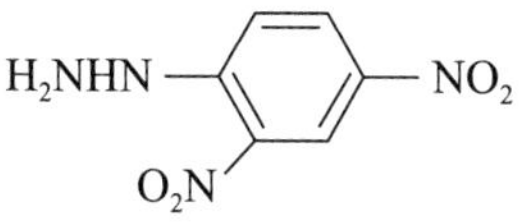

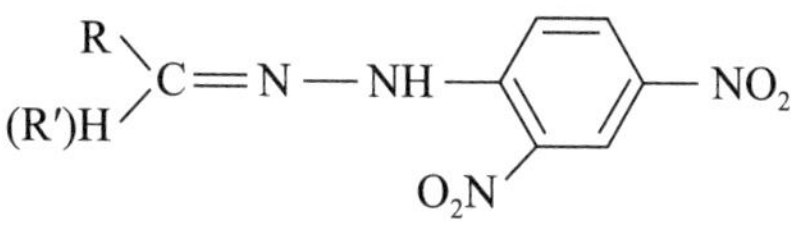

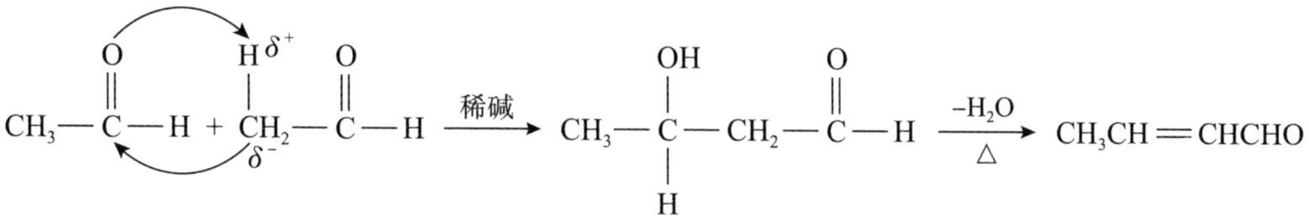

酮也能发生类似的反应，生成 $\beta$- 羟基酮，但反应比较缓慢。羟醛缩合反应是有机合成中增长碳链的常用方法之一。

**2. 卤仿反应**    在碱性条件下，醛、酮的 $\alpha$-H 可被卤素取代生成 $\alpha$- 卤代醛、酮。若醛、酮中有多个 $\alpha$-H，反应很难停留在一取代阶段。因此，乙醛和甲基酮在碱性条件下与卤素反应，甲基上的 3 个 $\alpha$-H 可全部被取代，该三卤代物易发生碳碳键断裂，生成三卤甲烷（又称卤仿），此反应称为卤仿反应（haloform reaction）。

$$(H)R—\overset{\overset{\displaystyle O}{\|}}{C}—CH_3 \xrightarrow{NaOH + X_2} (H)R—\overset{\overset{\displaystyle O}{\|}}{C}—CX_3 \xrightarrow{NaOH} (H)R—\overset{\overset{\displaystyle O}{\|}}{C}—ONa + CHX_3$$

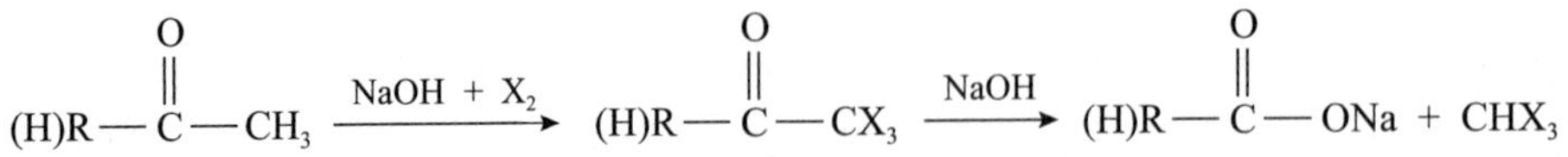

若用 $I_2$ 的 NaOH 溶液与乙醛或甲基酮反应，则生成碘仿，该反应称为碘仿反应（iodoform reaction）。碘仿是难溶于水的淡黄色晶体，有特殊的气味，可利用此反应鉴别乙醛和甲基酮类化合物，此外具有 $\overset{\displaystyle CH_3CH—R(H)}{\underset{\displaystyle OH}{|}}$ 结构的醇也能用碘仿反应进行定性鉴别。例如：

$$CH_3CH_2\overset{\overset{\displaystyle OH}{|}}{C}HCH_3 \xrightarrow{NaOH + I_2} CH_3CH_2\overset{\overset{\displaystyle O}{\|}}{C}CH_3 \xrightarrow{NaOH + I_2} CH_3CH_2\overset{\overset{\displaystyle O}{\|}}{C}O^- + CHI_3\downarrow$$

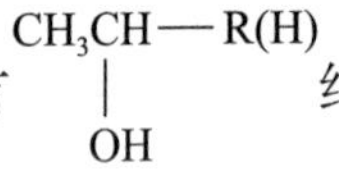

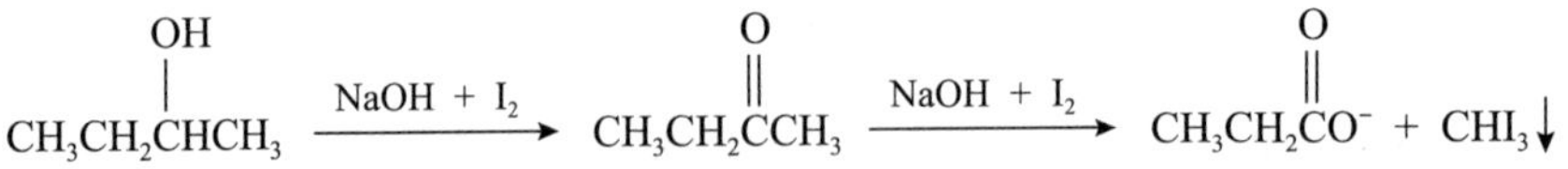

## （三）氧化还原反应

**1. 氧化反应**    醛极易被氧化，一些弱氧化剂如 Tollens 试剂、Fehling 试剂和 Benedict 试剂就能将醛氧化成羧酸。

Tollens 试剂是硝酸银的氨溶液，与醛共热时，$Ag^+$ 被还原成金属银，附着在管壁上形成光亮的银镜，故此反应又称银镜反应。

$$RCHO + 2Ag(NH_3)_2OH \xrightarrow{\triangle} RCOONH_4 + 2Ag\downarrow + 3NH_3 + H_2O$$

Fehling 试剂是由硫酸铜和酒石酸钠的碱溶液混合而成，$Cu^{2+}$ 被还原生成砖红色的氧化亚铜沉淀。Benedict 试剂是硫酸铜、柠檬酸钠和碳酸钠的混合溶液，反应机理和现象与 Fehling 试剂相似，但其稳定性好，便于长期储存。

$$RCHO + 2Cu^{2+} \xrightarrow[\triangle]{碱性溶液} RCOO^- + Cu_2O\downarrow$$

上述弱氧化剂与醛反应现象明显，但不能和酮反应，也不能氧化醇和碳碳双键，因此可用于醛类化合物的鉴别。另外，Fehling 试剂和 Benedict 试剂不能与芳香醛反应，可用于鉴别脂肪醛和芳香醛。

**2. 还原反应**    醛、酮都可以被还原，但所用还原剂不同，生成的产物也不同。

（1）催化加氢：在金属铂、镍和钯催化下，醛、酮与氢气作用，可以把羰基还原成醇羟基。醛加氢还原为伯醇，酮加氢还原成仲醇。若分子中有碳碳双键或碳碳三键，将同时被还原。

$$R—\overset{\overset{\displaystyle O}{\|}}{C}—R'(H) + H_2 \xrightarrow{Ni} R—\overset{\overset{\displaystyle OH}{|}}{\underset{\underset{\displaystyle H}{|}}{C}}—R'(H)$$

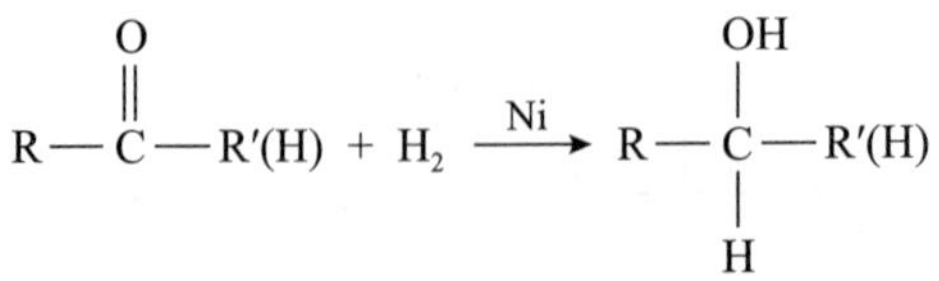

$$CH_3CH=CHCHO + H_2 \xrightarrow{Ni} CH_3CH_2CH_2CH_2OH$$

（2）金属氢化物还原：常用的金属氢化物有氢化铝锂（$LiAlH_4$）、氢硼化钠（$NaBH_4$）。它们可将羰基还原成羟基，而不影响分子中的碳碳双键和三键。氢化铝锂极易水解，反应要在绝对无水条件下进行。氢硼化钠不与水和醇作用，可在水和醇溶液中使用。

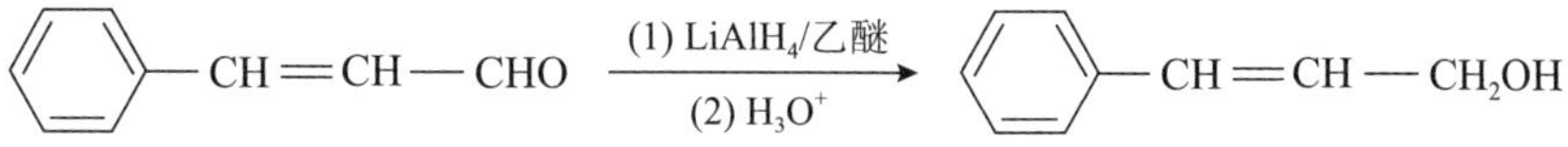

$$\text{肉桂醛} \quad \xrightarrow[\text{(2) } H_3O^+]{\text{(1) } LiAlH_4/\text{乙醚}} \quad \text{肉桂醇}$$

（3）Clemmensen 还原：采用锌汞齐和浓盐酸与醛或酮一起回流，可将羰基还原成甲叉基，此法只适合对酸稳定的化合物。

$$\xrightarrow[\triangle]{Zn\text{-}Hg/HCl}$$

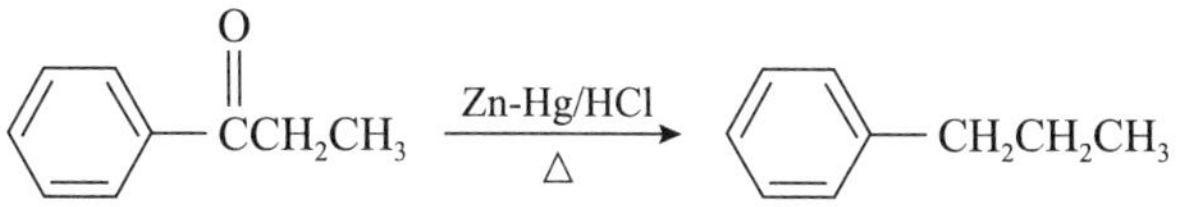

（4）Wolff-Kishner- 黄鸣龙还原：醛或酮在高沸点溶剂（如一缩二乙二醇）中，以肼为还原剂，在浓碱条件下加热，羰基可被还原成甲叉基。

$$\xrightarrow[KOH]{H_2N-NH_2}$$

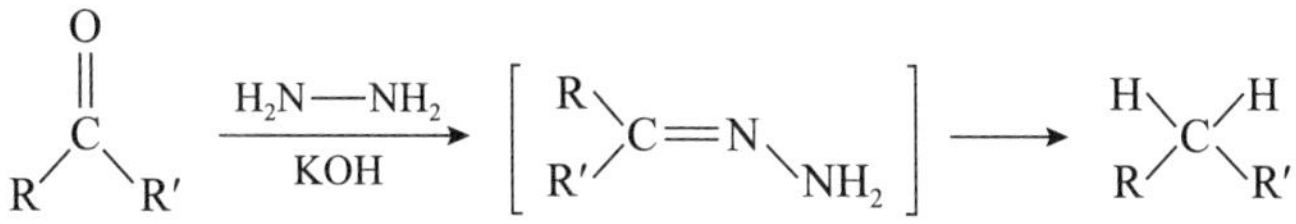

**知识拓展**

### 黄鸣龙

　　黄鸣龙（1898—1979 年）是我国著名的有机化学家。他关于山道年相对构型成圈互变的发现是近代有机立体化学的经典工作。他研制出中国首创口服避孕药甲地孕酮和其他几种主要甾族计划生育药物，是我国甾体激素药物工业的奠基人。

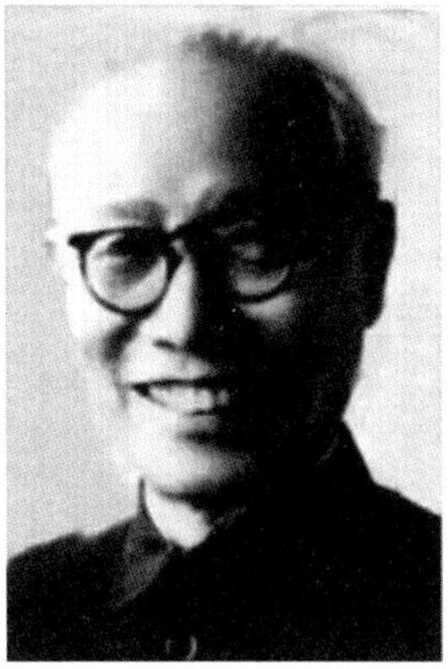

　　黄鸣龙改良的 Wolff-Kishner 还原法在当时的国际上广泛应用（现又改良），并编入各国有机化学教科书中，是第一个用中国人名字命名的有机反应，简称为黄鸣龙还原法。

　　黄鸣龙在有机化学领域辛勤耕耘半个世纪，把一生献给了祖国的科学事业。他曾三度出国，又辗转而归，把国外的先进技术和设备带回祖国，为我国科技人才培养和社会主义建设做出了杰出贡献。

**3. 歧化反应** 不含 $\alpha$-H 的醛在浓碱作用下发生歧化反应，一分子被氧化成羧酸，另一分子被还原成伯醇，此反应又称为 Cannizzaro 反应。

$$2HCHO + NaOH \longrightarrow CH_3OH + HCOONa$$

甲醛与等量其他无 $\alpha$-H 的醛混合后与氢氧化钠共热，则发生交叉 Cannizzaro 反应，甲醛总是被氧化成甲酸，而另一种醛被还原成醇。例如：

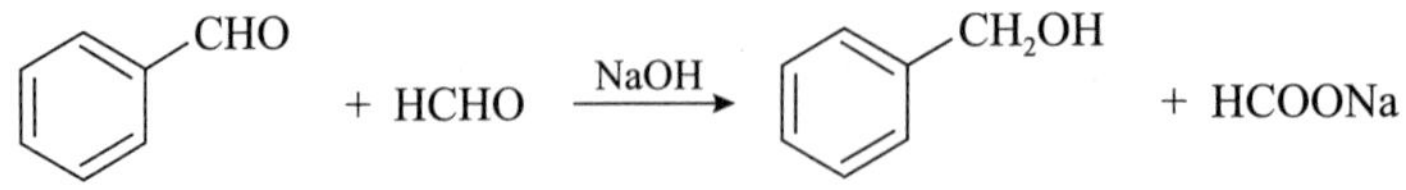

## 习题十六

1. 用系统命名法命名下列化合物。

（1）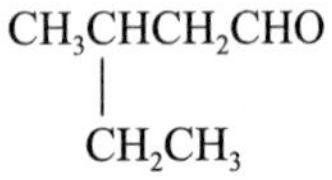 （2）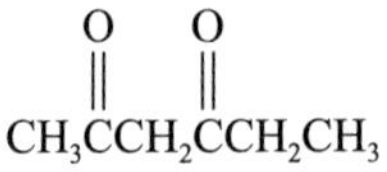 （3）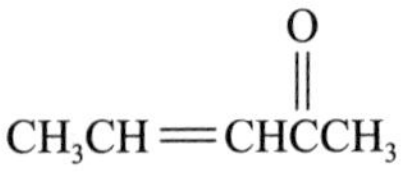

（4）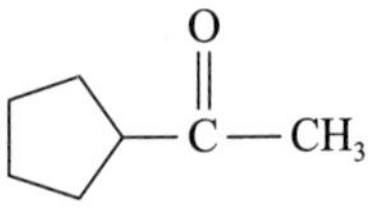 （5）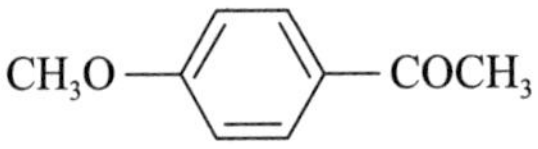 （6）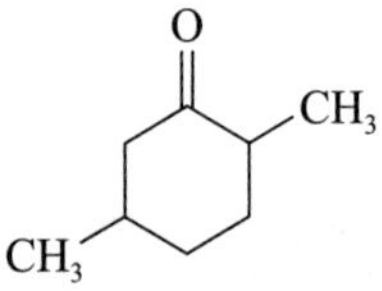

2. 写出下列化合物的结构式。

（1）间羟基苯甲醛 （2）己-3-烯-2-酮 （3）丁-2-烯醛 （4）2-氯丁醛

3. 写出下列反应的主要产物。

（1）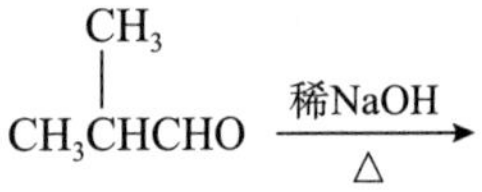

（2）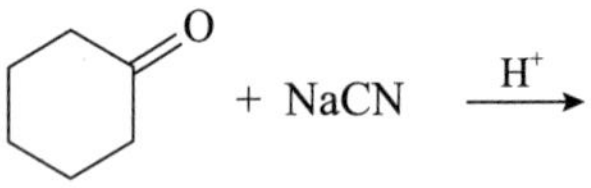

（3）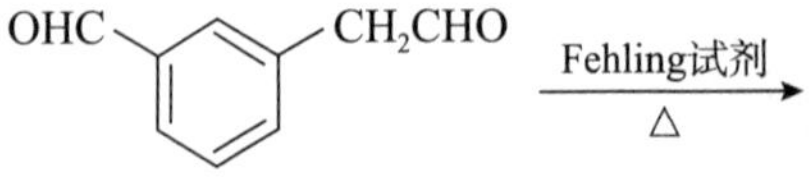

（4）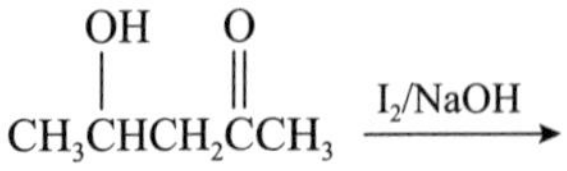

（5）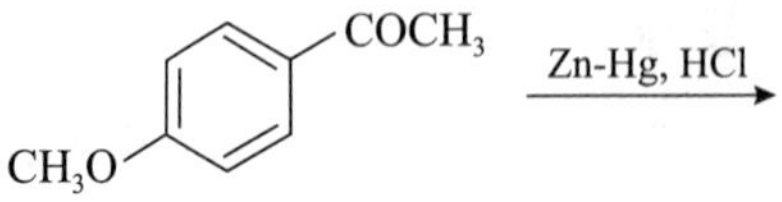

（6）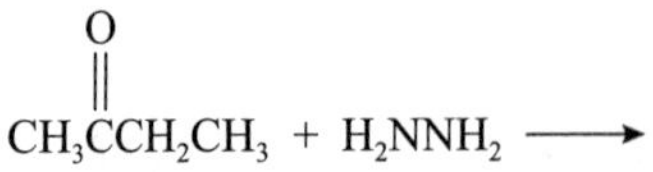

4. 下列化合物中，哪些化合物可与饱和 $NaHSO_3$ 加成？哪些化合物能起碘仿反应？哪些化合物两种反应均能发生？

（1）乙醇 （2）丙-1-醇 （3）异丙醇 （4）丙醛 （5）丙酮

（6）丁酮　（7）戊-2-醇　（8）戊-3-醇　（9）苯乙酮　（10）苯乙醛

5. 用化学方法鉴别下列各组化合物。

（1）甲醛、乙醛、丙酮、异丙醇

（2）苯甲醛、环己酮、苯乙酮、苄醇

6. 某化合物A分子式为$C_5H_{10}O$，能与羟胺反应，也能发生碘仿反应。A催化氢化后得化合物B($C_5H_{12}O$)。B与浓硫酸共热得主要产物C($C_5H_{10}$)，化合物C无顺反异构体。试推测A、B、C的结构式。

7. 不含支链的四种化合物分子式均$C_6H_{12}O$。它们均不与溴的四氯化碳溶液作用；A、B和C都可与2,4-二硝基苯肼生成黄色沉淀；A和B还可与饱和$NaHSO_3$溶液反应生成白色沉淀。A与Tollens试剂作用，有银镜生成；B无此反应，但能发生碘仿反应。D不与上述试剂反应，但与金属钠反应放出氢气。试写出A、B、C和D的结构式。

（闫云辉）

# 第十七章

# 羧酸及羧酸衍生物

羧酸是一类重要的有机化合物，也是制备羧酸衍生物的起始原料。羧酸或羧酸衍生物在动植物中广泛存在，有些是动植物代谢中间产物，如人体胆汁中的胆酸，脂肪中的油酸；有些具有生物活性，能防病治病，如抗菌药青霉素、解热镇痛抗炎药阿司匹林。

## 第一节　羧　酸

分子中含有羧基的有机化合物称为羧酸（carboxylic acid）。羧基（—COOH）是羧酸的官能团，一元羧酸的结构通式：

$$\underset{R(H)}{}\overset{O}{\underset{}{\overset{\|}{C}}}\!\!-\!OH \quad \text{或} \quad \underset{Ar}{}\overset{O}{\underset{}{\overset{\|}{C}}}\!\!-\!OH$$

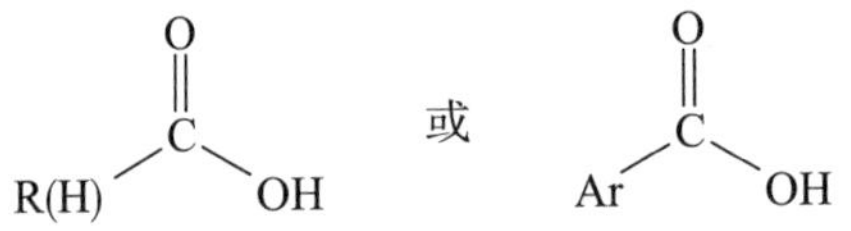

### 一、分类和命名

根据与羧基相连的烃基不同，分为脂肪酸和芳香酸；根据羧基数目，分为一元酸、二元酸和多元酸；根据所连烃基饱和程度，分为饱和酸和不饱和酸。

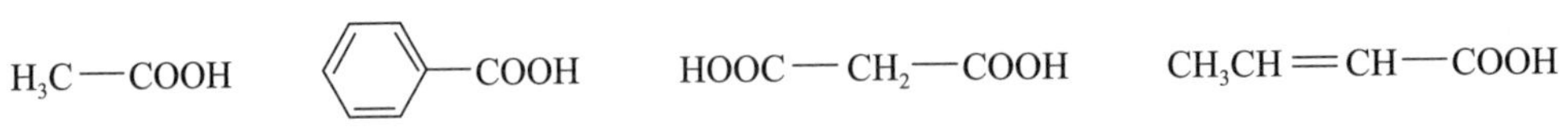

$$H_3C—COOH \qquad \text{⟨苯环⟩}—COOH \qquad HOOC—CH_2—COOH \qquad CH_3CH=CH—COOH$$

脂肪酸　　　　　芳香酸　　　　　　脂肪酸　　　　　　不饱和脂肪酸
一元酸　　　　　一元酸　　　　　　二元酸　　　　　　一元酸

许多羧酸常根据来源命名，即"俗名"。如从蚂蚁蒸馏液中分离得到的甲酸，称为蚁酸；从酿制食用醋中得到的乙酸，称为醋酸；从酸奶中获得的 2- 羟基丙酸，称为乳酸。还有苹果酸、柠檬酸、草酸、硬脂酸、油酸、酒石酸等。

一元羧酸的系统命名法，是选择含有羧基在内的最长碳链作为主链，按主链碳原子数称为"某酸"，用阿拉伯数字从羧基碳原子开始编号，标明主链碳位次（简单的羧酸也可用 $\alpha$、$\beta$、$\gamma$ 等希腊字母编号），将取代基位次、数目及名称列于主链名称"某酸"之前。

$$CH_3CHCH_2CHCH_2COOH$$
$$\qquad | \qquad\qquad |$$
$$\qquad CH_3 \qquad CH_2CH_3$$

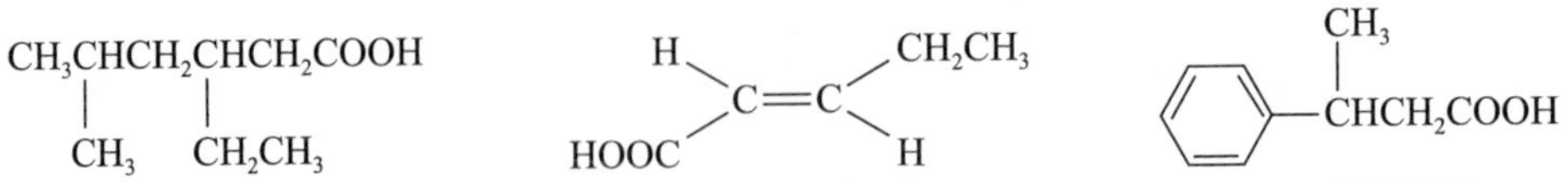

3-乙基-5-甲基己酸
3-ethyl-5-methyl hexanoic acid

反-戊-2-烯酸
*trans*-pent-2-enoic acid

3-苯基丁酸
3-phenyl butanoicacid

二元羧酸的命名，是选择含有两个羧基在内的最长碳链作主链，按主链碳原子数称为"某二酸"。

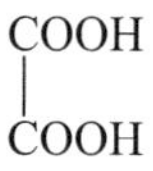

$$\begin{array}{c} COOH \\ | \\ COOH \end{array}$$

乙二酸
oxalic acid

$$\begin{array}{c} CH_2COOH \\ | \\ CH_2COOH \end{array}$$

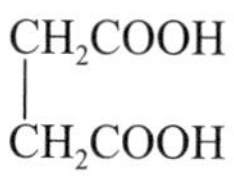

丁二酸
succinic acid

芳香酸的命名，以苯甲酸作为母体，其他基团为取代基。

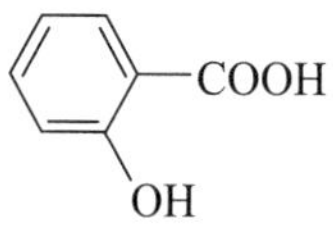

邻羟基苯甲酸（水杨酸）
o-hydroxybenzoic acid

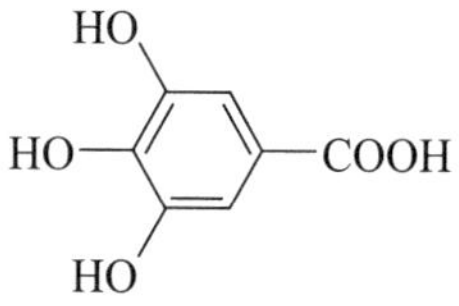

3,4,5-三羟基苯甲酸
3,4,5-trihydroxybenzoic acid

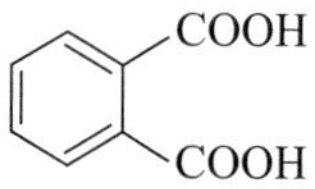

邻苯二甲酸
o-phthalic acid

### 临床应用

#### 阿司匹林

15 世纪，人们发现柳树皮可减轻疼痛，1838 年从柳树皮中提取得到水杨酸，1860 年成功合成水杨酸，1875 年水杨酸作为解热镇痛药用于临床。但水杨酸极为难吃，且对胃肠道刺激很大，患者难以接受。1853 年乙酰水杨酸成功合成，但未能引起人们的重视。1897 年德国化学家 F. Hoffmann 再次合成乙酰水杨酸，并将其用于治疗他父亲的风湿性关节炎，发现疗效极好。1899 年德国拜耳公司以阿司匹林（aspirin）为商标销售此药品。

阿司匹林属于非甾体抗炎药，通过抑制花生四烯酸代谢过程中环氧合酶（cyclooxygenase）的活性，阻断前列腺素合成，从而发挥解热镇痛抗炎作用。阿司匹林作为医药史上三大经典药物，临床应用已超百年。作为老药新用的代表，阿司匹林还具有治疗心血管系统疾病、预防结肠癌的作用。

## 二、结构

羧基中的碳原子为 $sp^2$ 杂化，3 个 $sp^2$ 杂化轨道分别与羰基氧、羟基氧和烃基碳（甲酸为氢原子）形成 3 个共平面的 σ 键，键角约为 120°。羰基碳上未参与杂化的 p 轨道与羰基氧上的 p 轨道经侧面重叠形成 π 键。羟基氧上带孤对电子的 p 轨道再与 π 键形成 p-π 共轭体系（图 17-1）。

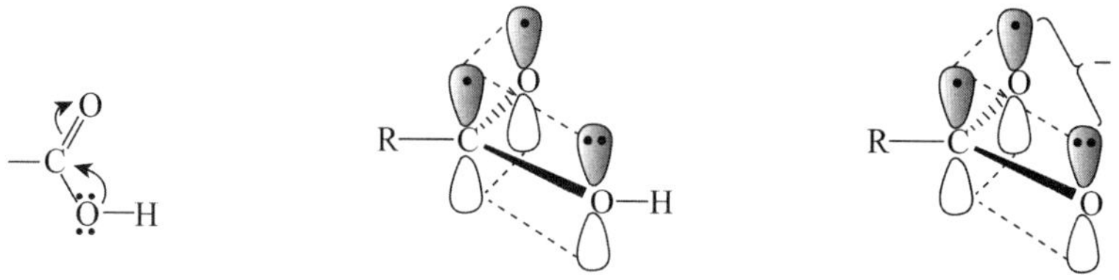

**图 17-1　羧基的结构**

*p*-π 共轭效应使羧基中的 C—O 键的键长趋于平均化。X 射线衍射实验证实，甲酸分子中 C═O 键的键长为 123 pm，C—O 键的键长为 136 pm。甲酸根中的 C—O 键的键长均为 127 pm，键长完全平均化，没有单键和双键之分，负电荷完全离域。说明 $H^+$ 的解离，使 *p*-π 共轭效应增强，羧酸根稳定性增大。

## 三、物理性质

常温下，低级脂肪酸为具有强烈刺激性气味或恶臭的液体，芳香酸和二元酸均为固体，高级饱和脂肪酸为无味蜡状固体。一元脂肪酸的水溶性随碳原子数增加而降低。1～4 个碳原子的饱和酸可与水混溶，主要是由于羧基能与水分子形成氢键。从戊酸开始随疏水性的烃基增大，水溶性迅速减小，但可溶于乙醇、乙醚、氯仿等有机溶剂。多元羧酸的水溶性大于相同碳原子数的一元羧酸。芳香酸在水中的溶解度很小。

饱和一元羧酸的熔点随碳原子数的增加呈锯齿状升高。奇数碳的羧酸的熔点比前后相邻的两个偶数碳的羧酸低。这可能是由于偶数碳的羧酸分子的对称性比奇数碳的羧酸分子好，晶格排列比较紧密所致。饱和一元羧酸的沸点随碳原子数的增加而升高，比分子量相近的醇的沸点高，例如，乙酸的沸点（118 ℃）比丙醇的沸点（97.8 ℃）高。这主要是由于羧酸分子之间能通过氢键形成二聚体或多聚体，使羧酸分子间的氢键比醇分子间的氢键牢固所致。

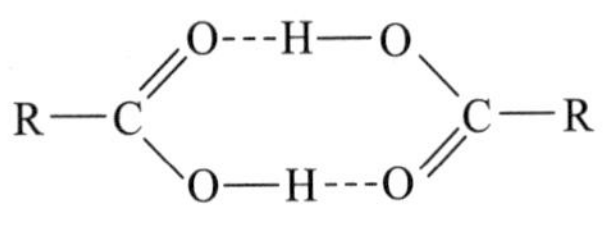

羧酸二聚体

一些常见羧酸的物理常数见表 17-1。

**表 17-1　常见羧酸的物理常数**

| 名称 | 沸点（℃） | 熔点（℃） | 溶解度［$g\cdot(100\ ml\ H_2O)^{-1}$］ | $pK_a$（25 ℃） |
|---|---|---|---|---|
| 甲酸（蚁酸） | 100.5 | 8.4 | ∞ | 3.77 |
| 乙酸（醋酸） | 118 | 16.6 | ∞ | 4.76 |
| 丙酸（初油酸） | 141 | −20.8 | ∞ | 4.87 |
| 丁酸（酪酸） | 163.5 | −4.7 | ∞ | 4.82 |
| 戊酸（缬草酸） | 187 | −34.5 | ～5 | 4.81 |
| 己酸（羊油酸） | 205 | −2 | ～0.96 | 4.85 |
| 乙二酸（草酸） | 157（升华） | 189.5 | 8.6 | 1.27*，4.27** |
| 丙二酸（缩苹果酸） | 140（分解） | 136 | 73.5 | 2.85*，5.70** |
| 丁二酸（琥珀酸） | 235（失水） | 185 | 5.8 | 4.21*，5.64** |
| 苯甲酸（安息香酸） | 249 | 122.4 | 0.34 | 4.17 |

注：* 表示 $pK_{a1}$；** 表示 $pK_{a2}$

## 四、化学性质

羧基中的 *p*-π 共轭效应一方面降低了羰基碳的正电性，不利于羰基发生亲核加成反应，同时也使 α-H 的活性降低；另一方面增大了 O—H 键的极性和羧酸根负离子的稳定性，有利于羟基氢的解离，从而表现出明显的酸性。因此，羧酸具有不同于醛、酮和醇的化学性质。

### （一）酸性

羧酸在水溶液中能解离出氢离子，呈明显的酸性。

$$RCOOH + H_2O \rightleftharpoons RCOO^- + H_3O^+$$

常见的一元羧酸的酸性比碳酸（$pK_a = 6.35$）强，$pK_a$ 一般为 3～5，属于弱酸。

羧酸的酸性强弱取决于解离后羧酸根负离子的稳定性。当连有硝基、卤素、烯基、炔基等吸电子基团时，吸电子诱导效应使得羧酸根负离子的电子云密度降低，稳定性增加，酸性增强；当连有供电子基团时，供电子诱导效应使得羧酸根负离子的电子云密度升高，稳定性减小，酸性减弱。例如：

| | $ClCH_2—COOH$ | $HCOOH$ | $CH_3—COOH$ |
|---|---|---|---|
| $pK_a$: | 2.87 | 3.77 | 4.76 |

一般情况，所连吸电子基团的吸电子能力越强、数量越多、离羧基越近，羧酸的酸性越强。例如：

| | $Cl_3CCOOH$ > | $Cl_2CHCOOH$ > | $ClCH_2COOH$ > | $CH_3COOH$ |
|---|---|---|---|---|
| $pK_a$: | 0.66 | 1.25 | 2.87 | 4.76 |

| | $CH_3CH_2CHClCOOH$ > | $CH_3CHClCH_2COOH$ > | $CH_2ClCH_2CH_2COOH$ > | $CH_3CH_2CH_2COOH$ |
|---|---|---|---|---|
| $pK_a$: | 2.84 | 4.06 | 4.52 | 4.82 |

苯甲酸中苯环大 $\pi$ 键可与羧基形成共轭体系，使得苯环电子云向羧基偏移，导致酸根负离子稳定性降低，不利于氢解离，故苯甲酸的酸性比甲酸稍弱，但比其他脂肪族一元羧酸强。当苯环上连有吸电子基团时，酸性比苯甲酸强；连有供电子基团时，酸性比苯甲酸弱。例如：



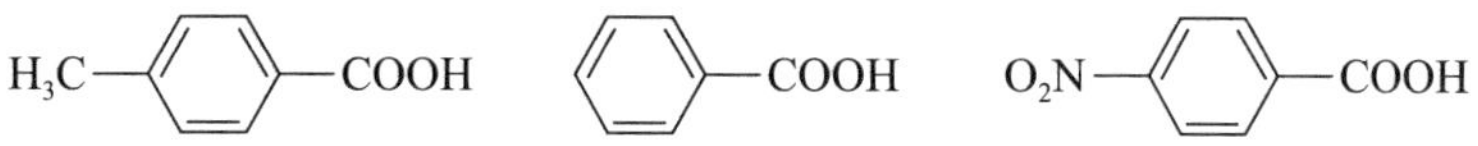

$pK_a$:　4.57　　4.17　　3.4

羧酸能与氢氧化钠、碳酸钠和一些生物碱成盐。利用羧酸与碳酸氢钠反应放出二氧化碳的性质，可以鉴别、分离羧酸和苯酚。



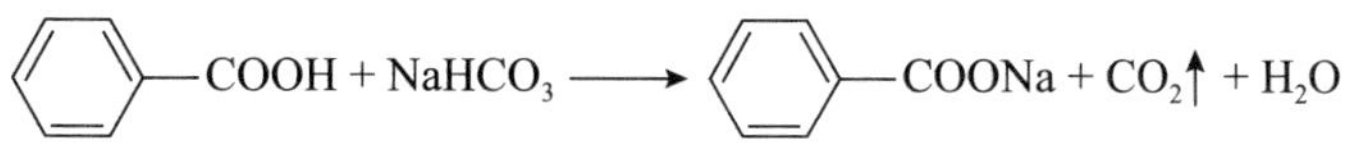

羧酸的钾、钠盐易溶于水，故医药上常将水溶性差的含羧基的药物，比如青霉素类、氨苄西林等，转变成钠或钾盐，以增加其水溶性，便于临床使用。

### （二）羧酸衍生物的生成

**1. 酰卤的生成** 羧基中—OH 被卤素取代的产物通称为酰卤。最常见的酰卤为酰氯。羧酸与 $PCl_5$、$PCl_3$ 或 $SOCl_2$ 加热回流，产物即为酰氯。

$$R—\overset{\overset{\large O}{\|}}{C}—OH + PCl_5 \longrightarrow R—\overset{\overset{\large O}{\|}}{C}—Cl + POCl_3 + HCl$$

$$R-\overset{\overset{\displaystyle O}{\|}}{C}-OH + PCl_3 \longrightarrow R-\overset{\overset{\displaystyle O}{\|}}{C}-Cl + H_3PO_3$$

$$R-\overset{\overset{\displaystyle O}{\|}}{C}-OH + SOCl_2 \longrightarrow R-\overset{\overset{\displaystyle O}{\|}}{C}-Cl + SO_2\uparrow + HCl\uparrow$$

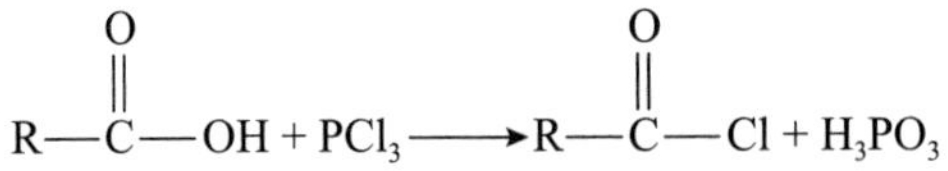

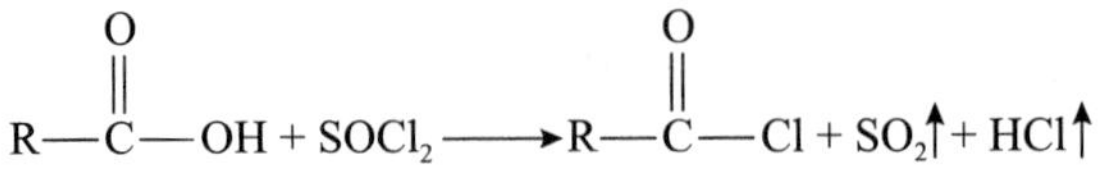

**2. 酸酐的生成**　除甲酸外，在脱水剂乙酸酐、$P_2O_5$ 等作用下加热，羧酸分子间脱水生成的产物即为酸酐。

$$R-\overset{\overset{\displaystyle O}{\|}}{C}-OH + HO-\overset{\overset{\displaystyle O}{\|}}{C}-R' \xrightarrow[\triangle]{P_2O_5} R-\overset{\overset{\displaystyle O}{\|}}{C}-O-\overset{\overset{\displaystyle O}{\|}}{C}-R' + H_2O$$

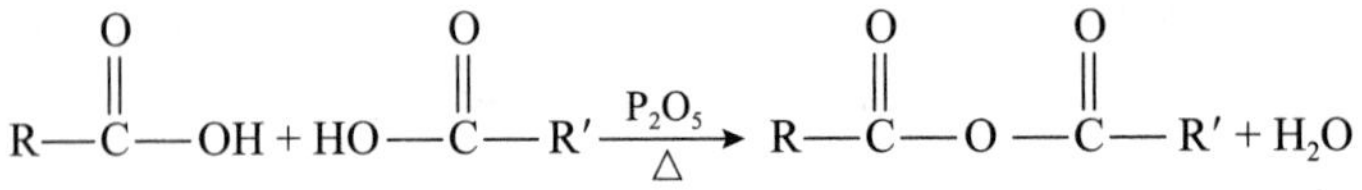

五元环或六元环酸酐，可由相应的二元酸经分子内脱水而得。

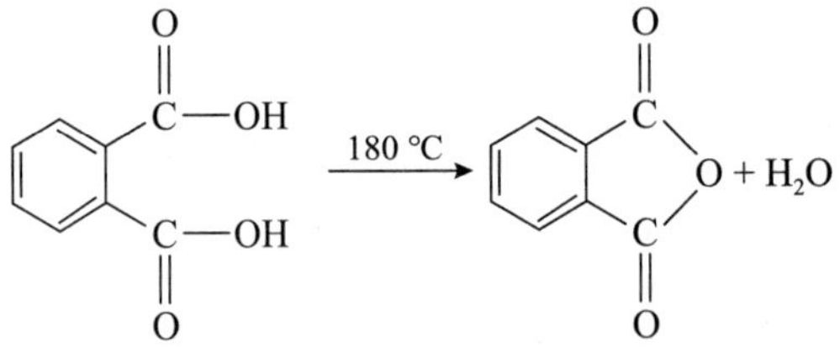

酸酐的官能团为酐键：

$$-\overset{\overset{\displaystyle O}{\|}}{C}-O-\overset{\overset{\displaystyle O}{\|}}{C}-$$

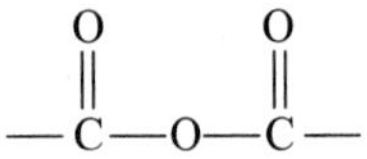

**3. 酯的生成**　羧酸与醇在无机强酸催化下生成酯和水的反应称为酯化反应（esterification reaction）。酯化反应属于可逆反应，反应速率非常慢，需加热和在浓硫酸催化（促使脱水和提高羰基的反应活性）下进行。为提高产率，常加入过量廉价的羧酸或醇，促使平衡向酯化反应方向进行。

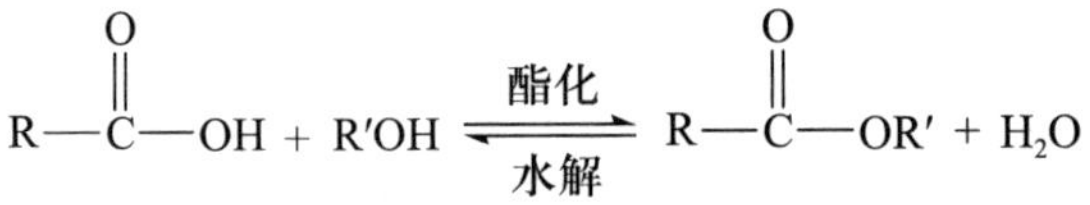

$$R-\overset{\overset{\displaystyle O}{\|}}{C}-OH + R'OH \underset{\text{水解}}{\overset{\text{酯化}}{\rightleftharpoons}} R-\overset{\overset{\displaystyle O}{\|}}{C}-OR' + H_2O$$

酯的官能团为酯键：

$$-\overset{\overset{\displaystyle O}{\|}}{C}-O-$$

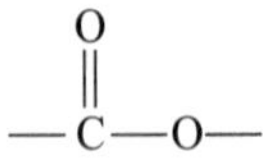

**4. 酰胺的生成**　羧酸和氨（或胺）反应生成铵盐，铵盐在加热条件下失水生成酰胺。

$$R-\overset{\overset{\displaystyle O}{\|}}{C}-OH + H_2NR' \xrightarrow[\triangle]{-H_2O} R-\overset{\overset{\displaystyle O}{\|}}{C}-NHR'$$

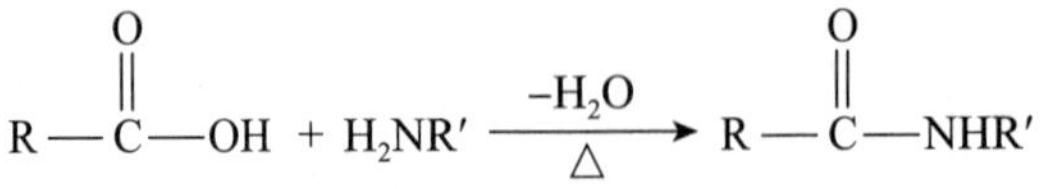

## （三）二元酸的受热反应

二元羧酸对热敏感，受热时，因羧基间距离不同可生成不同结构的产物。

1. 乙二酸、丙二酸受热时脱去一个羧基，放出 $CO_2$。羧酸放出 $CO_2$ 失去羧基的反应称为脱羧反应（decarboxylic reaction）。

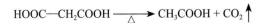

$$HOOC-CH_2COOH \xrightarrow{\triangle} CH_3COOH + CO_2\uparrow$$

2. 丁二酸、戊二酸与脱水剂共热，发生分子内脱水，生成环状酸酐。

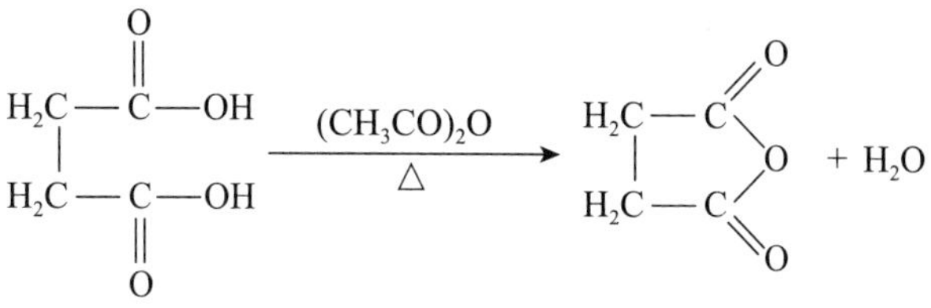
$(CH_3CO)_2O$
△
+ $H_2O$

3. 己二酸、庚二酸与 Ba(OH)$_2$ 共热，同时发生脱羧和脱水反应，生成五元或六元环酮。

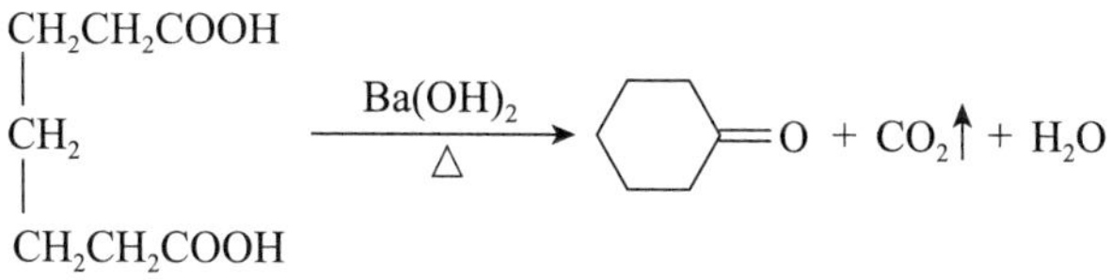
$CH_2CH_2COOH$
$CH_2$
$CH_2CH_2COOH$
$Ba(OH)_2$
△
+ $CO_2$↑ + $H_2O$

## 第二节　羧酸衍生物

羧酸分子中羧基上的羟基被—X、—OCOR、—OR、—$NH_2$（或—NHR、—$NR_2$）取代所生成的化合物称为羧酸衍生物（derivatives of carboxylic acid），分别为酰卤、酸酐、酯和酰胺。

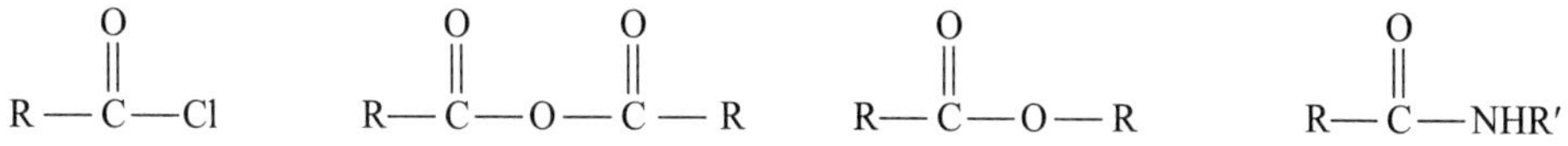

酰卤　　酸酐　　酯　　酰胺

### 一、命名

去掉羧酸分子中羧基上的羟基后，剩余部分称为酰基。酰基的命名就是将相应的羧酸名称中的“酸”字改成“酰基”即可。

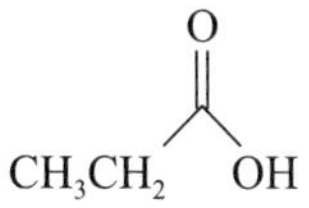

丙酸
propionic acid

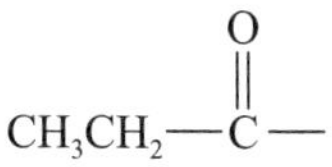

丙酰基
propionyl

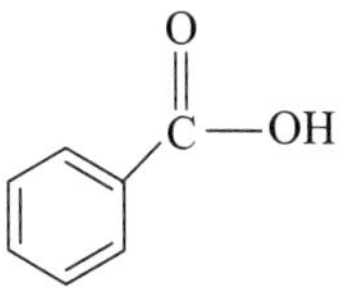

苯甲酸
benzoic acid

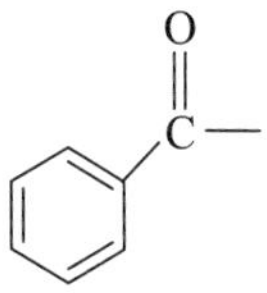

苯甲酰基
benzoyl

#### （一）酰氯的命名

在酰基名称后加上卤素原子的名称，称为“某酰卤”。

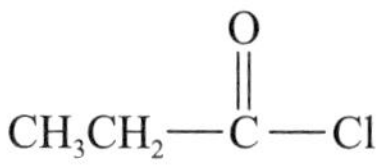

丙酰氯
propionylchoride

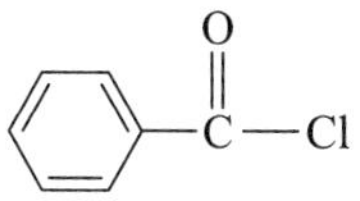

苯甲酰氯
benzoyl chloride

#### （二）酸酐的命名

相同羧酸形成的酸酐，命名时在羧酸名称后加“酐”字，称“某酸酐”。不同羧酸形成的酸酐，命名时将形成酸酐的两个羧酸的名称按首字母顺序排列，最后加“酐”字。

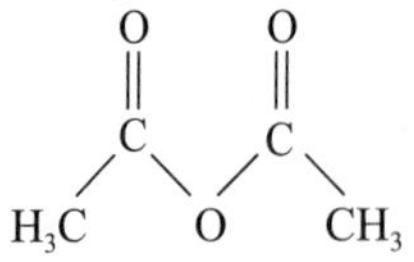

乙酸酐
acetic anhydride

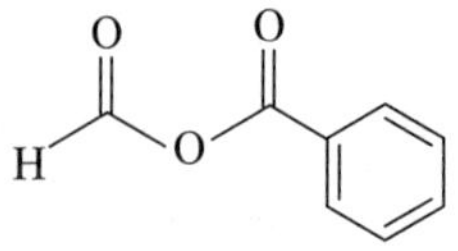

甲酸苯甲酸酐
acetic benzoic anhydride

### （三）酯的命名

一元羧酸和一元醇脱水生成的酯命名为“某酸某醇酯”，常去掉“醇”，简称为“某酸某酯”。二元羧酸与一元醇生成的酯命名为“某二酸某酯”。

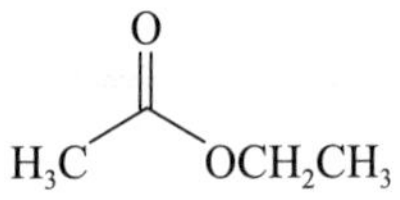

乙酸乙酯
ethyl acetate

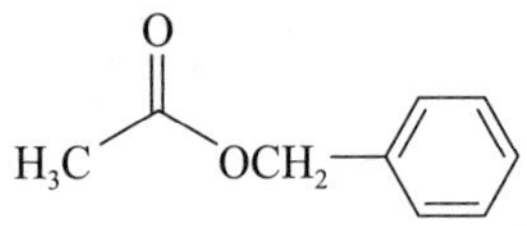

乙酸苄酯
benzyl acetate

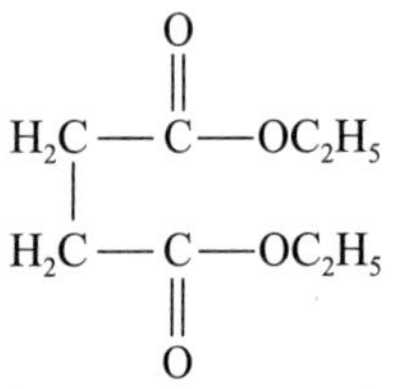

丁二酸二乙酯
diethyl succinate

### （四）酰胺的命名

在酰基名称后加上胺的名称，称为“某酰胺”。

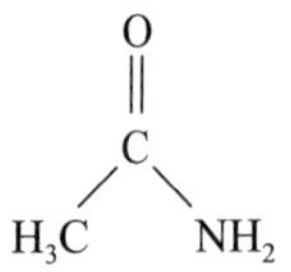

乙酰胺
acetamide

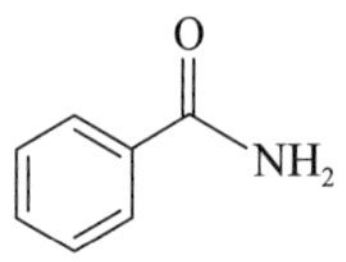

苯甲酰胺
benzamide

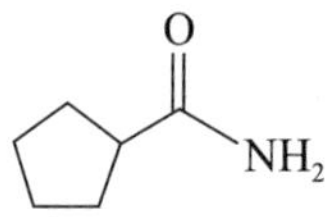

环戊烷甲酰胺
cyclopentane carboxamide

若酰胺的 N 原子上连有其他烃基，可将烃基的名称写在酰基名称前，在烃基前面加上字母“*N*”，表示烃基连在 N 原子上。

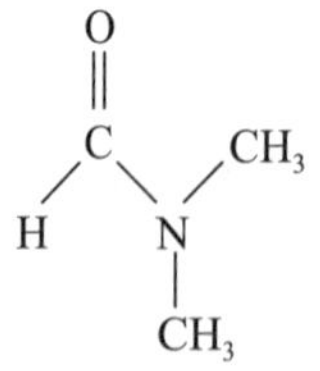

*N*,*N*-二甲基甲酰胺
*N*,*N*-dimethyl formamide (DMF)

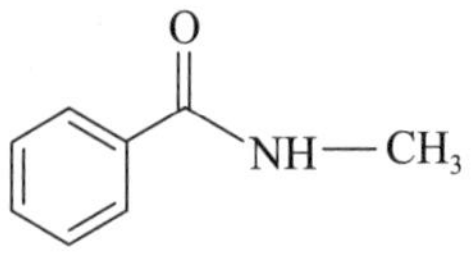

*N*-甲基苯甲酰胺
*N*-methyl benzamide

**知识拓展**

**青霉素的发现**

1928 年夏天，英国细菌学家 Fleming 外出度假时，没有将接种金黄色葡萄球菌的培养皿放入孵箱，一种绿色青霉菌从外界飘入培养皿，和金黄色葡萄球菌共同生长。

Fleming 度假回来，在显微镜下观察发现，带绿色青霉菌培养皿的金黄色葡萄球菌消失了，由此 Fleming 想到绿色青霉菌可能在生长繁殖过程中产生了一种能抑制其他细菌繁殖的物质，他将其命名为青霉素（penicillin），发表在《英国实验病理学杂志》。遗憾的是，论文发表后一直没有受到科学界的重视，同时 Fleming 也没有找到提取高纯度青霉素的方法。1940 年，Fleming 与澳大利亚病理学家 Florey 和在英国避难的德国科学家 Chain 合作，成功地从粗培养液中分离纯化出青霉素，成功用于治疗小鼠和人体细菌感染试验。从 1943 年青霉素正式用于临床至今，青霉素的应用挽救了成千上万人的生命。Fleming、Florey 和 Chain 由于发现青霉素，被授予 1945 年诺贝尔生理学或医学奖。

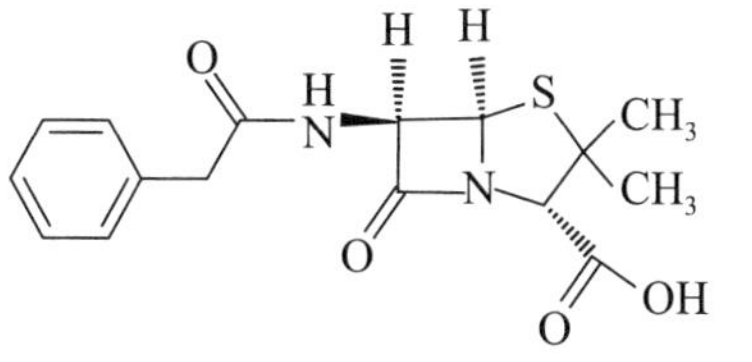

青霉素

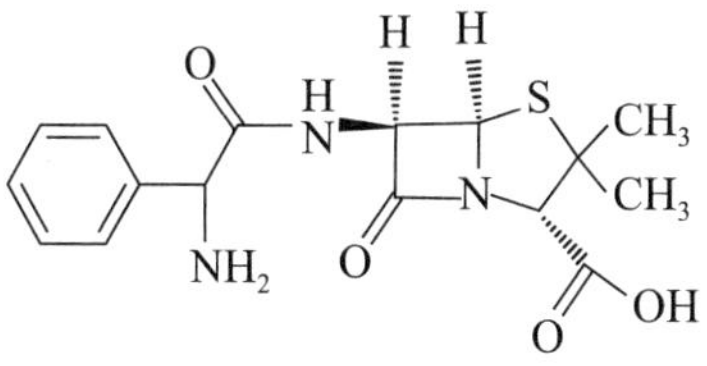

氨苄青霉素

## 二、物理性质

低级酰卤和酸酐具有刺激性气味。挥发性酯有令人愉悦的香味，可用于制造香料。所有羧酸衍生物均能溶于乙醚、氯仿、丙酮和苯等有机溶剂。低级酰胺能与水混溶，如 *N,N*- 二甲基甲酰胺是很好的非质子性溶剂。酰胺可形成分子间氢键，而酰卤、酸酐和酯类化合物不能形成分子间氢键，故酰胺的熔点、沸点均比相应的羧酸高。酰卤、酸酐、酯的沸点均较分子量相近的羧酸低。几种羧酸衍生物的物理常数见表 17-2。

**表 17-2 几种羧酸衍生物的物理常数**

| 名称 | 结构式 | 沸点（℃） | 密度（$g \cdot cm^{-3}$） |
|---|---|---|---|
| 乙酰氯 | $CH_3COCl$ | 51 | 1.104 |
| 苯甲酰氯 | $C_6H_5COCl$ | 197 | 1.212 |
| 乙酸酐 | $(CH_3CO)_2O$ | 140 | 1.082 |
| 乙酸乙酯 | $CH_3COOCH_2CH_3$ | 77 | 0.901 |
| *N,N*- 二甲基甲酰胺 | $HCON(CH_3)_2$ | 152.8 | 0.944 5 |

## 三、化学性质

羧酸衍生物都含有酰基，酰基中带部分正电荷的碳原子容易受亲核试剂进攻，发生水解、醇解和氨解等亲核取代反应。反应通式如下：

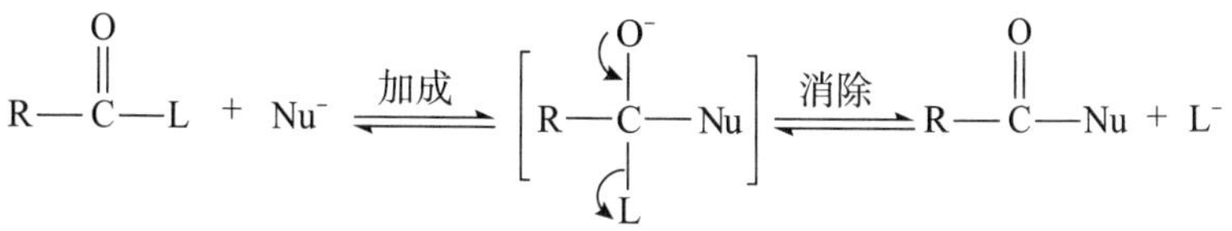

### （一）亲核取代反应

**1. 水解反应**　羧酸衍生物与水作用生成相应羧酸的反应，称为羧酸衍生物的水解反应（hydrolysis reaction）。羧酸衍生物中，酰卤水解活性最高，低分子酰氯遇空气中痕量的水分即可潮解，存放时需注意防潮；酸酐水解活性比酰卤小，室温下水解很慢，加热、酸碱催化可加快水解速度；酯水解比酰氯、酸酐的反应活性低，需无机酸或碱催化并加热才能进行；酰胺比酯更稳定，需强酸或强碱催化且长时间加热回流，才能发生水解反应。

$$H_3C-\overset{\overset{\displaystyle O}{\|}}{C}-Cl \;+\; H_2O \longrightarrow H_3C-\overset{\overset{\displaystyle O}{\|}}{C}-OH \;+\; HCl$$

$$H_3C-\overset{\overset{\displaystyle O}{\|}}{C}-O-\overset{\overset{\displaystyle O}{\|}}{C}-CH_3 \;+\; H_2O \longrightarrow H_3C-\overset{\overset{\displaystyle O}{\|}}{C}-OH \;+\; H_3C-\overset{\overset{\displaystyle O}{\|}}{C}-OH$$

$$H_3C-\overset{\overset{\displaystyle O}{\|}}{C}-OCH_2CH_3 \;+\; H_2O \xrightarrow[\triangle]{H^+/OH^-} H_3C-\overset{\overset{\displaystyle O}{\|}}{C}-OH \;+\; CH_3CH_2OH$$

$$H_3C-\overset{\overset{\displaystyle O}{\|}}{C}-NH_2 \;+\; H_2O \xrightarrow[\triangle]{HCl} H_3C-\overset{\overset{\displaystyle O}{\|}}{C}-OH \;+\; NH_4Cl$$

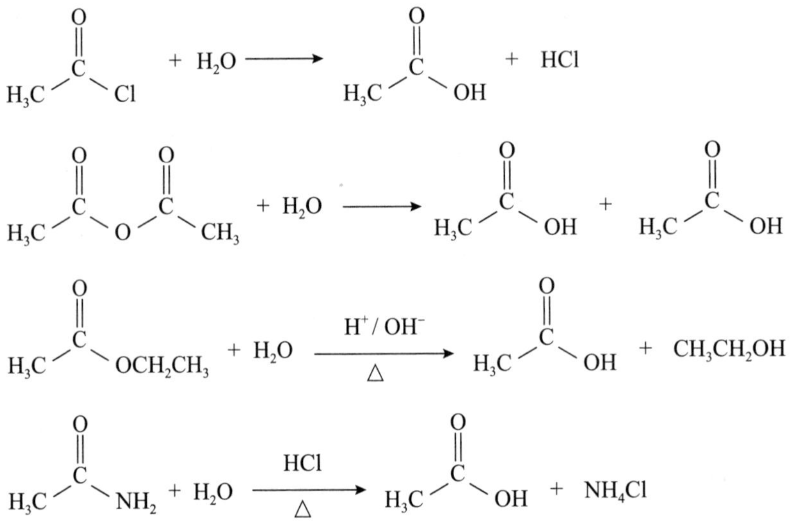

**2. 醇解反应**　羧酸衍生物与醇作用生成酯的反应，称为羧酸衍生物的醇解反应（alcoholysis reaction）。酰卤和酸酐易与醇反应生成酯，是合成酯的常用方法。

$$H_3C-\overset{\overset{\displaystyle O}{\|}}{C}-Cl \;+\; CH_3CH_2OH \longrightarrow H_3C-\overset{\overset{\displaystyle O}{\|}}{C}-OCH_2CH_3 \;+\; HCl$$

$$H_3C-\overset{\overset{\displaystyle O}{\|}}{C}-O-\overset{\overset{\displaystyle O}{\|}}{C}-CH_3 \;+\; CH_3CH_2OH \longrightarrow H_3C-\overset{\overset{\displaystyle O}{\|}}{C}-OCH_2CH_3 \;+\; H_3C-\overset{\overset{\displaystyle O}{\|}}{C}-OH$$

$$H_3C-\overset{\overset{\displaystyle O}{\|}}{C}-OCH(CH_3)_2 \;+\; \underset{\text{过量}}{CH_3OH} \longrightarrow H_3C-\overset{\overset{\displaystyle O}{\|}}{C}-OCH_3 \;+\; (CH_3)_2CHOH$$

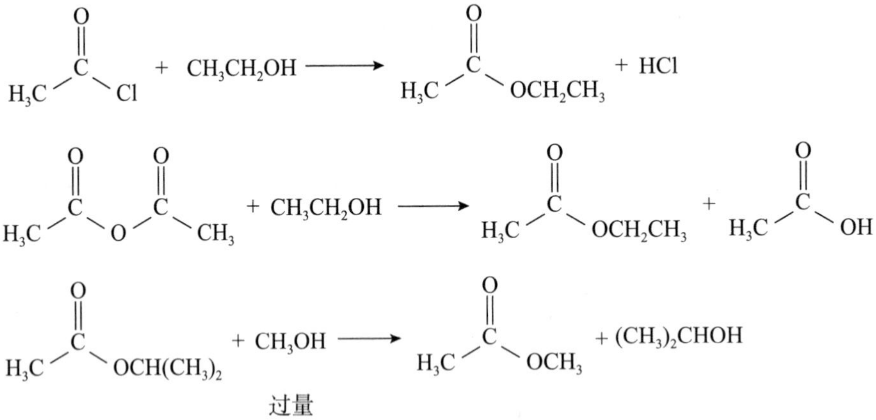

利用酰氯的醇解可以制备普通酯化反应难以制备的酯。

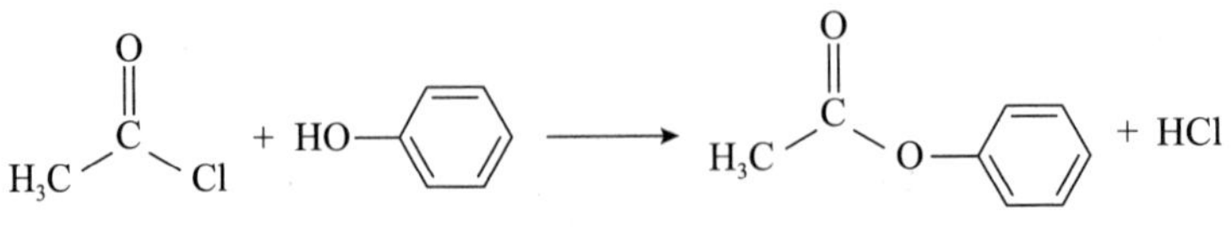

$$H_3C-\overset{\overset{\displaystyle O}{\|}}{C}-Cl \;+\; HO-\!\!\bigcirc \longrightarrow H_3C-\overset{\overset{\displaystyle O}{\|}}{C}-O-\!\!\bigcirc \;+\; HCl$$
乙酸苯酚酯

**3. 氨解反应**　羧酸衍生物与氨或有机胺作用生成酰胺的反应，称为羧酸衍生物的氨解反应（ammonolysis reaction）。由于氨或有机胺的亲核性比水、醇强，故羧酸衍生物的氨解反应比水解、醇解活性高。因此酰卤或酸酐在较低温度下能缓慢氨解生成酰胺；酯的氨解只需加热就能生成酰胺。

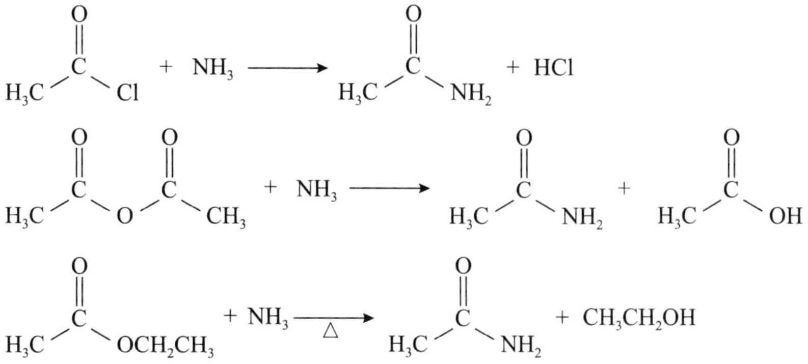

羧酸衍生物的水解、醇解和氨解反应既是酰基上的亲核取代反应，也可以看作在水、醇和氨（胺）分子中引入酰基的反应，又称酰化反应（acylating reaction）。能够提供酰基的化合物称为酰化剂（acylating agent），常用的酰化试剂是酰卤和酸酐，酰卤反应活性高，广泛用于化工产品、药物的合成。

### （二）酯缩合反应

醇钠作用下，一分子酯的 $\alpha$-H 能被另一分子酯的酰基取代生成 $\beta$- 酮酸酯的反应，称为酯缩合反应或 Claisen 缩合反应。

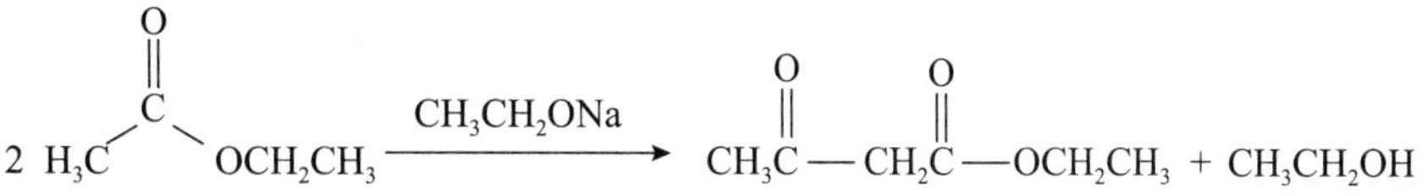

乙酰乙酸乙酯

不含 $\alpha$-H 的酯提供酰基，与具有 $\alpha$-H 的酯发生缩合反应，称为交叉 Claisen 酯缩合反应。

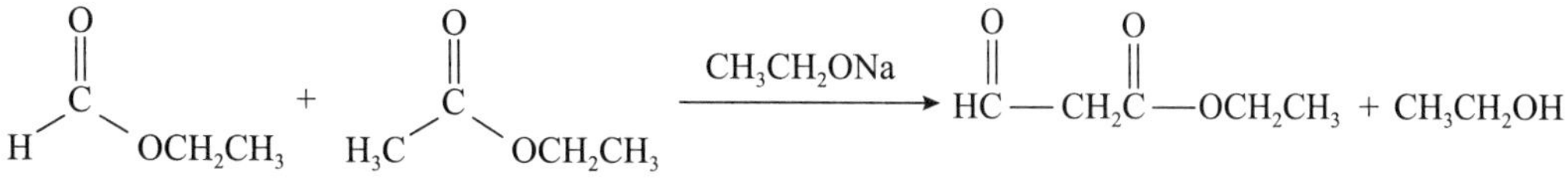

甲酰乙酸乙酯

酯缩合反应广泛用于有机和药物合成，同时也是生物体内的重要生化反应。

## 四、酮式 - 烯醇式互变异构现象

常温下，乙酰乙酸乙酯为无色具有香味的液体，有双重反应活性。一方面，能与羟胺、苯肼、HCN、$NaHSO_3$ 等反应，表明具有甲基酮结构。另一方面，能与 $FeCl_3$ 呈颜色反应、使溴水褪色、与金属钠反应放出氢气，表明具有烯醇式结构。经物理方法证实，常温下乙酰乙酸乙酯是酮式和烯醇式两种异构体处于动态平衡且可以互相转变的混合物。这是由于乙酰乙酸乙酯分子中的 $\alpha$-H 受羰基和酯键的双重影响，导致 $\alpha$-H 的活性较高，可以重排形成烯醇式，再通过分子内氢键形成一个较为稳定的六元环，使烯醇式稳定性增加；同时，烯醇式羟基氧原子上带孤对电子的 $p$ 轨道与碳碳双键、碳氧双键形成共轭体系，电子离域，故乙酰乙酸乙酯的烯醇式结构具有较大的稳定性。酮式和烯醇式平衡关系如下：

Note

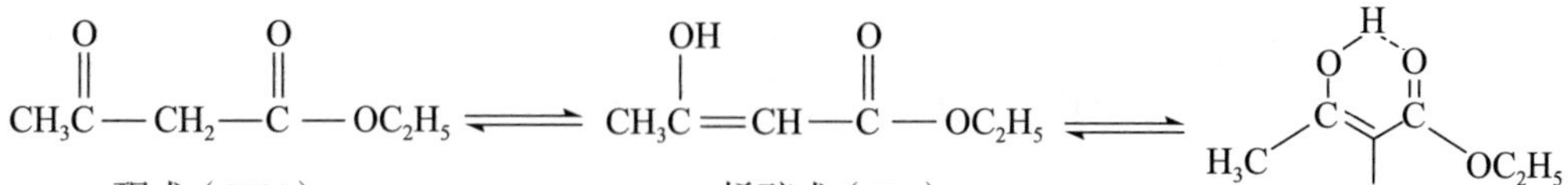

酮式（93%） 烯醇式（7%）

这种由于同分异构体之间的相互转变，并以一定比例呈动态平衡存在的现象，称为互变异构（tautomerism）现象，各异构体称为互变异构体。

互变异构现象不仅限于含氧化合物，在酰亚胺类的羧酸衍生物中也普遍存在。

## 习题十七

1. 命名下列化合物。

（1）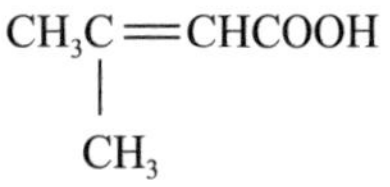

（2）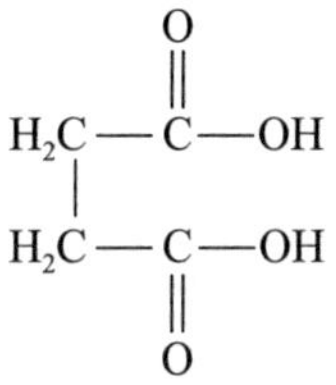

（3）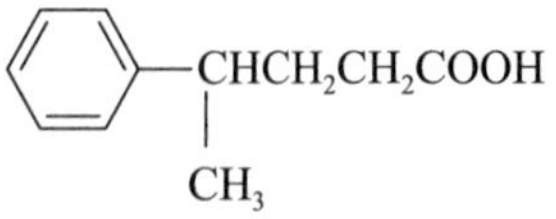

（4）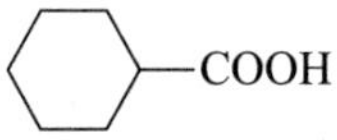

（5）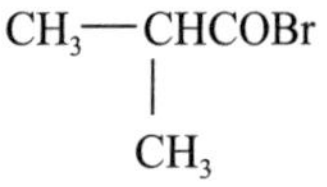

（6）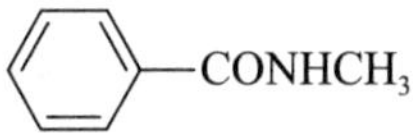

（7）$CH_3CH_2COOCH_2CH_3$

（8）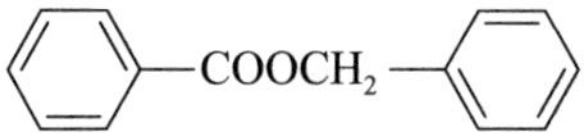

2. 写出下列化合物的结构式。

（1）草酸 （2）苹果酸 （3）水杨酸

（4）2-甲基丙-2-烯酸 （5）*N*-乙基-*N*-甲基苯甲酰胺 （6）邻苯二甲酰亚胺

3. 完成下列反应式。

（1）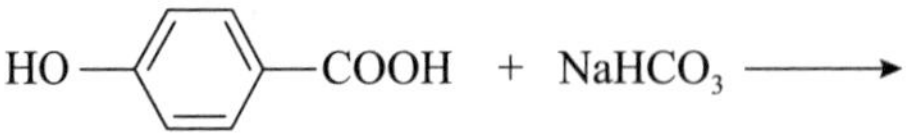

（2）$CH_3CH_2COOH + PCl_3 \longrightarrow$

（3）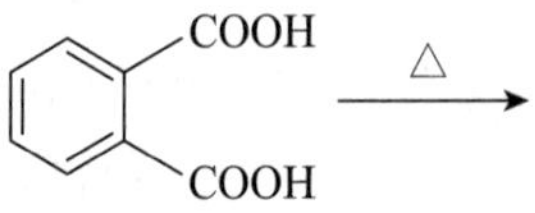

（4）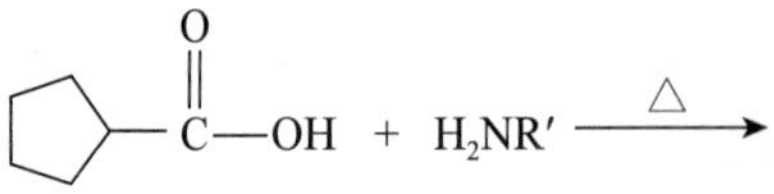

（5） + HO(CH$_2$)$_7$CH$_3$ ⟶

（6） + H$_2$O $\xrightarrow[\triangle]{OH^-}$

（7） + (CH$_3$CO)$_2$O ⟶

（8） + CH$_3$CH$_2$NH$_2$ ⟶

（9） + CH$_3$CH$_2$COOC$_2$H$_5$ $\xrightarrow{C_2H_5ONa}$

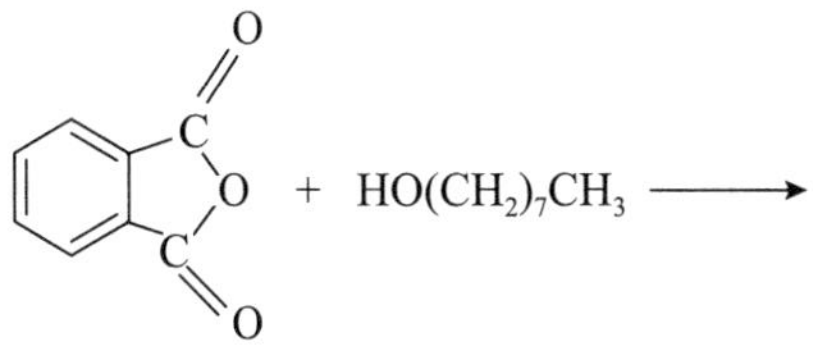

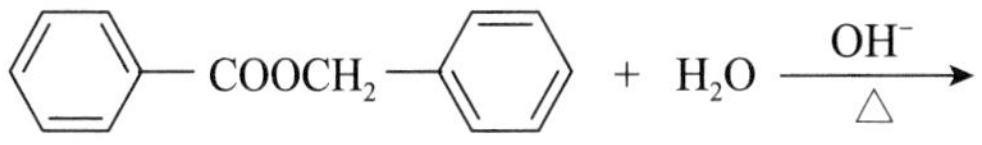

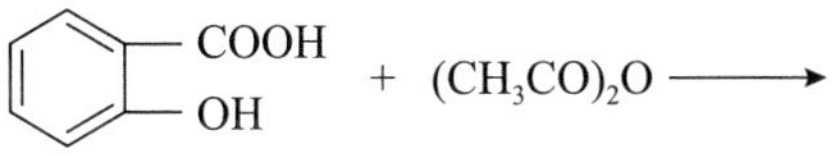

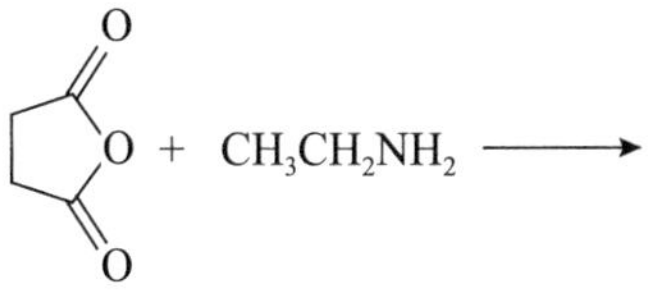

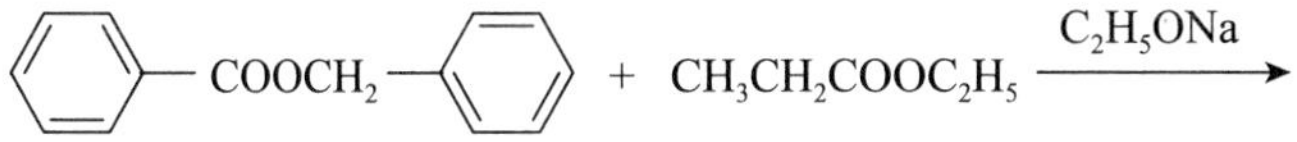

4. 用化学方法鉴别下列各组化合物。

（1）苯酚、苯甲酸、苄醇　　　　　　　　（2）甲酸、乙酸、丙醛

5. 化合物 A、B、C 和 D 的分子式均为 C$_4$H$_8$O$_2$。A 和 B 可使 NaHCO$_3$ 放出 CO$_2$，C 和 D 不能，但在 NaOH 水溶液中加热水解后，C 的水解液蒸馏出的低沸点化合物能发生碘仿反应，D 的水解液经酸中和至中性，能与 Tollens 试剂反应（加热）产生银镜，试推测 A、B、C 和 D 的结构式。

6. 化合物 A 在酸性水溶液中加热，生成化合物 B (C$_5$H$_{10}$O$_3$)，B 与 NaHCO$_3$ 作用放出无色气体，与 CrO$_3$ 作用生成 C (C$_5$H$_8$O$_4$)，B 在室温条件下不稳定，易失水又生成 A。试写出 A、B、C 可能的结构式。

（李　伟）

# 第十八章

## 胺和酰胺

第十八章数字资源

胺和酰胺是与人体的生命活动密切相关的含氮有机化合物，在生物代谢过程中占有重要位置，如体内的含氮激素、神经递质，很多人工合成药物及天然药物也是含氮化合物。

## 第一节　胺

### 一、分类

胺（amine）是氨分子中一个或几个氢原子被烃基取代的衍生物。根据氨分子中的氢原子被烃基取代的数目，胺可以分为伯胺（1°胺）、仲胺（2°胺）、叔胺（3°胺）。

| $RNH_2$ | $R_2NH$ | $R_3N$ |
| --- | --- | --- |
| 伯胺（1°胺） | 仲胺（2°胺） | 叔胺（3°胺） |

氢氧化铵和铵盐中铵根离子（$NH_4^+$）的 4 个氢原子全部被烃基取代的化合物分别称为季铵碱和季铵盐。

| $(C_4H_9)_4N^+Br^-$ | $(C_4H_9)_4N^+OH^-$ |
| --- | --- |
| 季铵盐 | 季铵碱 |

根据胺分子中氮原子连接的烃基种类，可分为脂肪胺和芳香胺。

$CH_3CH_2NH_2$

脂肪胺

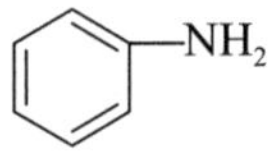

芳香胺

根据胺分子中氨基的数目，可分为一元胺、二元胺和多元胺。

| $CH_3CH_2CH_2NH_2$ | $NH_2CH_2CH_2CH_2CH_2CH_2NH_2$ | $NH_2CH_2CH_2NHCH_2CH_2NH_2$ |
| --- | --- | --- |
| 一元胺 | 二元胺 | 多元胺 |

# 二、命名

## （一）胺的命名

简单的胺是将烃基的名称写在胺之前，称为"某基胺"，在不致引起混淆的情况下，"基"字可省略。若有多个烃基，相同的烃基合并，将其数目、名称写于"胺"之前；若为不同的烃基，则按取代基首字母顺序依次写于母体名称之前，并用括号分开。

$CH_3NH_2$

甲胺
methyl amine

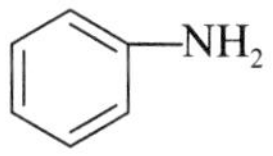

苯胺
aniline

$(CH_3)_2NH$

$(CH_3CH_2)_3N$

$H_3C-N-CH_2CH_3$
　　　|
　$CH(CH_3)_2$

二甲胺
dimethyl amine

三乙胺
triethyl amine

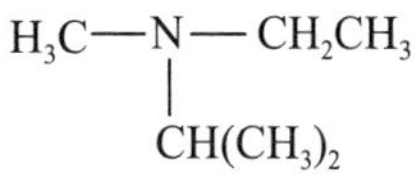

乙基（异丙基）甲基胺
ethyl isopropyl methyl amine

胺的系统命名法是选择包含氨基碳在内的最长碳链作为主链，根据主链上的碳原子数称为"某胺"。从靠近氨基一端对碳链进行编号，用阿拉伯数字标明氨基的位置，写在胺名前。取代基的位次和名称写在母体名称之前，取代基按首字母顺序依次列出。除了与主链碳连接，若氮原子上连有其他烃基，在烃基名称前加上"$N$-"或"$N,N$-"，以表示烃基连接在氮原子上，而不是连接在主碳链上。

$CH_3CHCH_2CH_2CHCH_3$
　　|　　　　　　|
　$NH_2$　　　　$CH_3$

$CH_2CHNH_2$
　　|
　$CH_3$

$CH_3CHCH_2CH_2CHCH_3$
　　|　　　　　　|
　$CH_3$　　　$N(CH_2CH_3)_2$

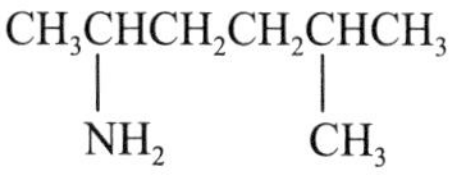

5-甲基-己-2-胺
5-methylhexan-2-amine

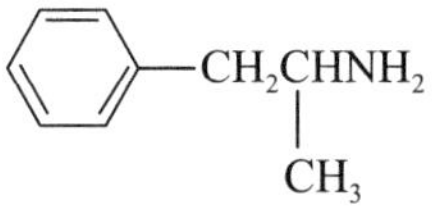

1-苯基丙-2-胺
1-phenylpropan-2-amine

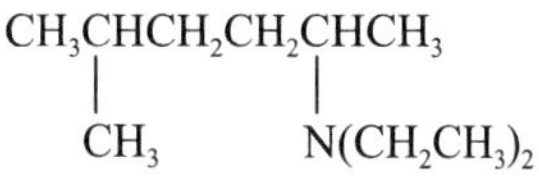

$N,N$-二乙基-5-甲基己-2-胺
$N,N$-diethyl-5-methylhexan-2-amine

芳香仲胺和叔胺的命名是以苯胺为母体，脂肪烃基为取代基。氮原子上既连有芳香烃基又连有脂肪烃基时，在脂肪烃基名称前加上"$N$-"或"$N,N$-"，以表示烃基连接在氮原子上。

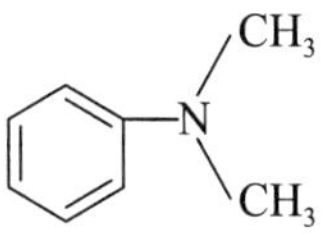

$N,N$-二甲基苯胺
$N,N$-dimethyl aniline

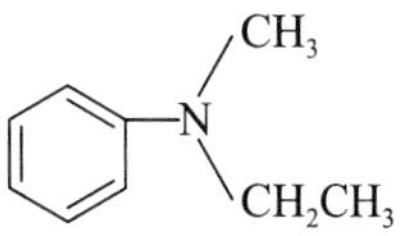

$N$-乙基-$N$-甲基苯胺
$N$-ethyl-$N$-methyl aniline

氨（胺）分子中去掉一个氮原子上的氢原子后得到的基团称为氨基（烃氨基），当氨基不是主要官能团时，则将氨基或烃氨基（—NHR、—$NR_2$）作取代基来命名。

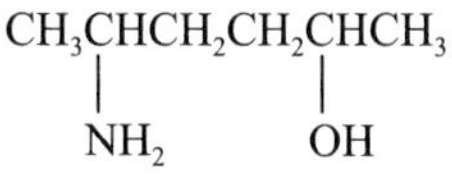

$CH_3CHCH_2CH_2CHCH_3$
　　|　　　　　　|
　$NH_2$　　　　OH

HO——NHCH_3

5-氨基己-2-醇
5-aminohexan-2-ol

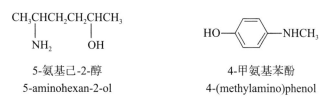

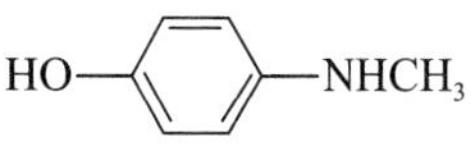

4-甲氨基苯酚
4-(methylamino)phenol

## （二）季铵类化合物的命名

季铵类化合物的命名与氢氧化铵和无机铵盐类似，将烃基名写在"铵"之前。

$$(CH_3CH_2)_4N^+OH^-$$

$$CH_3CH_2—\overset{\overset{\displaystyle CH_3}{|}}{\underset{\underset{\displaystyle CH_3}{|}}{N^+}}—CH_2CH_3Br$$

氢氧化四乙铵
tetraethylammonium hydroxide

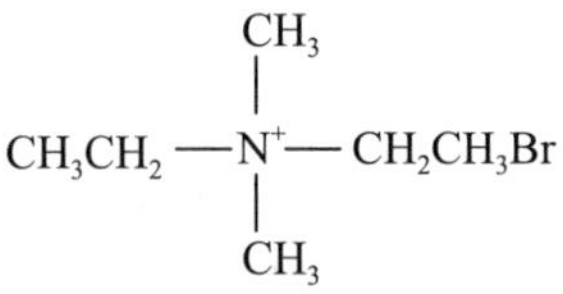

溴化二乙二甲铵
diethyl dimethyl ammonium bromide

### 🕐 临床应用

#### 新洁尔灭

新洁尔灭（bromo-geramine）的化学名称是溴化二甲基十二烷基苄铵，简称溴化苄烷铵，属于季铵盐类，其结构式为：

$$\langle\text{苯环}\rangle—CH_2—\overset{\overset{\displaystyle CH_3}{|}}{\underset{\underset{\displaystyle CH_3}{|}}{N^+}}—C_{12}H_{25}Br^-$$

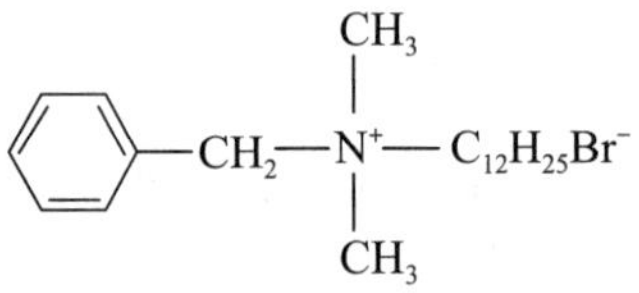

新洁尔灭为白色或黄白色无定型粉末或胶片状物质，常温下为微黄色黏稠状液体，有芳香气味，味极苦，吸湿性强，易溶于水、乙醇、丙酮，不溶于乙醚，水溶液呈碱性。其分子内既含有疏水的长链烃基，又有亲水的铵离子，是一种阳离子型的表面活性剂，在水溶液中可以降低溶液的表面张力，能乳化脂肪，起到去污保洁的作用，又能渗入细菌内部引起细胞破裂，从而有杀菌消毒的能力。临床上常将其稀溶液（一般为 1∶1000～1∶2000 的稀释液）用于皮肤、创面、黏膜、术前及手术器械等的消毒。

## 三、结构

胺分子中氮原子为不等性 $sp^3$ 杂化，其结构与氨相似，其中 3 个杂化轨道上各有 1 个电子，另一个杂化轨道被一对孤对电子占据。有单电子的杂化轨道分别与氢原子或碳原子形成 3 个 σ 键，整个分子呈三角锥形结构（图 18-1）。

苯胺分子中的氮原子也为不等性 $sp^3$ 杂化，氮原子的孤对电子占据的 $sp^3$ 杂化轨道虽然与苯环上的 $p$ 轨道不平行，但可以共平面，仍能与苯环的大 π 键重叠形成共轭体系（图 18-2）。由于氮原子的孤对电子离域到苯环，芳胺与脂肪胺在性质上有较大差异。

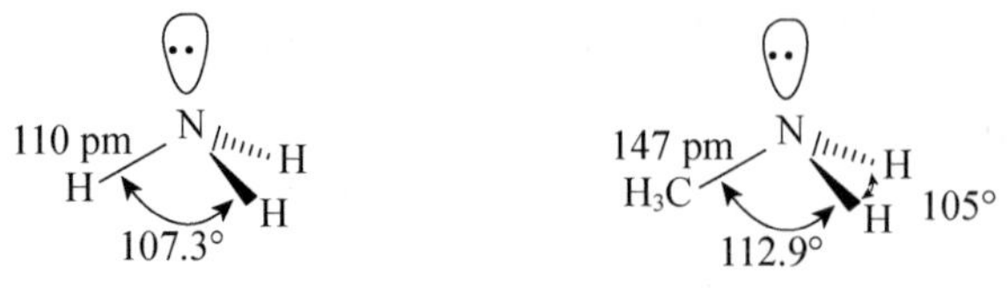

图 18-1　氨和甲胺的结构　　　　图 18-2　苯胺的结构

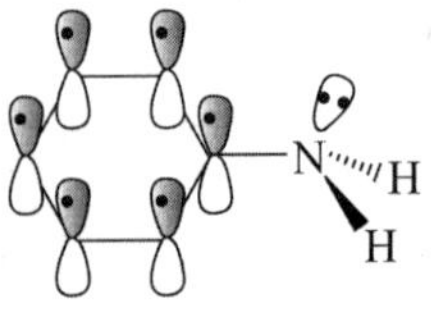

当胺分子中氮原子连有 3 个不同的原子或基团时，氮原子就成为手性中心，有对映异构现象，目前这两种异构体还不能拆分。

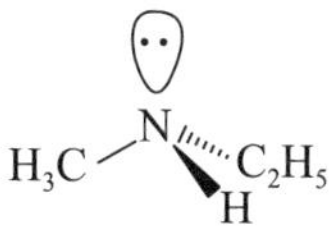

*R*-构型

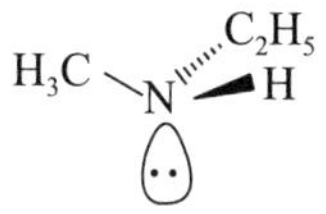

*S*-构型

氮原子上连接 4 个不同基团的铵离子也是手性化合物，存在对映异构现象。

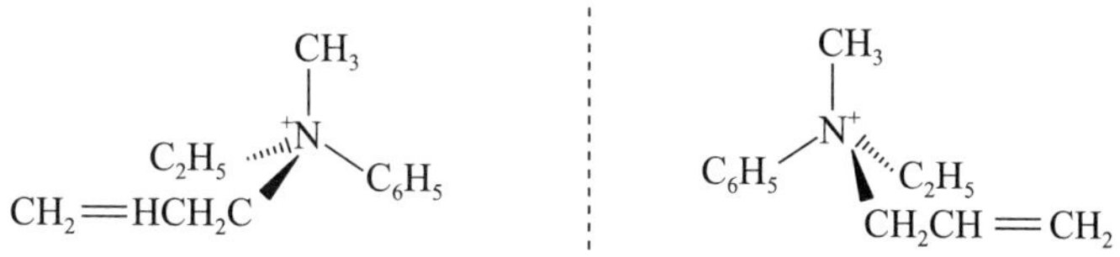

## 四、物理性质

在常温下，甲胺、二甲胺、三甲胺和乙胺为无色气体，丙胺至十一胺是液体，十一胺以上为固体。胺具有不愉快的气味或很难闻的臭味，特别是低级脂肪胺，常有臭鱼的气味。芳香胺也有特殊的臭味，吸入其蒸气或皮肤接触都可能引起中毒。某些芳香胺还有强致癌作用。

伯胺和仲胺分子中的氮原子都连接有氢原子，可以形成分子间氢键，因此它们的沸点比分子量相近的烃的沸点高。但氮原子形成氢键的能力比氧原子弱，因此胺分子之间的氢键比醇分子之间的氢键弱，胺的沸点也低于分子量相近的醇。

低级胺能与水形成分子间氢键，易溶于水，但高级胺难溶于或不溶于水。一些胺的物理性质见表 18-1。

**表 18-1　一些胺的物理性质**

| 名称 | 结构式 | 熔点（℃） | 沸点（℃） | 溶解度 [g·(100 ml $H_2O$)$^{-1}$] | p$K_b$(25 ℃) |
|---|---|---|---|---|---|
| 甲胺 | $CH_3NH_2$ | −93.5 | −6.3 | 易溶 | 3.34 |
| 二甲胺 | $(CH_3)_2NH$ | −93 | 7.4 | 易溶 | 3.27 |
| 三甲胺 | $(CH_3)_3N$ | −117 | 3.0 | 91 | 4.19 |
| 乙胺 | $C_2H_5NH_2$ | −81 | 16.6 | 易溶 | 3.36 |
| 二乙胺 | $(C_2H_5)_2NH$ | −48 | 56.3 | 易溶 | 3.05 |
| 三乙胺 | $(C_2H_5)_3N$ | −115 | 89.3 | 14 | 3.25 |
| 乙二胺 | $H_2NCH_2CH_2NH_2$ | 8.5 | 117 | 易溶 | 4.0 (p$K_{b1}$) |
| 苯胺 | $C_6H_5NH_2$ | −6.3 | 184 | 3.7 | 9.28 |
| 对甲苯胺 | *p*-$CH_3C_6H_4NH_2$ | 44 | 200 | 0.7 | 8.92 |
| 对硝基苯胺 | *p*-$NO_2C_6H_5NH_2$ | 147.5 | 331.7 | 0.05 | 13.00 |

注：p$K_b$ 为胺的解离常数

# 五、化学性质

## （一）碱性

**1. 成盐反应** 与氨一样，胺的水溶液呈弱碱性，并且可以与强酸成盐。

$$R-NH_2 + H_2O \rightleftharpoons R-NH_3^+ + OH^-$$

$$(CH_3)_2NH + HCl \longrightarrow (CH_3)_2NH_2^+Cl^- \text{ 或 } (CH_3)_2NH \cdot HCl$$
　　　　　　　　　　　　　　氯化二甲铵　　　　　　盐酸二甲胺

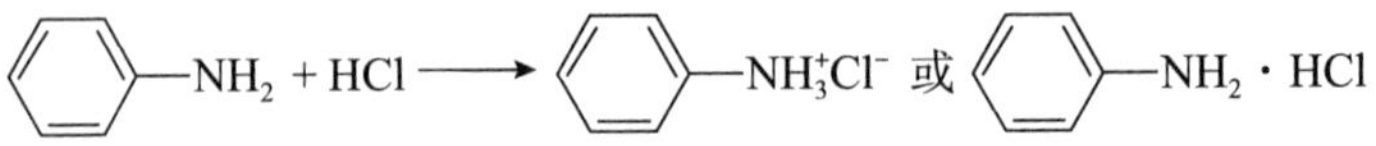

$$\text{〇}-NH_2 + HCl \longrightarrow \text{〇}-NH_3^+Cl^- \text{ 或 } \text{〇}-NH_2 \cdot HCl$$
　　　　　　　　　　　　　　氯化苯铵　　　　　　　盐酸苯胺

胺与盐酸形成的盐一般为晶形固体，易溶于水和乙醇。制药工业上常利用胺的盐溶解性较好，性质稳定，没有胺的难闻气味，将难溶于水的胺类药物制成相应的盐来增加其水溶性。如局部麻醉药盐酸普鲁卡因的水溶液可用于肌内注射。

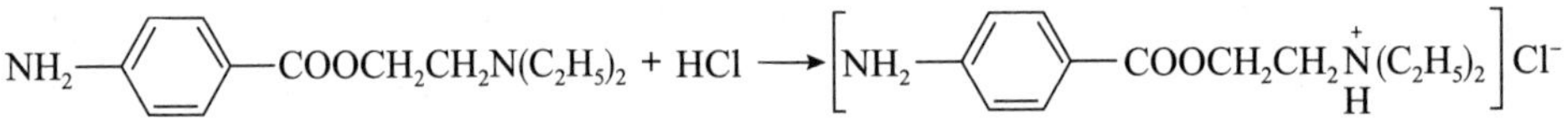

$$NH_2-\text{〇}-COOCH_2CH_2N(C_2H_5)_2 + HCl \longrightarrow \left[NH_2-\text{〇}-COOCH_2CH_2\overset{+}{\underset{H}{N}}(C_2H_5)_2\right]Cl^-$$
　　　　普鲁卡因　　　　　　　　　　　　　　　　　　　　　　盐酸普鲁卡因

**2. 影响碱性强弱的因素** 由表 18-1 中一些胺的 $pK_b$ 对比可知：脂肪胺的碱性强于氨，芳香胺的碱性弱于氨。

以脂肪胺为例，对碱性影响较大的因素有以下几种。

（1）电子效应：饱和脂肪胺中烷基的 +I 效应使氮原子上的电子云密度增大，接受质子的能力增强，故脂肪胺的碱性强于氨。氮上所连烷基越多，胺的碱性也就应该越强，即叔胺>仲胺>伯胺。

（2）溶剂化效应：胺接受质子形成铵离子，在水溶液中与水发生溶剂化作用。铵离子上的氢原子数目越多，溶剂化能力越强，铵离子的电荷越分散，其稳定性越高，胺的碱性也就越强。铵离子的稳定性顺序如下：

$$R-\overset{\overset{\displaystyle H---OH_2}{|}}{\underset{\underset{\displaystyle H---OH_2}{|}}{\overset{+}{N}}}-H---OH_2 > R-\overset{\overset{\displaystyle R}{|}}{\underset{\underset{\displaystyle R}{|}}{\overset{+}{N}}}\overset{H---OH_2}{\underset{H---OH_2}{}} > R-\overset{\overset{\displaystyle R}{|}}{\underset{\underset{\displaystyle R}{|}}{\overset{+}{N}}}-H---OH_2$$

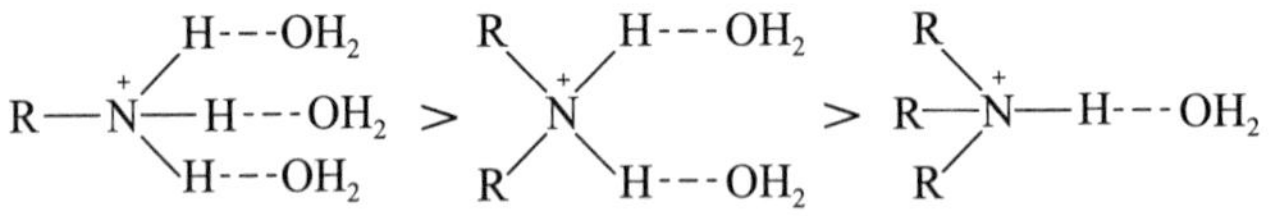

水溶液中胺的碱性顺序应为：伯胺>仲胺>叔胺。

（3）空间效应：氮原子上所连的烃基数目越多或烃基体积增大，对氮上孤对电子的屏蔽作用也增大，使其接受质子的能力减弱，胺的碱性也就减弱。即碱性强弱的顺序为：伯胺>仲胺>叔胺。

在芳香胺分子中，氮原子的孤对电子与苯环形成了大 π 键，较难结合质子，因此芳香胺的碱性比氨弱得多。

综上所述，胺的碱性受电子效应、溶剂化效应、空间效应等因素的综合影响。另外，季铵碱是一种强碱，碱性与氢氧化钠或氢氧化钾相当。故结合实验结果得到的碱性强弱顺序大致为：季铵碱>脂肪胺>氨>芳香胺。

实验表明，脂肪仲胺的碱性强于脂肪伯胺和脂肪叔胺。例如，在水溶液中三种甲胺的碱性强弱顺序如下：

$$(CH_3)_2NH > CH_3NH_2 > (CH_3)_3N > NH_3$$

脂肪伯胺和脂肪叔胺的碱性强弱常因烷基的不同而有差异，但无明显规律。

## （二）酰化反应

伯胺、仲胺易与酰化试剂（酰卤、酸酐）反应生成相应的 *N*- 取代酰胺和 *N,N*- 二取代酰胺。叔胺氮原子上没有氢原子，不能反应。

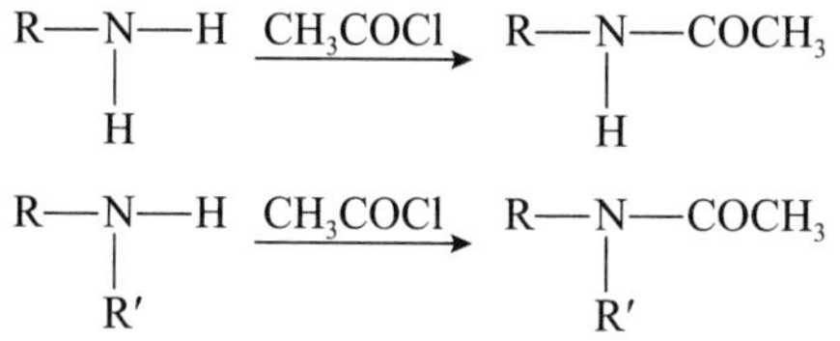

芳香胺分子中引入酰基后可降低毒性，增加脂溶性，有利于吸收，并提高或延长药效。例如对氨基苯酚有解热镇痛作用，但副作用较大，不宜用于临床，若经乙酰化后生成 *N*-（4- 羟基苯基）乙酰胺（对乙酰氨基酚、扑热息痛），则疗效增加，毒副作用降低。

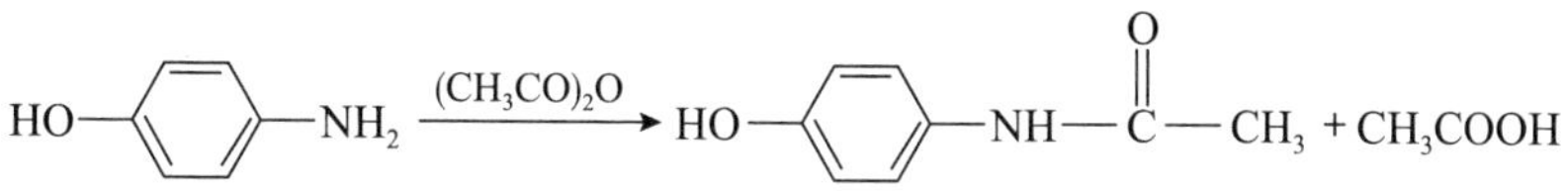

## （三）与亚硝酸的反应

不同类型的胺与亚硝酸反应，反应方式不同，产物和现象也不同。由于亚硝酸不稳定，通常采用亚硝酸钠与盐酸或硫酸反应而得。

**1. 脂肪伯胺与亚硝酸反应** 定量放出氮气，同时生成醇和烯烃等混合物。

$$CH_3CH_2NH_2 \xrightarrow[HCl]{NaNO_2} CH_3CH_2OH + H_2C{=}CH_2 + CH_3CH_2Cl + N_2\uparrow$$

此反应可用于伯胺的定性和定量分析。

芳香伯胺与亚硝酸在低温（<5 ℃）和强酸性溶液中反应生成芳香重氮盐（aromatic diazonium salt）。

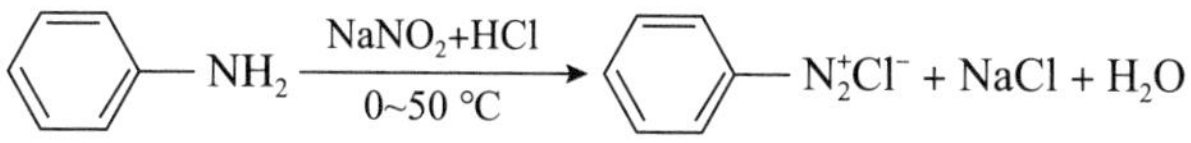

氯化重氮苯

芳香重氮盐是一种离子型化合物，化学性质活泼，在低温和强酸性溶液中可以短暂保存，加热立即分解放出氮气，并生成酚类化合物。

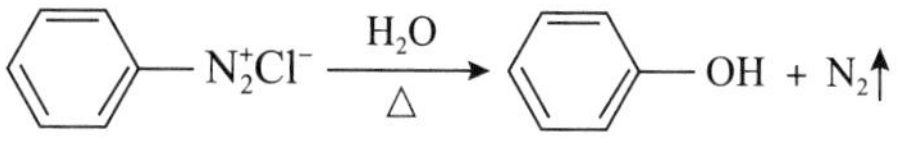

重氮盐在一定的酸度条件下，能与酚或芳胺等发生亲电取代反应，形成有鲜艳颜色的化合物，称之为偶氮化合物，此类反应称为偶联反应（coupling reaction）。重氮盐的偶联反应是制备偶氮染料的重要化学反应。

$$\text{(苯环)}-N_2^+Cl^- + \text{(苯环)}-OH \xrightarrow{pH=8\sim9} \text{(苯环)}-N=N-\text{(苯环)}-OH$$

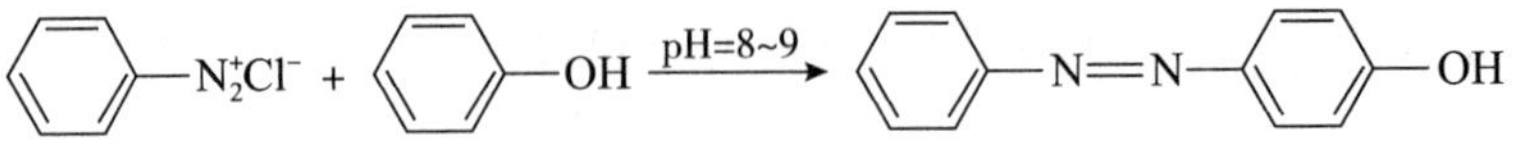

4-羟基偶氮苯（枯黄色）

**2. 脂肪仲胺和芳香仲胺与亚硝酸反应**　都生成难溶于水的黄色油状物 *N*- 亚硝基胺类化合物。

$$(CH_3CH_2)_2NH \xrightarrow[HCl]{NaNO_2} (CH_3CH_2)_2N-N=O + NaCl + H_2O$$

$$\text{(苯基)}-\underset{CH_3}{\overset{H}{N}} \xrightarrow[0\sim5\ ℃]{NaNO_2/HCl} \text{(苯基)}-\underset{CH_3}{\overset{N=O}{N}} + NaCl + H_2O$$

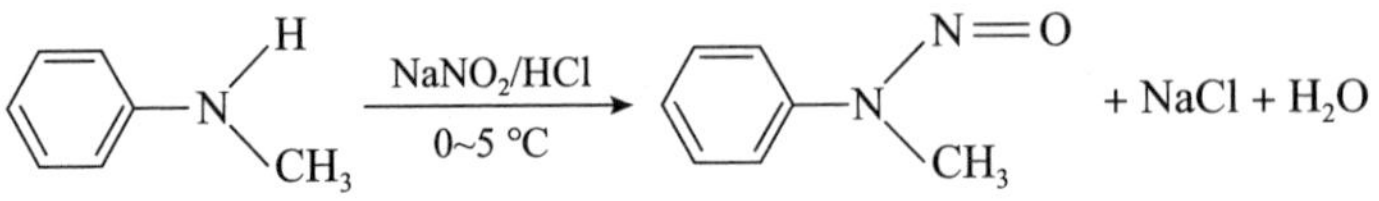

*N*- 亚硝基胺通常为难溶于水的黄色油状液体或固体，具有强的致癌性。有研究报道，*N*-亚硝基胺类化合物易引起动物多种组织、器官的肿瘤，如诱发肝癌、鼻咽癌、消化道癌。

**3. 脂肪叔胺与亚硝酸反应**　形成不稳定的亚硝酸盐。该盐以强碱处理可重新析出叔胺。

$$(CH_3CH_2)_3N \xrightarrow[0\sim5\ ℃]{NaNO_2/HCl} (CH_3CH_2)_3N\cdot HNO_2$$

$$(CH_3CH_2)_3N \cdot HNO_2 \xrightarrow{NaOH} (CH_3CH_2)_3N + NaNO_2 + H_2O$$

芳香叔胺与亚硝酸发生芳环上的亲电取代，生成对亚硝基芳香叔胺。

$$\text{(苯基)}-N(CH_3)_2 \xrightarrow[0\sim5\ ℃]{NaNO_2/HCl} ON-\text{(苯基)}-N(CH_3)_2 + NaCl + H_2O$$

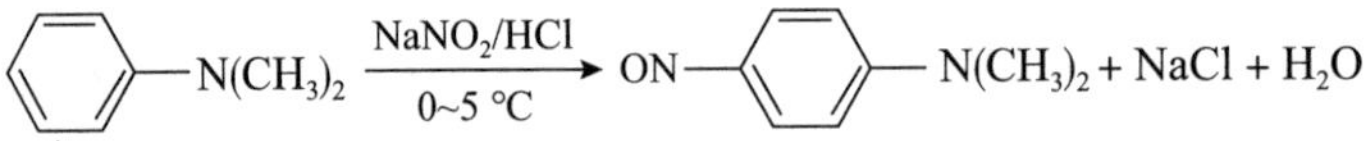

对亚硝基芳香叔胺在酸性条件下呈橘黄色，碱性环境中为翠绿色。

根据胺类化合物与 $HNO_2$ 反应生成的产物特征，可鉴别伯、仲、叔胺。

**知识拓展**

### 苯丙胺类药物

　　苯异丙胺（安非他明，amphetamine）是一种中枢神经兴奋剂，1887 年首次合成，是第一个合成的兴奋剂。苯异丙胺可用于治疗精神抑制症、发作性睡病等，但长期使用会引起慢性中毒，大剂量使用可导致心肌功能异常和心血管系统紊乱。由于其成瘾性强，属于严格管制的精神类药物。

　　*N*- 甲基苯异丙胺是无味或微有苦味的透明结晶体，形似冰，毒性剧烈，俗称"冰毒"。*N*- 甲基苯异丙胺对中枢的兴奋作用较强，具有强的精神依赖性，可一次成瘾，小剂量时有短暂的兴奋、抗疲劳作用，高剂量或重复使用时可产生被害妄想、幻觉等中毒性精神病，现代医学称为苯丙胺精神病；同时其可严重损害内脏器官和脑组织，导致肾衰竭及精神失常，甚至造成死亡。

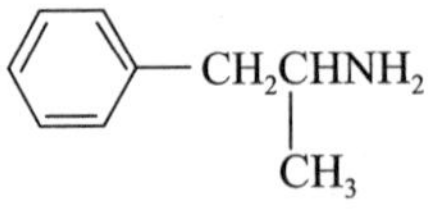

苯异丙胺　　　　　　　*N*-甲基苯异丙胺

　　毒品是人类社会的公害，防毒反毒人人有责。珍爱生命，拒绝毒品！

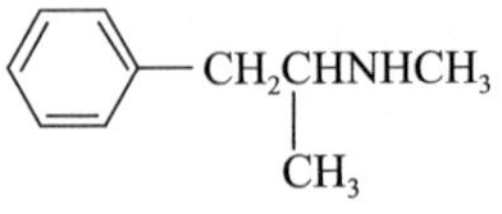

# 第二节　酰　胺

## 一、结构

酰胺（amide）从结构上可看作羧酸中的羟基被氨基取代或烃氨基取代后的化合物，或认为是氨或胺分子中氮原子上的氢原子被酰基取代后的产物。

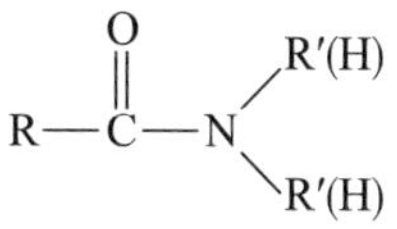

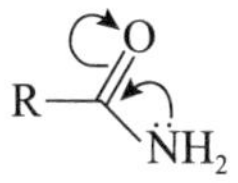

酰胺分子中由于氨基直接与羰基相连，氮原子上的孤对电子与羰基的 $\pi$ 电子形成 $p$-$\pi$ 共轭体系，电子云向羰基氧原子方向偏移，降低了氮原子上的电子云密度，氮原子接受质子的能力降低，所以一般情况下酰胺是中性化合物，其水溶液不显碱性，也不能使石蕊试纸变色。

## 二、化学性质

### （一）酸碱性

酰亚胺分子中两个酰基同时与一个氨基相连，氮原子与两个羰基共轭，氮原子上的电子云密度大大降低而不显碱性；同时氮氢键的极性增强，氮上的氢更容易以质子的形式离去，而表现出弱酸性。例如邻苯二甲酰亚胺的 $pK_a$ 为 8.3，可以与碱反应生成盐。

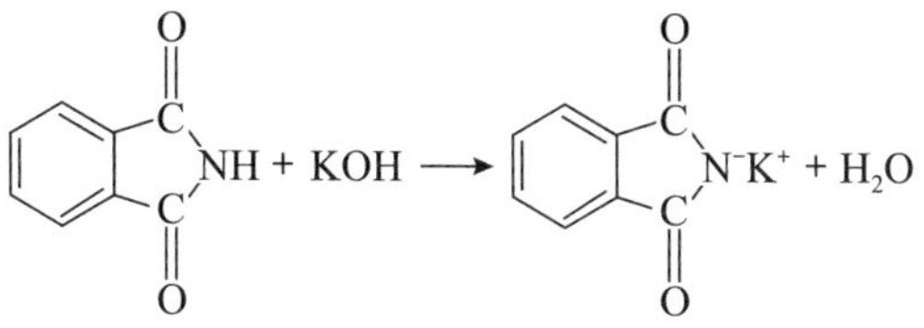

### （二）水解反应

酰胺的水解较酰卤、酸酐、酯要慢，一般需要在酸、碱或酶的催化下进行。

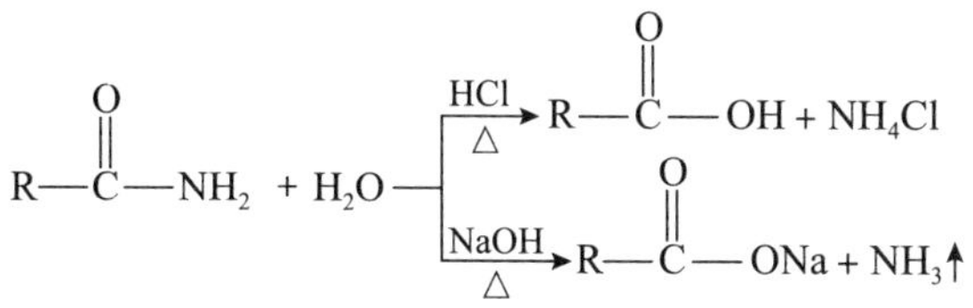

### （三）与亚硝酸反应

酰胺中氨基具有伯胺的结构，遇亚硝酸则形成相应的羧酸，并放出氮气。

$$R-\overset{\overset{O}{\|}}{C}-NH_2 + HNO_2 \longrightarrow R-\overset{\overset{O}{\|}}{C}-OH + N_2\uparrow + H_2O$$

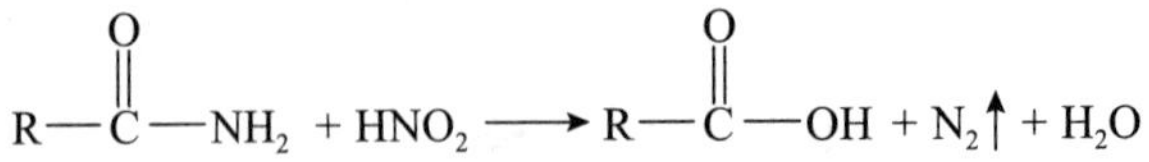

## 三、尿素和丙二酰脲

### （一）尿素

尿素又称脲（urea），是碳酸的两个羟基均被氨基取代的二元酰胺。

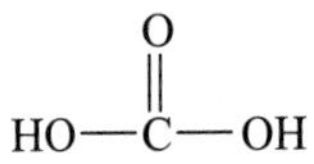

$$HO-\overset{\overset{O}{\|}}{C}-OH \qquad H_2N-\overset{\overset{O}{\|}}{C}-NH_2$$
碳酸　　　　　　　尿素

尿素是哺乳动物体内蛋白质代谢的最终产物，成人每天从尿中排泄尿素 25～30 g。纯净的尿素为无色晶体，熔点 133 ℃，易溶于水和乙醇，难溶于乙醚。

尿素具有酰胺的结构，有酰胺的一般化学性质。但因两个氨基连在一个羰基上，所以它又表现出某些特殊的性质。

**1. 弱碱性**　尿素呈弱碱性，不能使石蕊试纸变色，只能与强酸成盐。尿素的硝酸盐、草酸盐均难溶于水而易结晶，利用这种性质，可从尿液中提取尿素。

$$H_2N-\overset{\overset{O}{\|}}{C}-NH_2 + HNO_3 \longrightarrow H_2N-\overset{\overset{O}{\|}}{C}-NH_2 \cdot HNO_3$$

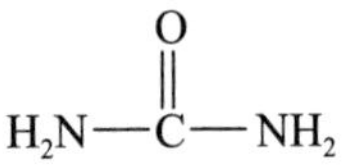

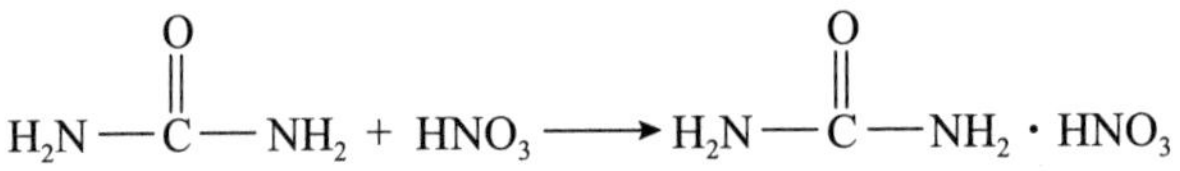

**2. 水解反应**　尿素在酸、碱或尿素酶的作用下容易水解。

$$H_2N-\overset{\overset{O}{\|}}{C}-NH_2 + H_2O \begin{cases} \xrightarrow[\triangle]{HCl} CO_2\uparrow + NH_4Cl \\ \xrightarrow[\triangle]{NaOH} NH_3\uparrow + Na_2CO_3 \\ \xrightarrow{酶} NH_3\uparrow + CO_2\uparrow \end{cases}$$

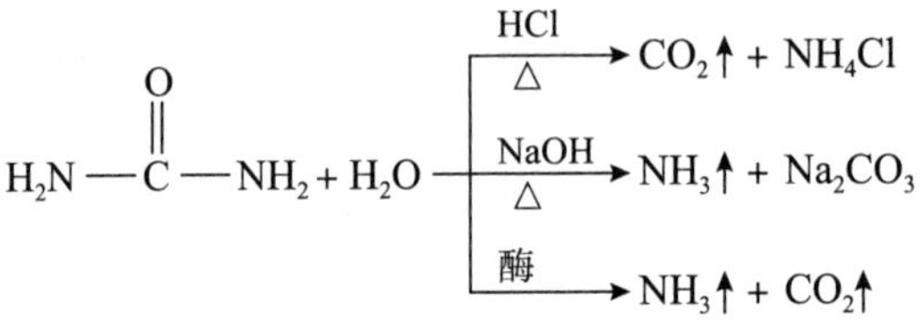

**3. 与亚硝酸反应**　尿素与伯胺相似，与亚硝酸作用放出氮气。通过测定放出氮气的量，可以进行尿素的定量分析。

$$H_2N-\overset{\overset{O}{\|}}{C}-NH_2 + 2HNO_2 \longrightarrow 2N_2\uparrow + CO_2\uparrow + H_2O$$

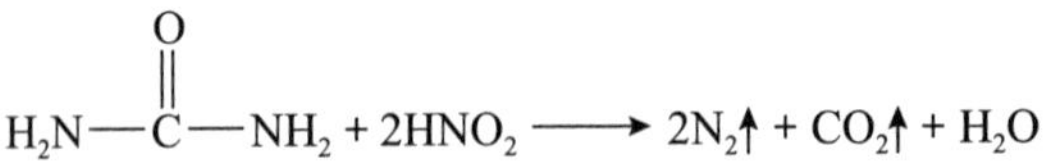

**4. 缩二脲的生成及缩二脲反应**　尿素加热到熔点以上达到 150～160 ℃时，两分子尿素间脱去一分子氨，生成缩二脲。

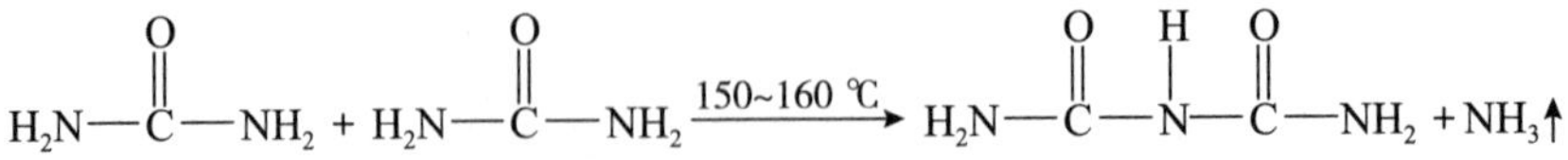

$$H_2N-\overset{\overset{O}{\|}}{C}-NH_2 + H_2N-\overset{\overset{O}{\|}}{C}-NH_2 \xrightarrow{150～160\ ℃} H_2N-\overset{\overset{O}{\|}}{C}-\overset{\overset{H}{|}}{N}-\overset{\overset{O}{\|}}{C}-NH_2 + NH_3\uparrow$$
缩二脲

在缩二脲的碱性溶液中加入适量硫酸铜溶液，即呈紫红色或紫色，这个反应称为缩二脲反应（biuret reaction）。凡分子中含两个或两个以上酰胺键的化合物（如蛋白质、多肽），均能发生缩二脲反应。

尿素在农业上用作高效固体氮肥，也是有机合成的重要原料，用于合成药物、塑料等。尿素本身也是药物，对降低脑颅内压和眼内压有显著疗效。

### （二）丙二酰脲

丙二酰脲可由丙二酸二乙酯与尿素在乙醇钠作用下发生缩合而得。

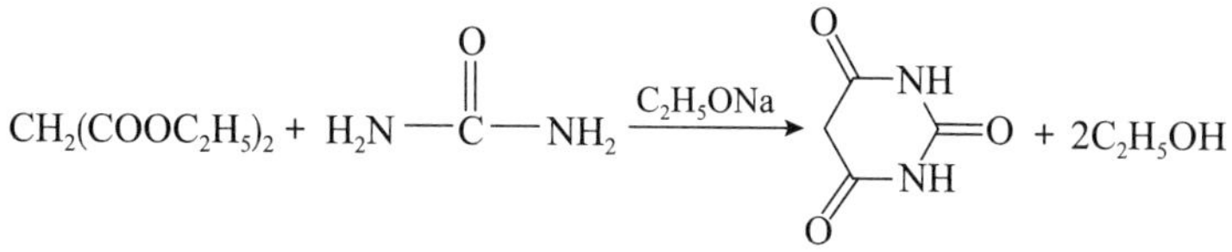

丙二酰脲

丙二酰脲分子中含有一个活泼甲叉基及两个二酰亚胺基的结构，可发生酮式 - 烯醇式互变异构。

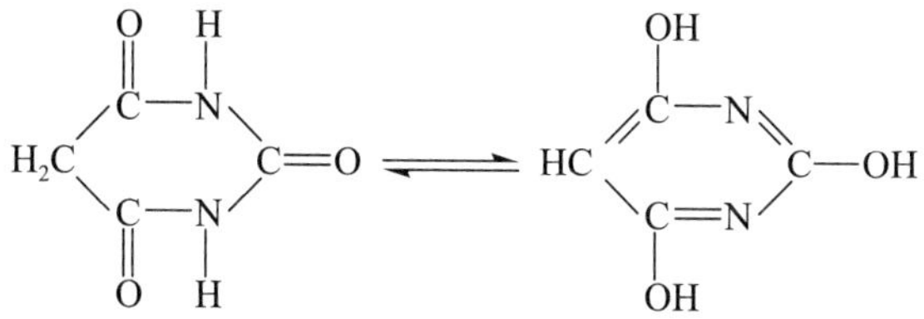

因为丙二酰脲的烯醇式呈酸性（$pK_a$=3.98），所以丙二酰脲又称巴比妥酸（barbituric acid）。巴比妥酸本身没有药理作用，但甲叉基上的两个氢原子被烃基取代后的衍生物，却是一类重要的具有镇静、催眠和麻醉作用的药物，这些药物总称为巴比妥类药物。其通式如下：

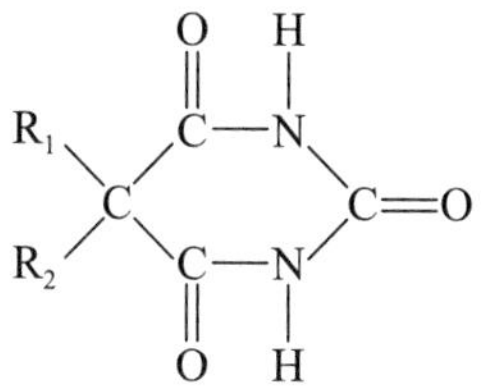

| | | |
|---|---|---|
| $R_1=R_2=C_2H_5$ | | 巴比妥 |
| $R_1=C_2H_5$ | $R_2=C_6H_5$ | 苯巴比妥 |
| $R_1=C_2H_5$ | $R_2=C_5H_{11}$ | 戊巴比妥 |
| $R_1=C_2H_5$ | $R_2=C_2H_4CH(CH_3)_2$ | 异戊巴比妥 |

巴比妥类药物有成瘾性，用量过大会危及生命。

## 习题十八

1. 写出分子式为 $C_4H_{11}N$ 的所有胺的结构式。
2. 写出下列化合物的名称或结构式。

（1）$(CH_3)_2NC_2H_5$　　（2）$CH_3NHCH(CH_3)_2$

（3）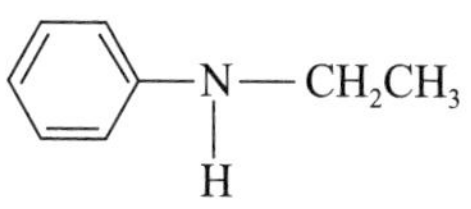　　（4）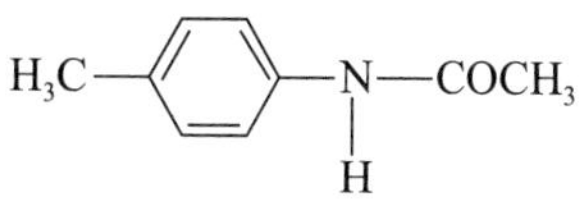

（5）$[(C_2H_5)_2N(CH_3)_2]^+I^-$　　（6）$(CH_3)_3C—C(C_2H_5)_2NH_2$

（7）反 - 环己 -1,4- 二胺　　（8）氢氧化四甲铵

（9）*N*- 甲基丙酰胺　　（10）4- 甲氧基 -*N*- 甲基苯胺

3. 比较下列物质碱性的相对强弱。

（1）氨、N-甲基苯胺、乙胺

（2）甲胺、苯胺、乙酰胺、氨、二甲胺、三甲胺、氢氧化四甲铵

（3）氨、苯胺、甲胺、环己胺

（4）乙胺、二乙胺、乙酰胺、尿素

4. 完成下列化学反应。

（1）

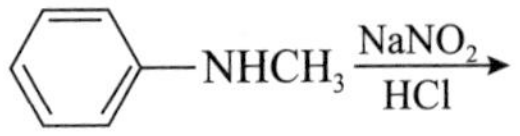

$$\langle \text{苯环} \rangle\text{—NHCH}_3 \xrightarrow[\text{HCl}]{\text{NaNO}_2}$$

（2）

$$\langle \text{苯环} \rangle\text{—N(CH}_2\text{CH}_3)_2 \xrightarrow[\text{8 ℃}]{\text{NaNO}_2/\text{HCl}}$$

（3）

$$\text{CH}_3\text{NH}_2 + \text{（丁二酸酐）} \longrightarrow$$

（4）

$$\langle \text{苯环} \rangle\text{—NH}_2 \xrightarrow[\text{5 ℃}]{\text{NaNO}_2/\text{HCl}}$$

（5）

$$\text{CH}_3\text{CH}_2\overset{\displaystyle O}{\overset{\|}{\text{C}}}\text{NH}_2 + \text{H}_2\text{O} \xrightarrow{\text{H}^+}$$

（6）

$$\text{H}_2\text{N}\overset{\displaystyle O}{\overset{\|}{\text{—C—}}}\text{NH}_2 + \text{HNO}_2 \longrightarrow$$

5. 用化学方法鉴别下列各组化合物。

（1）甲胺、二甲胺、三甲胺

（2）苯酚、苯胺、苄胺

（3）苯胺、N-甲基苯胺、N, N-二乙基苯胺

（4）苯胺、苯酚、苯甲酸、甲苯

6. 指出下面化合物中碱性最强的氮原子。

（1）

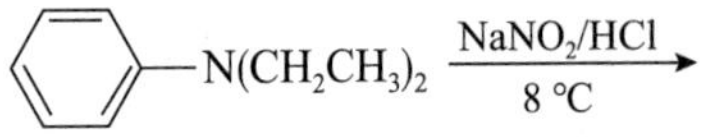

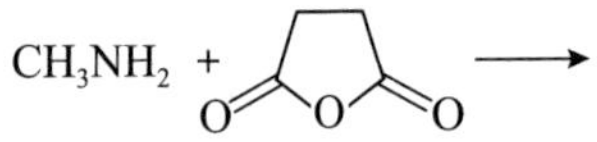

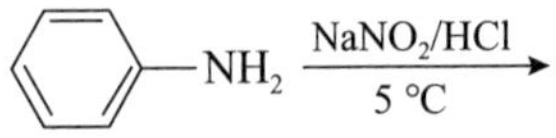

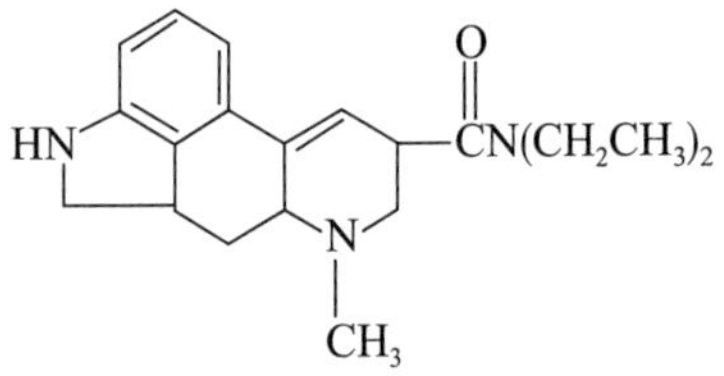

（2）

$$\text{H}_2\text{N}\text{—}\langle \text{苯环} \rangle\text{—}\overset{\displaystyle O}{\overset{\|}{\text{C}}}\text{—OCH}_2\text{NH}_2$$

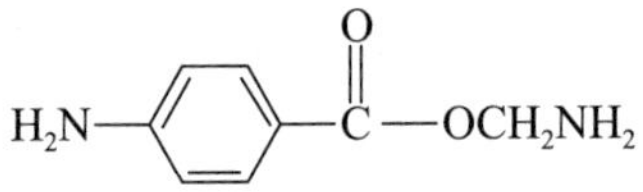

7. 分子式均为 $C_4H_{11}N$ 的三个化合物 A、B、C。A 与亚硝酸结合成盐，而 B 和 C 分别与亚硝酸作用时除了有气体放出外，在生成的其他产物中还含有四个碳原子的醇；氧化 B 所得的醇生成异丁酸，氧化 C 所得的醇则生成酮。推断 A、B、C 的结构式，并写出反应式。

（郭建敏）

# 第十九章

# 取代羧酸

第十九章数字资源

羧酸分子中烃基上的氢原子被其他原子或基团取代所生成的化合物称为取代羧酸（substituted carboxylic acid）。常见的取代羧酸有卤代酸、羟基酸、羰基酸和氨基酸等。本章主要介绍羟基酸、酮酸和氨基酸，它们在生命代谢和有机合成中非常重要。

## 第一节 羟 基 酸

羟基酸（hydroxy acid）含羧基和羟基两种官能团，按羟基所连的烃基不同分为醇酸（alcoholic acid）和酚酸（phenolic acid）。

### 一、命名

醇酸的系统命名法是以羧酸为母体，羟基为取代基，用阿拉伯数字或希腊字母表示羟基的位置，称为羟基某酸。自然界存在的醇酸常用其俗名。

$CH_3CHCOOH$
　　|
　　$OH$

2-羟基丙酸（乳酸）
2-hydroxypropanoic acid(lactic acid)

$HOOCCHCH_2COOH$
　　|
　　$OH$

2-羟基丁二酸（苹果酸）
2-hydroxybutanedioic acid(malic acid)

$CH_2CH_2CH_2COOH$
|
$OH$

4-羟基丁酸
4-hydroxybutyric acid

　　$OH$
　　|
$HOOCCH_2CCH_2COOH$
　　|
　　$COOH$

2-羟基丙烷-1,2,3-三甲酸（柠檬酸或枸橼酸）
2-hydroxypropane-1,2,3-tricarboxylic acid(citric acid)

酚酸的命名是以羧酸为母体，羟基为取代基，用阿拉伯数字或邻、间、对表明羟基在芳环上的位置。

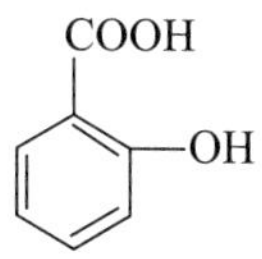


邻羟基苯甲酸（水杨酸）
*o*-hydroxybenzoic acid
(salicylic acid)

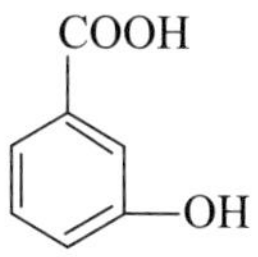


间羟基苯甲酸
*m*-hydroxybenzoic acid

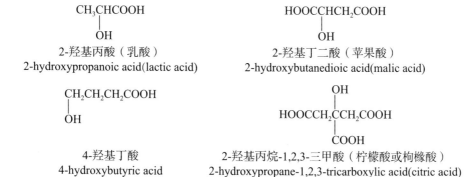

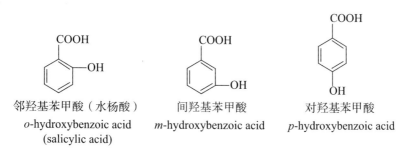

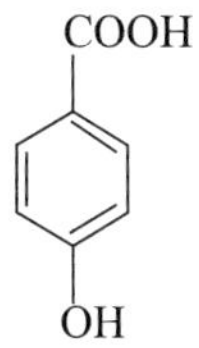


对羟基苯甲酸
*p*-hydroxybenzoic acid

COOH

HO OH
OH

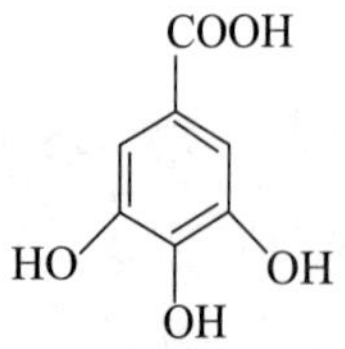

3,4,5-三羟基苯甲酸（没食子酸）
3,4,5-thrihydroxybenzoic acid(gallic acid)

COOH

OH
OH

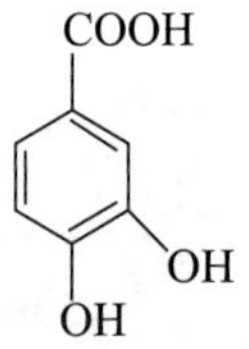

3,4-二羟基苯甲酸（原儿茶酸）
3,4-dihydroxybenzoic acid(protocatechuic acid)

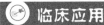

**临床应用**

**乳酸在临床上的应用**

乳酸蒸气可用于病房、手术室、实验室等场所消毒，能有效地杀灭空气中的细菌。将乳酸聚合得到的聚乳酸抽成丝纺成的线是良好的外科缝合线，伤口愈合后不必拆除，在人体内能自动降解为乳酸而被吸收，没有不良反应，尤其是用于体内手术缝线，可免除患者二次手术拆线的痛苦。聚乳酸还可做成粘接剂，在器官移植和接骨中应用。临床上，乳酸可直接配制成药物或制备成乳酸盐使用，如乳酸钠用于纠正代谢性酸中毒，乳酸钙用于预防和治疗佝偻病、骨质疏松症、手足抽搐、骨发育不全等缺钙性疾病。

## 二、物理性质

醇酸一般为结晶或黏稠液体，大都有旋光性；水溶性比相应的羧酸大，低级醇酸可与水混溶；熔点比相应的羧酸高。酚酸为晶体，分子中的羧基和羟基能与水分子形成氢键，与相应的醇、酚和羧酸相比，酚酸的水溶性更大、熔点和沸点更高。

## 三、化学性质

### （一）酸性

由于羟基的吸电子诱导效应，醇酸的酸性比相应的羧酸强，并随羟基与羧基距离的增大而酸性减弱。

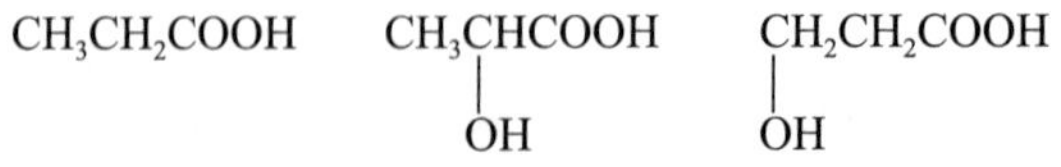

$$CH_3CH_2COOH \quad\quad CH_3CHCOOH \quad\quad CH_2CH_2COOH$$
$$\qquad\qquad\qquad\qquad\qquad OH \qquad\qquad OH$$

$\mathrm{p}K_a$:       4.87          3.87             4.51

邻羟基苯甲酸的酸性较其间位或对位异构体显著增强，这是因为酚羟基的氢与羧基中羰基氧以分子内氢键形成环状结构，增强了羧基中 O—H 键的极性，使氢更易解离。

$\mathrm{p}K_a$:     2.98         4.12         4.17         4.54

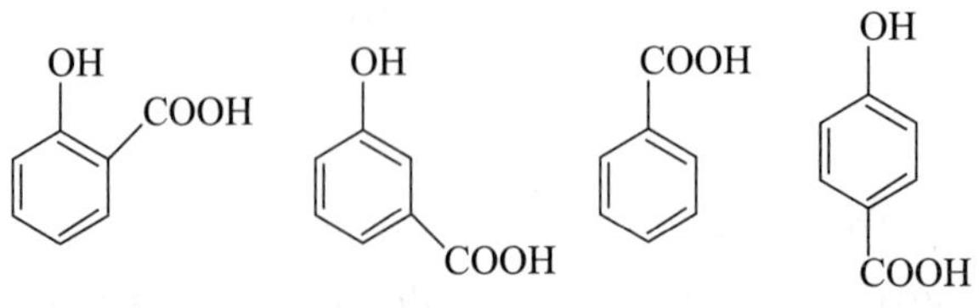

## （二）醇酸的脱水反应

醇酸对热较敏感，加热或与脱水剂共热发生脱水反应，脱水方式随羧基和羟基的相对位置不同而不同。

$\alpha$- 醇酸受热发生两分子间交叉脱水，生成六元环交酯。交酯多为晶体，与酯类性质相似，与酸或碱共热易发生水解生成原来的醇酸。

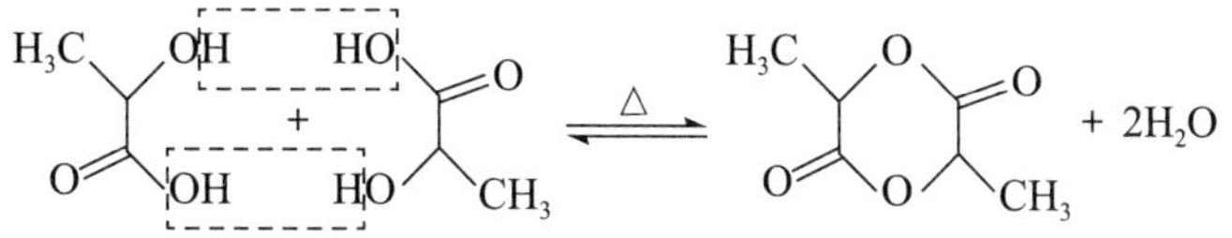

$\beta$- 醇酸受热时，$\beta$- 羟基与相邻的 $a$-H 发生分子内脱水，生成 $\alpha,\beta$- 不饱和酸。

$$CH_3CH_2\!-\!\underset{\underset{OH}{|}}{CH}\!-\!\underset{\underset{H}{|}}{CH}\!-\!COOH \xrightarrow{\triangle} CH_3CH_2CH\!=\!CHCOOH + H_2O$$

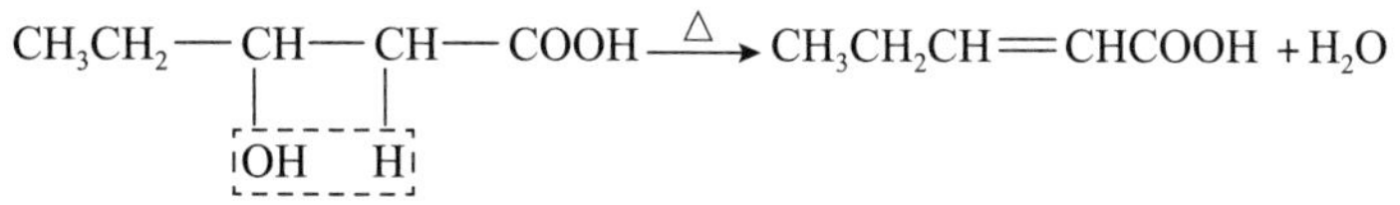

$\gamma$- 醇酸极不稳定，室温下自动发生分子内脱水，生成五元环内酯。因此游离的 $\gamma$- 醇酸不易得到。

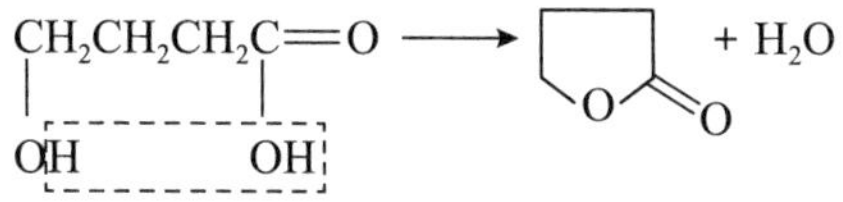

$\delta$- 醇酸脱水生成六元环内酯，但反应较 $\gamma$- 醇酸难，需加热才能进行。

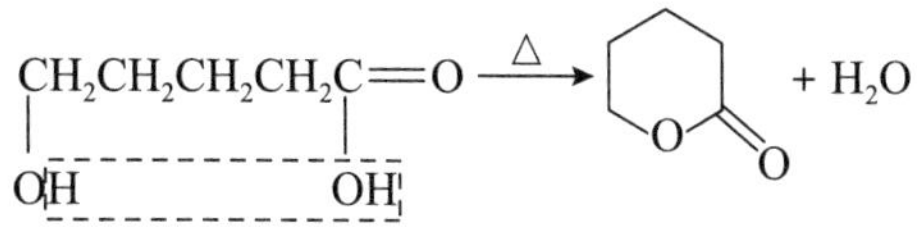

## （三）醇酸的氧化反应

醇酸中的羟基比醇中的羟基易被氧化，如 Tollens 试剂不能氧化醇，但能把 $\alpha$- 醇酸氧化为 $\alpha$- 酮酸。

$$CH_3\underset{\underset{OH}{|}}{CH}COOH \xrightarrow[\triangle]{Tollens试剂} CH_3\underset{\underset{O}{\|}}{C}COONH_4 + Ag\downarrow + NH_3\uparrow$$

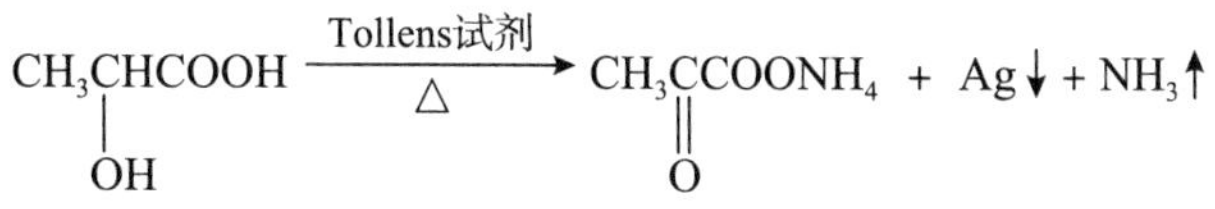

醇酸在生物体内酶的催化下发生脱氢氧化反应。

$$CH_3\underset{\underset{OH}{|}}{CH}CH_2COOH \xrightleftharpoons[+2H]{-2H} CH_3\underset{\underset{O}{\|}}{C}CH_2COOH$$

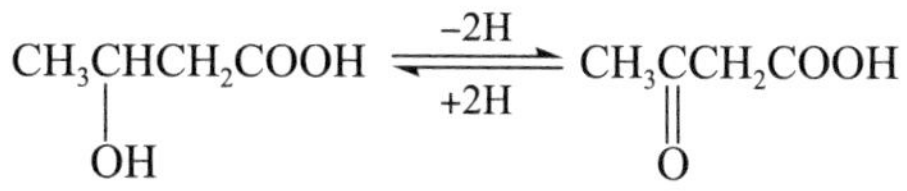

## （四）酚酸的脱羧反应

羟基位于羧基的邻位或对位的酚酸加热至熔点以上时，易分解脱羧生成相应的酚。

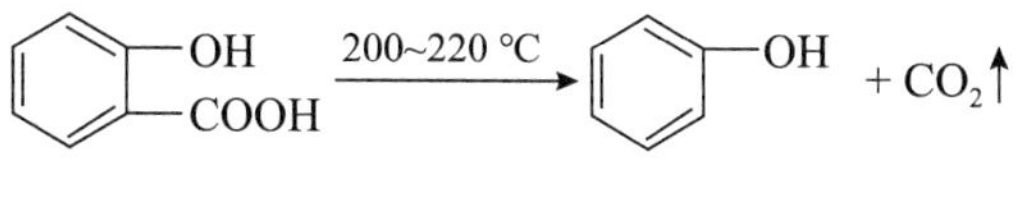

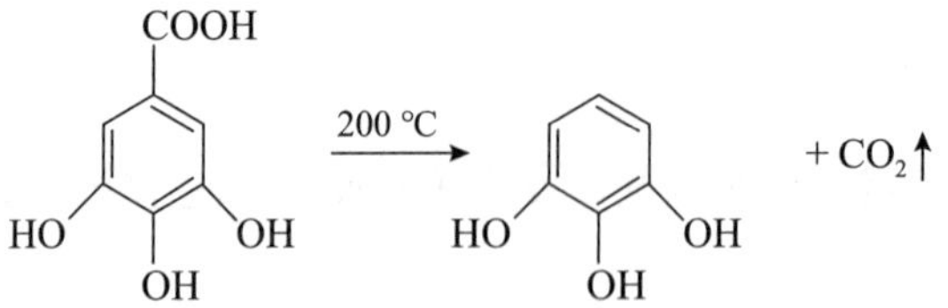

## 四、重要的酚酸——水杨酸及其衍生物

水杨酸又名柳酸，化学名称为邻羟基苯甲酸，因存在于柳树或水杨树皮中得名。它是无色针状结晶，熔点 159 ℃，79 ℃时升华；微溶于水，易溶于沸水、乙醇、乙醚和氯仿。水杨酸具有杀菌、防腐、解热、镇痛作用，能抑制体内某些前列腺素的合成。由于其对胃刺激性强，不宜内服，常作外用药物。内服则多用其衍生物，主要有乙酰水杨酸、水杨酸甲酯和对氨基水杨酸等。

乙酰水杨酸的商品名为阿司匹林，为白色针状结晶，熔点 143 ℃，微溶于水，常用作解热镇痛药。

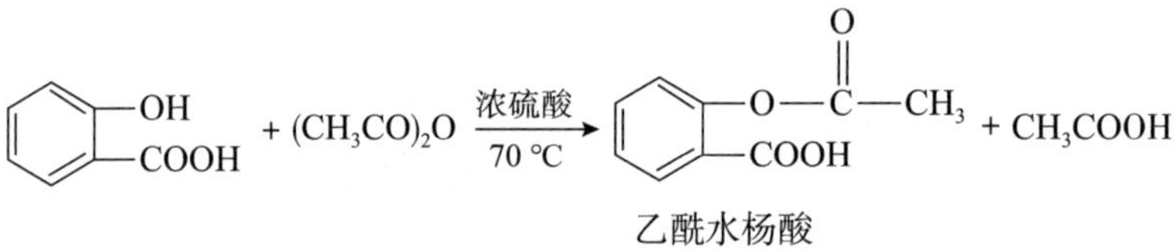

近年报道，成人每日服用低剂量的肠溶性阿司匹林，可降低急性心肌梗死、冠状动脉血栓患者的死亡率。

水杨酸甲酯俗称冬青油，从冬青树叶中提取而得，为无色液体，沸点 190 ℃，具有特殊香味，可用作配制牙膏、糖果等的香精，还可用作外用扭伤药。

对氨基水杨酸，简称为“PAS”，化学名称为 4- 氨基 -2- 羟基苯甲酸，为白色粉末，微溶于水，常与链霉素、异烟肼等抗结核药共用，可增强疗效。

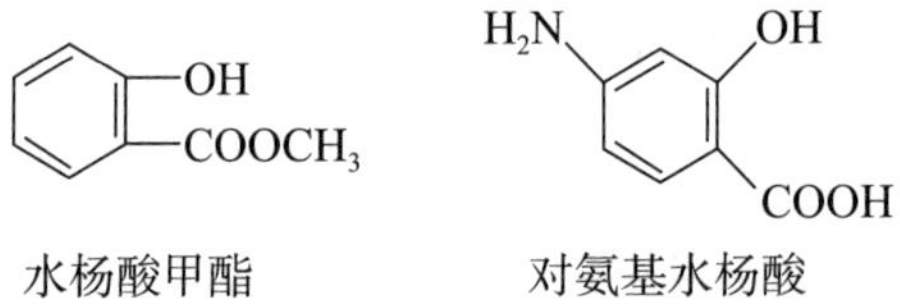

# 第二节 酮 酸

## 一、分类和命名

酮酸（keto acid）分子中具有酮基和羧基两种官能团。根据酮基和羧基的相对位置不同将其分为 $\alpha$、$\beta$、$\gamma$、$\delta$……酮酸。脂类、糖类和蛋白质在体内代谢主要产生 $\alpha$- 酮酸和 $\beta$- 酮酸。

酮酸的系统命名法，是以羧酸为母体，氧亚基（═O）作为取代基，并用阿拉伯数字或希腊字母标出氧亚基的位置。医学上，习惯称为“某酮酸”或“某酰某酸”。

$$CH_3-\overset{\displaystyle O}{\overset{\|}{C}}-COOH$$

$\alpha$-氧亚基丙酸（丙酮酸）

$\alpha$-oxobutanoic acid (pyruvic acid)

$$H_3C-\overset{\displaystyle O}{\overset{\|}{C}}-CH_2COOH$$

$\beta$-氧亚基丁酸（$\beta$-丁酮酸、乙酰乙酸）

$\beta$-oxobutyric acid ($\beta$-butanone acid, cetoacetic acid)

$$HOOC-\overset{\displaystyle O}{\overset{\|}{C}}-CH_2COOH$$

$\alpha$-氧亚基丁二酸（丁酮二酸，草酰乙酸）

$\alpha$-oxosuccinic acid (butanone diacid, oxaloacetic acid)

$$CH_3\overset{\displaystyle O}{\overset{\|}{C}}CH_2\overset{\displaystyle O}{\overset{\|}{C}}CH_2COOH$$

3,5-二氧亚基己酸

3,5-dioxohexanoic acid

## 二、化学性质

### （一）酸性

酮基的吸电子诱导效应比羟基强，使酮酸的酸性比相应的醇酸和羧酸强。酮基离羧基越近，酮酸的酸性越强。

$$CH_3\underset{\underset{\displaystyle O}{\|}}{C}COOH > CH_3\underset{\underset{\displaystyle O}{\|}}{C}CH_2COOH > CH_3\underset{\underset{\displaystyle OH}{|}}{C}HCOOH > HOCH_2CH_2COOH$$

$pK_a$:　2.49　　3.51　　3.87　　4.51

### （二）$\alpha$-酮酸的分解反应

$\alpha$-酮酸在稀硫酸作用下受热脱羧，生成少一个碳原子的醛。

$$CH_3CH_2CH_2\overset{\displaystyle O}{\overset{\|}{C}}COOH \xrightarrow[150\ ^\circ C]{稀H_2SO_4} CH_3CH_2CH_2CHO + CO_2\uparrow$$

$\alpha$-酮酸在浓硫酸作用下受热脱去羰基，生成少一个碳原子的羧酸。

$$CH_3CH_2CH_2\overset{\displaystyle O}{\overset{\|}{C}}COOH \xrightarrow[\triangle]{浓H_2SO_4} CH_3CH_2CH_2COOH + CO\uparrow$$

### （三）$\alpha$-酮酸的氧化反应

$\alpha$-酮酸极易被氧化，弱氧化剂如银氨溶液就能将其氧化，相同条件下酮和羧酸则难被氧化。

$$CH_3CH_2CH_2\overset{\displaystyle O}{\overset{\|}{C}}COOH \xrightarrow[\triangle]{Tollens试剂} CH_3CH_2CH_2COONH_4 + CO_2\uparrow + Ag\downarrow + NH_3\uparrow$$

### （四）$\alpha$-酮酸的氨基化反应

$\alpha$-酮酸与氨在催化剂（如生物体内的酶）作用下可转变为氨基酸，称为$\alpha$-酮酸的氨基化反应（amination reaction）。

Note

生物体内的 α- 酮酸与 α- 氨基酸在各种转氨酶作用下发生相互转换，产生新的 α- 酮酸和 α- 氨基酸。

$$\underset{\text{谷氨酸}}{{}^{-}OOCCH_2CH_2\overset{NH_3^+}{\overset{|}{C}}HCOO^-} + \underset{\text{丙酮酸}}{CH_3\overset{O}{\overset{\|}{C}}COOH} \xrightarrow{GPT} \underset{\text{戊酮酸}}{HOOCCH_2CH_2\overset{O}{\overset{\|}{C}}COOH} + \underset{\text{丙氨酸}}{CH_3\overset{NH_3^+}{\overset{|}{C}}HCOO^-}$$

### （五）β- 酮酸的分解反应

β- 酮酸比 α- 酮酸更易脱羧生成酮，并放出 $CO_2$，称为 β- 酮酸的酮式分解（ketonic cleavage）。

$$CH_3CH_2\overset{O}{\overset{\|}{C}}CH_2COOH \xrightarrow{\text{微热}} CH_3CH_2\overset{O}{\overset{\|}{C}}CH_3 + CO_2\uparrow$$

β- 酮酸与浓碱共热时，羰基碳原子和 α- 碳原子之间的 σ 键断裂，生成两分子羧酸盐，称为 β- 酮酸的酸式分解（acid cleavage）。

$$CH_3CH_2CH_2\overset{O}{\overset{\|}{C}} \vdots CH_2COOH \xrightarrow[\triangle]{\text{浓}NaOH} CH_3CH_2CH_2COONa + CH_3COONa$$

**知识拓展**

**酮　体**

在肝中，脂肪酸氧化分解的中间产物 β- 丁酮酸、β- 羟基丁酸和丙酮在医学上合称为酮体（acetone body）。正常人血液中酮体的含量低于 $10\ mg \cdot L^{-1}$。糖尿病患者因糖代谢异常，需消耗脂肪供给能量，导致血液中酮体含量在 $3 \sim 4\ g \cdot L^{-1}$。由于 β- 丁酮酸和 β- 羟基丁酸均有较强的酸性，因此晚期糖尿病患者酮体含量过高时易发生酮症酸中毒。

临床上检查糖尿病患者尿液中是否存在酮体的方法：在干净试管中加入 5 ml 尿液，再加入 5 滴 10% HAc 和 5 滴新制的 $0.05\ mol \cdot L^{-1}$ 亚硝酰铁氰化钠溶液，混匀后，用滴管沿管壁慢慢加入 0.5 ml 氨水至液面，静置 5 分钟。若试管中无颜色变化，表示无酮体；若试管尿液面出现紫色环，则表示有酮体。

## 第三节　氨 基 酸

氨基酸（amino acid）含有羧基和氨基两种官能团。氨基酸是组成蛋白质的基本单位，一些氨基酸可直接用作药物。

## 一、结构与构型

天然氨基酸约有 300 多种，但组成生物体内蛋白质的氨基酸只有 20 种，其结构通式如下：

$$(H)\ R-\underset{H}{\underset{|}{\overset{NH_2}{\overset{|}{C}}}}-COOH$$

表 19-1 中的 20 种氨基酸，除脯氨酸（为 α- 亚氨基酸）外均为 α- 氨基酸。除甘氨酸外，其他 19 种氨基酸都是具有光学活性的手性分子。

氨基酸的构型通常采用 D/L 构型标记法，生物体内具有旋光性的氨基酸均为 L- 型。若采用 *R*/*S* 构型标记法，除半胱氨酸为 *R*- 型外，其余均为 *S*- 型。

**表 19-1　组成蛋白质的 20 种氨基酸**

| 名称 | 缩写 | 结构式 | 等电点 |
|---|---|---|---|
| 中性氨基酸 | | | |
| 甘氨酸（glycine）<br>（氨基乙酸） | 甘（Gly） | $H_2NCH_2COOH$ | 5.97 |
| 丙氨酸（alanine）<br>（α- 氨基丙酸） | 丙（Ala） | $CH_3\underset{NH_2}{\underset{\mid}{C}}HCOOH$ | 6.02 |
| 丝氨酸（serine）<br>（α- 氨基 -β- 羟基丙酸） | 丝（Ser） | $HOCH_2\underset{NH_2}{\underset{\mid}{C}}HCOOH$ | 5.68 |
| 半胱氨酸（cysteine）<br>（α- 氨基 -β- 巯基丙酸） | 半胱（Cys） | $HSCH_2\underset{NH_2}{\underset{\mid}{C}}HCOOH$ | 5.07 |
| 谷氨酰胺（glutamine）<br>（α- 氨基戊酰胺酸） | 谷酰（Gln） | $H_2N\underset{O}{\underset{\Vert}{C}}CH_2CH_2\underset{NH_2}{\underset{\mid}{C}}HCOOH$ | 5.65 |
| 苏氨酸（threonine）*<br>（α- 氨基 -β- 羟基丁酸） | 苏（Thr） | $CH_3\underset{OH}{\underset{\mid}{C}}H\underset{NH_2}{\underset{\mid}{C}}HCOOH$ | 5.60 |
| 蛋氨酸（methionine）*<br>（α- 氨基 -γ- 甲巯基丁酸） | 蛋（Met） | $CH_3SCH_2CH_2\underset{NH_2}{\underset{\mid}{C}}HCOOH$ | 5.74 |
| 缬氨酸（valine）*<br>（α- 氨基 -β- 甲基丁酸） | 缬（Val） | $CH_3\overset{CH_3}{\overset{\mid}{C}}H\underset{NH_2}{\underset{\mid}{C}}HCOOH$ | 5.96 |
| 亮氨酸（leucine）*<br>（α- 氨基 -γ- 甲基戊酸） | 亮（Leu） | $CH_3\underset{CH_3}{\underset{\mid}{C}}HCH_2\underset{NH_2}{\underset{\mid}{C}}HCOOH$ | 5.98 |
| 异亮氨酸（isoleucine）*<br>（α- 氨基 -β- 甲基戊酸） | 异亮（Ile） | $CH_3CH_2\overset{CH_3}{\overset{\mid}{C}}H\underset{NH_2}{\underset{\mid}{C}}HCOOH$ | 6.02 |

续表

| 名称 | 缩写 | 结构式 | 等电点 |
|---|---|---|---|
| 苯丙氨酸（phenylalanine）*<br>（α- 氨基 -β- 苯基丙酸） | 苯丙（Phe） | 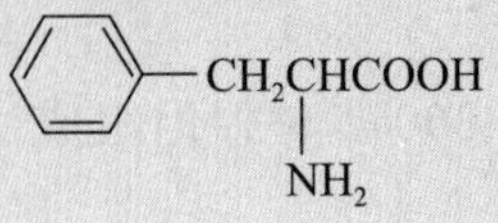 | 5.48 |
| 酪氨酸（tyrosine）<br>（α- 氨基 -β- 对羟苯基丙酸） | 酪（Tyr） | 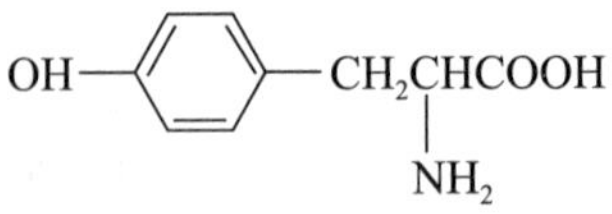 | 5.66 |
| 脯氨酸（proline）<br>（α- 羧基四氢吡咯） | 脯（Pro） | 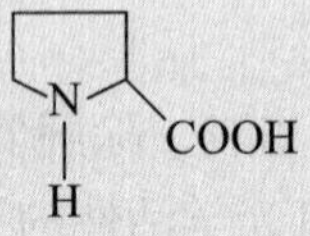 | 6.30 |
| 色氨酸（tryptophane）*<br>[α- 氨基 -β-(3- 吲哚基 ) 丙酸 ] | 色（Try） | 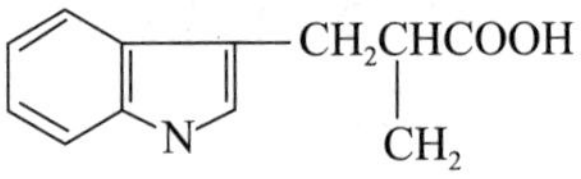 | 5.89 |
| 酸性氨基酸 | | | |
| 天门冬氨酸（aspartic acid）<br>（α- 氨基丁二酸） | 天门冬（Asp） | 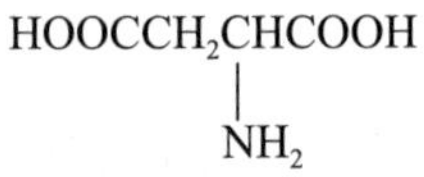 | 2.77 |
| 谷氨酸（glutamic acid）<br>（α- 氨基戊二酸） | 谷（Glu） | 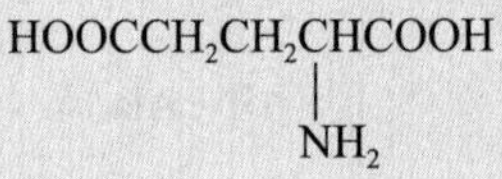 | 3.22 |
| 碱性氨基酸 | | | |
| 精氨酸（arginine）<br>（α- 氨基 -δ- 胍基戊酸） | 精（Arg） | 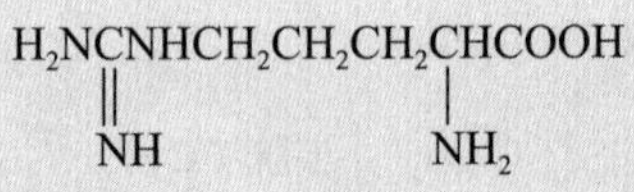 | 10.76 |
| 赖氨酸（lysine）*<br>（α,ε- 二氨基己酸） | 赖（Lys） | 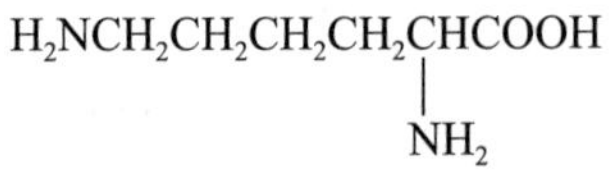 | 9.74 |
| 组氨酸（histidine）<br>[α- 氨基 -β-(4- 咪唑 ) 丙酸 ] | 组（His） | 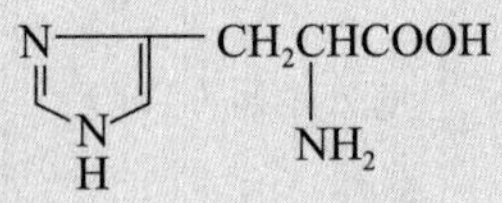 | 7.59 |

注：标 * 者为必需氨基酸

## 二、分类与命名

根据氨基和羧基相对位置，氨基酸可分为 α、β、γ……氨基酸；根据氨基酸所含氨基和羧基的数目分为中性氨基酸（氨基与羧基数目相等）、酸性氨基酸（羧基数目多于氨基）和碱性氨基酸（含氮的碱性基团和氨基数目多于羧基）。根据分子中烃基的类型，分为脂肪族、芳香族和杂环氨基酸三大类。

氨基酸可用系统命名法命名，习惯上根据来源或某些特性使用俗名，如丝氨酸来源于蚕丝，天冬氨酸来源于天冬植物，胱氨酸最早来源于尿结石。

## 三、物理性质

α- 氨基酸为无色结晶，熔点较高，为 200～300 ℃，加热至熔点温度会分解。α- 氨基酸一般易溶于水，难溶于乙醇、乙醚、苯等有机溶剂。

## 四、化学性质

氨基酸分子同时含有氨基和羧基，具有氨基和羧基的典型性质，也具有分子内两个基团之间相互作用、相互影响的一些特殊性质。

### （一）两性解离与等电点

氨基酸是一种两性化合物，分子中既有酸性的羧基，又有碱性的氨基，与强碱或强酸都能生成盐。氨基酸分子中的羧基和氨基还能相互作用生成内盐。

$$R-\underset{\underset{NH_2}{|}}{CH}-COOH \rightleftharpoons R-\underset{\underset{NH_3^+}{|}}{CH}-COO^-$$

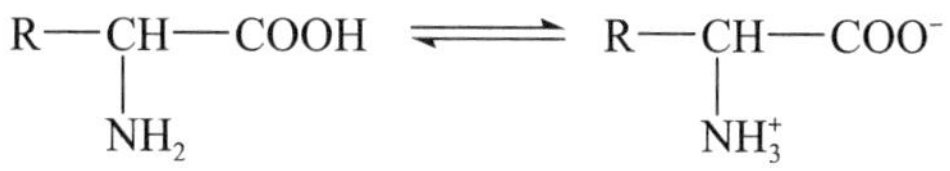

内盐分子中既有正离子，又有负离子，称为两性离子（zwitter ion）或偶极离子（dipolarion）。氨基酸在晶体状态时主要以偶极离子形式存在。内盐结构使氨基酸具有类似离子化合物的性质，如熔点高、易溶于水、难溶于有机溶剂。

在水溶液中，氨基酸的两性离子既可与 $H^+$ 结合成正离子，也可失去 $H^+$ 成为负离子，这三种离子在水溶液中通过得失 $H^+$ 而建立下述平衡：

$$\underset{\underset{NH_2}{|}}{RCHCOOH}$$

$$\underset{\underset{NH_3^+}{|}}{RCHCOOH} \underset{H^+}{\overset{OH^-}{\rightleftharpoons}} \underset{\underset{NH_3^+}{|}}{RCHCOO^-} \underset{H^+}{\overset{OH^-}{\rightleftharpoons}} \underset{\underset{NH_2}{|}}{RCHCOO^-}$$

阳离子       偶极离子       阴离子

pH<pI       pH=pI       pH>pI

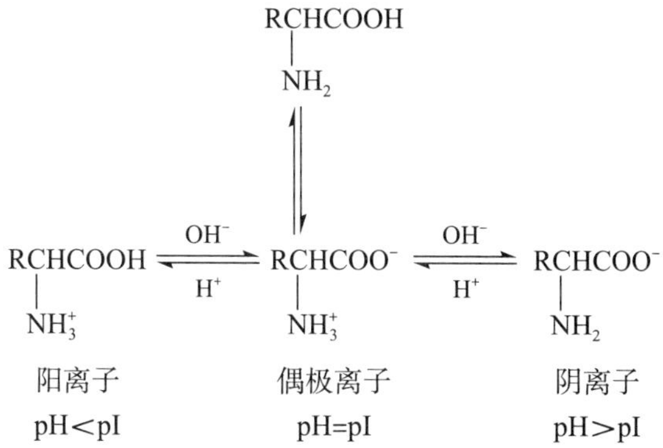

不同 pH 的水溶液中氨基酸的带电情况不同，在电场中的行为也不同。通常，氨基酸在酸性溶液中以正离子形式存在，在电场中泳向负极；在碱性溶液中以负离子形式存在，在电场中泳向正极。当溶液调至某一特定 pH 时，氨基酸刚好以偶极离子形式存在，净电荷为零，呈电中性，在电场中既不泳向负极，也不泳向正极，此时溶液的 pH 称为该氨基酸的等电点（isoelectric point），用 pI 表示。20 种氨基酸的等电点见表 19-1。

由于氨基和羧基的解离能力不同（羧基的解离程度大于氨基），中性氨基酸的等电点一般为 5.0～6.3，酸性氨基酸的等电点为 2.8～3.2，碱性氨基酸的等电点为 7.6～10.8。

等电点是每一种氨基酸的特有常数（氨基酸的 pI 值主要取决于羧基和氨基的解离常数）。等电点时，氨基酸的溶解度最小，容易从溶液中析出。利用这一特性，可以分离和纯化氨基酸。

### （二）与亚硝酸反应

除亚氨基酸（如脯氨酸）外，α- 氨基酸中的氨基能与亚硝酸作用生成 α- 羟基酸，并定量放出氮气。

$$CH_3CH_2CH(NH_2)COOH + HNO_2 \longrightarrow CH_3CH_2CH(OH)COOH + N_2\uparrow + H_2O$$

根据反应所放出氮气的量，可计算出氨基酸和蛋白质分子中氨基的含量。

### （三）显色反应

α- 氨基酸与水合茚三酮共热，经一系列反应，最终生成紫色的罗曼氏紫化合物，并定量放出二氧化碳。

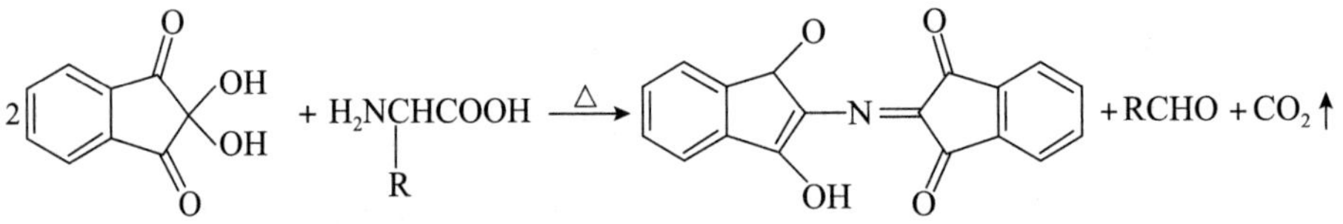


水合茚三酮　　　　　　　　　　罗曼氏紫

此反应可作为 α- 氨基酸定性、定量分析的依据。

### （四）成肽反应

两分子 α- 氨基酸在适当条件下（如浓 HCl）加热，脱水缩合生成二肽。

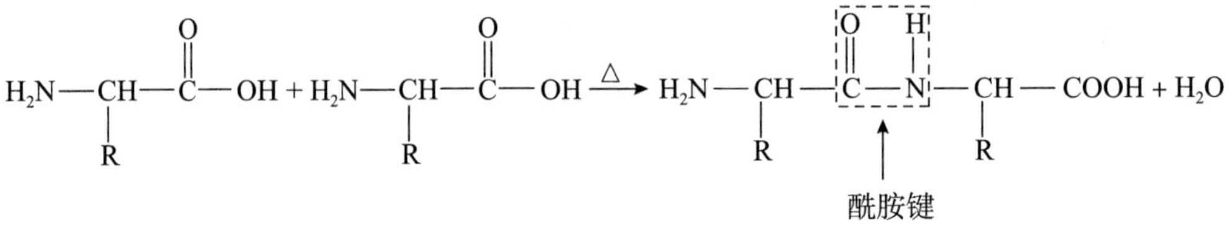


二肽分子中的酰胺键称为肽键（peptide bond），蛋白质分子中各氨基酸之间通过肽键相连。

## 习题十九

1. 根据名称写结构式或根据结构式命名。

（1）2- 羟基戊酸　（2）3- 氧亚基丁酸　（3）2- 羟基苯甲酸

（4）丙氨酸　（5）乙酰乙酸

（6）$HOOCCH(OH)CH_2CH_2COOH$

（7）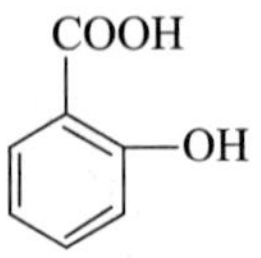


（8）$CH_3CH(OH)COOH$

（9）$CH_3CH(CH_3)COCH_2COOH$

（10）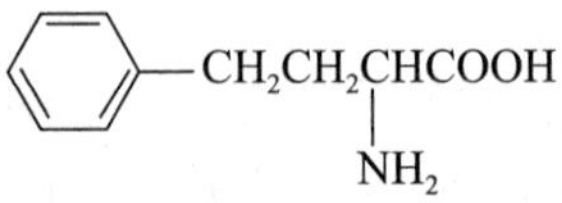

2. 完成下列反应方程式。

（1）$CH_3\overset{\overset{\displaystyle O}{\|}}{C}CH_2COOH \xrightarrow{\triangle}$

（2）$CH_3CH_2\underset{\underset{\displaystyle OH}{|}}{CH}CH_2COOH \xrightarrow{\triangle}$

（3）$CH_3CH_2\overset{\overset{\displaystyle O}{\|}}{C}COOH \xrightarrow[\triangle]{稀H_2SO_4}$

（4）邻-COOH, CH₂OH 苯 $\xrightarrow[\triangle]{H^+}$

（5）$CH_3\underset{\underset{\displaystyle NH_2}{|}}{CH}COOH + HNO_2 \longrightarrow$

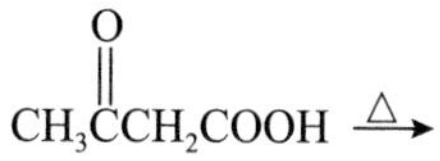

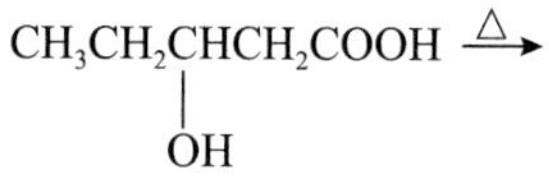

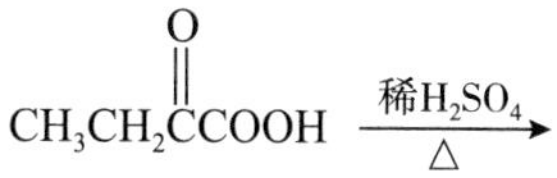

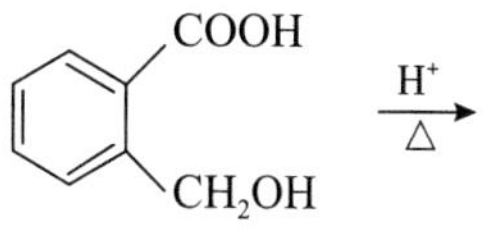

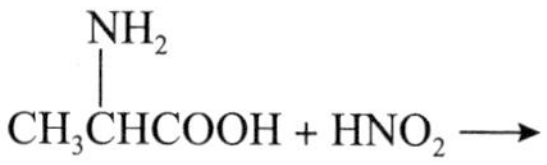

3. 用简单的化学方法鉴别下列化合物。

（1）丙酸、乳酸、乙酰乙酸

（2）水杨酸、乙酰水杨酸、苯丙氨酸

4. 根据氨基酸的等电点，写出在溶液的 pH 分别为 2，7，9.74 时，下列氨基酸主要存在的形式：①谷氨酸（pI=3.22）；②赖氨酸（pI=9.74）；③亮氨酸（pI=5.98）。

5. 阿司匹林（乙酰水杨酸）是一种常见的抗风湿、解热镇痛药物。为什么阿司匹林要在干燥处密闭保存？如何检查阿司匹林已经潮解变质？

6. 某化合物 A 分子式为 $C_7H_{10}O_3$，可与 2,4-二硝基苯肼发应生成沉淀；A 加热后生成环酮 B 并放出 $CO_2$ 气体，B 与肼发应生成环己酮腙，试写出 A、B 的结构式和相关反应方程式。

7. 某化合物的分子式为 $C_3H_7O_2N$，有旋光性，能与氢氧化钠或盐酸发应生成盐，能与醇生成酯，可与亚硝酸作用放出氮气，写出此化合物的结构式和各步反应式。

（傅春燕）

# 第二十章

第二十章数字资源

# 杂环化合物和生物碱

杂环化合物数目庞大，种类繁多，约占已知有机化合物的三分之一，大都具有明显的生理活性。如叶绿素、血红素、核酸的碱基、酶及辅酶都含有杂环结构；青霉素、头孢菌素、喹喏酮类药物及很多中草药中的有效成分（如治疗肿瘤的喜树碱、紫杉醇）都是含有杂环的有机化合物。

## 第一节　含氮杂环化合物

杂环化合物（heterocyclic compound）是指构成环系的原子除碳原子外还有其他原子的化合物。环中的非碳原子称为杂原子（heteroatom），常见的杂原子是 N、O、S。符合 Hückel 规则，具有芳香性，环系比较稳定的杂环化合物，称为芳杂环（aromatic heterocycle）。由于杂环化合物数目庞大，在此仅讨论芳杂环的分类和命名，以及重要含氮杂环化合物的结构和主要性质。

### 一、杂环化合物的分类和命名

#### （一）分类

杂环化合物根据环数的多少分为单杂环和稠杂环，单杂环又分为五元杂环和六元杂环等。常见杂环化合物的结构和名称见表 20-1。

表 20-1　常见杂环化合物的结构和名称

| 类别 | 杂环母体 | | | | | |
|---|---|---|---|---|---|---|
| 五元杂环 | 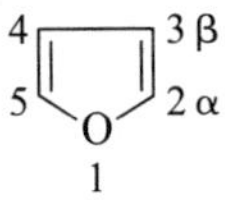<br>呋喃<br>furan | 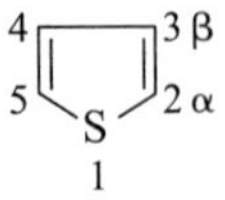<br>噻吩<br>hiophene | 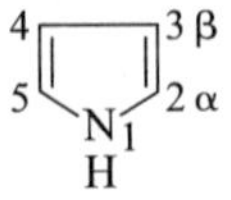<br>吡咯<br>pyrrole | 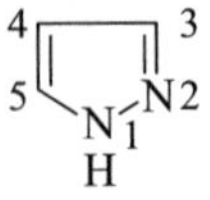<br>吡唑<br>pyrazole | 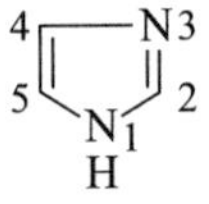<br>咪唑<br>thiazole | 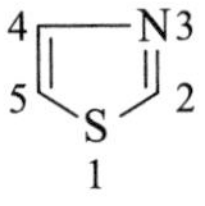<br>噻唑<br>thiazole |

续表

| 类别 | 杂环母体 | | | | |
|---|---|---|---|---|---|
| 六元杂环 | 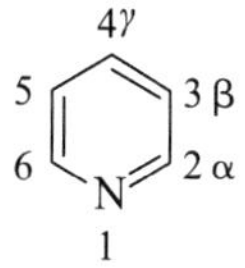<br>吡啶<br>pyridine | 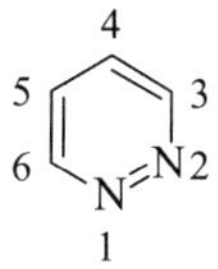<br>哒嗪<br>pyridazine | 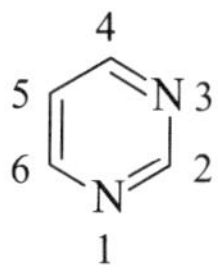<br>嘧啶<br>pyrimidine | 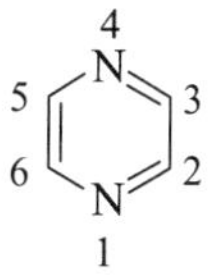<br>吡嗪<br>pyrazine | 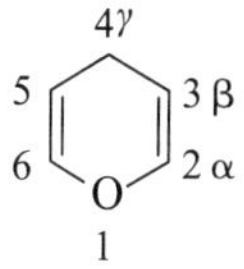<br>吡喃<br>pyrane |
| 稠杂环 | 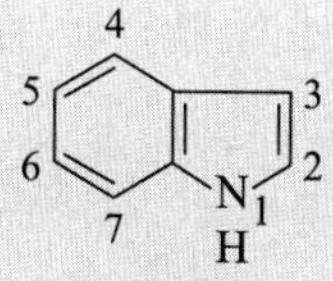<br>吲哚<br>indole | 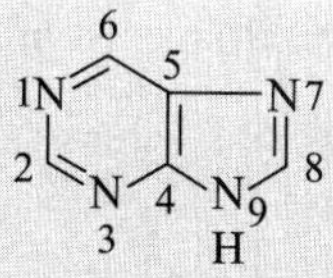<br>嘌呤<br>purine | 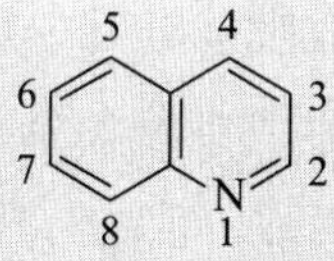<br>喹啉<br>quinoline | 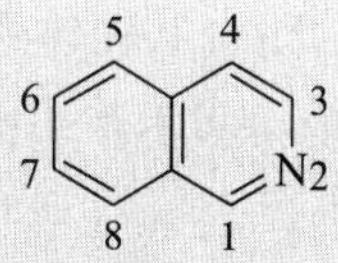<br>异喹啉<br>isoquinoline | |

## （二）命名

我国目前主要采用音译法命名，即将特定的45个杂环化合物的英文名称译成同音汉字，加上“口”字旁作为杂环的名称。当杂环上有取代基时，以杂环为母体，对环上的碳原子进行编号。编号的规则如下：

**1. 当环上只有一个杂原子时**　从杂原子开始编，依次用1、2、3……；或从靠近杂原子的碳原子开始，标以希腊字母 $\alpha$、$\beta$、$\gamma$……

**2. 当环上有几个不同的杂原子时**　按O、S、NH、N的先后顺序编号，并使杂原子的编号尽可能小。

**3. 稠杂环的编号**　有的按其相应的稠环芳烃的母环编号，从一端开始，共用碳原子一般不编号，编号时使杂原子的编号尽可能小，并遵守杂原子的优先顺序。有的稠杂环母环（如吲哚、嘌呤）有特定的编号原则。

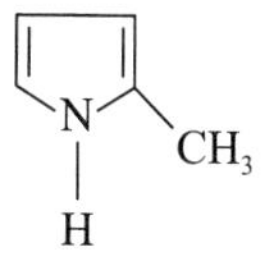

2-甲基吡咯（α-甲基吡咯）
2-methylpyrrole

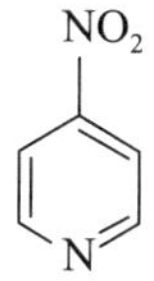

4-硝基吡啶（γ-硝基吡啶）
4-nitropyridine

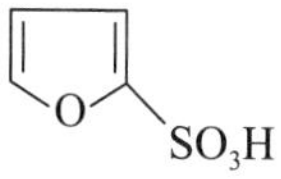

2-呋喃磺酸（α-呋喃磺酸）
2-furansulfonic acid

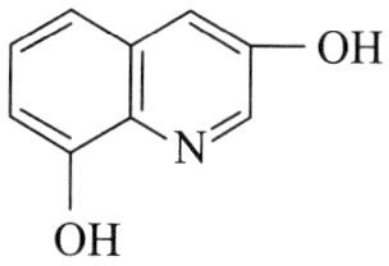

3,8-二羟基喹啉
3,8-dihydroxyquinoline

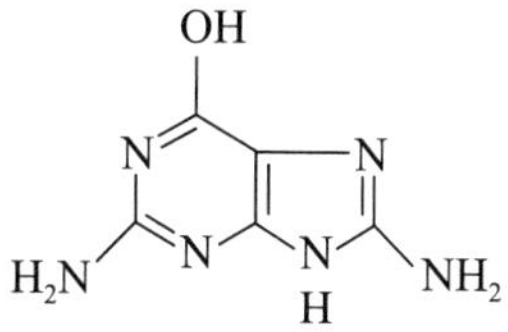

2,8-二氨基-6-羟基嘌呤
2,8-diamino-6-hydroxypurine

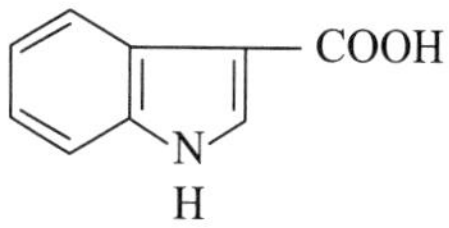

3-吲哚甲酸
3-indolecarboxylic acid

Note

## 二、吡啶及其衍生物

### （一）吡啶的结构

吡啶的结构与苯非常相似，环上的 6 个原子均以 $sp^2$ 杂化轨道相互重叠形成 $\sigma$ 键，构成平面六元环结构。每个原子未杂化的 $p$ 轨道（各有一个电子）垂直于环平面，侧面重叠形成有 6 个 $\pi$ 电子的闭合共轭体系，故吡啶具有一定的芳香性。氮原子上还有一个 $sp^2$ 杂化轨道没有参与成键，被一对未共用电子对所占据（图 20-1）。

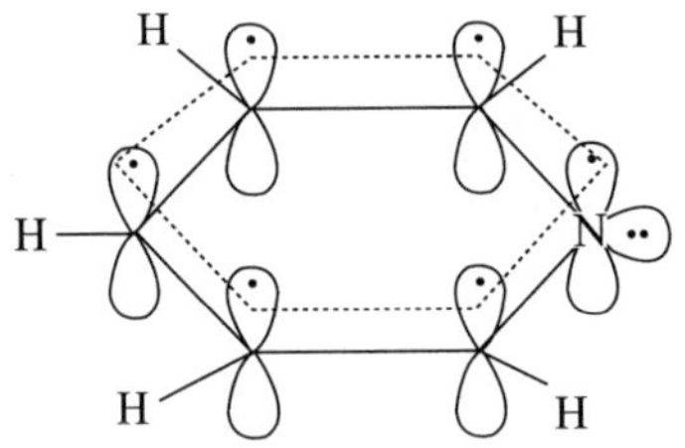

**图 20-1 吡啶的结构**

由于氮原子电负性较大，使 $\pi$ 电子云向氮原子偏移，环上碳原子的电子云密度远远小于苯，因此吡啶发生亲电取代反应比苯难。

### （二）吡啶的性质

吡啶存在于煤焦油和骨焦油中，为无色或淡黄色的液体，有特殊气味，沸点 115.5 ℃，密度 0.982 g · cm$^{-3}$。吡啶与水能以任何比例互溶，同时又能溶解大多数极性及非极性的有机化合物，甚至可以溶解某些无机盐类，是一个有广泛应用价值的溶剂。

**1. 碱性** 吡啶氮原子上的未共用电子对可接受质子而显碱性。吡啶的碱性（$pK_a = 5.19$）比氨（$pK_a = 9.24$）和脂肪胺（$pK_a = 10 \sim 11$）弱，比芳胺（如苯胺 $pK_a = 4.60$）强，能与强酸反应生成盐。

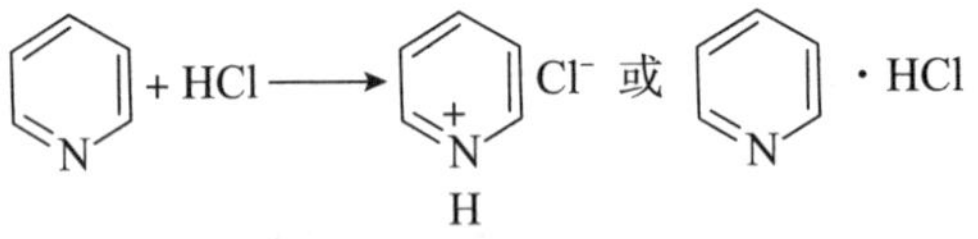

**2. 亲电取代反应** 取代基主要进入电子云密度较高的 $\beta$ 位。

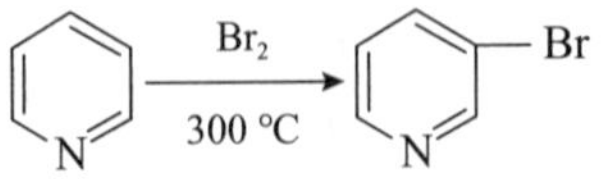

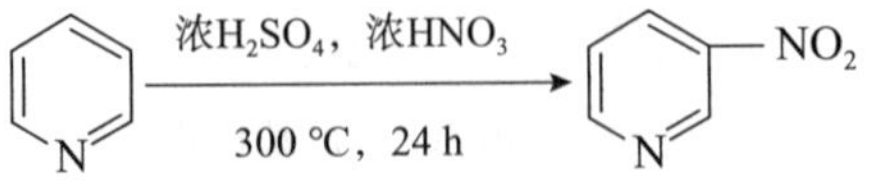

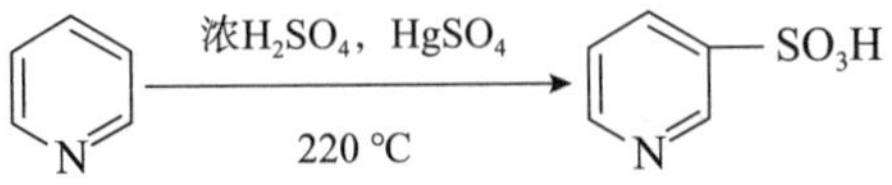

**3. 氧化还原反应** 吡啶一般不易被氧化，但当环上带有 $\alpha$-H 侧链时，则发生侧链的氧化反应。

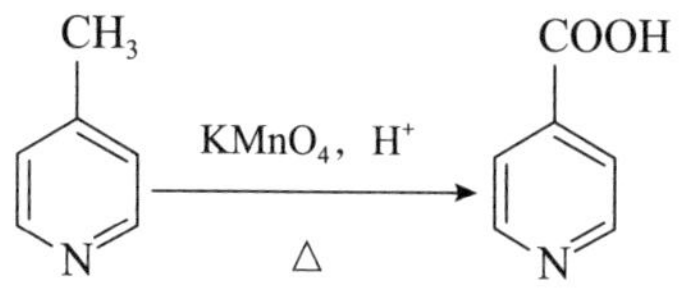


吡啶比苯容易发生还原反应，在常温下就可被催化氢化为六氢吡啶。

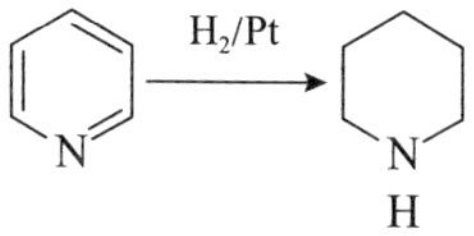


六氢吡啶又名哌啶，具有仲胺的性质，碱性（$pK_a = 11.20$）比吡啶强。

## （三）重要的吡啶衍生物

**1. 烟酸（nicotinic acid）** 是维生素 B 族中的一种，具有扩张血管作用，能促进细胞的新陈代谢。烟酰胺（nicotinamide）是辅酶 I 的组成成分。两者都是白色晶体，合称维生素 PP，是人体不可缺少的维生素，它们存在于肉类、肝脏、花生、酵母、米糠中，临床上用于防治糙皮病及类似的维生素缺乏症。

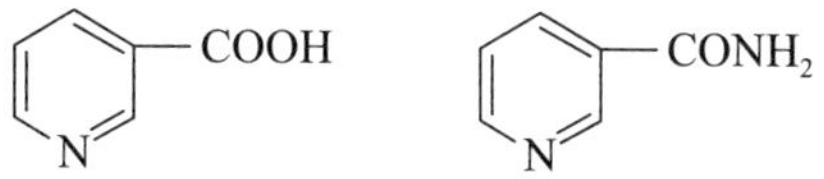


烟酸　　烟酰胺

**2. 维生素 $B_6$（vitamin $B_6$）** 包括吡哆醇、吡哆醛和吡哆胺三种化合物，它们存在于蔬菜、谷物、肉、蛋类中，是维持蛋白质正常代谢的维生素，可用于治疗放射性呕吐、妊娠呕吐和白细胞减少症。

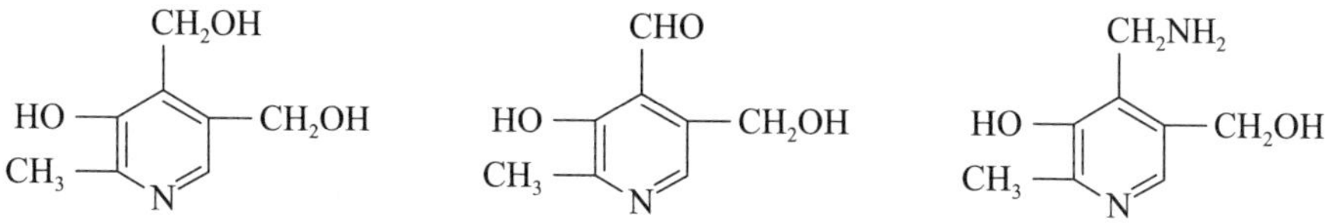


吡哆醇　　吡哆醛　　吡哆胺

> **知识拓展**
>
> **多吡啶金属配合物**
>
> 吡啶及其衍生物能与多种金属离子形成稳定的配合物，是现代配位化学中应用较为广泛的螯合配体。吡啶类配体及其衍生物已广泛用于分子催化、比色分析、分子识别、自组装及抗肿瘤药物等领域。钌类的多吡啶配合物是国际上公认的最具发展潜力的抗肿

Note

瘤药物，目前已有上百种钌的配合物被合成出来，以下结构是其中一例。

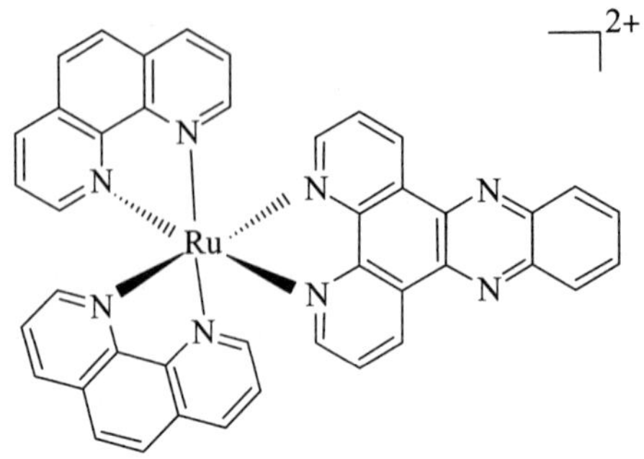

## 三、吡咯及其衍生物

### （一）吡咯的结构

吡咯是平面型分子，碳原子与杂原子均以 $sp^2$ 杂化轨道与相邻原子彼此以 $\sigma$ 键构成五元环，每个原子都有 1 个未参与杂化的 $p$ 轨道与环平面垂直，碳原子的 $p$ 轨道中有 1 个电子，而杂原子的 $p$ 轨道中有 2 个电子，这些 $p$ 轨道相互侧面重叠形成具有 6 个 $\pi$ 电子的闭合共轭体系（图 20-2），吡咯具有芳香性。

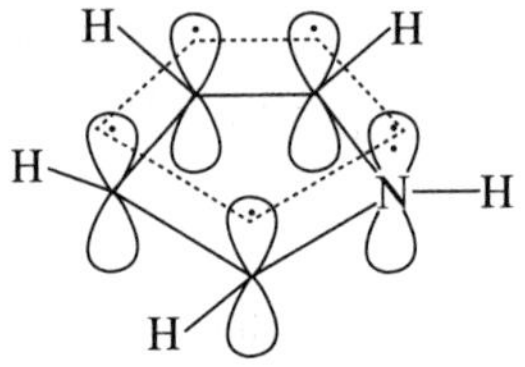

**图 20-2 吡咯的结构**

因为 5 个 $p$ 轨道中分布着 6 个电子，杂环上碳原子的电子云密度比苯环上碳原子的电子云密度高，所以吡咯发生亲电取代反应比苯容易。

### （二）吡咯的性质

吡咯存在于煤焦油和骨焦油中，为无色液体，难溶于水，沸点 131 ℃，有苯胺样气味。其蒸气遇盐酸浸过的松木片呈红色。

**1. 弱酸性** 吡咯分子中虽有仲胺结构，但碱性很弱，其原因是氮原子上的一对电子已参与形成大 $\pi$ 键，不再具有给出电子对的能力，与质子难以结合。相反，氮上的氢原子却显示出弱酸性，吡咯能与强碱（如金属钾及干燥的氢氧化钾）共热成盐。

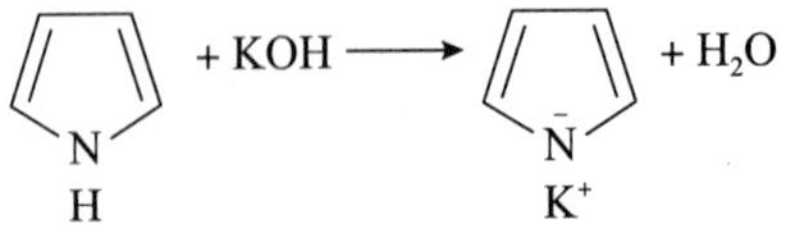

**2. 亲电取代反应**　取代基主要进入 $\alpha$- 位。

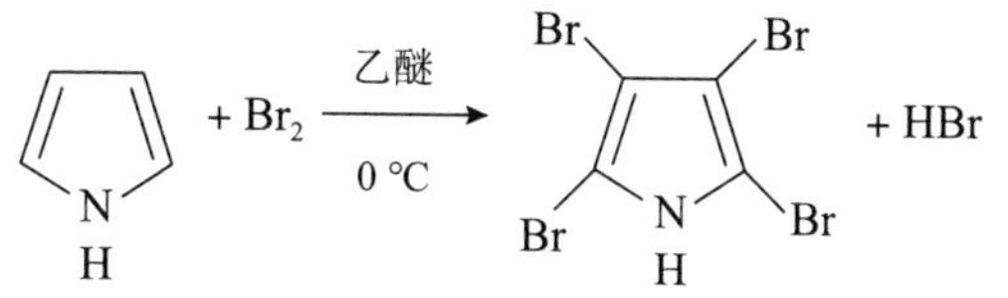


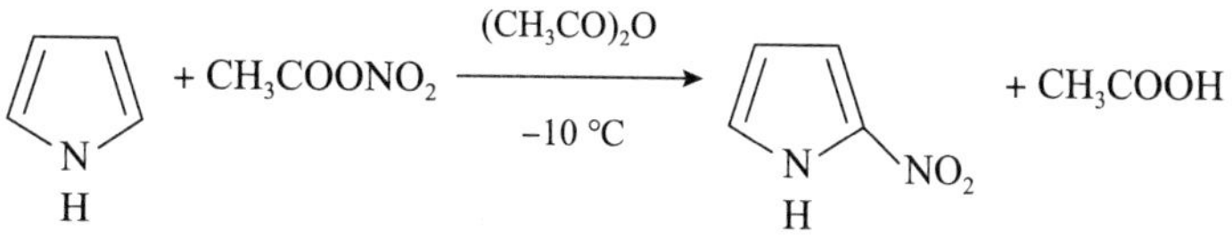


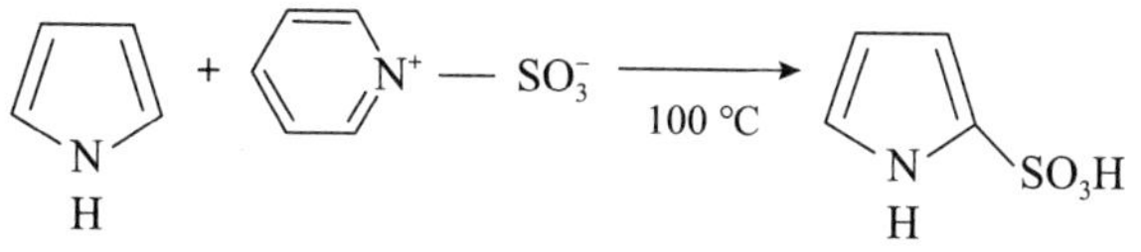


### （三）重要的吡咯衍生物

吡咯衍生物在自然界分布很广，血红素（hemachrome）和叶绿素（chlorophyll）都是吡咯的衍生物。

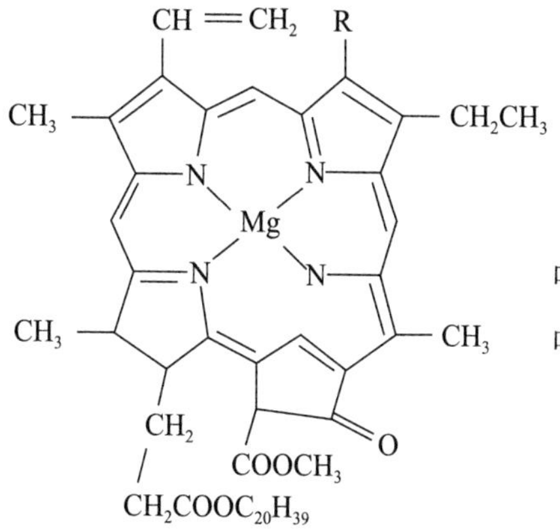


叶绿素

叶绿素a：R= —$CH_3$

叶绿素b：R= —CHO

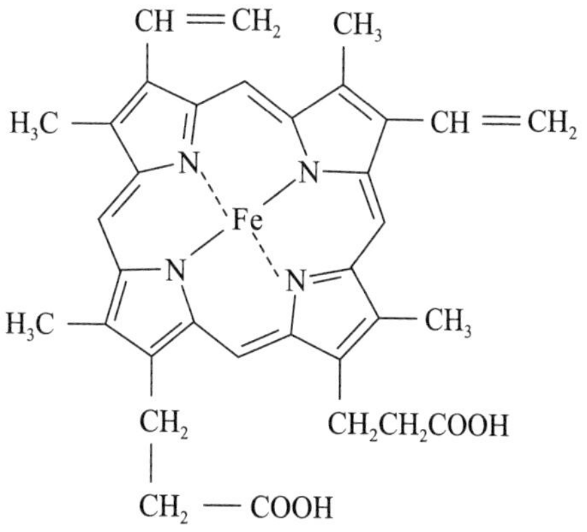


血红素

## 四、其他重要的含氮杂环及其衍生物

### （一）嘧啶及其衍生物

自然界中没有游离的嘧啶，但它的衍生物却广泛存在，且与遗传现象和生命现象密切相关，某些维生素、磺胺类及巴比妥类药物也都含有嘧啶环。重要的嘧啶衍生物主要有以下几种。

**1. 尿嘧啶（uracil）、胞嘧啶（cytosine）和胸腺嘧啶（thymine）**　这三种物质是组成核酸分子的重要成分。

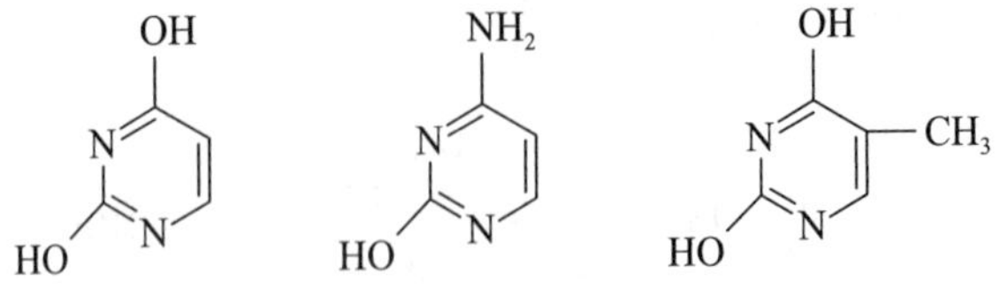

尿嘧啶 胞嘧啶 胸腺嘧啶

**2. 维生素 $B_1$（vitamin $B_1$）** 是维持糖代谢、消化和神经传导正常功能的必需物质，可用于治疗多发性神经炎、脚气病和胃肠道疾病等。医药上常用其盐酸盐，又称硫胺素。

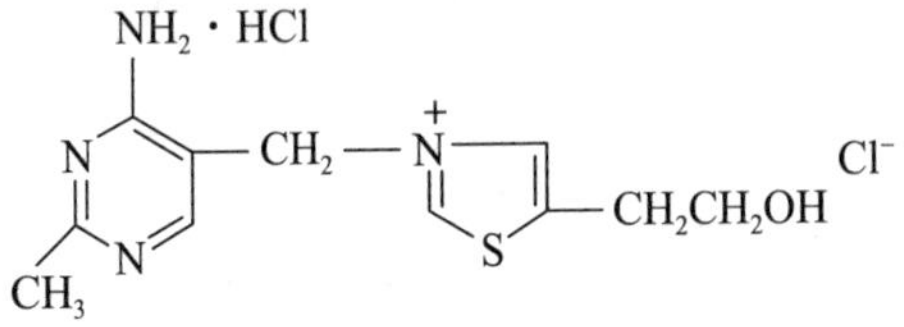

维生素$B_1$

**3. 磺胺嘧啶（sulfadiazine）** 可用于治疗溶血性链球菌、肺炎球菌及脑膜炎奈瑟菌的感染。

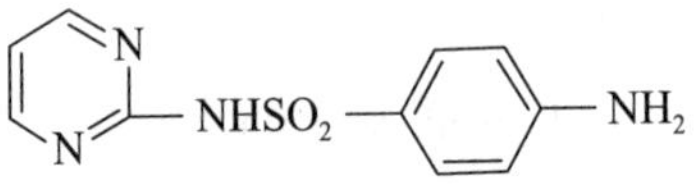

磺胺嘧啶

### （二）嘌呤及其衍生物

嘌呤由嘧啶环和咪唑环稠合而成，是无色针状晶体，熔点为 216 ~ 217 ℃，易溶于水，也可溶于醇，但不溶于非极性的有机溶剂。下面介绍几种重要的嘌呤衍生物。

**1. 鸟嘌呤（guanine）和腺嘌呤（adenine）** 均是构成核酸的重要成分。

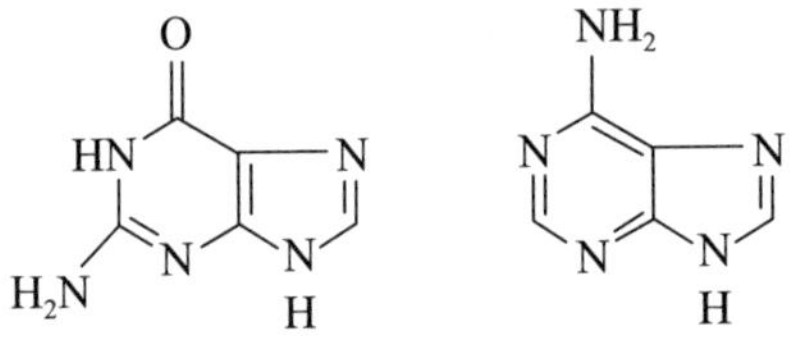

鸟嘌呤 腺嘌呤

腺嘌呤的盐酸盐为维生素 $B_4$，是白色针状结晶或结晶性粉末，具有刺激白细胞增生的作用，可用于治疗白细胞减少症。

**2. 黄嘌呤（xanthine）** 即 2,6- 二羟基嘌呤，它有两种互变异构形式，其衍生物常以酮的形式存在。

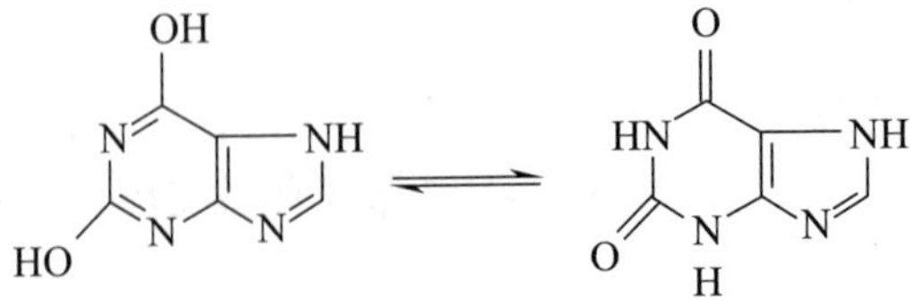

2,6-二羟基嘌呤（黄嘌呤）

黄嘌呤的甲基衍生物在自然界广泛存在，如咖啡因、茶碱和可可碱存在于茶叶或可可豆中，具有利尿和兴奋中枢神经的作用，在医药上用作中枢兴奋剂、强心和利尿药物。

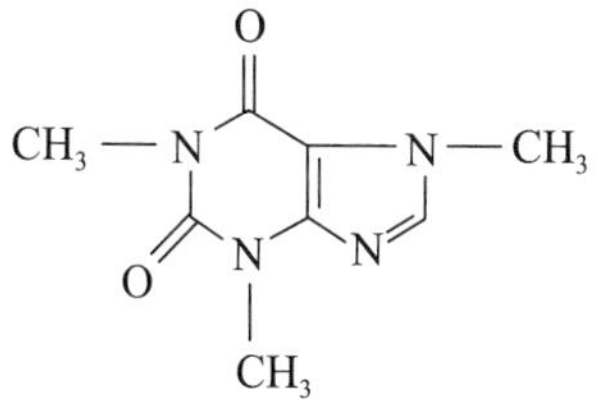

咖啡因

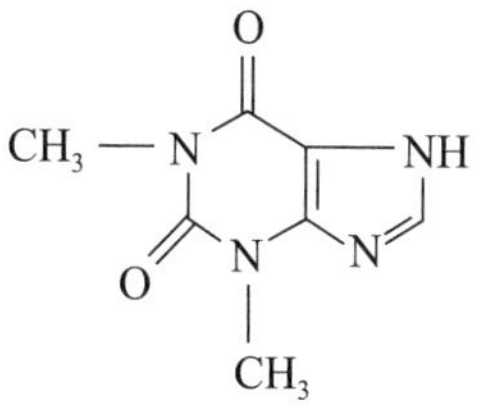

茶碱

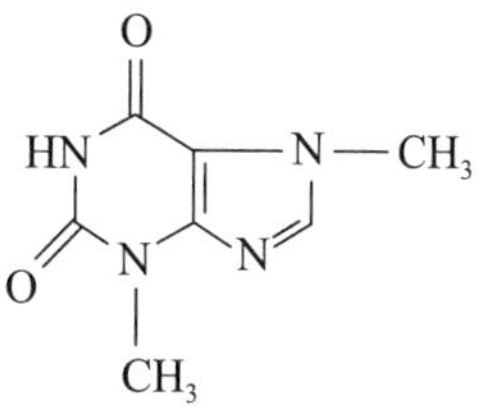

可可碱

# 第二节 生 物 碱

## 一、生物碱概述

生物碱（alkaloid）是存在于生物体内，具有明显生理活性的碱性含氮有机化合物，由于这类物质主要存在于植物体内，故又称为植物碱。生物碱常与酸（草酸、柠檬酸、苹果酸、磷酸等）结合成盐，少数以糖苷、有机酸酯和酰胺的形式存在于植物体中。

## 二、生物碱的一般性质

生物碱种类繁多，结构复杂。绝大多数生物碱是无色或白色的结晶固体，少数是液体或有颜色（如烟碱为液体，麻黄碱是黄色），味苦，大多具有旋光性，多数难溶或不溶于水，能溶于乙醇、氯仿、丙酮等有机溶剂。

**1. 碱性** 生物碱大多具有弱碱性，能够与酸作用生成生物碱盐。它们的盐类一般易溶于水，而难溶于有机溶剂。临床上常利用此性质来改善生物碱类药物的水溶性，如盐酸阿托品、磷酸可待因、盐酸吗啡等。

**2. 沉淀反应** 大多数生物碱或其盐的水溶液可以与一些试剂作用，生成难溶于水的盐或配合物而沉淀。这类能与生物碱发生沉淀反应的试剂称为生物碱沉淀剂。常用的生物碱沉淀剂是一些酸和重金属盐类，如鞣酸、苦味酸、磷钼酸（$H_3PO_4 \cdot 12MoO_3$）、磷钨酸（$H_3PO_4 \cdot 12WO_3$）。

**3. 显色反应** 大多数生物碱能和一些试剂反应呈现出不同的颜色，这些能使生物碱发生颜色反应的试剂称为生物碱显色剂。常用的生物碱显色剂有钼酸钠、甲醛、硝酸、钒酸铵、高锰酸钾等的浓硫酸溶液。

## 三、常见的生物碱

**1. 麻黄碱（ephedrine）** 又称麻黄素，存在于中药麻黄中，约占麻黄总碱量的60%以上。

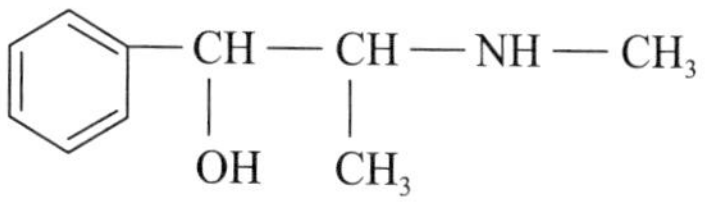

麻黄碱

游离的麻黄碱为无色蜡状晶体或固体颗粒结晶，常带结晶水，熔点 40 ℃，无臭，味苦，易溶于水和乙醇、氯仿等有机溶剂。其水溶液具有碱性，能与无机酸或强有机酸结合成盐。

麻黄碱属芳胺类，是少数不含杂环的生物碱，与一般生物碱的性质不同。游离的麻黄碱有挥发性，不易与多种生物碱沉淀剂作用产生沉淀。

麻黄碱具有类似肾上腺素的生理作用，能兴奋交感神经，扩张支气管，升高血压，临床上常用其盐酸盐治疗支气管哮喘、鼻黏膜肿胀、发汗、过敏性反应和低血压等症状。

**2. 小檗碱（berberine）** 又称黄连素，存在于黄连、黄柏、三棵针等中草药中。游离的小檗碱主要以季铵碱的形式存在，为黄色针状晶体，味极苦，易溶于热水中，难溶于有机溶剂。在植物中常以盐酸盐的形式存在，其盐酸盐微溶于水，硝酸盐和氢碘酸盐极难溶于水。小檗碱抗菌作用显著，对志贺菌、链球菌及葡萄球菌等均有较强的抑制作用，临床上常用其盐酸盐治疗肠炎和细菌性痢疾等。

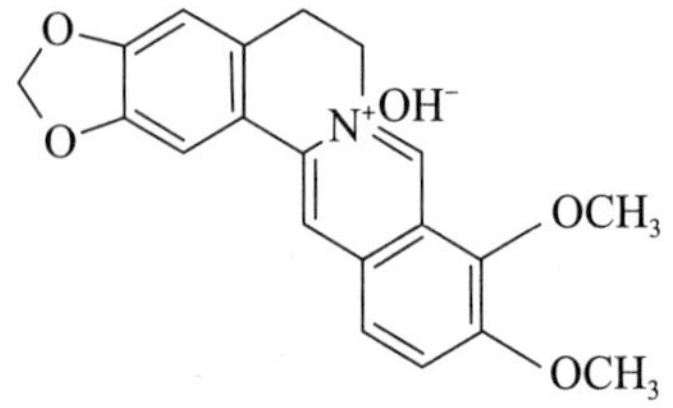


小檗碱

**3. 吗啡（morphine）、可待因（codeine）和海洛因（heroin）** 将罂粟果的浆液晾干后得到一种棕黑色黏性块状物，这就是中药阿片（opium），旧称鸦片。阿片中含有 20 余种生物碱，其中最重要的是吗啡和可待因。

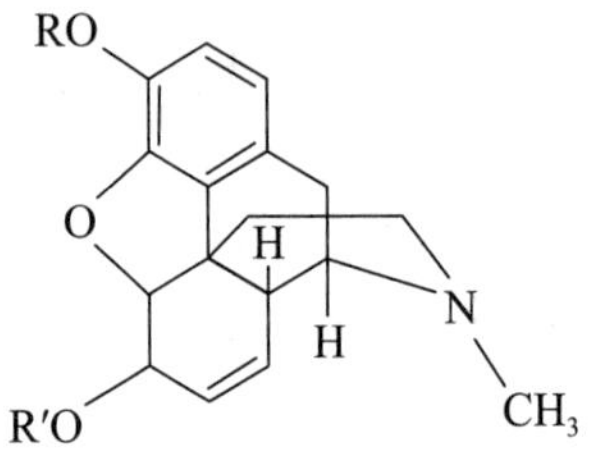


吗啡：R=R′=H

可待因：R=$CH_3$，R′=H

海洛因：R=R′=$CH_3CO$

吗啡是从阿片中分离出来的第一个纯生物碱，为白色晶体，熔点 254 ~ 256 ℃，微溶于水，可溶于氯仿，味苦，暴露在空气中颜色逐渐变暗。吗啡对中枢神经有麻醉作用，镇痛效果极快，是人类使用最早的一种镇痛剂，长期连续使用易成瘾，故不宜滥用。临床上使用的是盐酸吗啡。

可待因是吗啡的甲基醚，为白色晶体，难溶于水。可待因镇咳效果较好，镇痛效果比吗啡弱，成瘾性也比吗啡弱。临床上常用磷酸可待因作为镇咳和镇痛药。

海洛因并非天然存在，是通过将吗啡二乙酰化合成的，麻醉作用和毒性比吗啡要强得多。海洛因是对人类危害最大的毒品之一，一旦吸服，极易成瘾。

**临床应用**

**阿托品**

阿托品（atropine）是一种抗胆碱药，为 M 受体阻断药，是从茄科植物颠茄、曼陀罗或莨菪等提取的消旋莨菪碱，其硫酸盐为无色结晶或白色粉末，易溶于水。阿托品具有解除滑肌痉挛、抑制腺体分泌、扩大瞳孔、改善血液微循环等作用，适用于缓解内脏绞痛，包括胃肠痉挛引起的疼痛、肾绞痛、胆绞痛、胃及十二指肠溃疡，也可用于窦性心动过缓、房室传导阻滞。

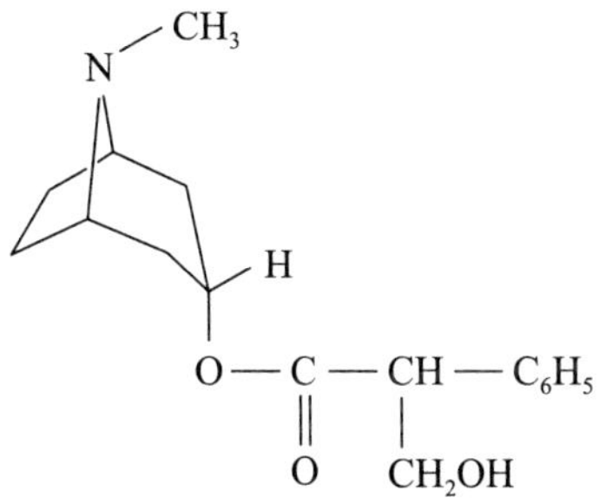

阿托品

## 习题二十

1. 命名下列化合物。

（1）

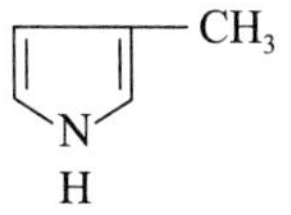

（2）

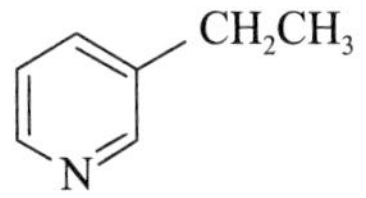

（3）

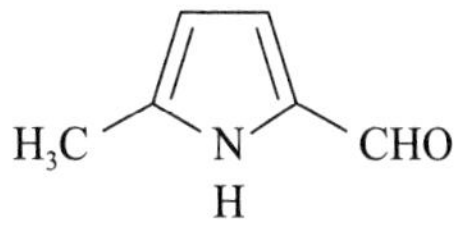

（4）

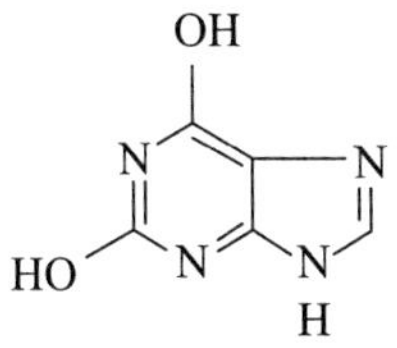

（5）

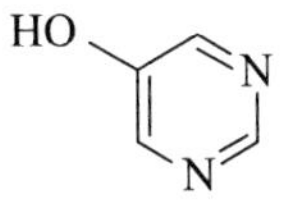

（6）

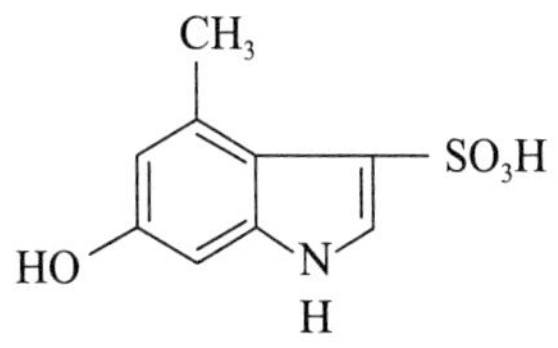

2. 写出下列化合物的结构式。

（1）四氢吡咯　　　　（2）3- 吡啶甲酸　　　　（3）2- 氨基 -6- 羟基嘌呤

（4）2- 吡咯甲醛　　　（5）7- 甲基 -1- 异喹啉乙酸　（6）2,4- 二羟基嘧啶（尿嘧啶）

3. 完成下列反应式。

（1）　　　+ HCl　⟶

（2）　　　+ KOH　⟶

（3）　$\xrightarrow[\triangle]{KMnO_4,\ H_2O}$

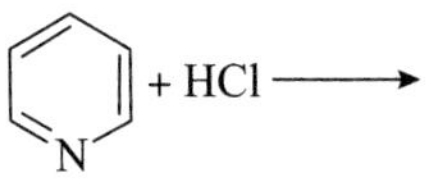

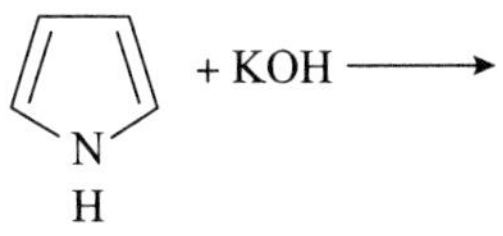

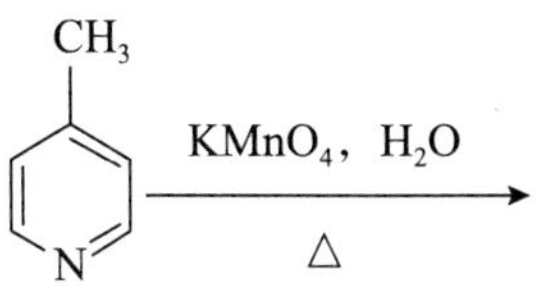

Note

（4）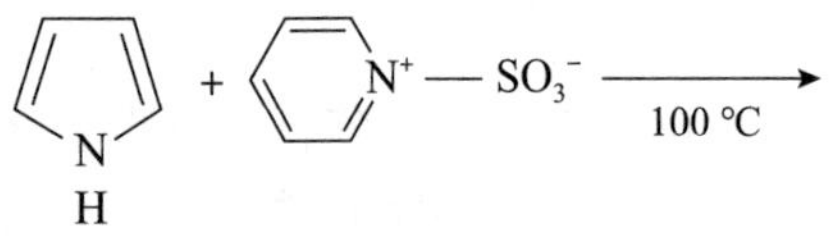

4. 比较苯胺、氨、吡啶、吡咯、六氢吡啶的碱性强弱。
5. 比较组织胺分子中 3 个 N 原子的碱性强弱。

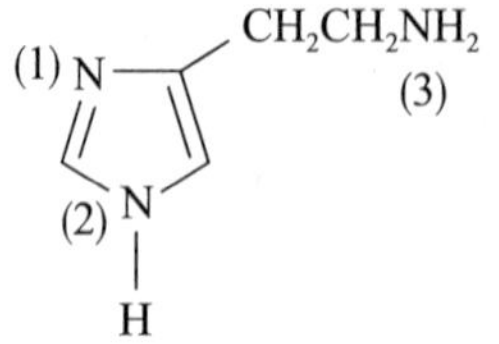

6. 由植物中提取、精制生物碱时，通常先用稀盐酸，再用氢氧化钠处理，简述其原理。

（侯小娟）

脂类（lipids）是油脂和类脂的总称。油脂包括油和脂肪；类脂则是结构或理化性质与油脂类似的有机化合物，如磷脂、甾族化合物。各种脂类化合物虽然在结构性质上有较大的差异，但是它们都不溶于水而易溶于有机溶剂，且具有生理活性，是维持正常生命活动不可缺少的重要物质。

## 第一节 油 脂

### 一、油脂的组成、结构和命名

常温下呈液态的油脂称为油（oil），呈固态、半固态的油脂称为脂肪（fat）。从化学组成上看，油脂是由一分子甘油和三分子高级脂肪酸结合而成酯，称为甘油三酯（triglyceride），简称为甘油酯，也可称为三酰甘油（triacylglycerol）。其结构通式如下：

$$\begin{array}{l} CH_2-O-\overset{\overset{O}{\|}}{C}-R_1 \\ CH-O-\overset{\overset{O}{\|}}{C}-R_2 \\ CH_2-O-\overset{\overset{O}{\|}}{C}-R_3 \end{array}$$

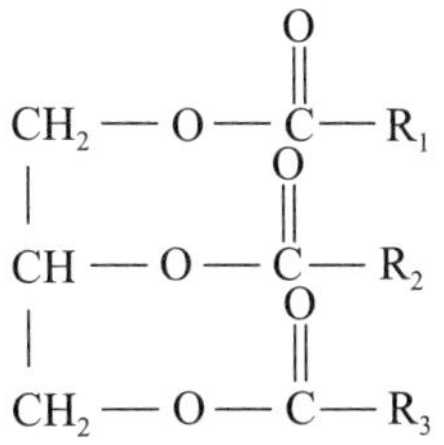

若三个脂肪酸相同称为单甘油酯，若至少有一个脂肪酸不同则称为混甘油酯。天然油脂是各种混甘油酯的混合物，绝大多数具有手性，相对构型一般是 L- 型。

$$R_2-\overset{\overset{O}{\|}}{C}-O\!\!-\!\!\left|\begin{array}{l} CH_2-O-\overset{\overset{O}{\|}}{C}-R_1 \\ H \\ CH_2-O-\overset{\overset{O}{\|}}{C}-R_3 \end{array}\right.$$

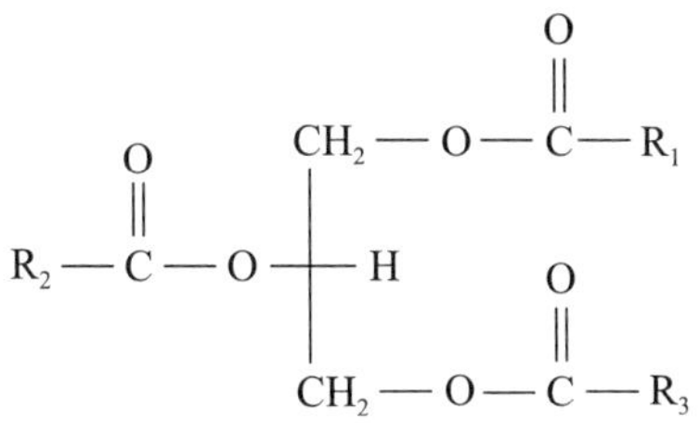

已发现天然油脂中的脂肪酸主要有几十种，包括饱和脂肪酸和不饱和脂肪酸，它们大多数

是偶数碳原子的直链脂肪酸，碳原子数以 12～20 最为常见，其中十六碳酸（软脂酸）几乎所有的油脂都含有；十八碳酸（硬脂酸）在动物脂肪中含量较多。不饱和脂肪酸中双键都是顺式构型，且一般不构成共轭体系，如油酸、亚油酸和亚麻酸等。油脂中常见的脂肪酸见表 21-1。

**表 21-1　油脂中常见的脂肪酸**

| 类别 | 俗名和化学名称 | 英文名称 | 结构简式 | 熔点（℃） |
|---|---|---|---|---|
| 饱和脂肪酸 | 月桂酸（十二碳酸） | lauric acid | $CH_3(CH_2)_{10}COOH$ | 43.6 |
| | 肉豆蔻酸（十四碳酸） | myristic acid | $CH_3(CH_2)_{12}COOH$ | 54.0 |
| | 软脂酸（十六碳酸） | palmitic acid | $CH_3(CH_2)_{14}COOH$ | 62.9 |
| | 硬脂酸（十八碳酸） | stearic acid | $CH_3(CH_2)_{16}COOH$ | 69.9 |
| | 花生酸（二十碳酸） | arachidic acid | $CH_3(CH_2)_{18}COOH$ | 77.0 |
| 不饱和脂肪酸 | 棕榈油酸（$\Delta^9$- 十六碳烯酸） | palmitoleic acid | $CH_3(CH_2)_5CH=CH(CH_2)_7COOH$ | 0.5 |
| | 油酸（$\Delta^9$- 十八碳烯酸） | oleic acid | $CH_3(CH_2)_7CH=CH(CH_2)_7COOH$ | 16.3 |
| | 亚油酸（$\Delta^{9,12}$- 十八碳二烯酸） | linoleic acid | $CH_3(CH_2)_4(CH=CHCH_2)_2(CH_2)_6COOH$ | −5.0 |
| | 亚麻酸（$\Delta^{9,12,15}$- 十八碳三烯酸） | linolenic acid | $CH_3(CH_2CH=CH)_3(CH_2)_7COOH$ | −11.3 |
| | 花生四烯酸（$\Delta^{5,8,11,14}$- 二十碳四烯酸） | arachidonic acid | $CH_3(CH_2)_4(CH=CHCH_2)_4(CH_2)_2COOH$ | −49.3 |

注："$\Delta$" 表示双键，其右上角上的数字表示双键所在位置

大多数脂肪酸可由人体合成，但少数不饱和脂肪酸（如亚油酸、亚麻酸）人体无法合成，花生四烯酸体内虽能合成，但数量不能完全满足人体生命活动的需求，像这些人体不能合成或合成不足，必须从食物中摄取的不饱和脂肪酸，称为必需脂肪酸（essential fatty acid）。

单甘油酯的命名通常把甘油名称写在前面，脂肪酸的名称写在后面，称甘油某酸酯；也可将脂肪酸的名称放在前面，甘油名称放在后面，称为三某脂酰甘油。例如：

$$H_2C-O-\overset{O}{\underset{||}{C}}-C_{15}H_{31}$$
$$HC-O-\overset{O}{\underset{||}{C}}-C_{15}H_{31}$$
$$H_2C-O-\overset{O}{\underset{||}{C}}-C_{15}H_{31}$$

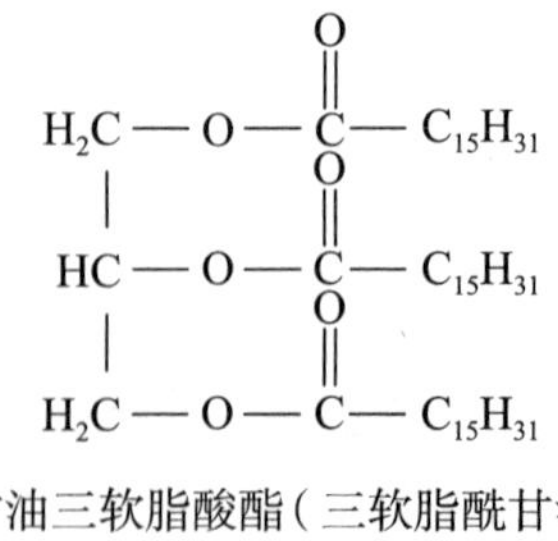

甘油三软脂酸酯（三软脂酰甘油）

混甘油酯命名时则需用 $\alpha$、$\beta$ 和 $\alpha'$ 标明脂肪酸的位次。例如：

$$C_{17}H_{35}-\overset{O}{\underset{||}{C}}-\begin{matrix} \overset{\alpha}{C}H_2-O-\overset{O}{\underset{||}{C}}-C_{15}H_{31} \\ \overset{\beta}{C}H \\ \overset{\alpha'}{C}H_2-O-\overset{O}{\underset{||}{C}}-(CH_2)_7CH=CH(CH_2)_7CH_3 \end{matrix}$$

甘油 -$\alpha$- 软脂酸 -$\beta$- 硬脂酸 -$\alpha'$- 油酸酯（$\alpha$- 软脂酰 -$\beta$- 硬脂酰 -$\alpha'$- 油酰甘油）

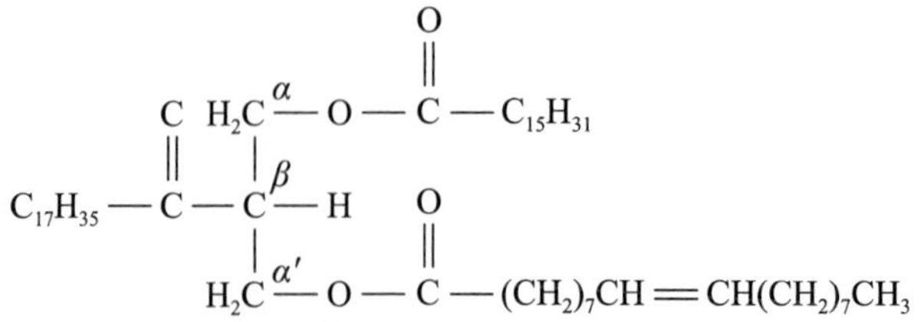

## 二、油脂的物理性质

纯净油脂是无色、无臭、无味的中性化合物。天然油脂由于溶有部分维生素和色素，通常略有气味并有一定的颜色。油脂的相对密度小于 1，比水轻且不溶于水，易溶于氯仿、丙酮、苯、乙醚和热乙醇等有机溶剂。植物中的油脂含有较高比例的不饱和脂肪酸，室温下多呈液态；动物中的油脂含有较高比例的饱和脂肪酸，室温下多为固态、半固态。由于天然油脂为各种混甘油酯的混合物，因而没有固定的熔点和沸点，且熔程较长，如猪油的熔程为 36 ~ 49 ℃，牛油的熔程为 42 ~ 49 ℃。

## 三、油脂的化学性质

油脂的化学性质主要表现在酯键和双键结构上。

### （一）油脂的水解及皂化值

油脂在 NaOH 或 KOH 条件下发生碱性水解，得到高级脂肪酸的钠盐或钾盐，这是肥皂的主要成分，因此油脂的碱性水解也称为皂化（saponification）。

$$
\begin{array}{l}
H_2C-O-\overset{\overset{O}{\|}}{C}-R_1 \\
HC-O-\overset{\overset{O}{\|}}{C}-R_2 + 3NaOH \xrightarrow{\triangle} \\
H_2C-O-\overset{\overset{O}{\|}}{C}-R_3
\end{array}
\quad
\begin{array}{ll}
H_2C-OH & R_1COONa \\
HC-OH \; + & R_2COONa \\
H_2C-OH & R_3COONa
\end{array}
$$

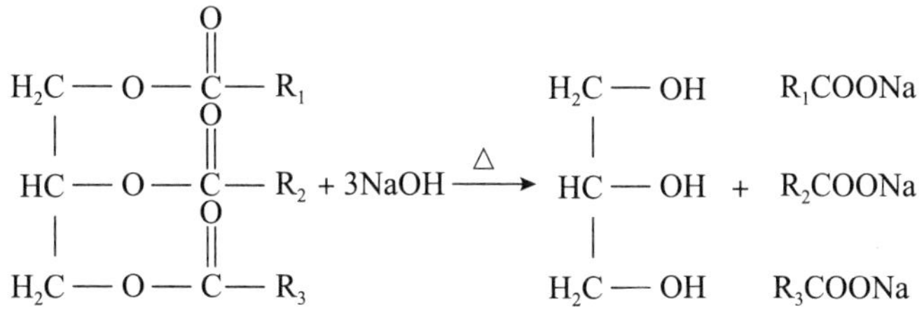

1 g 油脂完全皂化所需 KOH 的毫克数称为皂化值（saponification number）。皂化值越大，说明油脂的相对分子质量越小；皂化值越小，则油脂的相对分子质量越大。可通过皂化值的大小，衡量天然油脂的平均相对分子质量。皂化值也是工业上制造肥皂的重要生产指标之一。

### （二）油脂的加成及碘值

油脂中不饱和脂肪酸的碳碳双键可以和氢、卤素等发生加成反应。

**1. 催化加氢**　油脂中的碳碳双键在金属催化下与氢气发生加成反应，使不饱和脂肪酸变为饱和脂肪酸，液态的油转变为固态或半固态氢化油（hydrogenation oil），该反应又称为油脂的硬化。液态油转化为固态或半固态后，不易变质，易于贮存运输，可用于制作肥皂，也可在食品工业中作为奶油、黄油等替代品。油脂在氢化过程中可能会产生一定量的反式脂肪酸。

 **知识拓展**

**反式脂肪酸**

反式脂肪酸（trans fatty acids，TFA）与顺式脂肪酸化学性质基本相同，但它们的立体结构不同，物理性质改变较大，二者的生物学功能相差甚远。TFA 分为天然和人造两种。人造 TFA 主要来自三个方面：①氢化植物油；②植物油脂在精炼过程中会产生

TFA，高温脱臭后，油脂 TFA 含量增加 1%～4%；③食用油的烹饪过程中，加热温度过高和时间过长是 TFA 形成的主要原因，反复煎炸食物的食用油，油中所含的 TFA 会越来越多。因此，烹调时应尽量避免油温过高。研究表明，TFA 摄入过多，可能会引起心血管疾病，还可诱发肿瘤、糖尿病等多种疾病而危害健康。因此各国对食品中人造脂肪、人造黄油的使用量均有严格限制（世卫组织建议 1% 限值）。

也有研究表明，某些 TFA 如共轭亚油酸具有有抗肿瘤作用。因此，要辩证地看待 TFA，在做好预防其危害的同时，充分认识其有益作用。

**2. 与碘加成** 油脂中的碳碳双键可与碘发生加成反应，100 g 油脂所能吸收碘的克数称为碘值（iodine number），碘值可用来衡量油脂的不饱和程度，碘值越大，说明油脂的不饱和程度越高。

### （三）油脂的酸败及酸值

油脂放置过久会产生异味，该现象及反应称为酸败（rancidity）。主要原因是油脂中的不饱和脂肪酸受到氧气、水分、微生物及某些金属的作用，发生水解并氧化生成过氧化物，这些过氧化物继续分解或氧化生成气味难闻的低分子醛、酮和游离脂肪酸，光、热、潮气或霉菌可加速油脂的酸败。

油脂酸败的程度可用酸值来表示：中和 1 g 油脂中游离脂肪酸所需 KOH 的毫克数称为油脂的酸值（acid number）。酸值越大说明油脂酸败程度越大，为防止酸败，通常将油脂存放于隔绝空气的密闭的容器中，避免高温并置于干燥避光处保存，也可以添加少量抗氧化剂。

皂化值、碘值和酸值是油脂品质的三个重要理化指标，药典对药用油脂的皂化值、碘值和酸值都有严格的要求，符合国家规定标准的油脂才可供药用和食用。常见油脂指标正常值见表 21-2。

**表 21-2 常见油脂的皂化值、碘值和酸值**

| 油脂名称 | 皂化值（mg） | 碘值（g） | 酸值（mg） |
|---|---|---|---|
| 猪油 | 193～200 | 46～66 | 1.56 |
| 牛油 | 190～200 | 31～47 | |
| 蓖麻油 | 176～187 | 81～90 | 0.12 ～ 0.8 |
| 棉子油 | 191～196 | 103～115 | 0.6 ～ 0.9 |
| 豆油 | 189～194 | 124～136 | |
| 亚麻油 | 189～196 | 170～204 | 1 ～ 3.5 |
| 桐油 | 190～197 | 160～180 | |
| 花生油 | 185～195 | 83～93 | |
| 茶油 | 170～180 | 92～109 | 2.4 |

## 第二节　磷　脂

磷脂（phospholipid）属于类脂，是分子中含有磷酸基团的高级脂肪酸酯，广泛存在于动物的脑、神经组织、肝脏以及植物的种子中。由甘油构成的磷脂称为甘油磷脂，由鞘氨醇构成的磷脂称为鞘磷脂（又称神经磷脂）。

### 一、甘油磷脂

甘油磷脂（glycerophosphatide）又称磷酸甘油酯，可看作磷脂酸（phosphatidic acid）的衍生物，为一分子甘油与两分子脂肪酸和一分子磷酸通过酯键结合而成的化合物。甘油磷脂的母体是磷脂酸，磷脂酸与其他物质结合，可得到各种不同的甘油磷脂，磷脂酸的结构如下：

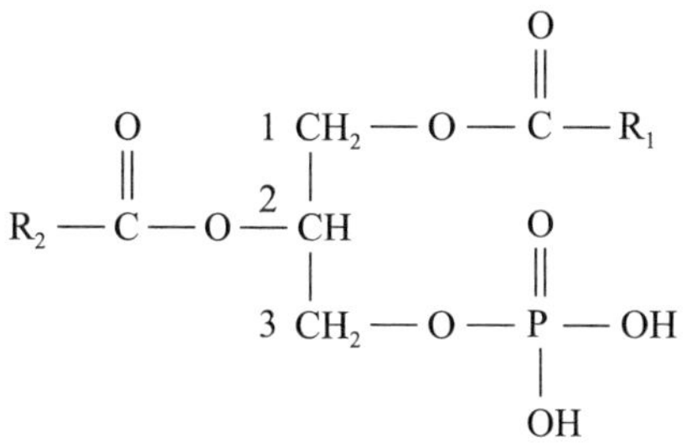

天然磷脂酸都属于 L- 型，通常 $R_1$ 为饱和脂肪烃基、$R_2$ 为不饱和脂肪烃基。

最常见的甘油磷脂是卵磷脂和脑磷脂。

**1. 卵磷脂（lecithin）** 又名磷脂酰胆碱，是由磷脂酸分子中的磷酸基团与胆碱中的羟基通过酯键结合而成。其结构如下：

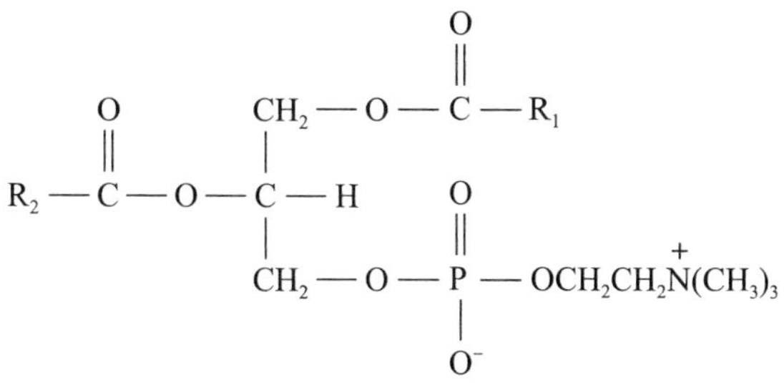

卵磷脂完全水解可得到甘油、脂肪酸、磷酸和胆碱，其中 $C_1$ 上通常连接的是软脂酸和硬脂酸等饱和脂肪酸，$C_2$ 上通常连接的是油酸、亚油酸、亚麻酸和花生四烯酸等不饱和脂肪酸。

卵磷脂为白色蜡状固体，不溶于水和丙酮，易溶于乙醚、乙醇、氯仿。卵磷脂不稳定，吸水性很强；在空气中放置易发生氧化，变为黄色或棕色过氧化物。卵磷脂主要存在于脑、肝、肾上腺、红细胞中，尤其卵黄中含量丰富。卵磷脂及其合成原料能促进三酰甘油向肝外组织转运，常用作抗脂肪肝的药物。

**2. 脑磷脂（cephalin）** 又名磷脂酰胆胺，或磷脂酰乙醇胺，是由磷脂酸分子中的磷酸基团与胆胺中的羟基通过酯键结合而成。它是磷脂酸与胆胺的羟基通过酯键结合而成的化合物。

其结构如下：

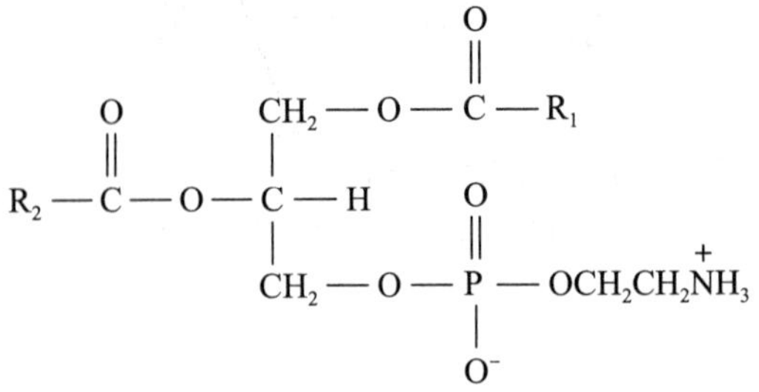

脑磷脂完全水解可得到甘油、脂肪酸、磷酸和胆胺。脑磷脂的结构和理化性质与卵磷脂相似，在空气中放置也易被氧化变成棕黄色，脑磷脂能溶于乙醚，不溶于丙酮和冷乙醇，利用此性质可分离脑磷脂与卵磷脂。脑磷脂与卵磷脂共存于脑、神经组织和许多组织器官中。脑磷脂与血液的凝固有关，血小板内能促使血液凝固的凝血激酶就是由脑磷脂和蛋白质组成的。

## 二、鞘磷脂

鞘磷脂（sphingomyelin）又名神经磷脂，是鞘脂类的典型代表。鞘磷脂的主链是不饱和氨基醇即鞘氨醇（sphingosine），结构如下：

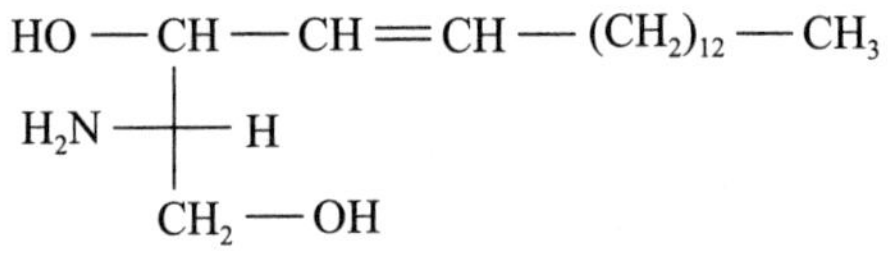

鞘氨醇

鞘磷脂不是磷脂酸的衍生物，分子中不含甘油，而是由鞘氨醇、高级脂肪酸、磷酸和胆碱组成。鞘氨醇的氨基与脂肪酸以酰胺键相连，形成 *N*- 脂酰鞘氨醇即神经酰胺，神经酰胺的羟基与磷酸胆碱结合而形成鞘磷脂，结构如下：

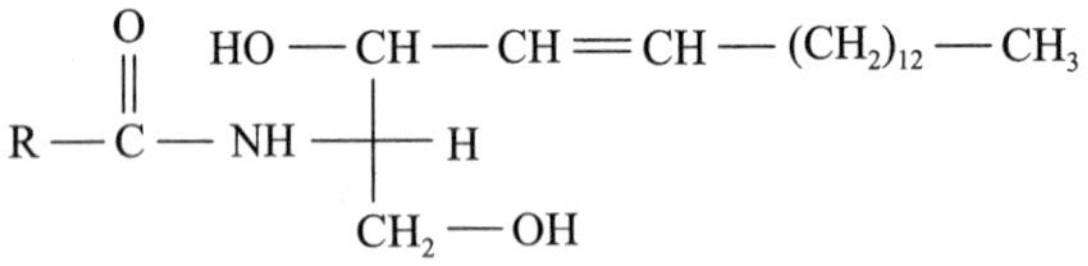

*N*-脂酰鞘氨醇

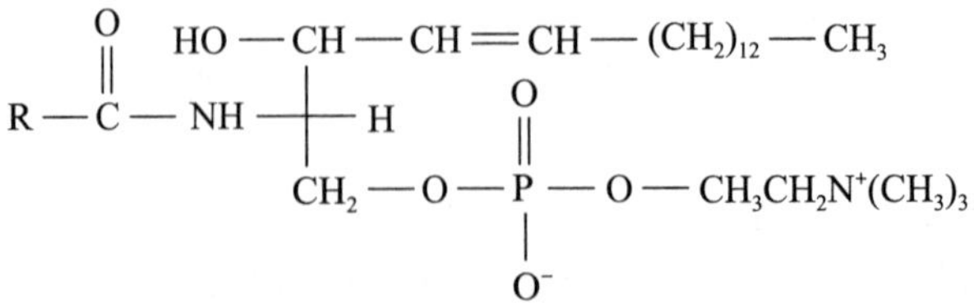

鞘磷脂

鞘磷脂是白色结晶，在光和空气中比较稳定。它不溶于丙酮及乙醚，而溶于热乙醇中。鞘磷脂大量存在于脑和神经组织中，是围绕着神经纤维鞘样结构的一种成分，也是细胞膜的主要成分之一。

## 三、磷脂与生物膜

脂类和蛋白质是构成细胞膜的主要成分，其中的脂类又以磷脂最为丰富。磷脂存在于一切生物膜中，是生物体的基本结构要素，其功能与磷脂的结构密切相关。磷脂分子中既有亲水性头又有疏水性尾，在水溶液中，亲水性头朝向水，疏水性尾则相互紧密相聚，形成热力学上稳定的脂质双分子层结构（图 21-1），为细胞膜的基本构架，是细胞膜结构的基本特征之一，在细胞的物质代谢、能量与信息的传递过程中起着重要的作用。

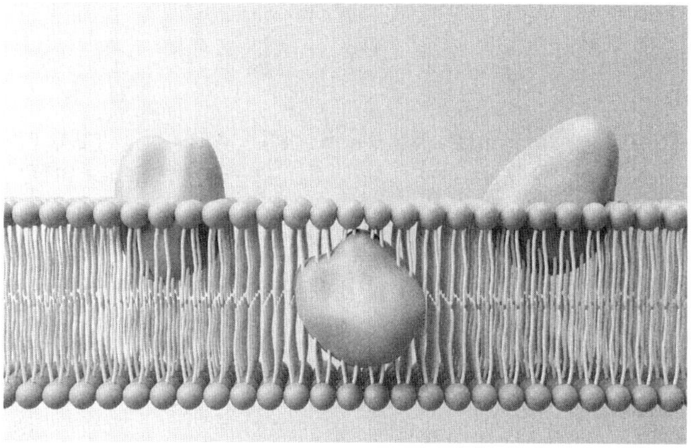

**图 21-1　细胞膜的脂质双分子层结构模型**

# 第三节　甾族化合物

甾族化合物（steroid）又称类固醇化合物，广泛存在于动、植物体内，含量虽少，却具有特殊生理功能，与医学有着极为密切的联系。

## 一、甾族化合物的结构

甾族化合物是由环戊烷并氢化菲（甾环或甾烷）母核（又称甾核）和三个侧链组成，其基本骨架如下：

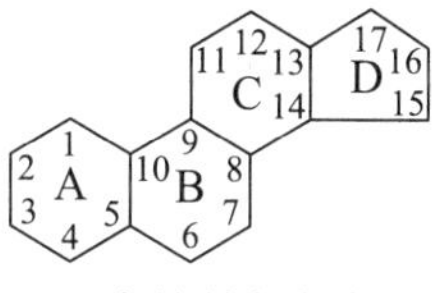


环戊烷并氢化菲

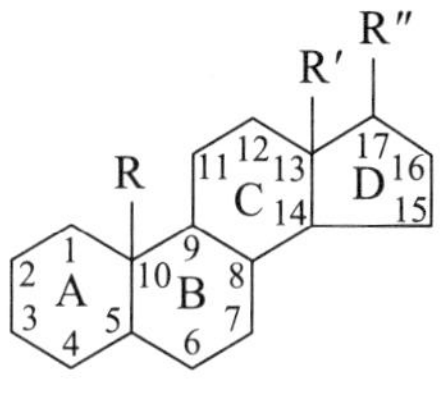


甾族化合物基本骨架

4 个环分别用字母 A、B、C 和 D 标示，碳原子按上述顺序编号，一般在 $C_{10}$ 和 $C_{13}$ 上各连一甲基，称为角甲基，在 $C_{17}$ 上连有一个不同长度的碳链。“甾”字形象地表达了这种结构特征："田"表示 4 个稠合环，"巛"表示环上 3 个侧链。

绝大多数甾族化合物，其母核的 B 环和 C 环、C 环和 D 环之间总是反式稠合，只有 A 环和 B 环间既有顺式稠合，也有反式稠合。根据 $C_5$-H 构型不同，甾族化合物可分为正系（5$\beta$ 型）和别系（5$\alpha$ 型）两大类：① A/B 顺式，$C_5$-H 和 $C_{10}$-$CH_3$ 处于环同侧，称为正系（5$\beta$ 型），$C_5$-H 用实线表示。② A/B 反式，$C_5$-H 和 $C_{10}$-$CH_3$ 处于环异侧，称为别系（5$\alpha$ 型），$C_5$-H 用虚线表示。

若 $C_5$ 与 $C_4$、$C_6$ 间形成双键，则 A/B 环稠合的构型无差别，无正、别系之分。

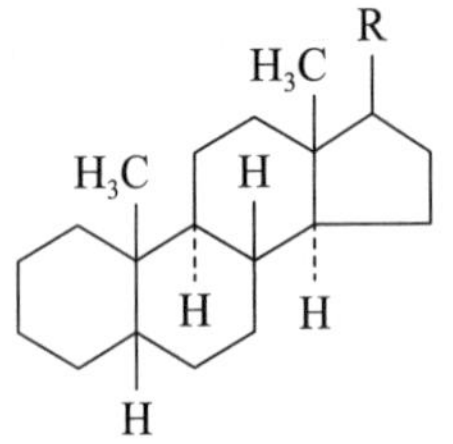


正系：A/B（顺），B/C（反），C/D（反）
$\beta$-构型或5$\beta$-系甾族化合物

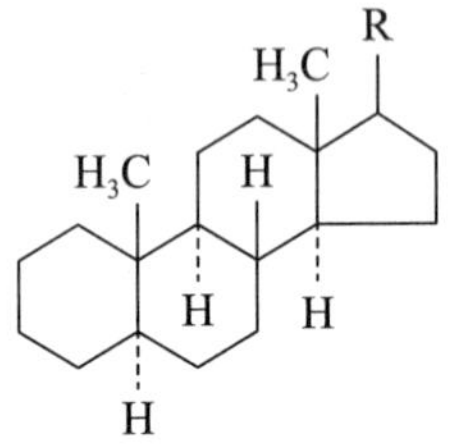


别系：A/B（反），B/C（反），C/D（反）
$\alpha$-构型或5$\alpha$-系甾族化合物

当环上连有取代基时，凡取代基与角甲基在环平面同侧的称为 $\beta$- 构型，用实线表示；取代基与角甲基在环平面异侧的称为 $\alpha$- 构型，用虚线表示。

## 二、常见的甾族化合物

### （一）甾醇类

甾醇（sterol）又称为固醇，基本结构是胆甾烷，广泛存在于动植物体内，根据来源分为动物甾醇和植物甾醇，分别以酯和苷的形式存在。

**1. 胆固醇（cholesterol）** 又称胆甾醇，是一种重要的动物甾醇，因最初从胆石中发现而得名。胆固醇的 $C_3$ 上的羟基为 3$\beta$- 构型，$C_5$ ~ $C_6$ 间有一个双键，$C_{17}$ 上有一个由 8 个碳原子组成侧链。其结构式如下：

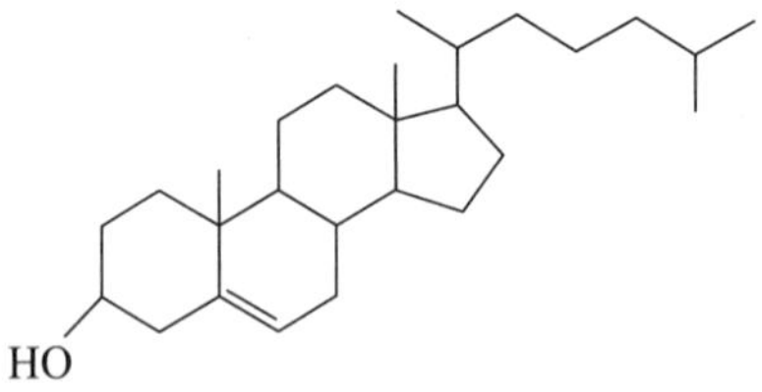


胆固醇为白色或略带黄色的晶体，熔点 148.5 ℃，比旋光度 $[\alpha]_D^t = -39.5°$（氯仿）；不溶于水，易溶于热乙醇、乙醚、氯仿等有机溶剂。在体内它常与脂肪酸结合成胆固醇酯，人体血液中总胆固醇含量正常值为 2.59 ~ 6.47 mmol · $L^{-1}$。胆固醇广泛存在于人和动物各组织中，尤其在血液、脊髓和脑中，是细胞膜的重要组分，也是合成胆甾酸和甾体激素等的前体。

**2. 7- 脱氢胆固醇（7-dehydrocholesterol）** 与胆固醇的差别在于 B 环有共轭双键。机体中的胆固醇可转变成 7- 脱氢胆固醇，由血液输送到皮肤组织，经紫外线照射，B 环打开转变为维生素 $D_3$（vitamin $D_3$）。适当的日光浴，有助于机体获得维生素 $D_3$。

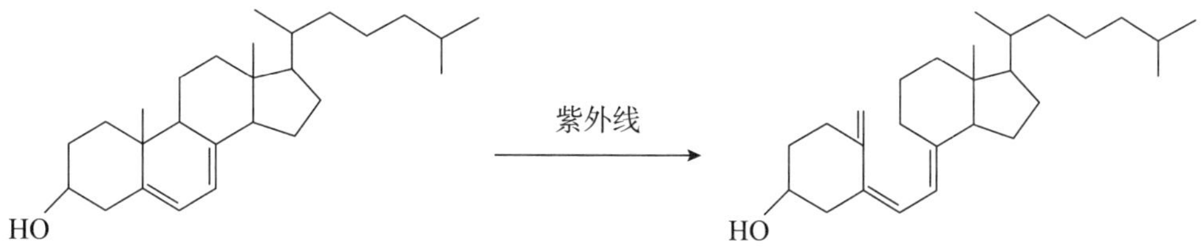


7-脱氢胆固醇　　　　维生素$D_3$

**3. 麦角甾醇（ergosterol）** 是一种植物甾醇，存在于酵母和某些植物中。其结构与 7- 脱氢胆固醇的区别在于 $C_{17}$ 的侧链上多了一个甲基和双键。麦角甾醇经紫外线照射，B 环打开，生成维生素 $D_2$( vitamin $D_2$ )。

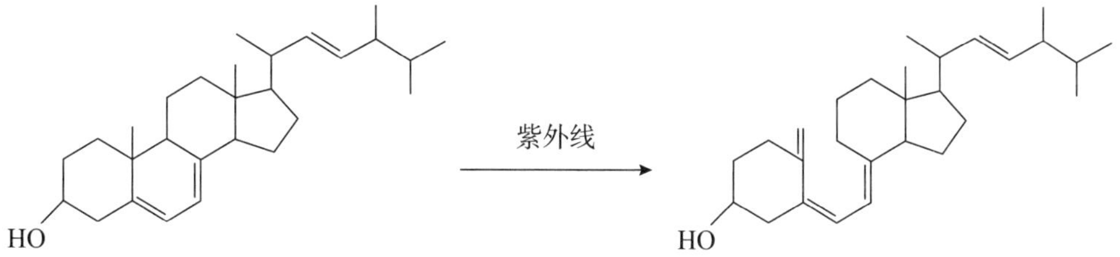


麦角固醇　　　　维生素$D_2$

维生素 D 是抗佝偻病维生素的总称。维生素 $D_2$、$D_3$ 为脂溶性维生素，广泛存在于动物体内，在鱼肝、牛奶和蛋黄中含量丰富。其生理功能是调节钙、磷代谢，促进骨骼正常发育，临床上用于预防和治疗软骨症及佝偻病等。

## （二）胆甾酸

胆甾酸（cholalic acid）包括胆酸、脱氧胆酸、鹅胆酸和石胆酸等，在体内以胆固醇为原料直接合成。它们都属于 5$\beta$ 系甾族化合物，$C_{17}$ 上连有五个碳原子的羧酸，母核无双键，$C_3$、$C_7$、$C_{12}$ 上连有 $\alpha$- 羟基。胆甾酸存在于动物胆汁中，最重要的是胆酸和脱氧胆酸，不同之处在于 $C_7$ 上有无羟基。其结构式如下：

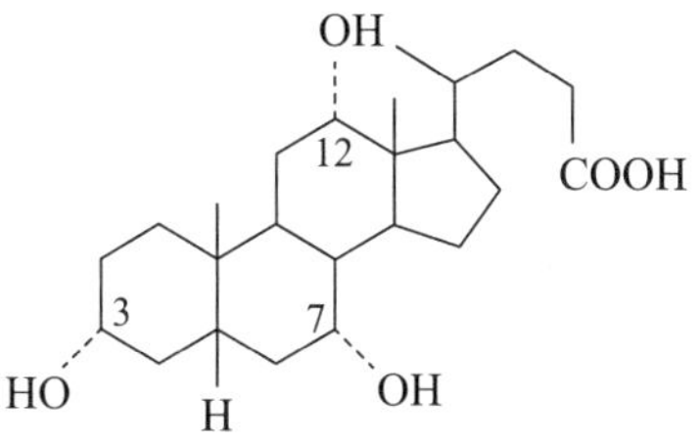


胆酸

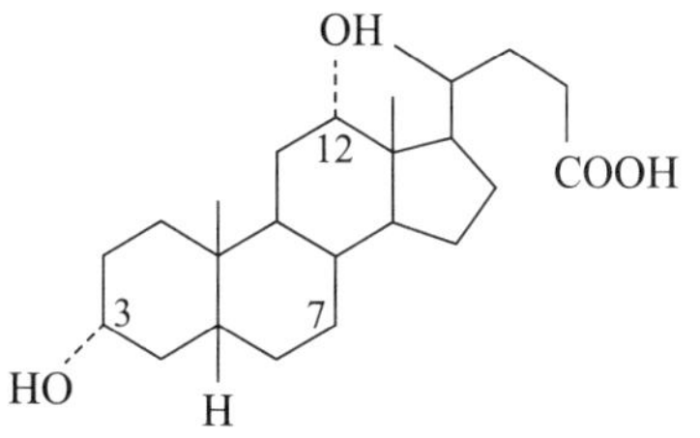


7-脱氧胆酸

胆汁中的胆甾酸分别与甘氨酸或牛磺酸通过酰胺键结合形成各种结合胆甾酸，统称为胆汁酸（bile acids）。其结构式如下：

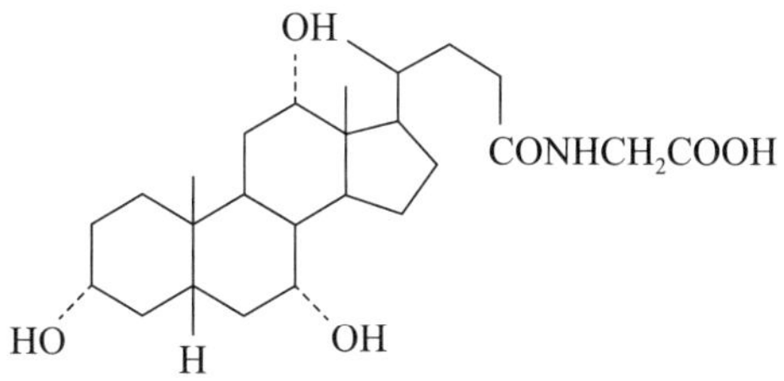


甘氨胆酸

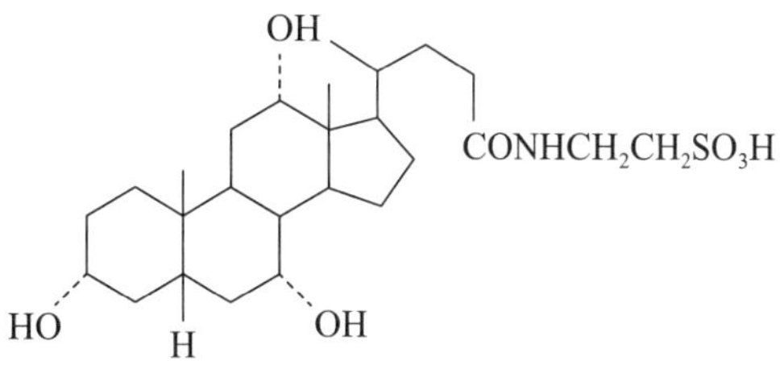


牛磺胆酸

胆汁酸多以钠盐或钾盐形式存在，称为胆汁酸盐（bile salt），是油脂的乳化剂，其主要生理功能是使脂类乳化成细小微团，增加与消化酶的接触面积，促进机体对脂类物质的消化与吸收。临床上用的利胆药——胆酸钠，就是甘氨胆酸钠和牛磺胆酸钠的混合物。

**临床应用**

**肾上腺皮质激素**

肾上腺皮质激素是重要的甾体激素，由哺乳动物肾上腺分泌。根据其生理功能可分为两类：一类是主要影响糖、蛋白质与脂质代谢的糖皮质激素，具有抗炎、抗过敏和抗休克等药理作用，如可的松、氢化可的松，对风湿性关节炎、风湿热等具有一定的疗效；另一类是主要影响组织中电解质的转运和水的分布的盐皮质激素，如皮质酮、醛固酮，临床上主要用于治疗钾、钠平衡失调的疾病，恢复电解质和水的平衡。

肾上腺皮质激素都有相同的骨架，在甾环 $C_3$ 上有酮基，$C_4$ 与 $C_5$ 之间为双键，$C_{17}$ 上连有 1 个 2- 羟基乙酰基，具有活性的皮质激素都具有 4- 烯酮的结构，如可的松、氢化可的松、皮质酮。

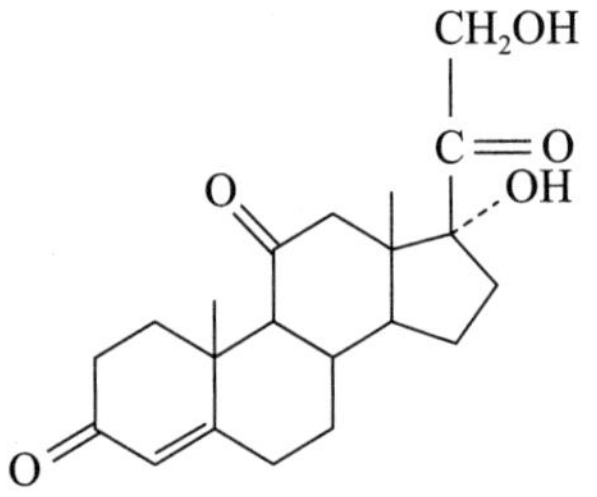


可的松

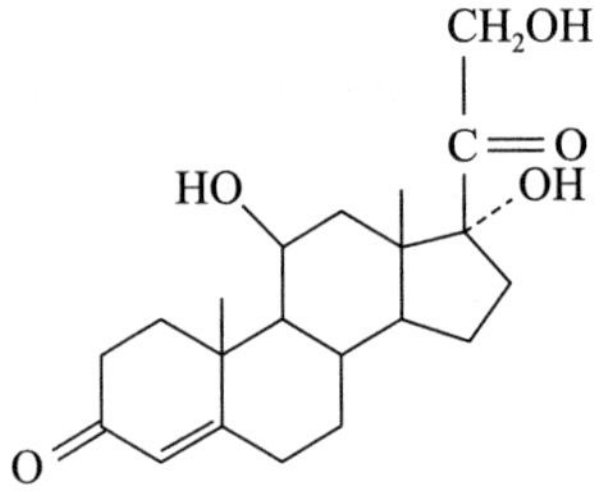


氢化可的松

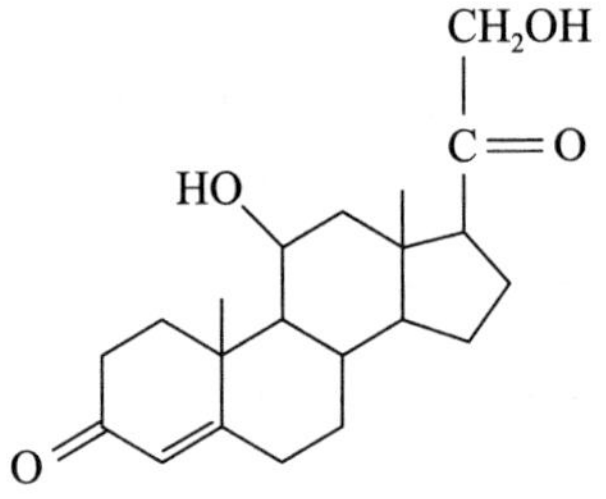


皮质酮

## 习题二十一

1. 命名或写出下列化合物的结构式。

（1）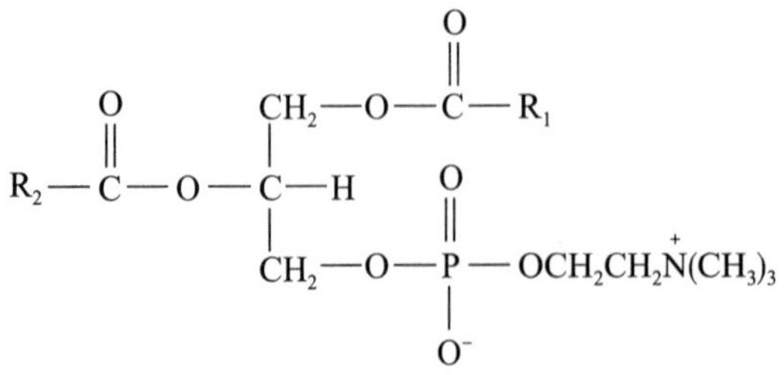


（2）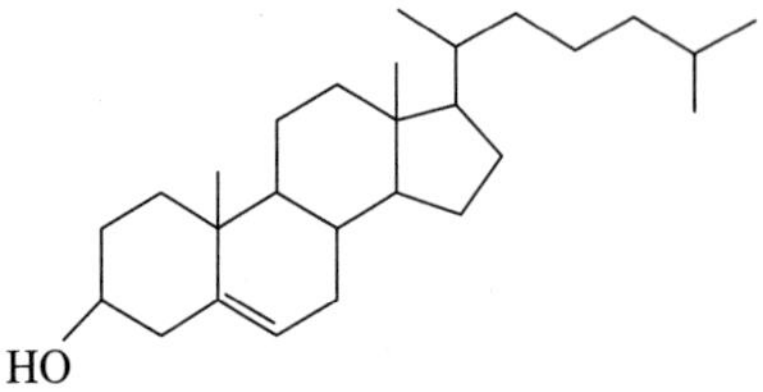


（3）脑磷脂

（4）胆酸

2. 写出下列各反应式的主要产物。

（1）

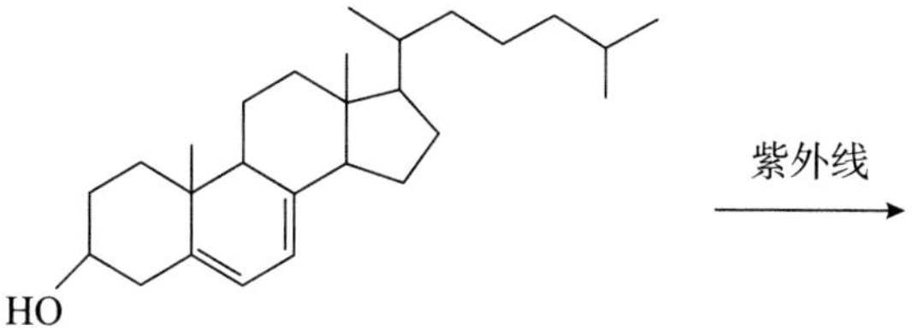

紫外线
→

（2）

+ $H_2NCH_2COOH$ $\xrightarrow[-H_2O]{酶}$

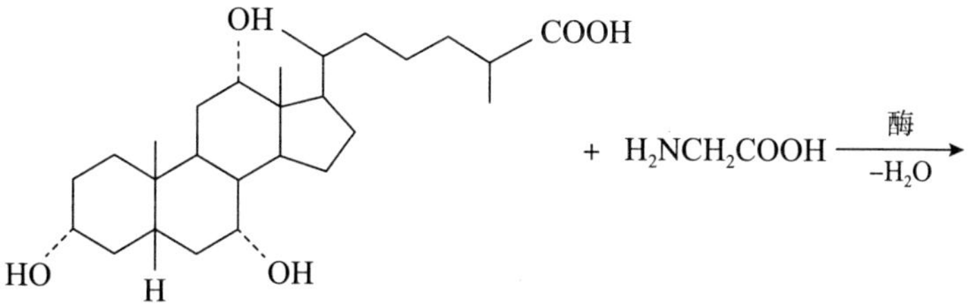

3. 天然油脂所含的脂肪酸的结构有哪些特点？最常见的有哪几种？

4. 什么是油脂的碘值、皂化值、酸值？其数值的大小说明什么问题？

5. 试从结构上比较卵磷脂和脑磷脂的异同点。如何将两者分离？写出磷脂酰胆碱完全水解的反应式。

6. 什么是必需脂肪酸？常见的有哪些？

（王　宁）

# 第二十二章

第二十二章数字资源

# 糖　类

糖类是自然界含量最多、分布最广的有机化合物，存在于绝大多数生物有机体内，对于维持生命活动起着重要的作用。糖类又称碳水化合物，这是因为早期发现的一些糖类分子的化学式为 $C_n(H_2O)_m$，其中氢和氧的比例与水分子相同。后来的研究发现，有些糖类分子并不符合此经验化学式，而另一些化合物分子式虽然符合上面的通式，但其结构和性质特征却不属于糖类。习惯原因，碳水化合物一直沿用至今。

从结构上看，糖类（saccharide）是多羟基醛或多羟基酮以及多羟基醛、酮的脱水缩合物。

糖类根据其能否水解及水解情况分为单糖、低聚糖、多糖。

## 第一节　单　糖

单糖（monosaccharide）是不能水解的糖类。单糖有醛糖和酮糖之分，根据分子中的碳原子数又分为丙糖、丁糖、戊糖、己糖等。

### 一、单糖的结构

#### （一）单糖的开链结构

除丙酮糖外，单糖都含有手性碳原子，存在对映异构现象。例如丙醛糖有 1 个手性碳，存在 1 对对映异构体；己醛糖有 4 个手性碳，存在 8 对对映异构体。碳原子数相同的醛糖和酮糖互为同分异构体，但酮糖比醛糖少一个手性碳原子，所以对映异构体的数目比相应的醛糖少。

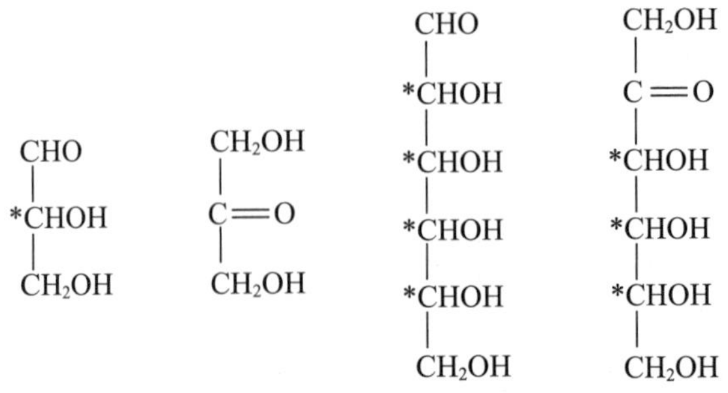

丙醛糖　　丙酮糖　　己醛糖　　己酮糖

单糖的名称采用俗名。目前，单糖的构型仍习惯用 D/L 构型标记法，以甘油醛作为标准，用 Fischer 投影式表示：以竖线表示主碳链，羰基具有最小编号，位于投影式的上端；编号最大的手性碳（即离羰基最远的手性碳）的构型与 D- 甘油醛相同的糖，属于 D- 型，反之属于 L- 型。为了书写方便，常将手性碳上的氢省去，用简写式表示。例如：

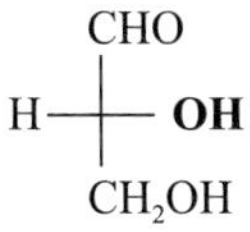

D-甘油醛

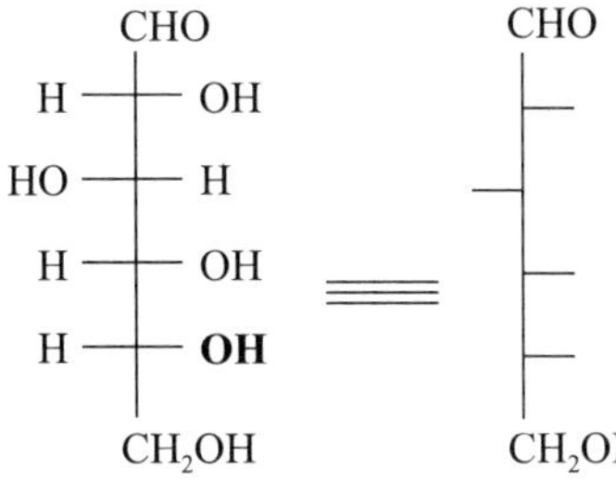

D-葡萄糖

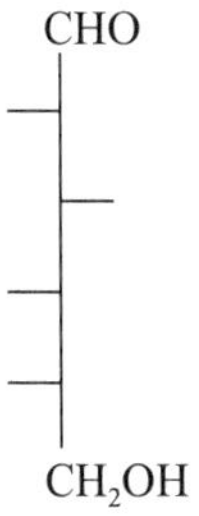

L-葡萄糖

自然界存在的单糖绝大多数为 D- 型糖。8 个 D- 己醛糖的开链结构和名称表示如下：

D-（+）-阿洛糖
D-Allose

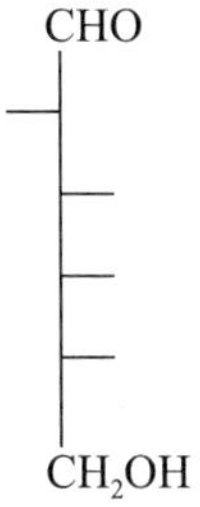

D-（+）-阿卓糖
D-Altrose

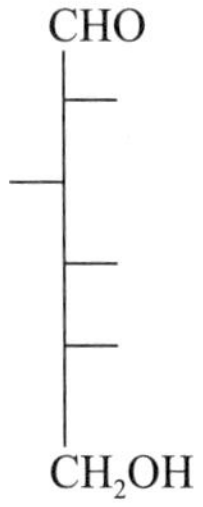

D-（+）-葡萄糖
D-Glucose

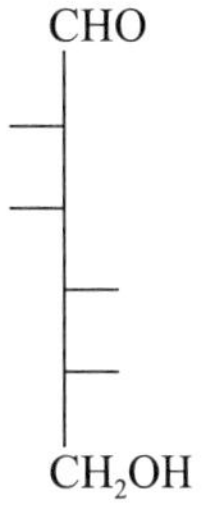

D-（+）-甘露糖
D-Mannose

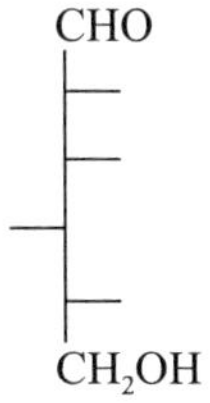

D-（–）-古罗糖
D-Gulose

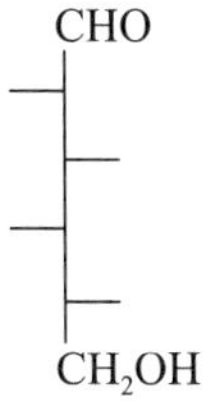

D-（–）-艾杜糖
D-Idose

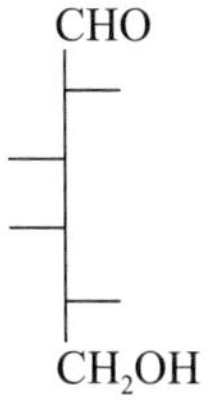

D-（+）-半乳糖
D-Galactose

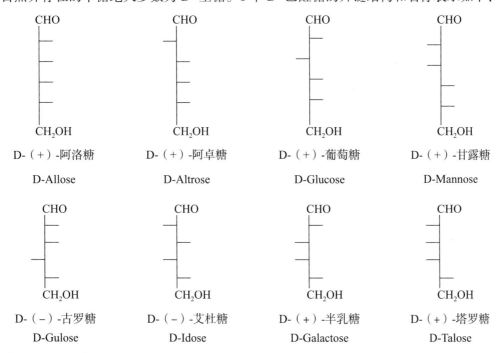

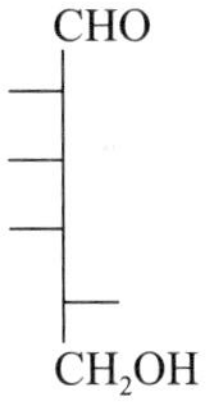

D-（+）-塔罗糖
D-Talose

其中 D- 葡萄糖最重要，在自然界中最为常见。

### （二）单糖的环状结构

研究发现，单糖的有些性质不能用开链结构来说明。以葡萄糖为例，①通常一分子醛在干燥 HCl 催化下与两分子甲醇生成缩醛，而一分子葡萄糖只需与一分子甲醇即能形成缩醛。② D- 葡萄糖在不同条件下可得两种结晶，从冷乙醇中可得到熔点为 146 ℃、比旋光度为 +112° 的晶体；从热吡啶中可得到熔点为 150 ℃、比旋光度为 +18.7° 的晶体。③上述两种晶体的水溶液，经放置后，比旋光度都会发生变化，并都在达到 +52.7° 后恒定不变。这种糖在水溶液中放置后，自行改变比旋光度的现象称为变旋光（mutarotation）现象；④ D- 葡萄糖晶体在红外光谱（IR）中不显示羰基的伸缩振动峰。

为了解释上述实验现象，联想到醛与醇能相互作用生成半缩醛，葡萄糖分子内同时存在醛基和羟基，它们有可能发生分子内反应，生成五元或六元环状半缩醛结构。现已证实单糖主要以环状结构存在。

D- 葡萄糖由开链结构转变成环状半缩醛结构时，新形成的羟基称为半缩醛羟基，原来醛基碳原子变成了手性碳原子，因此有两种异构体，两者的区别在于半缩醛羟基的方向不同。半缩醛羟基在 Fischer 投影式左边的为 $\beta$- 异构体，称为 $\beta$-D-（+）- 葡萄糖，半缩醛羟基在

Fischer 投影式右边的为 *α*- 异构体，称为 *α*-D-（+）- 葡萄糖。这两种异构体除半缩醛羟基构型不同外，其余手性碳原子的构型都相同，互称为端基异构体或异头物（anomer）。

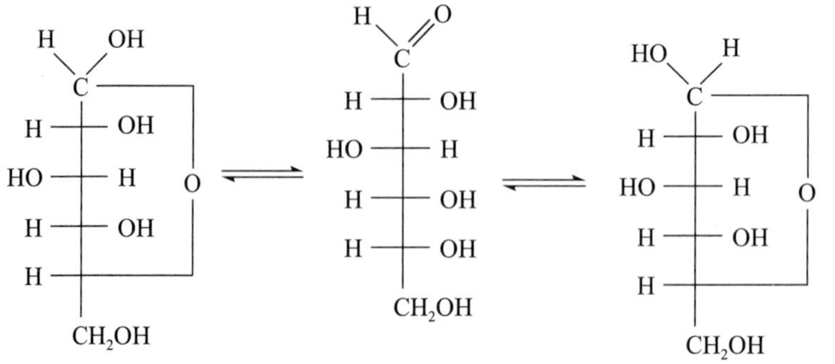

*α*-D-（+）-葡萄糖 D-（+）-葡萄糖 *β*-D-（+）-葡萄糖

$[\alpha]_D^{25}$+112° $[\alpha]_D^{25}$+18.7°

$[\alpha]_D^{25}$+52.7°

D- 葡萄糖发生变旋光现象是由于这两种异构体在水溶液中，环状结构与开链结构之间处于动态平衡。平衡混合物中，*β*- 异构体占 64%，*α*- 异构体占 36%，开链结构占 0.02%，混合物的比旋光度为 +52.7°。

由于晶体葡萄糖以环状半缩醛结构存在，只需与一分子甲醇作用就可生成缩醛；动态平衡体系中，开链结构含量极低，IR 光谱中无羰基的特征吸收峰。

为了更合理地反映单糖的环状结构，常采用 Haworth 透视式（简称 Haworth 式）表示。在 Haworth 式中，为了说明单糖环的形状，把含氧的六元环单糖看成杂环吡喃的衍生物，称为吡喃糖（pyranose）；含氧的五元环单糖看成杂环呋喃的衍生物，称为呋喃糖（furanose）。D- 葡萄糖通常以吡喃糖的形式存在。以 D- 葡萄糖为例，直链的 Fischer 投影式改写成 Haworth 式的过程如下。

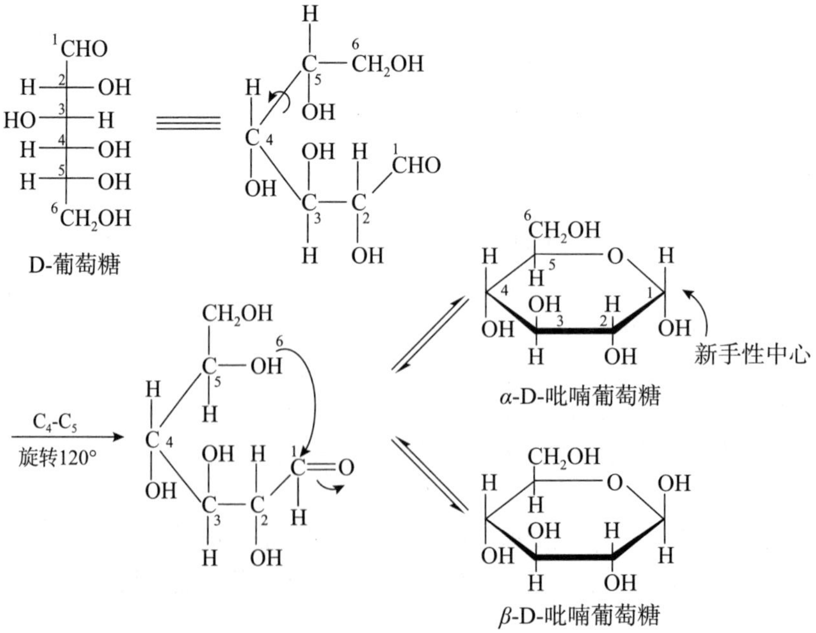


在 Haworth 式中，成环的 6 个原子在同一平面上写成平面六边形，环上的氧原子置于平面的后右上方；环上的碳原子从最右边开始按顺时针方向编号；Fischer 投影式中处于左边的羟基写在环平面的上方，右边羟基写在环平面的下方（即左上右下），故 D- 型糖的 *α*- 半缩醛羟基位于环

下方，β- 半缩醛羟基位于环上方；D- 型糖的末端羟甲基（—$CH_2OH$）始终处于环平面上方。

为书写方便，Haworth 式中环碳原子上的—H 常省略；当不必强调半缩醛羟基的构型时，可用“〰”与半缩醛羟基连接。

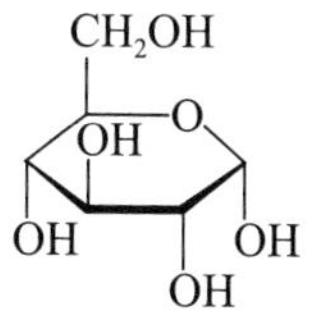

α-D-（+）-吡喃葡萄糖

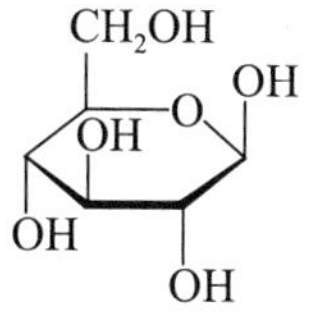

β-D-（+）-吡喃葡萄糖

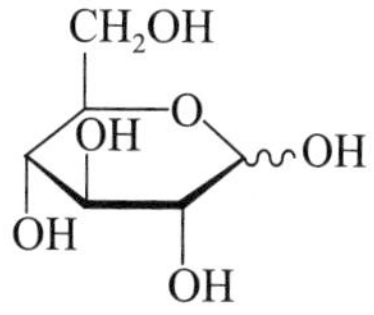

D-（+）-吡喃葡萄糖

X- 射线分析已证明吡喃糖中的六元环以椅式构象稳定存在，常用其构象式表示。α-D-（+）- 吡喃葡萄糖和 β-D-（+）- 吡喃葡萄糖的优势构象式如下。

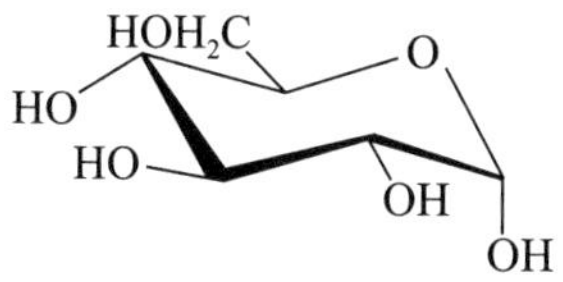

α-D-（+）-吡喃葡萄糖

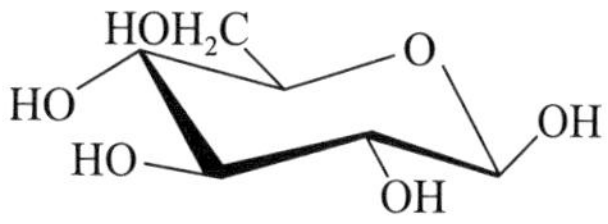

β-D-（+）-吡喃葡萄糖

α-D-（+）- 吡喃葡萄糖中，半缩醛羟基在 a 键上，其余较大基团在 e 键上；而 β-D-（+）- 吡喃葡萄糖中，所有较大的基团都在 e 键上，相互距离较远，斥力较小。因此，β- 型比 α- 型内能更低，更稳定，这也是在互变异构平衡中 β-D-（+）- 吡喃葡萄糖的含量较高的原因。可见用构象式表示糖的结构，能更清楚了解结构和性质间的关系。

葡萄糖的氧环式结构主要是六元环（吡喃糖），但有些单糖在溶液中的氧环式主要以五元环（呋喃糖）结构存在的。例如：

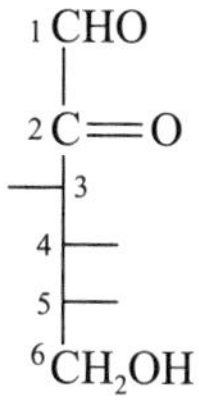

D-果糖

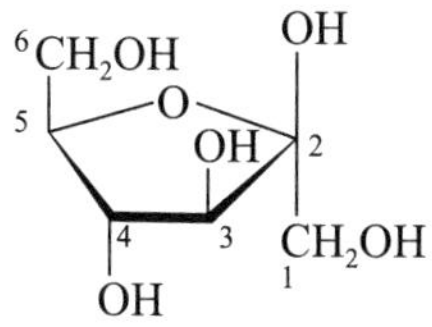

β-D-呋喃果糖

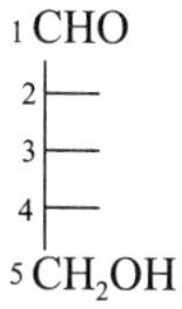

D-核糖

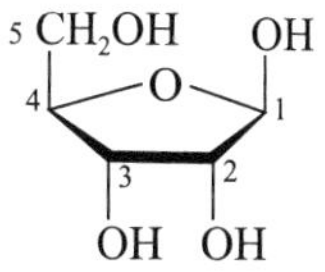

β-D-呋喃核糖

具有环状结构的单糖，都有变旋光现象。

## 二、单糖的物理性质

单糖是具有甜味的无色晶体，易溶于水，易形成过饱和溶液即糖浆，难溶于有机溶剂，水 - 醇混合液常用于单糖的重结晶。单糖大多具有旋光性，旋光性是鉴定糖的一个重要指标。表 22-1 列出了常见单糖的物理常数。

**表 22-1　常见单糖的物理常数**

| 名称 | 熔点（℃） | 平衡混合物比旋光度 | 名称 | 熔点（℃） | 平衡混合物比旋光度 |
|---|---|---|---|---|---|
| D- 葡萄糖 | 146 | +52.7° | D-2- 去氧核糖 | 90 | −59° |
| D- 果糖 | 104 | −92.4° | D- 半乳糖 | 167 | +80.2° |
| D- 核糖 | 87 | −23.7° | D- 甘露糖 | 132 | +14.6° |

## 三、单糖的化学性质

单糖的开链结构中含有羰基和羟基，具有一般醇和醛酮的性质。此外，由于单糖的环状结构中含有半缩醛（酮）羟基，还具有一些特殊的化学性质。

### （一）成苷反应

环状糖的半缩醛（酮）羟基可与含羟基、氨基或巯基（含活泼氢）的化合物作用，脱去一分子水，生成的化合物称为糖苷（glycoside），该反应称为成苷反应。生成的糖苷与缩醛（酮）相似，对碱稳定，但容易发生酸水解。

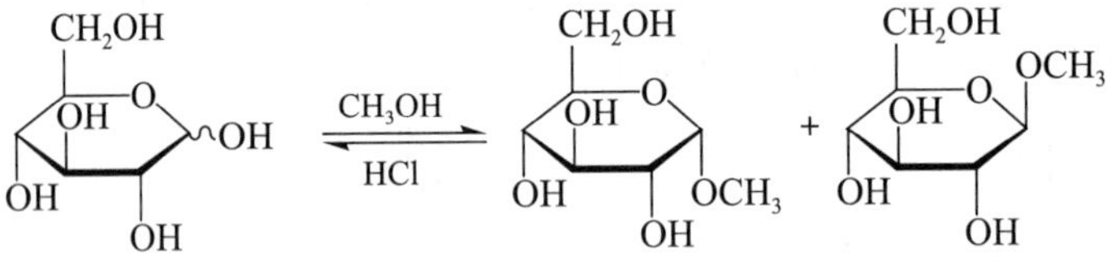


甲基α-D-吡喃葡萄糖苷　甲基β-D-吡喃葡萄糖苷

糖苷由糖和非糖两部分组成，二者之间连接的键称为糖苷键，与单糖的 α-、β- 构型相对应有 α- 苷键、β- 苷键之分。按形成苷键的原子种类，还可分为氧苷键、氮苷键、硫苷键和碳苷键等。上述葡萄糖苷结构中没有半缩醛羟基，它们在水溶液中不能转变为开链结构，所以无变旋光现象。

糖苷在自然界中分布很广，由 D- 核糖和 D-2- 脱氧核糖与嘧啶及嘌呤碱基形成的 *N*- 核苷，是核酸的结构单元；很多糖苷是中草药的重要成分，如有止痛作用的水杨苷，有强心作用的洋地黄毒苷等。酶对糖苷水解有一定专一性，例如杏仁酶专一性地水解 β- 糖苷，而麦芽糖酶只水解 α- 糖苷。

**临床应用**

**洋地黄毒苷**

洋地黄毒苷（digitoxin）由三分子洋地黄毒糖通过苷键与具有不饱和内酯环的甾醇类化合物的 $C_3$ 的羟基相连，在洋地黄的叶子中含量比较多，具有强心作用。洋地黄毒苷为白色或黄白色细微结晶性粉末，无臭，味极苦，可溶于乙醇、氯仿，微溶于乙醚，不溶于水。临床上洋地黄毒苷主要用于治疗心力衰竭，由于其作用慢而持久，适用于慢性心功能不全患者长期使用，尤其适用于伴有肾功能损害的充血性心力衰竭患者。其常见的不良反应包括心律失常、消化不良或恶心呕吐（刺激延髓中枢）、下腹痛、无力等。

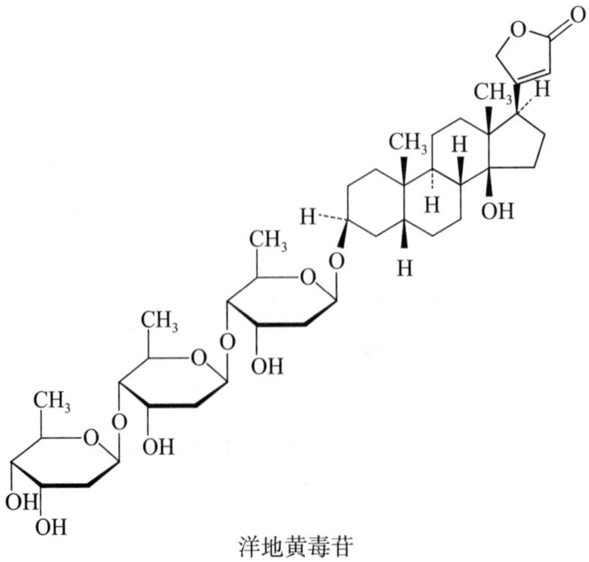

洋地黄毒苷

### （二）差向异构化

单糖在稀碱溶液中，醛糖或酮糖分子中 α- 碳上的氢易转移到羰基上，形成烯二醇中间体，然后转变为异构体。例如 D- 葡萄糖溶于稀冷的 NaOH 溶液后，转变为 D- 葡萄糖、D- 甘露糖和 D- 果糖的混合物。如果以 D- 甘露糖或 D- 果糖代替 D- 葡萄糖，也可得到相同的结果。

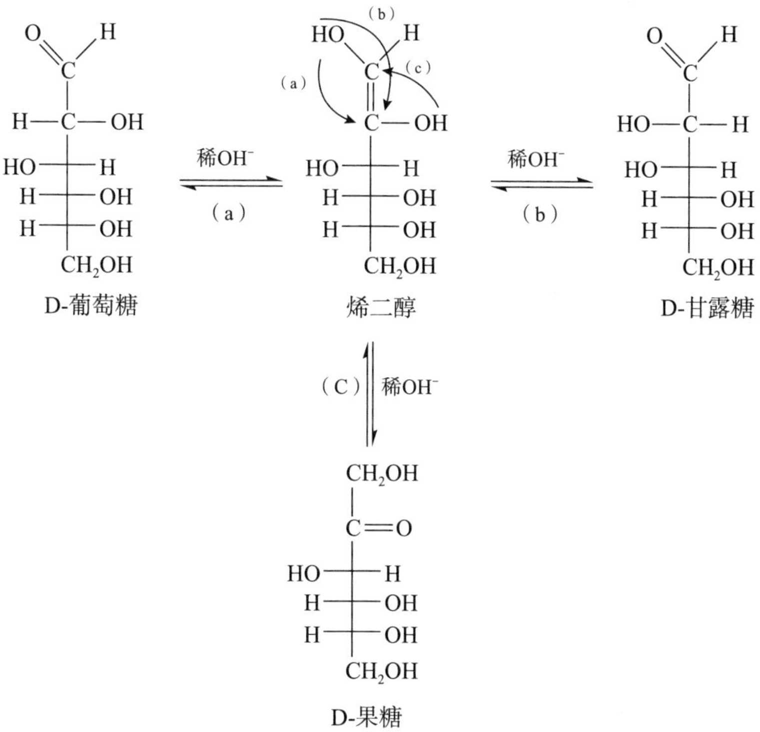


D- 葡萄糖和 D- 甘露糖在开链结构中只有一个手性碳的构型相反，其余手性碳的构型完全相同，两者互称差向异构体（epimer）。差向异构体间的相互转化称为差向异构化（epimerization）。生物体内酶也能催化类似的转化。

### （三）氧化反应

**1. 碱性条件下的氧化反应** Tollens 试剂、Benedict 试剂、Fehling 试剂等碱性弱氧化剂能把醛糖中的醛基氧化成羧基，并分别出现银镜、砖红色沉淀等反应现象。

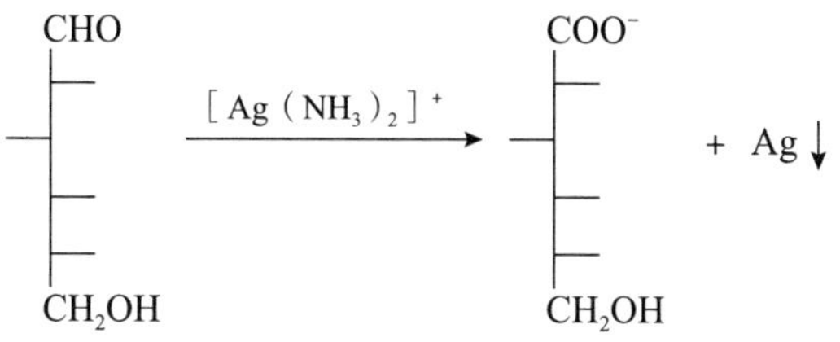


在碱性条件下，因酮糖差向异构化为醛糖，从而有相同的反应现象。

通常将能与碱性弱氧化剂发生氧化还原反应的糖称还原糖（reducing sugar），否则称非还原糖（nonreducing sugar），单糖都是还原糖。

**2. 酸性条件下的氧化反应** 溴水（pH=6）可与醛糖发生反应，选择性地将醛基氧化成羧基，生成糖酸。由于酸性条件下，糖不发生差向异构化，故酮糖不被溴水氧化。利用与溴水作用后是否褪色，可区别醛糖和酮糖。

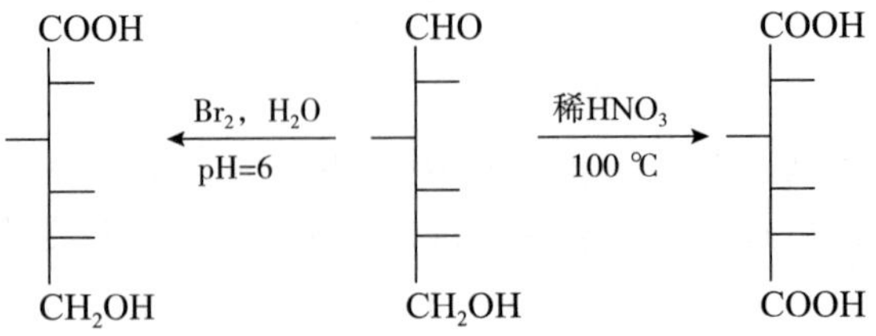


D-葡萄糖酸 D-葡萄糖二酸

当用较强的氧化剂（如硝酸）氧化醛糖时，不仅醛基，碳链另一端的伯醇羟基也可被氧化，生成糖二酸。

生物体内在酶的催化下，D-葡萄糖可转化成D-葡萄糖醛酸，它在肝脏中可与某些醇、酚等有毒物质结合，结合产物易溶于水，易于排出体外，从而起到解毒的作用。

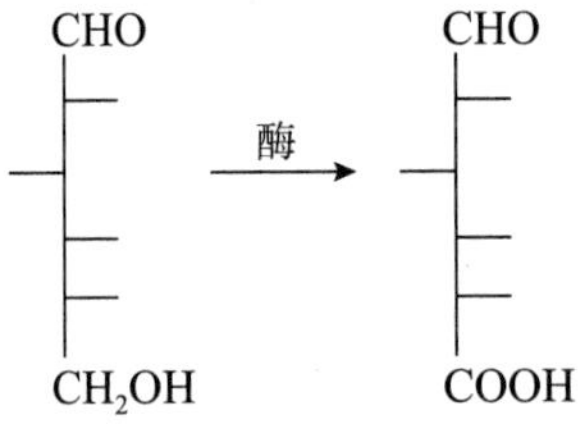


D-葡萄糖醛酸

### （四）成脎反应

单糖的羰基与苯肼作用生成苯腙，在过量苯肼的存在下，与羰基相邻的α-羟基可被苯肼氧化成羰基，再与苯肼反应生成二苯腙，称为糖脎（osazone）。不同的糖生成糖脎所需的时间不同，糖脎是难溶于水的结晶，有一定的熔点，而且不同的糖脎晶形各异。若两种糖形成同一种脎，则可推知二者的 $C_3 \sim C_6$ 部分具有相同的结构，可作为结构鉴定的依据。

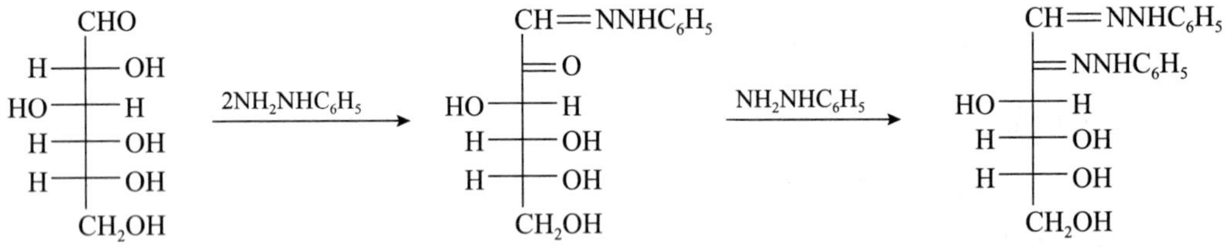


D-葡萄糖脎

### （五）糖的鉴定反应

单糖在浓酸中发生分子内脱水，生成α-呋喃甲醛（糠醛）及其衍生物。糠醛及其衍生物可与某些酚类缩合生成有色化合物，用以鉴定糖类。例如，在糖类的水溶液中加入萘-1-酚的乙醇溶液，然后沿管壁慢慢加入浓硫酸，不振摇，密度较大的浓硫酸沉到管底，在液体界面处很快产生紫色环，称Molish反应，所有的糖都有此颜色反应。若在糖的水溶液中加入间苯二酚及浓盐酸，加热后酮糖很快出现红色，醛糖反应很慢，据此可区别醛糖和酮糖，该反应称为Seliwanoff反应。

## 四、重要的单糖

### （一）D-核糖和D-2-脱氧核糖

D-核糖（D-ribose）和D-2-脱氧核糖（D-2-deoxyribose）都是戊醛糖，是核酸的组分，它们常以结合状态存在于核酸中，在细胞核中起遗传作用，有着重要的生理学和医学意义。生物体内它们以*β*-呋喃环状结构形式存在。

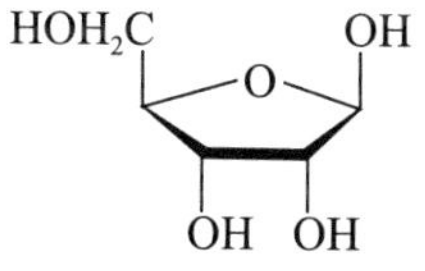

*β*-D-（－）-核糖

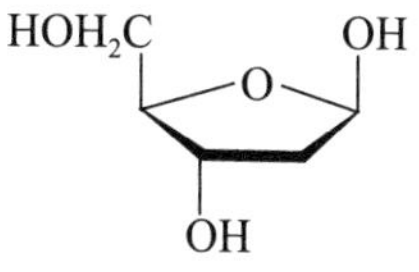

*β*-D-（－）-2-脱氧核糖

### （二）D-葡萄糖

D-葡萄糖（D-glucose）在自然界中分布很广，因葡萄中含量丰富而得名。正常人血液中含3.9 ~ 5.6 mmol · $L^{-1}$葡萄糖，又称血糖。

葡萄糖是人体所需能量的重要来源。人体内的葡萄糖是以磷酸酯的形式存在，逐步分解释放能量。葡萄糖在体内磷酸激酶催化下与三磷酸腺苷（ATP）作用生成葡萄糖磷酸酯（葡萄糖-1-磷酸酯和葡萄糖-6-磷酸酯）。在磷酸变位酶存在下，这两种磷酸酯可以相互转变。

*α*-D-吡喃葡萄糖-1-磷酸酯　　D-吡喃葡萄糖-6-磷酸酯

### （三）D-果糖

D-果糖（D-fructose）以游离状态存在于水果和蜂蜜中，是最甜的单糖。动物的前列腺素和精液中也含有相当量的果糖。天然果糖是左旋体，人体内的果糖也形成磷酸酯，例如：

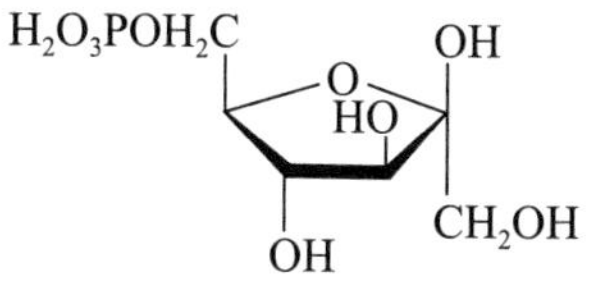

*β*-D-呋喃果糖-6-磷酸酯

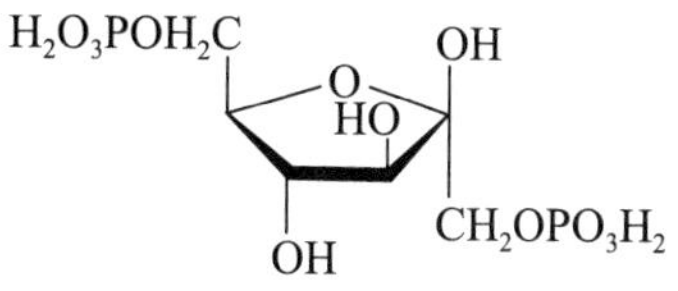

*β*-D-呋喃果糖-1,6-二磷酸酯

### （四）D-半乳糖

D-半乳糖（D-galactose）与葡萄糖结合成乳糖存在于哺乳动物的乳汁中，脑组织中有些结构复杂的脑磷脂也含有半乳糖。人体内的半乳糖是食物中乳糖的水解产物，在酶的催化下，

D- 半乳糖可经 $C_4$ 差向异构化转变成 D- 葡萄糖。D- 半乳糖的两种环状结构如下：

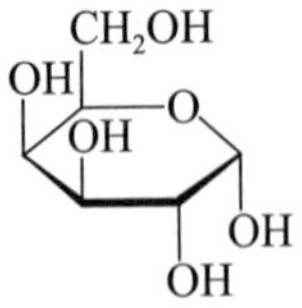

α-D-吡喃半乳糖

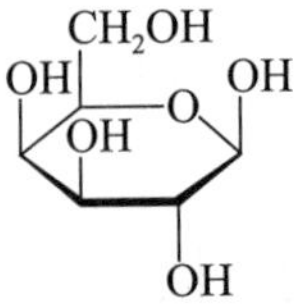

β-D-吡喃半乳糖

## 第二节 双 糖

水解后产生两个到十个单糖分子的糖类称为低聚糖（oligosaccharide）。根据产生单糖的数目，可以再分成双糖、三糖、四糖等，其中最重要的是双糖。双糖可看成由一个单糖分子的半缩醛羟基与另一个单糖分子的醇羟基或半缩醛羟基脱水缩合而成。根据双糖分子中是否保留有半缩醛羟基，可分为还原性双糖和非还原性双糖。

### 一、还原性双糖

#### （一）麦芽糖

麦芽糖（maltose）存在于麦芽中，是淀粉在淀粉糖化酶或稀酸的催化下部分水解的产物。麦芽糖为无色针状结晶，易溶于水，水溶液的比旋光度为 +136°，甜度次于蔗糖。

麦芽糖是由 D- 葡萄糖的半缩醛羟基和另一个 D- 葡萄糖中的 $C_4$ 醇羟基脱去一分子水，通过 α-1,4- 苷键相连形成的双糖。

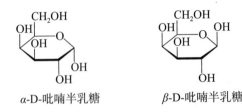

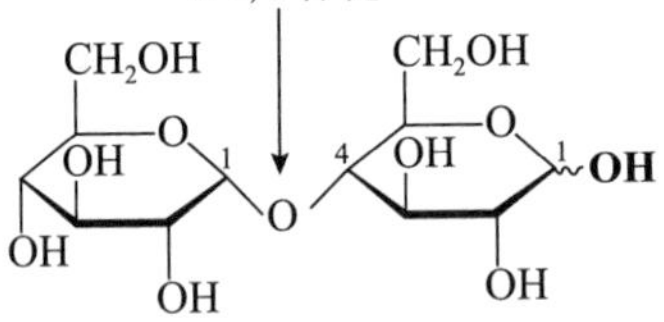


（+）-麦芽糖

结晶状的麦芽糖中，半缩醛羟基是 β- 构型的。但在水溶液中，麦芽糖可经开链结构而成为 α- 麦芽糖和 β- 麦芽糖的互变平衡混合物，故其构型可不标明。麦芽糖因保留了一个半缩醛羟基而具还原性和变旋光现象。

#### （二）纤维二糖

纤维二糖（cellobiose）是纤维素经部分水解所生成的产物，化学性质与麦芽糖相似，具还原性和变旋光现象，水解后也生成两分子 D-（+）- 葡萄糖。由于纤维二糖是以 β-1,4- 苷键相连的双糖，故不能被 α- 葡萄糖苷酶水解，只能被 β- 葡萄糖苷酶水解。

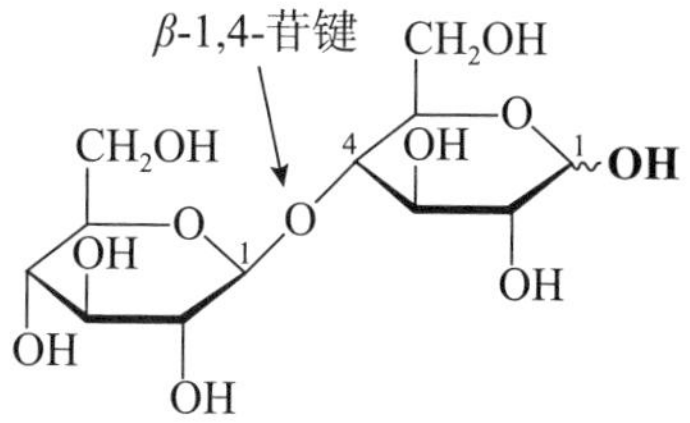

（+）-纤维二糖

纤维二糖与麦芽糖虽只是苷键的构型不同，但在生理作用上却差别很大。麦芽糖有甜度，可在人体内分解消化，但纤维二糖既无甜味，也不能被人体消化吸收。

### （三）乳糖

乳糖（lactose）因存在于哺乳动物乳汁中而得名。人乳约含乳糖 5% ~ 8%，牛乳约含乳糖 4% ~ 5%。

乳糖水解后，可得等量的 D- 葡萄糖和 D- 半乳糖。乳糖是 $\beta$-D-（+）- 半乳糖和 D-（+）- 葡萄糖以 $\beta$-1,4- 苷键相连形成的双糖，其分子中葡萄糖的半缩醛羟基仍保留，具有还原性。乳糖为白色结晶粉末，甜味不及蔗糖，难溶于水，水溶液的比旋光度为 +53.5°。

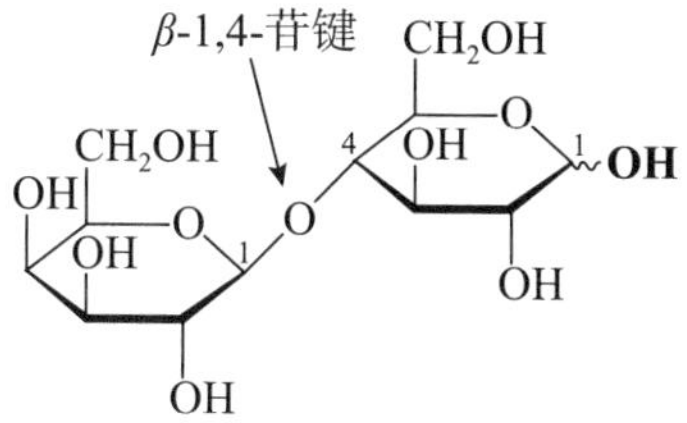

（+）-乳糖

## 二、非还原性双糖

蔗糖（sucrose）是自然界分布最广的双糖，存在于所有具光合作用的植物中，甘蔗和甜菜中含量高。

蔗糖是由一个 $\alpha$-D- 吡喃葡萄糖分子的 $C_1$ 半缩醛羟基和一个 $\beta$-D- 呋喃果糖分子的 $C_2$ 半缩酮羟基脱水而成，故蔗糖既是 $\alpha$-D- 葡萄糖苷，也是 $\beta$-D- 果糖苷。因蔗糖结构中无半缩醛羟基，因而无还原性，无变旋光现象。

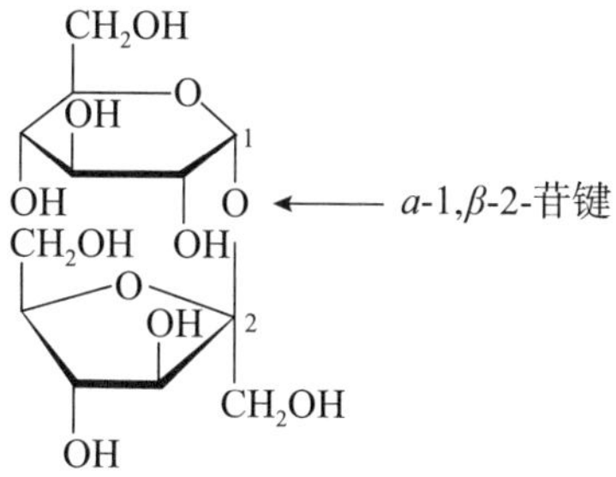

（+）-蔗糖

蔗糖是右旋糖，比旋光度为 +66.7°，水解后生成等量 D- 葡萄糖和 D- 果糖的混合物，其比旋光度为 −19.7°，与水解前的旋光方向相反，故把蔗糖的水解反应称为转化反应，水解后的单糖混合物称为转化糖（invert sugar），催化蔗糖水解的酶称为转化酶（invertase）。

Note

知识拓展

**"零糖"饮料真的不含糖吗？**

"零糖"饮料是否含糖是人们普遍关心的问题。其实，"零糖"饮料并非完全无糖。根据我国食品安全标准，糖含量低于 0.5 g/100 ml 的饮料，可以标注为"零糖"。"零糖"饮料一般指没有添加蔗糖、麦芽糖、果糖和葡萄糖的饮料。但为了口感，大部分饮料会添加一些甜味剂。甜味剂比蔗糖甜很多倍，根据来源分为三类：第一类是营养型的糖醇，来源于水果和蔬菜中的天然膳食纤维，其甜度为 0.5 ~ 0.95（蔗糖甜度为 1），包括木糖醇、山梨糖醇、麦芽糖醇、果葡糖浆等；第二类是人工合成的非营养型甜味剂，包括阿斯巴甜、安赛蜜、三氯蔗糖等；第三类是天然植物来源的非营养型甜味剂，如甘茶叶提取的甘茶素、甜叶菊提取的甜菊糖苷。

有研究表明长期大量摄入甜味剂，会降低胰岛素敏感性，造成代谢紊乱和食欲上升，进而导致体重增加，因此，建议适量而不要长期大量饮用含有甜味剂的饮料。

## 第三节 多 糖

多糖（polysaccharide）是由许多单糖分子通过苷键结合而成的高分子化合物，如淀粉、纤维素和糖原。多糖与低聚糖或单糖的性质不同，大多数多糖为无定形粉末，无一定的熔点，一般不溶于水，没有甜味。多糖分子仅在分子长链的末端含半缩醛羟基，但因分子量很大，所以无变旋光现象，无还原性。

### 一、淀粉

淀粉（starch）主要存在于植物的种子、果实和根块中，在稻米、小麦、玉米及薯类中含量丰富，是人类获取糖类的主要来源。淀粉是白色的无定形粉末，其颗粒的形状和大小因来源不同而异。

淀粉由直链淀粉（amylose）和支链淀粉（amylopectin）组成。直链淀粉含量为 20% ~ 25%，它不易溶于冷水，在热水中有一定溶解度；支链淀粉含量为 75% ~ 80%，它在热水中也不溶，但可膨胀成糊状。两者水解的最终产物都是 D- 葡萄糖。

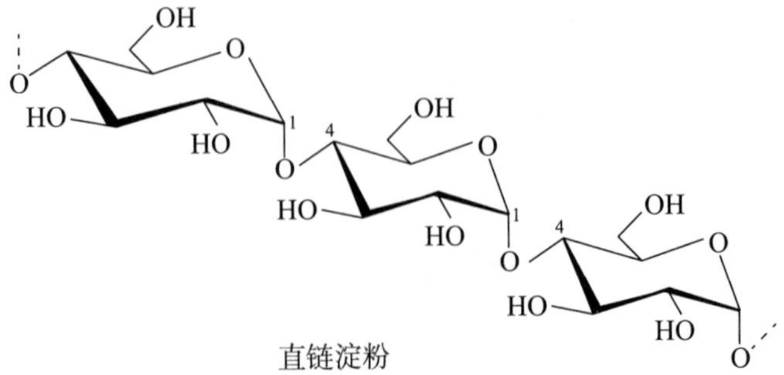


直链淀粉

直链淀粉并不是直线型的，是由 250 ~ 300 个 D- 葡萄糖通过 α-1,4- 苷键连接而成。由于 α-1,4- 苷键的氧原子有一定键角，且单键可自由转动，分子内的羟基间可形成氢键，因此直链淀粉具有规则的螺旋状空间排列，每一圈螺旋有 6 个 D- 葡萄糖结构单位（图 22-1）。

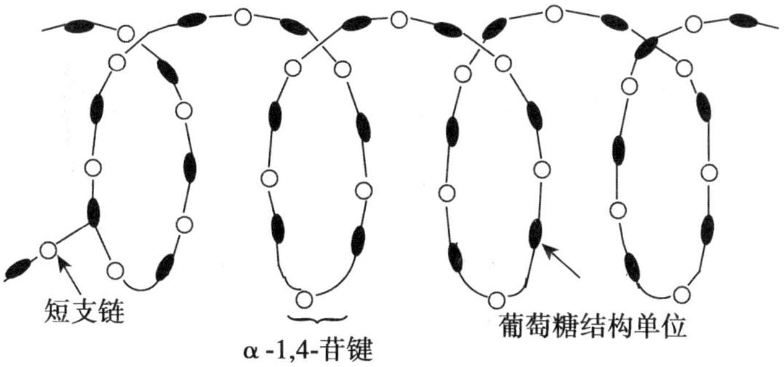


图 22-1　直链淀粉的形状示意图

淀粉溶液遇碘显蓝色，可作为淀粉的定性鉴别反应。目前认为碘分子嵌入直链淀粉的螺旋空隙中，依靠分子间作用力与淀粉形成了蓝色的配合物。

支链淀粉一般含有 6 000 ~ 40 000 个 D- 葡萄糖，主链由 *α*-1,4- 苷键连接而成，由 20 ~ 25 个 *α*-D- 葡萄糖单元组成，而分支处为 *α*-1,6- 苷键连接，它们纵横交错，形成树枝状复杂大分子（图 22-2），其分子量比直链淀粉更大。支链淀粉可与碘生成紫红色的配合物。

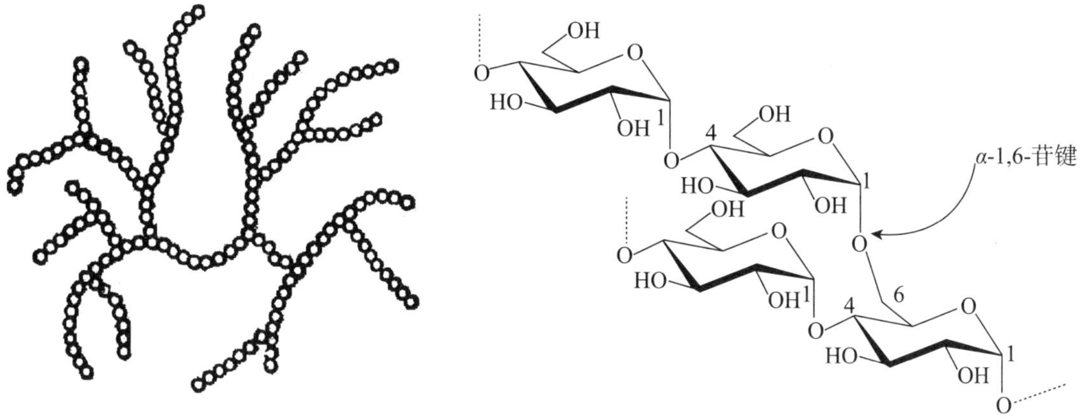


图 22-2　支链淀粉的结构示意图（每一圆圈代表一个葡萄糖单位）

## 二、糖原

糖原（glycogen）主要储存于动物的肝脏和肌肉，是葡萄糖的贮存形式，又称动物淀粉。肝脏中的糖原含量达 10% ~ 20%，肌肉中的含量约 4%，分别称为肝糖原和肌糖原。当由食物消化所得的葡萄糖在人体血液中含量较高时，葡萄糖可转变成糖原而储存起来。当血液中葡萄糖含量降低时，糖原可经一系列酶的催化而分解成葡萄糖，保持血糖水平的稳定，为各种组织提供能量。

糖原也是由 *α*-D- 葡萄糖为单位组成的，结构与支链淀粉相似，只是分支程度更高，每隔 8 ~ 10 个葡萄糖单位便有一个以 *α*-1,6- 苷键连接的分支（图 22-3）。

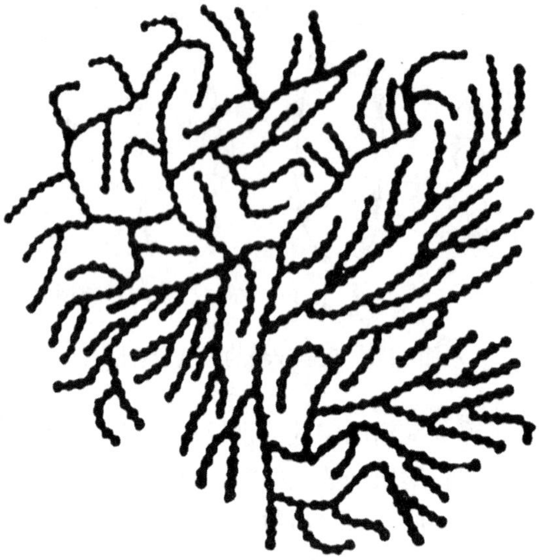

图 22-3 糖原的结构示意图

## 三、纤维素

纤维素（cellulose）是自然界分布最广、存量最多的多糖。它是植物骨架和细胞的主要成分，木材含纤维素约 50%，棉花含纤维素高达 98%。

在植物中存在的天然纤维素分子含有约 1 000 ~ 15 000 个葡萄糖单位，水解生成 D- 葡萄糖，但部分水解可生成纤维二糖。纤维素是由葡萄糖通过 $\beta$-1,4- 苷键相连而成的长链大分子。长链纤维素分子彼此平行排列，通过链间大量氢键的作用，相互绞合成绳索状（图 22-4），故韧性较强。木材的强度取决于相邻的纤维素分子长链间羟基形成氢键的数目。

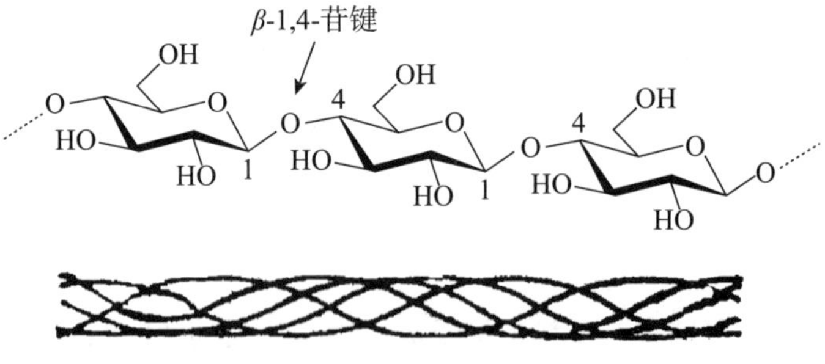


图 22-4 纤维素的结构示意图

纯粹的纤维素是白色固体，不溶于水、稀酸和稀碱，也不溶于一般的有机溶剂。遇碘不变色，在酸作用下的水解较淀粉难，不易被氧化。

在人体内只有能水解 $\alpha$- 苷键的淀粉酶，而没有能水解 $\beta$- 苷键的酶，所以人类只能消化淀粉而不能消化纤维素，因此纤维素不可作为人类的营养物质。但纤维素可以刺激胃肠的蠕动，促进排便和调节肠道菌群平衡，因此适当摄入富含纤维素的食品有利于健康。食草动物依靠消化道内微生物所分泌的酶，能把纤维素水解成葡萄糖而吸收利用。

纤维素用途很广，可用来制造纸张、人造丝、人造棉、玻璃纸、电影胶片等。随着人类社会的发展，开发利用可再生资源是人们解决能源短缺的重要手段之一。纤维素作为地球上含量最丰富的绿色可再生资源，其开发和利用技术已经成为世界化学与化工领域新的研究热点。

## 习题二十二

1. 解释下列名词。

（1）差向异构体　（2）变旋光现象　（3）苷键　（4）端基异构体

2. 写出下列各糖的优势构象。

（1）$\beta$-D- 吡喃葡萄糖　（2）$\beta$-D- 吡喃甘露糖苷　（3）$\beta$-D- 吡喃半乳糖

3. 用化学方法鉴别下列各组化合物。

（1）葡萄糖、果糖、淀粉、纤维素

（2）麦芽糖、蔗糖、葡萄糖二酸

4. 还原糖和非还原糖的结构特点是什么？指出下列哪些是还原糖。

（1）麦芽糖　（2）D- 半乳糖　（3）淀粉

（4）纤维二糖　（5）蔗糖　（6）乙基 -$\alpha$-D- 甘露糖苷

5. 写出 D- 甘露糖与下列试剂的反应产物。

（1）$Br_2$，$H_2O$　（2）稀 $HNO_3$　（3）$CH_3OH + HCl$（干）　（4）$PhNHNH_2$

6. 指出下列糖类化合物的构型（D/L）哪些互为对映异构体，哪些互为差向异构体。

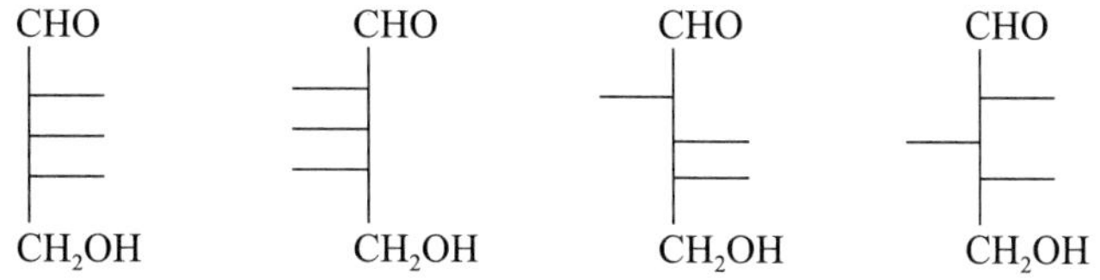


A　B　C　D

7. D- 核糖在水溶液中达到平衡时，以 20% $\alpha$- 吡喃糖、56% $\beta$- 吡喃糖、6% 的 $\alpha$- 呋喃糖和 8% 的 $\beta$- 呋喃糖四种形式存在，画出每一种形式的 Haworth 式。

8. 传统中药中很多有效成分属于糖苷类化合物，请通过查阅文献，列举几个临床应用的糖苷类药物，并说明其临床用途。

（郭今心）

# 第二十三章

第二十三章数字资源

# 肽、蛋白质和核酸

蛋白质是生物体内组织的基本成分，是生命现象的最基本物质基础，与糖类、脂肪并称为人类营养的三要素。核酸存在于一切生物体内，是决定蛋白质合成和生命遗传的重要物质。

## 第一节 肽

### 一、肽的结构和命名

两个或两个以上的氨基酸分子通过肽键连接的化合物称为肽（peptide），肽链中的氨基酸分子因为脱水缩合而剩下的基团称为氨基酸残基（amino acid residue）。由 2 ~ 10 个氨基酸残基组成的肽称寡肽（oligopeptide），10 个以上氨基酸残基组成的肽称多肽（polypeptide）。

由于肽键的 C═O 上的 $\pi$ 电子云与 N 原子上的未共用电子对发生“电子共振”，使肽键具有部分双键的性质，不能自由旋转（图 23-1）。

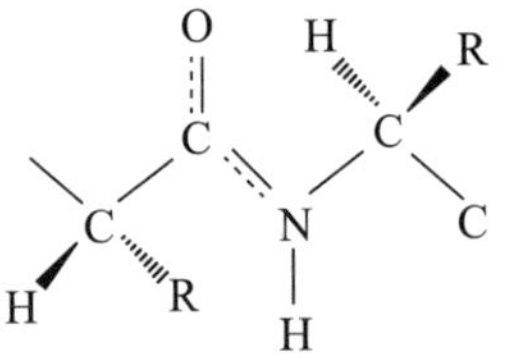

图 23-1 肽键的反式构型

肽键与两个相邻 $\alpha$- 碳原子组成的 6 个原子的基团结构片段（—$C_\alpha$—CO—NH—$C_\alpha$—）称为肽单元，肽单元的 6 个原子共处一个平面，称为肽键平面（图 23-2）。由于 $\alpha$- 碳原子与其他原子之间均形成单键，因此两相邻的肽键平面可以作相对旋转。

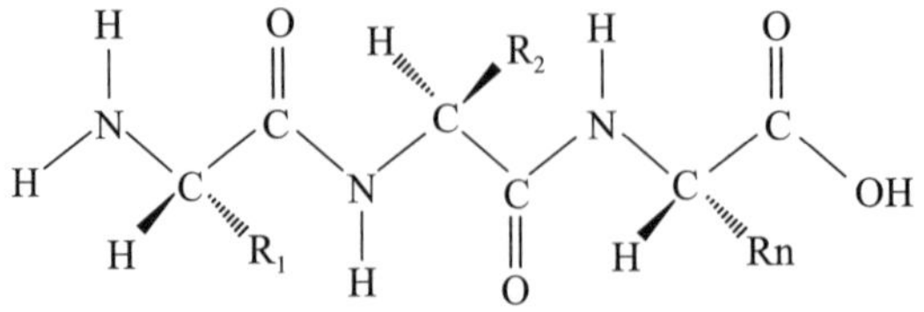

图 23-2 肽键平面

多肽链中有自由氨基的一端，称为 N 端或氨基末端，多肽链中有自由羧基的一端，称为

C端或羧基末端。通常把N端写在左边，把C端写在右边。

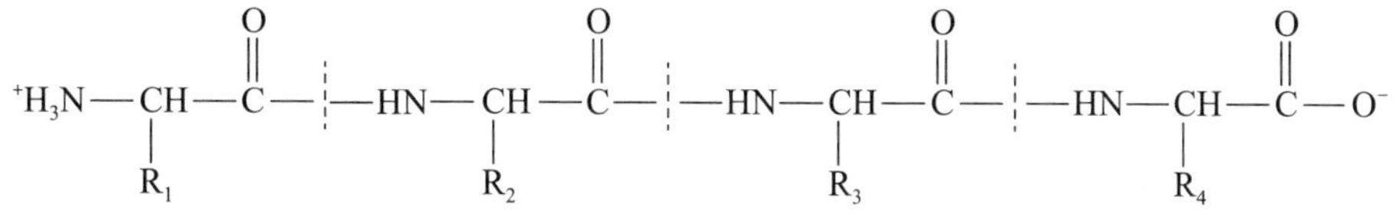

$$^{+}H_3N-CH-C(=O)-HN-CH-C(=O)-HN-CH-C(=O)-HN-CH-C-O^-$$

N-端 $R_1$　　$R_2$　　$R_3$　　$R_4$　C-端

肽的命名通常以C端作为母体称为某氨基酸，其他氨基酸残基从C端开始依次称为某氨酰，合并后称为某氨酰某氨基酸。也可用氨基酸英文缩写表示，缩写之间用"–"连接。例如：

$$NH_2CHCONHCHCONHCH_2COOH$$
（CH_3　CH_3）

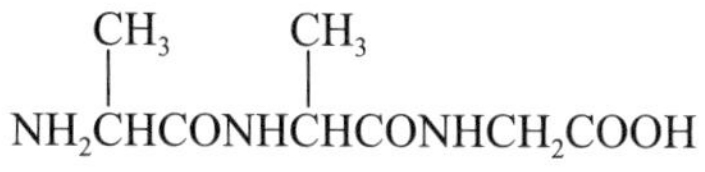

丙氨酰丙氨酰甘氨酸（Ala-Ala-Gly 或 A-A-G）

## 二、肽链结构的测定

确定肽链结构，首先要测定组成肽链氨基酸的种类和数目，然后再测定肽链中氨基酸的排列顺序。

测定氨基酸种类数目，一般是在酸性条件下，通过完全水解肽链生成氨基酸混合液，之后通过层析或氨基酸分析仪确定氨基酸种类和相对含量，再用物理化学方法测定氨基酸的分子量，最后计算确定出各氨基酸的分子数目。

测定氨基酸排列顺序，通常采用端基分析法和部分水解法。

### （一）端基分析法

**1. N端基分析**　常采用2,4-二硝基氟苯与肽分子中的N端氨基发生反应，生成黄色的 *N*-（2,4-二硝基苯基）肽，经水解后，肽链中的肽键均断裂，只有 *N*-（2,4-二硝基苯基）氨基酸未水解，用层析法可确定出肽分子N端氨基酸。

**2. C端基分析**　常采用羧肽酶，这是一种只催化C端氨基酸水解的特异性酶，并可以重复操作，依次确定肽分子C端每一个氨基酸。

### （二）部分水解法

将肽链用蛋白酶选择性催化水解，生成多个小分子肽，通过端基分析法确定各片段肽分子中氨基酸残基的排列顺序，再进行组合、排列对比，找出关键性重叠部分，最终确定整个肽链中氨基酸残基的排列顺序。

## 第二节　蛋　白　质

蛋白质（protein）是由 $\alpha$-氨基酸通过肽键相连形成的高分子化合物，与多肽没有严格的区别，通常将分子量超过10 000的多肽称为蛋白质，但从结构上看，蛋白质结构更为复杂。

## 一、蛋白质的组成与分类

组成蛋白质的主元素有 C、H、O、N、S 等，此外还有 P、Mg、I、Cu、Zn 等。多数蛋白质的含氮量接近 16%，即每克氮相当于 6.25 g 蛋白质，可以通过测定生物样品中氮的质量获得蛋白质的大致含量：

$$100\text{ g 样品中蛋白质的含量（g\%）= 每克样品含氮克数} \times 6.25 \times 100$$

蛋白质结构复杂、种类繁多，常根据蛋白质的组成，分子形状和功能进行分类：①蛋白质按化学组成可分为单纯蛋白质和结合蛋白质。仅由 $\alpha$- 氨基酸组成的蛋白质称为单纯蛋白质。结合蛋白质除含单纯蛋白质外，还含有其他非蛋白成分，非蛋白部分也称为辅基。②蛋白质按分子形状可分为球状蛋白质和纤维蛋白质。③蛋白质按功能可分为活性蛋白质和非活性蛋白质。

## 二、蛋白质的结构

蛋白质水解主要得到 20 种 $\alpha$- 氨基酸，这 20 种 $\alpha$- 氨基酸以不同数目和不同顺序组成种类繁多的多肽链，再由一条、两条或多条多肽链连接在一起，构成复杂的空间结构。蛋白质的结构一般分为一级结构、二级结构、三级结构和四级结构。

### （一）蛋白质的一级结构

蛋白质分子的基本结构是多肽链。多肽链中氨基酸残基的排列顺序以及二硫键的位置称为蛋白质的一级结构。一级结构中主要的化学键是肽键，称为主键。蛋白质分子可以由一条多肽链组成，也可以由两条或多条多肽链组成。在两条多肽链之间或一条多肽链的特定部位之间还存在其他类型的化学键，如：二硫键等。图 23-3 为牛胰岛素的一级结构。

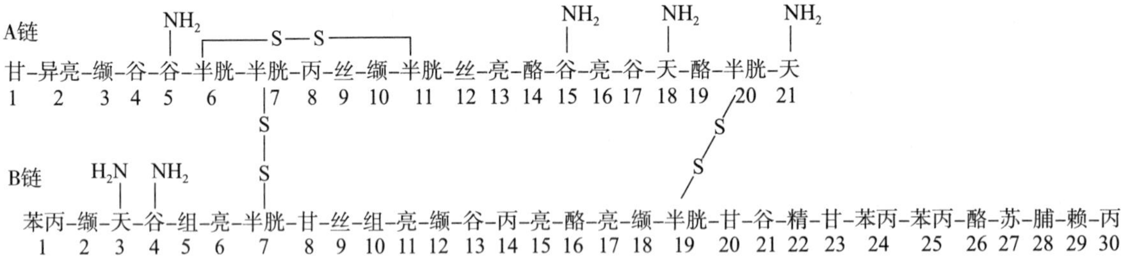


**图 23-3 牛胰岛素的一级结构**

牛胰岛素分子有 A、B 两条多肽链，A 链由 21 个氨基酸残基组成，B 链由 30 个氨基酸残基组成，A、B 两条多肽链还有 2 个二硫键把它们连接在一起。不同的蛋白质有不同的一级结构，蛋白质的功能与一级结构有密切关系。如果蛋白质分子中起关键作用的氨基酸残基缺损或被替代，则会影响其空间构象和生理功能。

**知识拓展**

**镰状细胞贫血**

正常人血红蛋白β-亚基的第6位氨基酸是谷氨酸，而镰状细胞贫血患者的血红蛋白中，谷氨酸变成了缬氨酸，即酸性氨基酸被中性氨基酸替代，仅此一个氨基酸之差，原来是水溶性的血红蛋白，就聚集成丝相互黏着，导致红细胞变形成为镰刀状而极易破碎，产生贫血。

这种因蛋白质分子一级结构发生变异所导致的疾病，病因是基因突变所致，称为“分子病”。

### （二）蛋白质的二级结构

蛋白质的二级结构是指蛋白质分子中某一段肽链的局部空间结构，即该段肽链主链骨架原子的相对空间位置，并不涉及氨基酸残基侧链的构象。主要有*α*-螺旋、*β*-折叠、*β*-转角和无规则卷曲。

在*α*-螺旋结构中，一条多肽链的主链围绕中心轴螺旋上升，每隔3.6个氨基酸残基旋转上升一圈，螺距540 pm，螺旋之间通过第一个肽键平面中羰基上的氧与第四个键平面亚氨基上的氢形成氢键，维系和固定螺旋的作用力主要是氢键（图23-4）。

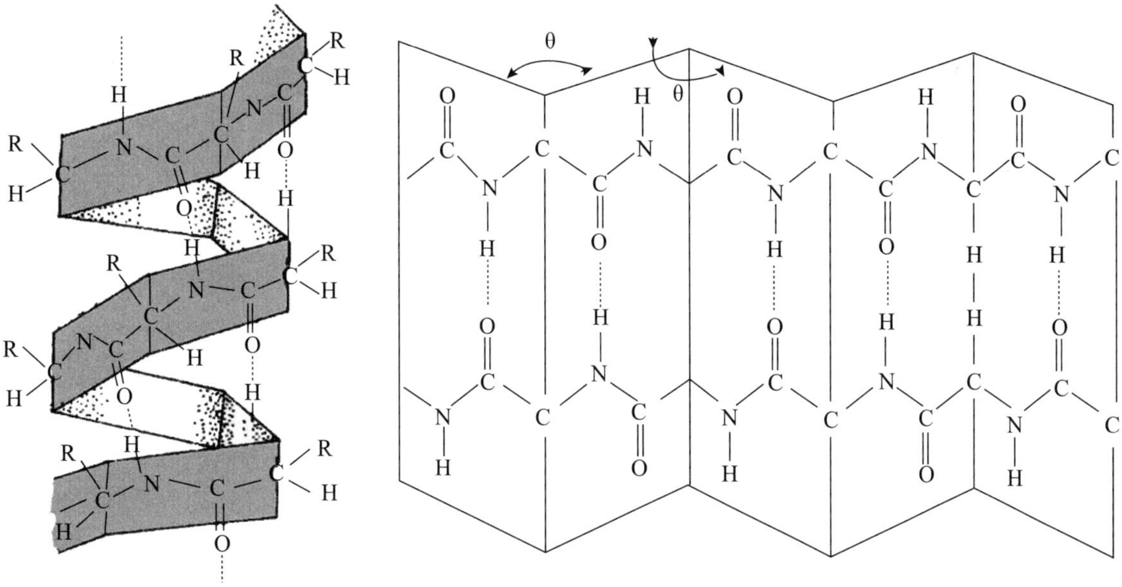

*α*-螺旋结构　　　　*β*-折叠结构

**图23-4　蛋白质的二级结构**

*β*-折叠指多肽链呈一种铺开的折扇形状，由链间的氢键将肽键结合在一起，连接各氨基酸残基的肽键所构成的平面有规则地折叠而形成。若干条多肽链或一条多肽链的若干片段平行排列（图23-4）。

*β*-转角是指在蛋白质多肽链中出现的180°的回折。*β*-转角结构上的特点是第一个氨基酸残基中羰基上的氧原子与第四个氨基酸残基肽键氮上的氢原子之间形成氢键。

无规则卷曲指的是多肽链除上述几种有规律的构象之外，还存在无确定规律的构象。

### （三）蛋白质的三级结构

蛋白质的三级结构是指上述蛋白质的 $\alpha$- 螺旋、$\beta$- 折叠等二级结构受侧链和各主链构象单元间的相互作用，从而进一步卷曲、折叠成具有一定规律性的三度空间构象。维系三级结构的作用力包括：氢键、二硫键、酯键、盐键、疏水键、van der Waals 力等，称为蛋白质的副键。

### （四）蛋白质的四级结构

蛋白质的四级结构是由两条或两条以上具有独立三级结构的多肽链构成的，其中每一条多肽链又称为亚基（subunit），亚基间通过非共价键缔合而成，单独的亚基并没有生物学功能，只有完整的蛋白质四级结构才具有生物学活性。

## 三、蛋白质的性质

### （一）两性解离和等电点

蛋白质分子中的肽链两端还有未结合的氨基和羧基，肽链氨基酸残基中也存在未结合的酸性和碱性基团。因此蛋白质分子是一种两性物质。与氨基酸分子相似，它们在水溶液中呈两性解离。

蛋白质的电荷种类、数量及电荷分布等受溶液 pH 的影响。当调节蛋白质溶液处于某一 pH 时，蛋白质分子所带的正、负电荷相等，净电荷为零，即成为兼性离子，此时溶液的 pH 称为该蛋白质的等电点，以 pI 表示。

由于各种蛋白质的组成及结构不同，因此等电点各不相同（表 23-1）。

**表 23-1 某些蛋白质的等电点**

| 蛋白质名称（来源） | 等电点 | 蛋白质名称（来源） | 等电点 |
|---|---|---|---|
| 丝蛋白（蚕丝） | 2.0 ~ 2.4 | 肌凝蛋白（肌肉） | 6.2 ~ 6.6 |
| 胃蛋白酶（猪胃） | 2.75 ~ 3.0 | 肌红蛋白（肌肉） | 7.0 |
| 卵白蛋白（鸡卵） | 4.6 ~ 4.9 | 细胞色素 C（马心） | 9.8 ~ 10.3 |
| 胰岛素（牛胰腺） | 5.3 ~ 5.35 | 鱼精蛋白（鲑鱼精子） | 12.0 ~ 12.4 |

如果溶液 pH<pI，蛋白质带正电荷，主要以正离子形式存在；如果溶液 pH>pI，蛋白质带负电荷，主要以负离子形式存在。人体大多数蛋白质的等电点在 5.0 左右，血液的 pH 为 7.35 ~ 7.45，所以蛋白质在血液中多以负离子形式存在，并与 $Na^+$、$K^+$、$Ca^{2+}$ 等结合成盐，从而构成血液中重要的缓冲体系。

相同的电场条件下，不同蛋白质分子的大小和所带净电荷的数量不同，导致电泳速率也不同，以此为基础发展起来的各种电泳技术，可以分离和鉴定各种蛋白质。

### （二）胶体性质

蛋白质是高分子化合物，分子直径在 1 ~ 100 nm，在胶体分散系范围内，具有 Tyndall 效应、Brown 运动、不能透过半透膜等胶体特性。利用不能透过半透膜的性质可以分离和纯化蛋白质，这种方法称为透析法。

蛋白质溶液胶体性质稳定的主要因素有两个：一是蛋白质表面有许多亲水基团，易与水结合作用，在蛋白质表面形成水化膜；二是蛋白质颗粒表面带有同种电荷，互相排斥。如果消除这两个稳定因素之一，蛋白质就会凝聚并以沉淀形式析出。

### （三）蛋白质的沉淀

**1. 盐析**　向蛋白质溶液中加入高浓度的强电解质，使之析出沉淀的现象称为盐析。其原理主要是高浓度的盐离子具有很强的水化作用，破坏蛋白质分子的水化膜，使其凝聚析出沉淀。若结合调节溶液的 pH 至蛋白质等电点，盐析效果将会更好。盐析一般不会破坏蛋白质的结构和生物活性，当加入水后，沉淀可重新溶解。因此，盐析是可逆过程。

**2. 有机溶剂沉淀法**　在蛋白质溶液中加入甲醇、乙醇、丙酮等极性较大的有机溶剂，由于其对水的亲和力大于蛋白质，破坏蛋白质水化膜，导致其沉淀。这种方法短时是可逆的，但长时间放置会引起蛋白质变性和活性丧失，沉淀变为不可逆。

**3. 重金属盐及有机酸沉淀法**　加入氯化汞、硝酸银、硝酸铅、硫酸铜等重金属盐溶液，可与蛋白质中的负离子结合生成沉淀。加入三氯乙酸、苦味酸、鞣酸、磷钨酸、磷钼酸等有机酸，可与蛋白质中的正离子结合产生沉淀。

### （四）蛋白质的变性

在某些物理因素（加热、加压、超声波、光照、辐射等）或化学因素（强酸、强碱、重金属盐、生物碱试剂、有机溶剂）影响下，蛋白质的理化性质发生改变，生物活性丧失的现象称为蛋白质的变性。蛋白质变性的主要原因是维系空间结构的氢键、盐键、二硫键等副键被破坏，使原来蛋白质多肽链有序紧密的排列变为无规则的松散状态，处于分子内部的疏水基团伸向分子表面，蛋白质失去水化膜，水溶性降低，导致凝固或产生沉淀，生物活性随之消失。

**临床应用**

**蛋白质变性**

医院常采用煮沸、高压、乙醇溶液擦拭、紫外线照射的方法进行消毒灭菌，其原理就是在某些物理、化学因素作用下，细菌、病毒等病原体中的蛋白质空间结构发生改变，蛋白质变性失活，从而使病原体失去了致病能力，达到灭菌的目的。

通过加热使蛋白质变性凝固析出，可检查尿液中是否有蛋白质存在。

酶制品、疫苗、免疫血清等蛋白质制剂应于冰箱中低温保存，以防止蛋白质变性失活。

### （五）颜色反应

**1. 缩二脲反应**　蛋白质或多肽在强碱溶液中与硫酸铜共热，呈现紫色或紫红色，此反应称为缩二脲反应，常用来鉴定蛋白质和多肽。

**2. 茚三酮反应**　蛋白质与茚三酮水溶液混合加热，呈现蓝紫色。所有蛋白质均可发生茚三酮反应，此反应常用于蛋白质的定性和定量测定。

**3. 蛋白黄反应**　蛋白质遇浓硝酸发生硝化反应而生成黄色硝基化合物的反应称为蛋白黄反应。含有苯丙氨酸、酪氨酸和色氨酸残基的蛋白质均可发生此反应。

**4. Millon 反应**　蛋白质遇到硝酸汞的硝酸溶液而呈现红色的反应。含有酪氨酸残基的蛋白质可发生 Millon 反应。

# 第三节 核 酸

## 一、核酸的组成

核酸（nucleic acid）是由许多个核苷酸结合而成的高分子化合物。根据所含戊糖的不同分为脱氧核糖核酸（deoxyribonucleic acid，DNA）和核糖核酸（ribonucleic acid，RNA）。核酸在酸、碱或酶的催化下水解，可得到核苷酸（nucleotide），核苷酸进一步水解得到核苷（nucleoside）和磷酸，核苷再水解得到戊糖和碱基（图 23-5）。

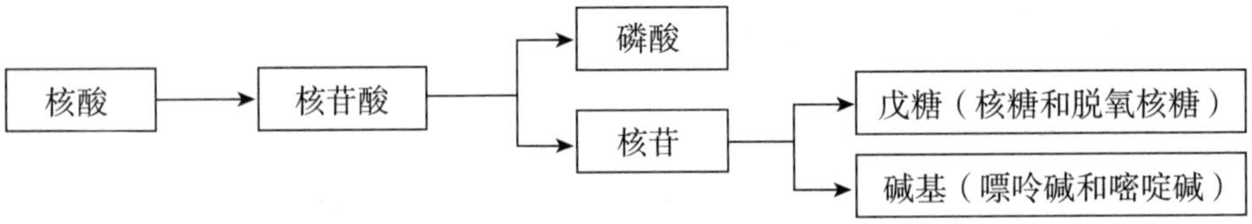


**图 23-5 核酸水解产物**

### （一）戊糖

核酸中的戊糖有两种。组成 DNA 的戊糖是 D-2- 脱氧核糖，而 RNA 中的戊糖是 D- 核糖。这两种戊糖均以 *β*-D- 呋喃环状结构形式存在。

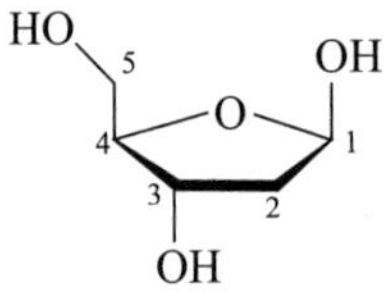

*β*-D-2-脱氧核糖

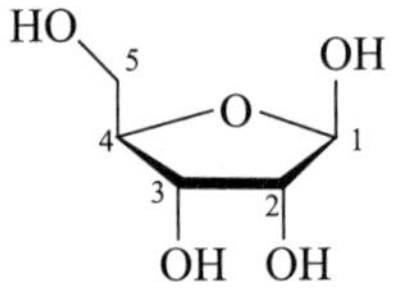

*β*-D-核糖

### （二）碱基

组成核酸的碱基包括嘌呤碱和嘧啶碱，共 5 种衍生物。

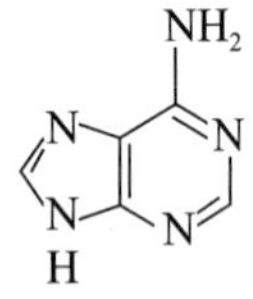

腺嘌呤（A）

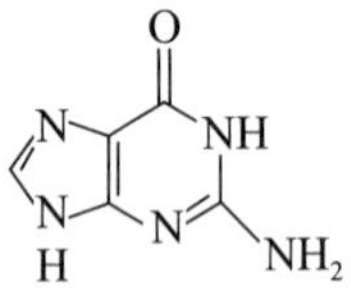

鸟嘌呤（G）

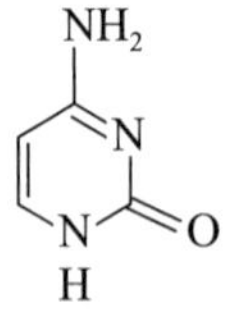

胞嘧啶（C）

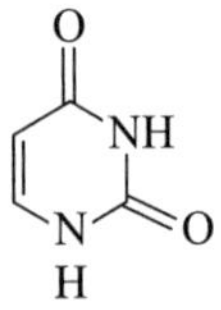

尿嘧啶（U）

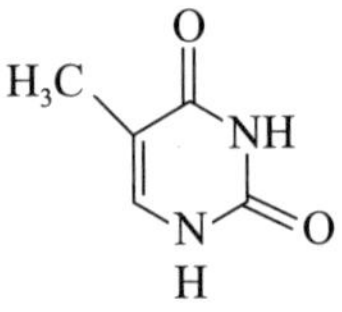

胸腺嘧啶（T）

DNA 和 RNA 的区别，除了戊糖的种类不同以外，它们所含碱基也有差别，两类核酸的最终水解产物见表 23-2。

**表 23-2 两类核酸的最终水解产物**

| 水解产物 | DNA | RNA |
|---|---|---|
| 戊糖 | D-2- 脱氧核糖 | D- 核糖 |
| 嘌呤碱 | 腺嘌呤、鸟嘌呤 | 腺嘌呤、鸟嘌呤 |
| 嘧啶碱 | 胞嘧啶、胸腺嘧啶 | 胞嘧啶、尿嘧啶 |

## （三）核苷

核苷是一种糖苷，是由戊糖的β-苷羟基与碱基氮原子上的氢（嘌呤碱9位氢，嘧啶碱1位氢）脱水而形成的苷，根据核糖的不同，核苷分为核糖核苷和脱氧核糖核苷两类。核苷命名时，将碱基放在核苷的前面，如腺嘌呤核苷（简称腺苷）和胞嘧啶脱氧核苷（简称脱氧胞苷）。

**1. 核糖核酸中常见的四种核苷** 腺嘌呤核苷（腺苷）、鸟嘌呤核苷（鸟苷）、胞嘧啶核苷（胞苷）、尿嘧啶核苷（尿苷）。

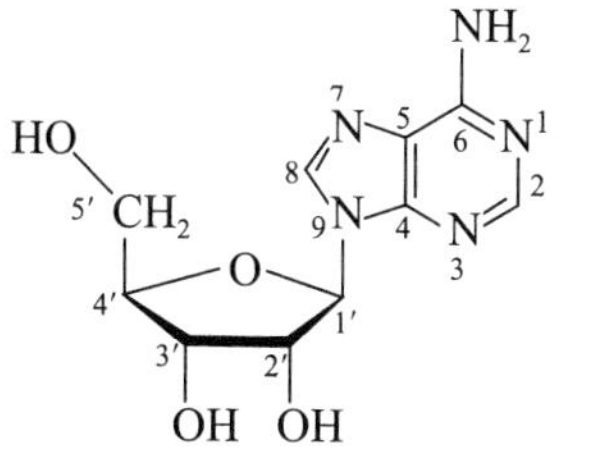

腺嘌呤核苷（腺苷）

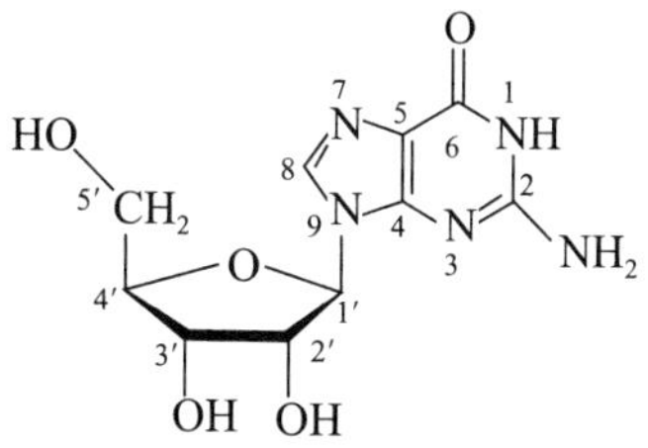

鸟嘌呤核苷（鸟苷）

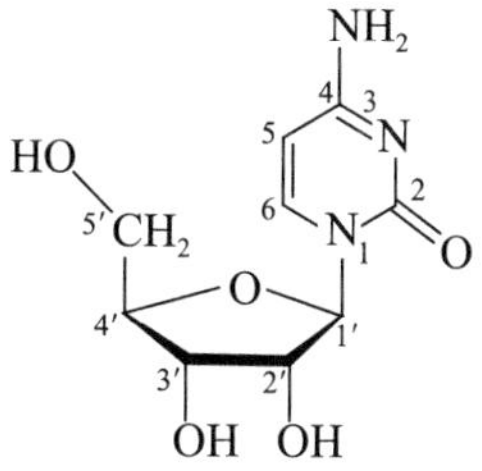

胞嘧啶核苷（胞苷）

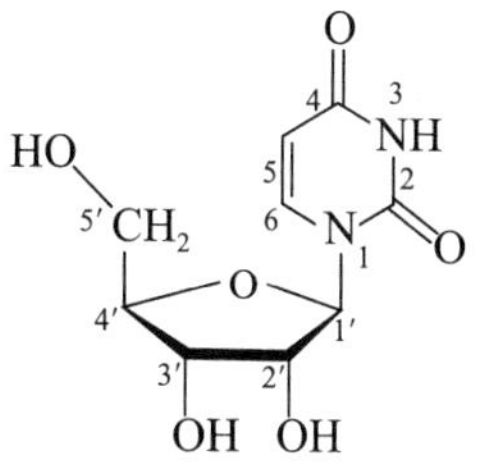

尿嘧啶核苷（尿苷）

**2. 脱氧核糖核酸中常见的四种核苷** 包括腺嘌呤脱氧核苷（脱氧腺苷）、鸟嘌呤脱氧核苷（脱氧鸟苷）、胞嘧啶脱氧核苷（脱氧胞苷）、胸腺嘧啶脱氧核苷（胸苷）。

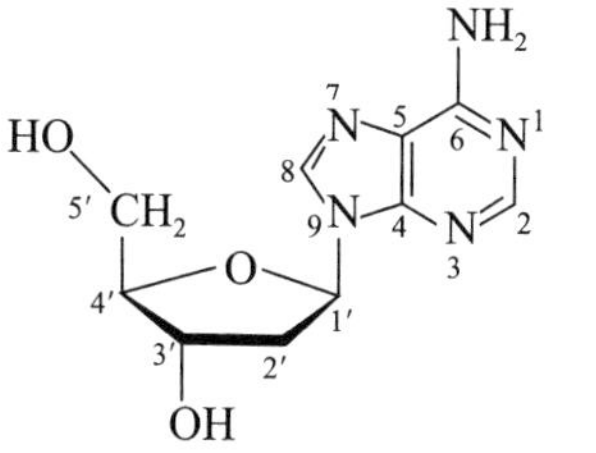

腺嘌呤脱氧核苷（脱氧腺苷）

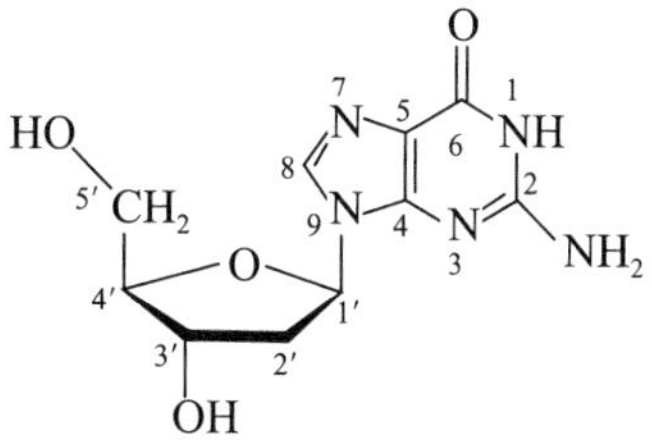

鸟嘌呤脱氧核苷（脱氧鸟苷）

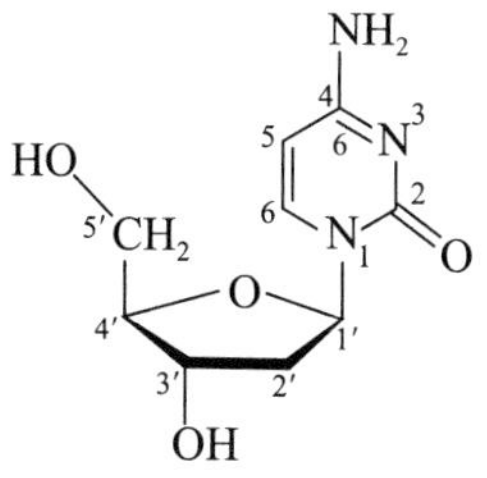

胞嘧啶脱氧核苷（脱氧胞苷）

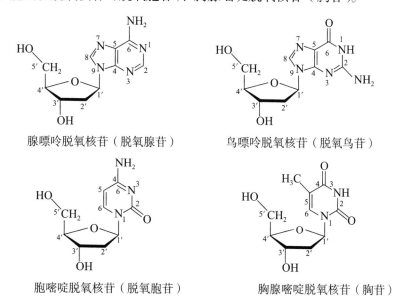

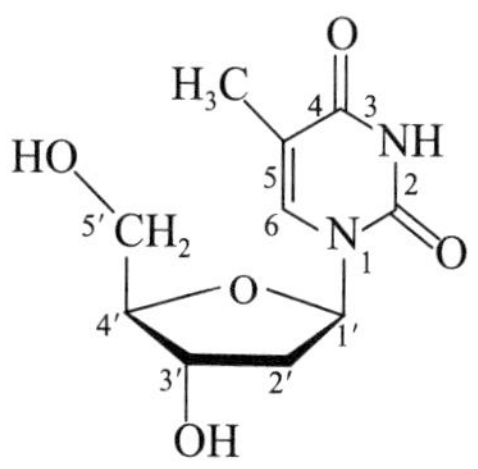

胸腺嘧啶脱氧核苷（胸苷）

## （四）核苷酸

核苷酸是核苷的磷酸酯，由核糖或脱氧核糖未结合的羟基与磷酸酯化的产物。核糖核苷酸主要有2′-核糖核苷酸、3′-核糖核苷酸和5′-核糖核苷酸。脱氧核糖核苷酸主要有3′-脱氧核糖核苷酸和5′-脱氧核糖核苷酸。生物体内游离存在的核苷酸主要是5′-核苷酸。例如：

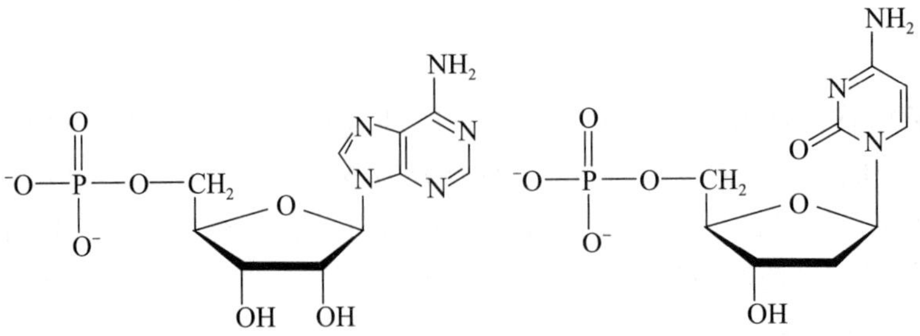


腺苷酸　　　　脱氧胞苷酸

由于组成 RNA 和 DNA 核苷各有四种，因此核苷酸也有四种，DNA 的核苷酸有脱氧腺苷酸、脱氧鸟苷酸、脱氧胞苷酸和脱氧胸腺苷；RNA 的核苷酸有腺苷酸、鸟苷酸、胞苷酸和尿苷酸。

## 二、核酸的结构

在 DNA 或 RNA 分子中，核苷酸的数目可高达几万个，所以核酸也称为多核苷酸。

### （一）核酸的一级结构

核酸的一级结构是核酸中的核苷酸的排列顺序。核酸中的各核苷酸，无论是 RNA 还是 DNA，都是通过前一个核苷酸的糖基上 3′ 位的羟基与其相邻核苷酸 5′ 位的磷酸残基之间形成磷酸二酯键，或核苷酸糖基上 5′ 位的羟基与相邻核苷酸 3′ 位的磷酸残基之间形成磷酸二酯键。如此反复进行，从而构成了一个无支链的线性大分子。

DNA 和 RNA 中核苷酸链结构片段可用如下简式表示：

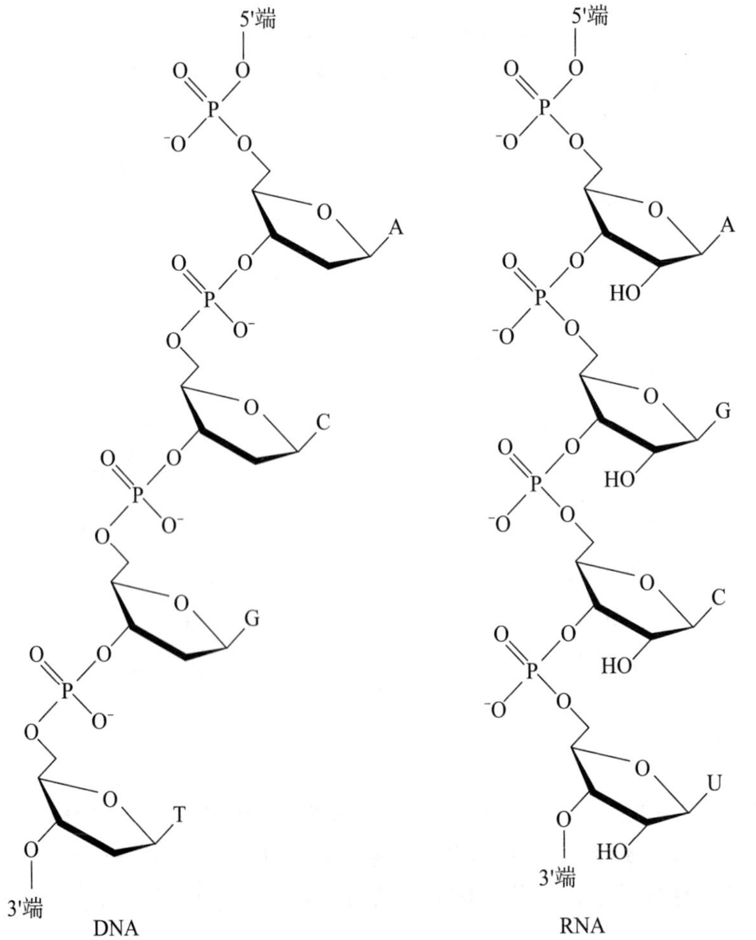


DNA　　　　RNA

### （二）核酸的二级结构

1953 年，美国科学家 Waston 和英国科学家 Crick 在前人研究的基础上提出了 DNA 双螺旋（double helix）结构模型（图 23-6），揭示了生物遗传的分子奥秘，从而使遗传学的研究深入到分子水平。

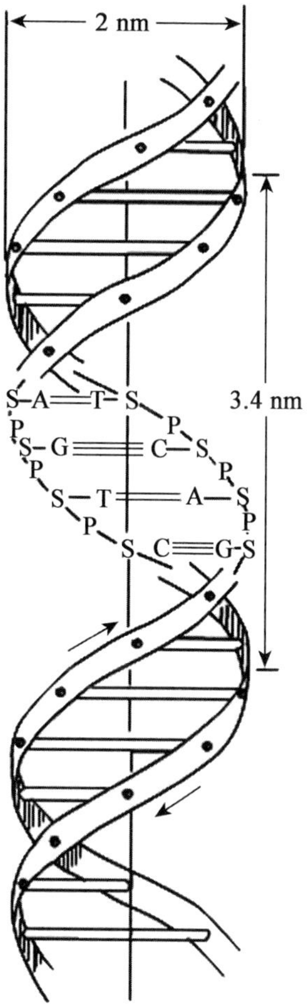

S：脱氧核糖；P：磷酸

图 23-6　DNA 双螺旋结构示意图

该模型设想的 DNA 分子是由两条核苷酸链组成，沿着一个共同轴心以反平行（一条以 3′→5′ 走向；另一条则以 5′→3′ 走向）盘旋成右手双螺旋结构（图 23-6）。在双螺旋结构中，亲水的磷酸和脱氧核糖通过 3′,5′- 磷酸二酯键相连形成的骨架位于双螺旋的外侧，碱基则垂直于螺旋轴而居于内侧，每一碱基均与其相对应的链上的碱基处于一个平面，且通过氢键结合成对。为了产生最有效的氢键，两条核苷酸链之间的碱基必须遵循“互补规律”，即一条链上的腺嘌呤（A）只能与另一条链的胸腺嘧啶（T）形成氢键。而一条链上的鸟嘌呤（G）只能与另一条链的胞嘧啶（C）形成氢键。这种碱基之间配对的规律，称为碱基互补或碱基配对原则。

由碱基互补原则可知，当一条多核苷酸链的碱基序列确定后，另一条核苷酸链的碱基序列也就随之明确。这种碱基互补关系对 DNA 复制和信息的传递具有极其重要的意义。

RNA 的二级结构的规律性不如 DNA，有些 RNA 的多核苷酸链，可以回折形成与 DNA 相似的双螺旋，但多数 RNA 的分子是由一条弯曲的多核苷酸链所构成，其中有间隔着的双股螺旋与单股非螺旋体结构部分。

在 RNA 分子中，碱基互补规律是腺嘌呤（A）与尿嘧啶（U）配对，鸟嘌呤（G）与胞嘧啶（C）配对。

### （三）核酸的三级结构

核酸的三级结构是在二级结构的基础上进一步紧缩、扭曲成闭链状环或开链状环以及麻花状的一定空间关系的结构。

## 三、核酸的理化性质

### （一）物理性质

DNA 为白色纤维状固体，RNA 为白色粉末，易溶于稀碱溶液，微溶于水，难溶于乙醇、丙酮等有机溶剂。核酸分子中的碱基具有共轭 $\pi$ 键，在波长 260 nm 有较强紫外吸收，据此可作为核酸的定量分析。

### （二）酸碱性

核酸分子既含有磷酸基，也含有嘌呤碱基和嘧啶碱基，是两性物质，但酸性大于碱性。核酸可与碱性物质生成复合物。如：核蛋白能与金属离子成盐；还能与一些碱性染料结合生成有色物质，在组织化学中用于染色观察核酸细微结构。

由于核酸的等电点 pI 不同，在不同的 pH 条件下核酸带有的电荷也不一样，因此在电场中可以产生电泳，借此可分离、鉴定核酸。

### （三）变性和复性

DNA 在一定物理或化学因素（如加热、辐射、酸、碱或有机溶剂等）的作用下，DNA 双螺旋结构中碱基之间的氢键断裂，变成单链，这种现象称为核酸的变性。

变性主要涉及 DNA 分子中维持双螺旋结构稳定的氢键和碱基间的堆积力，双螺旋结构解体，但不涉及核苷酸间磷酸二酯键的断裂，因此变性不会破坏核酸的一级结构，只是黏度降低，沉降速率增加，紫外吸收值增高（增色效应），生物学功能消失。

变性 DNA 在适当的条件下（除去变性因素），可使两条分开的链按照碱基配对规律重新缔合成双螺旋结构，这一过程称为复性（renaturation）。

## 习题二十三

1. 多肽链在疏水环境还是亲水环境中更容易形成 α- 螺旋？为什么？
2. 什么是蛋白质的一级结构、二级结构？其维系键分别是什么？
3. 蛋白质四级结构中，每一个单一的亚基都具有生物学功能吗？
4. 维持蛋白质溶液胶体性质稳定的因素有哪些？
5. 哪些因素能使蛋白质变性？
6. 简述 DNA 的分子组成和分子结构。
7. DNA 与 RNA 的水解产物有何异同？
8. 维持 DNA 双螺旋结构稳定性的因素是什么？遵循什么规律？
9. 有一种由 9 种氨基酸组成的多肽，用 3 种不同的酶将此多肽消化后，得到 5 个片段（N 代表多肽的氨基酸）：①丙 - 亮 - 天冬 - 酪 - 缬 - 亮；②酪 - 缬 - 亮；③N- 甘 - 脯 - 亮；④天冬 - 酪 - 缬 - 亮；⑤N- 甘 - 脯 - 亮 - 丙 - 亮。试推测此多肽的一级结构。

（汪莉蓉）

# 主要参考文献


[1] 徐红，杜曦．医用化学．2 版．北京：北京大学医学出版社，2018.
[2] 吕以仙，李荣昌．医用基础化学．北京：北京大学医学出版社，2019.
[3] 李雪华，陈朝军．基础化学．9 版．北京：人民卫生出版社，2018.
[4] 李祥子．基础化学．北京：人民卫生出版社，2020.
[5] 席晓岚，任群翔．基础化学：案例版．北京：科学出版社，2018.
[6] 余瑜．医用化学．3 版．北京：人民卫生出版社，2015.
[7] 徐春祥．医学化学．3 版．北京：高等教育出版社，2014.
[8] 张乐华．基础化学．4 版．北京：高等教育出版社，2020.
[9] 王玉枝，张正奇．分析化学．3 版．北京：科学出版社，2016.
[10] 谢庆娟，李维斌．分析化学．北京：人民卫生出版社，2013.
[11] 吴巧凤，李伟．无机化学．3 版．北京：人民卫生出版社，2021.
[12] 朱俊杰．纳米分析化学．北京：科学出版社，2014.
[13] 陆阳．有机化学．9 版．北京：人民卫生出版社，2018.
[14] 罗美明．有机化学．5 版．北京：高等教育出版社，2019.
[15] 中国化学会有机化合物命名审定委员会．有机化合物命名原则（2017）．北京：科学出版社，2018.
[16] 邢其毅，裴伟伟，徐瑞秋，等．基础有机化学：上、下册．4 版．北京：北京大学出版社，2016.
[17] 贾云宏，闫乾顺．有机化学．北京：科学出版社，2021.
[18] 陆涛．有机化学．9 版．北京：人民卫生出版社，2022.
[19] McMurry J，Simanek E. 有机化学基础．6 版．任丽君，向玉联，译．北京：清华大学出版社，2008.
[20] 唐玉海．医用有机化学．4 版．北京：高等教育出版社，2020.
[21] 赵俊，康威．有机化学．北京：人民卫生出版社，2021.

# 附录一

# 中国法定计量单位

**表 1　SI 基本单位**

| 量名称 | 单位名称 | 单位符号 |
|---|---|---|
| 长度 | 米 | m |
| 质量 | 千克（公斤） | kg |
| 时间 | 秒 | s |
| 电流 | 安［培］ | A |
| 热力学温度 | 开［尔文］ | K |
| 物质的量 | 摩［尔］ | mol |
| 发光强度 | 坎［德拉］ | cd |

注：①圆括号中的名称，是它前面的名称的同义词，下同。②无方括号的量的名称与单位名称均为全称。方括号中的字，在不引起混淆、误解的情况下，可以省略，去掉方括号中的字即为其名称的简称，下同。③本标准所称的符号，除特殊指明外，均指我国法定计量单位中所规定的符号及国际符号，下同

**表 2　具有专门名称的 SI 导出单位**

| 量名称 | 单位名称 | 单位符号 | 其他符号 |
|---|---|---|---|
| 频率 | 赫［兹］ | Hz | $s^{-1}$ |
| 力 | 牛［顿］ | N | $kg \cdot m/s^2$ |
| 压力，压强，应力 | 帕［斯卡］ | Pa | $N/m^2$ |
| 能［量］，功，热量 | 焦［耳］ | J | $N \cdot m$ |
| 功率，辐［射能］通量 | 瓦［特］ | W | J/s |
| 电荷［量］ | 库［仑］ | C | $A \cdot s$ |
| 电压，电动势，电位，（电势） | 伏［特］ | V | W/A |
| 电容 | 法［拉］ | F | C/V |
| 电阻 | 欧［姆］ | Ω | V/A |
| 电导 | 西［门子］ | S | A/V |
| 磁通［量］ | 韦［伯］ | Wb | $W \cdot s$ |
| 磁通［量］密度，磁感应强度 | 特［斯拉］ | T | $Wb/m^2$ |
| 电感 | 亨［利］ | H | Wb/A |
| 摄氏温度 | 摄氏度 | ℃ | K |
| ［放射性］活度 | 贝可［勒尔］ | Bq | $s^{-1}$ |
| 吸收剂量 | 戈［瑞］ | Gy | J/kg |

续表

| 量名称 | 单位名称 | 单位符号 | 其他符号 |
|---|---|---|---|
| 剂量当量 | 希［沃特］ | Sv | J/kg |
| 光通量 | 流［明］ | lm | cd · sr |
| ［光］照度 | 勒［克斯］ | lx | lm/$m^2$ |
| ［平面］角 | 弧度 | rad | 1 m/m=1 |
| 立体角 | 球面度 | sr | 1 $m^2/m^2=1$ |

**表 3　我国选定的非 SI 的单位**

| 量名称 | 单位名称 | 单位符号 |
|---|---|---|
| 时间 | 分 | min |
| | ［小］时 | h |
| | 天（日） | d |
| ［平面］角 | ［角］秒 | ″ |
| | ［角］分 | ′ |
| | 度 | ° |
| 质量 | 吨 | t |
| | 原子质量单位 | u |
| 体积 | 升 | L，l |
| 能 | 电子伏 | eV |
| 级差 | 分贝 | dB |
| 长度 | 海里 | n mile |
| 速度 | 节 | kn |
| 面积 | 公顷 | $hm^2$ |
| 旋转速度 | 转每分 | r/min |
| 线密度 | 特［克斯］ | tex |

注：①在国际标准中升的符号为 l 或 L，可任意选用。②公顷的国际通用符号为 ha

**表 4　SI 词头**

| 因数 | 英文名称 | 中文名称 | 符号 |
|---|---|---|---|
| $10^{24}$ | yotta | 尧［它］ | Y |
| $10^{21}$ | zetta | 泽［它］ | Z |
| $10^{18}$ | eza | 艾［可萨］ | E |
| $10^{15}$ | peta | 拍［它］ | P |
| $10^{12}$ | tera | 太［拉］ | T |
| $10^{9}$ | giga | 吉［伽］ | G |
| $10^{6}$ | mega | 兆 | M |
| $10^{3}$ | kilo | 千 | k |
| $10^{2}$ | hecto | 百 | h |
| $10^{1}$ | deca | 十 | da |

续表

| 因数 | 英文名称 | 中文名称 | 符号 |
|---|---|---|---|
| $10^{-1}$ | deci | 分 | d |
| $10^{-2}$ | centi | 厘 | c |
| $10^{-3}$ | milli | 毫 | m |
| $10^{-6}$ | micro | 微 | μ |
| $10^{-9}$ | nano | 纳［诺］ | n |
| $10^{-12}$ | pico | 皮［可］ | p |
| $10^{-15}$ | femto | 飞［母托］ | f |
| $10^{-18}$ | atto | 阿［托］ | a |
| $10^{-21}$ | zepto | 仄［普托］ | z |
| $10^{-24}$ | yocto | 幺［科托］ | y |

附录二

# 平衡常数表

表 1　水的离子积

| 温度（℃） | $pK_w$ | 温度（℃） | $pK_w$ | 温度（℃） | $pK_w$ |
|---|---|---|---|---|---|
| 0 | 14.944 | 35 | 13.680 | 75 | 12.699 |
| 5 | 14.734 | 40 | 13.535 | 80 | 12.598 |
| 10 | 14.535 | 45 | 13.396 | 85 | 12.510 |
| 15 | 14.346 | 50 | 13.262 | 90 | 12.422 |
| 20 | 14.167 | 55 | 13.137 | 95 | 12.341 |
| 24 | 14.000 | 60 | 13.017 | 100 | 12.259 |
| 25 | 13.997 | 65 | 12.908 | | |
| 30 | 13.833 | 70 | 12.800 | | |

表 2　弱电解质在水中的解离常数

| 化合物 | 化学式 | 温度（℃） | 分步 | $K_a$（或 $K_b$） | $pK_a$（或 $pK_b$） |
|---|---|---|---|---|---|
| 偏铝酸 | $HAlO_2$ | | — | $6.3\times10^{-13}$ | 12.2 |
| 砷酸 | $H_3AsO_4$ | 25 | 1 | $5.5\times10^{-3}$ | 2.26 |
| | | | 2 | $1.7\times10^{-7}$ | 6.76 |
| | | | 3 | $5.1\times10^{-12}$ | 11.29 |
| 亚砷酸 | $H_2AsO_3$ | 25 | — | $5.1\times10^{-10}$ | 9.29 |
| 硼酸 | $HBO_3$ | 20 | 1 | $5.4\times10^{-10}$ | 9.27 |
| | | | 2 | | $>14$ |
| 碳酸 | $H_2CO_3$ | 25 | 1 | $4.5\times10^{-7}$ | 6.35 |
| | | | 2 | $4.7\times10^{-11}$ | 10.33 |
| 铬酸 | $H_2CrO_4$ | 25 | 1 | $1.8\times10^{-1}$ | 0.74 |
| | | | 2 | $3.2\times10^{-7}$ | 6.49 |
| 氢氟酸 | $HF$ | 25 | — | $6.3\times10^{-4}$ | 3.20 |
| 氢氰酸 | $HCN$ | 25 | — | $6.2\times10^{-10}$ | 9.21 |
| 氢硫酸 | $H_2S$ | 25 | 1 | $8.9\times10^{-8}$ | 7.05 |
| | | | 2 | $1.2\times10^{-13}$ | 12.90 |
| 过氧化氢 | $H_2O_2$ | 25 | — | $2.4\times10^{-12}$ | 11.62 |
| 次溴酸 | $HBrO$ | 25 | — | $2.0\times10^{-9}$ | 8.55 |
| 次氯酸 | $HClO$ | 25 | — | $3.9\times10^{-8}$ | 7.40 |

Note

续表

| 化合物 | 化学式 | 温度（℃） | 分步 | $K_a$（或 $K_b$） | $pK_a$（或 $pK_b$） |
|---|---|---|---|---|---|
| 次碘酸 | $HIO$ | 25 | — | $3\times10^{-11}$ | 10.5 |
| 碘酸 | $HIO_3$ | 25 | — | $1.6\times10^{-1}$ | 0.78 |
| 亚硝酸 | $HNO_2$ | 25 | — | $5.6\times10^{-4}$ | 3.25 |
| 高碘酸 | $HIO_4$ | 25 | — | $2.3\times10^{-2}$ | 1.64 |
| 磷酸 | $H_3PO_4$ | 25 | 1 | $6.9\times10^{-3}$ | 2.16 |
| | | 25 | 2 | $6.1\times10^{-8}$ | 7.21 |
| | | 25 | 3 | $4.8\times10^{-13}$ | 12.32 |
| 正硅酸 | $H_4SiO_4$ | 30 | 1 | $1.2\times10^{-10}$ | 9.9 |
| | | | 2 | $1.6\times10^{-12}$ | 11.8 |
| | | | 3 | $1\times10^{-12}$ | 12 |
| | | | 4 | $1\times10^{-12}$ | 12 |
| 硫酸 | $H_2SO_4$ | 25 | 2 | $1.0\times10^{-2}$ | 1.99 |
| 亚硫酸 | $H_2SO_3$ | 25 | 1 | $1.4\times10^{-2}$ | 1.85 |
| | | | 2 | $1.02\times10^{-7}$ | 6.99 |
| 氨水 | $NH_3$ | 25 | — | $1.8\times10^{-5}$ | 4.75 |
| 氢氧化钙 | $Ca^{2+}$ | 25 | 2 | $4\times10^{-2}$ | 1.4 |
| 氢氧化铝 | $Al^{3+}$ | 25 | — | $1\times10^{-9}$ | 9.0 |
| 氢氧化银 | $Ag^{+}$ | 25 | — | $1.0\times10^{-2}$ | 2.00 |
| 氢氧化锌 | $Zn^{2+}$ | 25 | — | $7.9\times10^{-7}$ | 6.10 |
| 甲酸 | $HCOOH$ | 25 | 1 | $1.8\times10^{-4}$ | 3.75 |
| 乙（醋）酸 | $CH_3COOH$ | 25 | 1 | $1.8\times10^{-5}$ | 4.75 |
| 丙酸 | $C_2H_5COOH$ | 25 | 1 | $1.3\times10^{-5}$ | 4.87 |
| 一氯乙酸 | $CH_2ClCOOH$ | 25 | 1 | $1.4\times10^{-3}$ | 2.85 |
| 草酸 | $C_2H_2O_4$ | 25 | 1 | $5.6\times10^{-2}$ | 1.25 |
| | | | 2 | $1.5\times10^{-4}$ | 3.81 |
| 柠檬酸 | $C_6H_8O_7$ | 25 | 1 | $7.4\times10^{-4}$ | 3.13 |
| | | | 2 | $1.7\times10^{-5}$ | 4.76 |
| | | | 3 | $4.0\times10^{-7}$ | 6.40 |
| 巴比妥酸 | $C_4H_4N_2O_3$ | 25 | 1 | $9.8\times10^{-5}$ | 4.01 |
| 甲胺盐酸盐 | $CH_3NH_2\cdot HCl$ | 25 | 1 | $2.2\times10^{-11}$ | 10.66 |
| 二甲胺盐酸盐 | $(CH_3)_2NH\cdot HCl$ | 25 | 1 | $1.9\times10^{-11}$ | 10.73 |
| 乳酸 | $C_6H_3O_3$ | 25 | 1 | $1.4\times10^{-4}$ | 3.86 |
| 乙胺盐酸盐 | $C_2H_5NH_2\cdot HCl$ | 20 | 1 | $2.2\times10^{-11}$ | 10.66 |
| 苯甲酸 | $C_6H_5COOH$ | 25 | 1 | $6.25\times10^{-5}$ | 4.204 |
| 苯酚 | $C_6H_5OH$ | 25 | 1 | $1.0\times10^{-10}$ | 9.99 |
| 邻苯二甲酸 | $C_8H_6O_4$ | 25 | 1 | $1.14\times10^{-3}$ | 2.943 |
| | | | 2 | $3.70\times10^{-6}$ | 5.432 |
| Tris-HCl | | 37 | 1 | $1.4\times10^{-8}$ | 7.85 |
| 氨基乙酸盐酸盐 | $H_2NCH_2COOH\cdot 2HCl$ | 25 | 1 | $4.5\times10^{-3}$ | 2.35 |
| | | | 2 | $1.6\times10^{-10}$ | 9.78 |

**表 3　一些难溶化合物的溶度积常数（298.15 K）**

| 化合物 | $K_{sp}$ | 化合物 | $K_{sp}$ | 化合物 | $K_{sp}$ |
|---|---|---|---|---|---|
| AgAc | $1.94\times10^{-3}$ | $CdCO_3$ | $1.0\times10^{-12}$ | $LiCO_3$ | $8.15\times10^{-4}$ |
| AgBr | $5.35\times10^{-13}$ | $CdF_2$ | $6.44\times10^{-3}$ | $MgCO_3$ | $6.82\times10^{-6}$ |
| $AgBrO_3$ | $5.38\times10^{-5}$ | $Cd(IO_3)_2$ | $2.5\times10^{-8}$ | $MgF_2$ | $5.16\times10^{-11}$ |
| AgCN | $5.97\times10^{-17}$ | $Cd(OH)_2$ | $7.2\times10^{-15}$ | $Mg(OH)_2$ | $5.61\times10^{-12}$ |
| AgCl | $1.77\times10^{-10}$ | CdS | $8.0\times10^{-27}$ | $Mg_3(PO_4)_2$ | $1.04\times10^{-24}$ |
| AgI | $8.52\times10^{-17}$ | $Cd_3(PO_4)_2$ | $2.53\times10^{-33}$ | $MnCO_3$ | $2.24\times10^{-11}$ |
| $AgIO_3$ | $3.17\times10^{-8}$ | $Co_3(PO_4)_2$ | $2.05\times10^{-35}$ | $Mn(IO_3)_2$ | $4.37\times10^{-7}$ |
| AgSCN | $1.03\times10^{-12}$ | CuBr | $6.27\times10^{-9}$ | $Mn(OH)_2$ | $2.06\times10^{-13}$ |
| $Ag_2CO_3$ | $8.46\times10^{-12}$ | $CuC_2O_4$ | $4.43\times10^{-10}$ | MnS | $2.5\times10^{-13}$ |
| $Ag_2C_2O_4$ | $5.40\times10^{-12}$ | CuCl | $1.72\times10^{-7}$ | $NiCO_3$ | $1.42\times10^{-7}$ |
| $Ag_2CrO_4$ | $1.12\times10^{-12}$ | CuI | $1.27\times10^{-12}$ | $Ni(IO_3)_2$ | $4.71\times10^{-5}$ |
| $Ag_2S$ | $6.3\times10^{-50}$ | CuS | $6.3\times10^{-36}$ | $Ni(OH)_2$ | $5.48\times10^{-16}$ |
| $Ag_2SO_3$ | $1.50\times10^{-14}$ | CuSCN | $1.77\times10^{-13}$ | α-NiS | $3.2\times10^{-19}$ |
| $Ag_2SO_4$ | $1.20\times10^{-5}$ | $Cu_2S$ | $2.5\times10^{-48}$ | $Ni_3(PO_4)_2$ | $4.74\times10^{-32}$ |
| $Ag_3AsO_4$ | $1.03\times10^{-22}$ | $Cu_3(PO_4)_2$ | $1.40\times10^{-37}$ | $PbCO_3$ | $7.40\times10^{-14}$ |
| $Ag_3PO_4$ | $8.89\times10^{-17}$ | $FeCO_3$ | $3.13\times10^{-11}$ | $PbCl_2$ | $1.70\times10^{-5}$ |
| $Al(OH)_3$ | $1.1\times10^{-33}$ | $FeF_2$ | $2.36\times10^{-6}$ | $PbF_2$ | $3.3\times10^{-8}$ |
| $AlPO_4$ | $9.84\times10^{-21}$ | $Fe(OH)_2$ | $4.87\times10^{-17}$ | $PbI_2$ | $9.8\times10^{-9}$ |
| $BaCO_3$ | $2.58\times10^{-9}$ | $Fe(OH)_3$ | $2.79\times10^{-39}$ | $PbSO_4$ | $2.53\times10^{-8}$ |
| $BaCrO_4$ | $1.17\times10^{-10}$ | FeS | $6.3\times10^{-18}$ | PbS | $8\times10^{-28}$ |
| $BaF_2$ | $1.84\times10^{-7}$ | $HgI_2$ | $2.9\times10^{-29}$ | $Pb(OH)_2$ | $1.43\times10^{-20}$ |
| $Ba(IO_3)_2$ | $4.01\times10^{-9}$ | HgS | $4\times10^{-53}$ | $Sn(OH)_2$ | $5.45\times10^{-27}$ |
| $BaSO_4$ | $1.08\times10^{-10}$ | $Hg_2Br_2$ | $6.40\times10^{-23}$ | SnS | $1.0\times10^{-25}$ |
| $BiAsO_4$ | $4.43\times10^{-10}$ | $Hg_2CO_3$ | $3.6\times10^{-17}$ | $SrCO_3$ | $5.60\times10^{-10}$ |
| $CaC_2O_4$ | $2.32\times10^{-9}$ | $Hg_2C_2O_4$ | $1.75\times10^{-13}$ | $SrF_2$ | $4.33\times10^{-9}$ |
| $CaCO_3$ | $3.36\times10^{-9}$ | $Hg_2Cl_2$ | $1.43\times10^{-18}$ | $Sr(IO_3)_2$ | $1.14\times10^{-7}$ |
| $CaF_2$ | $3.45\times10^{-11}$ | $Hg_2F_2$ | $3.10\times10^{-6}$ | $SrSO_4$ | $3.44\times10^{-7}$ |
| $Ca(IO_3)_2$ | $6.47\times10^{-6}$ | $Hg_2I_2$ | $5.2\times10^{-29}$ | $ZnCO_3$ | $1.46\times10^{-10}$ |
| $Ca(OH)_2$ | $5.02\times10^{-6}$ | $Hg_2SO_4$ | $6.5\times10^{-7}$ | $ZnF_2$ | $3.04\times10^{-2}$ |
| $CaSO_4$ | $4.93\times10^{-5}$ | $KClO_4$ | $1.05\times10^{-2}$ | $Zn(OH)_2$ | $3\times10^{-17}$ |
| $Ca_3(PO_4)_2$ | $2.07\times10^{-33}$ | $K_2[PtCl_6]$ | $7.48\times10^{-6}$ | α-ZnS | $1.6\times10^{-24}$ |

表 4 一些配合物的稳定常数（298.15 K）

| 配离子 | $K_s$ | $\lg K_s$ | 配离子 | $K_s$ | $\lg K_s$ |
|---|---|---|---|---|---|
| $[Ag(NH_3)_2]^{2+}$ | $1.12 \times 10^{7}$ | 7.05 | $[HgI_4]^{2-}$ | $6.76 \times 10^{29}$ | 29.83 |
| $[AgI_2]^{-}$ | $5.50 \times 10^{11}$ | 11.74 | $[Hg(SCN)_4]^{2-}$ | $1.70 \times 10^{21}$ | 21.23 |
| $[Ag(CN)_2]^{-}$ | $1.26 \times 10^{21}$ | 21.10 | $[Ni(NH_3)_4]^{2+}$ | $9.12 \times 10^{7}$ | 7.96 |
| $[Ag(SCN)_2]^{-}$ | $3.71 \times 10^{7}$ | 7.57 | $[Ni(CN)_4]^{2-}$ | $2.00 \times 10^{31}$ | 31.30 |
| $[AlF_6]^{3-}$ | $6.92 \times 10^{19}$ | 19.84 | $[PtCl_4]^{2-}$ | $1.00 \times 10^{16}$ | 16.00 |
| $[Au(CN)_2]^{-}$ | $2.00 \times 10^{38}$ | 38.30 | $[Zn(NH_3)_4]^{2+}$ | $2.88 \times 10^{9}$ | 9.46 |
| $[Au(NH_3)_4]^{3+}$ | $2.00 \times 10^{10}$ | 10.3 | $[Zn(CN)_4]^{2-}$ | $5.01 \times 10^{16}$ | 16.70 |
| $[Cd(NH_3)_4]^{2+}$ | $1.32 \times 10^{7}$ | 7.12 | $[Co(en)_3]^{2+}$ | $8.71 \times 10^{13}$ | 13.94 |
| $[Cd(CN)_4]^{2-}$ | $6.03 \times 10^{18}$ | 18.78 | $[Cu(en)_2]^{2+}$ | $1.00 \times 10^{20}$ | 20.00 |
| $[Cd(NH_3)_6]^{2+}$ | $1.38 \times 10^{5}$ | 5.14 | $[Ni(en)_3]^{2+}$ | $2.14 \times 10^{18}$ | 18.33 |
| $[Co(NH_3)_6]^{2+}$ | $1.29 \times 10^{5}$ | 5.11 | $[Zn(en)_3]^{2+}$ | $1.29 \times 10^{14}$ | 14.11 |
| $[Co(NH_3)_6]^{3+}$ | $1.58 \times 10^{35}$ | 35.20 | $[Zn(C_2O_4)_2]^{2-}$ | $3.98 \times 10^{7}$ | 7.6 |
| $[Cu(NH_3)_4]^{2+}$ | $2.09 \times 10^{13}$ | 13.32 | $[Fe(C_2O_4)_3]^{3-}$ | $1.58 \times 10^{20}$ | 20.2 |
| $[Cu(CN)_4]^{2-}$ | $2.00 \times 10^{30}$ | 30.30 | $[Cu(C_2O_4)_2]^{2-}$ | $3.16 \times 10^{8}$ | 8.5 |
| $[Fe(CN)_6]^{3-}$ | $1.0 \times 10^{42}$ | 42 | $MgY^{2-}$ | $4.37 \times 10^{8}$ | 8.64 |
| $[Fe(CN)_6]^{4-}$ | $1.0 \times 10^{35}$ | 35 | $CaY^{2-}$ | $1.00 \times 10^{11}$ | 11.0 |
| $[FeF_6]^{3-}$ | $6.92 \times 10^{19}$ | 19.84 | $FeY^{2-}$ | $6.76 \times 10^{14}$ | 14.83 |
| $[Fe(SCN)_6]^{3-}$ | $2.29 \times 10^{3}$ | 3.36 | $FeY^{-}$ | $1.70 \times 10^{24}$ | 24.23 |
| $[HgCl_4]^{2-}$ | $1.17 \times 10^{15}$ | 15.07 | $CuY^{2-}$ | $5.01 \times 10^{18}$ | 18.7 |
| $[Hg(CN)_4]^{2-}$ | $2.51 \times 10^{41}$ | 41.4 | $HgY^{2-}$ | $6.31 \times 10^{21}$ | 21.80 |

# 标准电极电势表（298.15 K)

表 1　在酸性溶液中的标准电极电势

| 电极反应 | $\varphi^{\ominus}$ ( V ) |
|---|---|
| $F_2(g) + 2e^- \rightleftharpoons 2F^-(aq)$ | 2.866 |
| $O_3(g) + 2H^+(aq) + 2e^- \rightleftharpoons O_2(g) + H_2O(l)$ | 2.076 |
| $S_2O_8^{2-}(aq) + 2e^- \rightleftharpoons 2SO_4^{2-}(aq)$ | 2.010 |
| $Ag^{2+}(aq) + e^- \rightleftharpoons Ag^+(aq)$ | 1.980 |
| $MnO_4^-(aq) + 8H^+(aq) + 5e^- \rightleftharpoons Mn^{2+}(aq) + 4H_2O(l)$ | 1.507 |
| $2BrO_3^-(aq) + 12H^+(aq) + 10e^- \rightleftharpoons Br_2(l) + 6H_2O(l)$ | 1.482 |
| $2ClO_3^-(aq) + 12H^+(aq) + 10e^- \rightleftharpoons Cl_2(g) + 6H_2O(l)$ | 1.47 |
| $PbO_2(s) + 4H^+(aq) + 2e^- \rightleftharpoons Pb^{2+}(aq) + 2H_2O(l)$ | 1.455 |
| $ClO_3^-(aq) + 6H^+(aq) + 6e^- \rightleftharpoons Cl^-(aq) + 3H_2O(l)$ | 1.450 |
| $Au^{3+}(aq) + 2e^- \rightleftharpoons Au^+(aq)$ | 1.401 |
| $Cr_2O_7^{2-}(aq) + 14H^+(aq) + 6e^- \rightleftharpoons 2Cr^{3+}(aq) + 7H_2O(l)$ | 1.36 |
| $Cl_2(g) + 2e^- \rightleftharpoons 2Cl^-(aq)$ | 1.358 27 |
| $O_2(g) + 4H^+(aq) + 4e^- \rightleftharpoons 2H_2O(l)$ | 1.229 |
| $MnO_2(s) + 4H^+(aq) + 2e^- \rightleftharpoons Mn^{2+}(aq) + 2H_2O(l)$ | 1.224 |
| $2IO_3^-(aq) + 12H^+(aq) + 10e^- \rightleftharpoons I_2(s) + 6H_2O(l)$ | 1.195 |
| $ClO_4^-(aq) + 2H^+(aq) + 2e^- \rightleftharpoons ClO_3^-(aq) + H_2O(l)$ | 1.189 |
| $2HgCl_2(aq) + 2e^- \rightleftharpoons Hg_2Cl_2(s) + 2Cl^-(aq)$* | 0.63 |
| $H_3AsO_4(aq) + 2H^+(aq) + 2e^- \rightleftharpoons HAsO_2(aq) + 2H_2O(l)$ | 0.560 |
| $MnO_4^-(aq) + e^- \rightleftharpoons MnO_4^{2-}(aq)$ | 0.558 |
| $I_3^-(aq) + 2e^- \rightleftharpoons 3I^-(aq)$ | 0.536 |
| $I_2(s) + 2e^- \rightleftharpoons 2I^-(aq)$ | 0.535 5 |
| $Cu^+(aq) + e^- \rightleftharpoons Cu(s)$ | 0.521 |
| $H_2SO_3(aq) + 4H^+(aq) + 4e^- \rightleftharpoons S(s) + 3H_2O(l)$ | 0.449 |
| $Ag_2CrO_4(aq) + 2e^- \rightleftharpoons 2Ag(s) + CrO_4^{2-}(aq)$ | 0.447 0 |
| $Fe(CN)_6^{3-}(aq) + e^- \rightleftharpoons Fe(CN)_6^{4-}(aq)$ | 0.358 |
| $Cu^{2+}(aq) + 2e^- \rightleftharpoons Cu(s)$ | 0.341 9 |
| $VO^{2+}(aq) + 2H^+(aq) + e^- \rightleftharpoons V^{3+}(aq) + H_2O(l)$ | 0.337 |
| $Hg_2Cl_2(s) + 2e^- \rightleftharpoons 2Hg(l) + 2Cl^-(aq)$ | 0.268 08 |

续表

| 电极反应 | $\varphi^{\ominus}$（V） |
|---|---|
| $HAsO_2(aq) + 3H^+(aq) + 3e^- \rightleftharpoons As(s) + 2H_2O(l)$ | 0.248 7 |
| $AgCl(s) + e^- \rightleftharpoons Ag(s) + Cl^-(aq)$ | 0.222 33 |
| $SO_4^{2-}(aq) + 4H^+(aq) + 2e^- \rightleftharpoons H_2SO_3(aq) + H_2O(l)$ | 0.172 |
| $SO_4^{2-}(aq) + 4H^+(aq) + 2e^- \rightleftharpoons SO_2(g) + 2H_2O(l)$* | 0.17 |
| $Cu^{2+}(aq) + e^- \rightleftharpoons Cu^+(aq)$ | 0.153 |
| $Sn^{4+}(aq) + 2e^- \rightleftharpoons Sn^{2+}(aq)$ | 0.151 |
| $S(s) + 2H^+(aq) + 2e^- \rightleftharpoons H_2S(g)$ | 0.142 |
| $AgBr(s) + e^- \rightleftharpoons Ag(s) + Br^-(aq)$ | 0.071 33 |
| $2H^+(aq) + 2e^- \rightleftharpoons H_2(g)$ | 0.000 00 |
| $Pb^{2+}(aq) + 2e^- \rightleftharpoons Pb(s)$ | −0.126 2 |
| $Sn^{2+}(aq) + 2e^- \rightleftharpoons Sn(s)$ | −0.137 5 |
| $AgI(s) + e^- \rightleftharpoons Ag(s) + I^-(aq)$ | −0.152 24 |
| $Ni^{2+}(aq) + 2e^- \rightleftharpoons Ni(s)$ | −0.257 |
| $Co^{3+}(aq) + e^- \rightleftharpoons Co^{2+}(aq)$ | 1.92 |
| $H_2O_2(aq) + 2H^+(aq) + 2e^- \rightleftharpoons 2H_2O(l)$ | 1.776 |
| $PbO_2(s) + SO_4^{2-}(aq) + 4H^+(aq) + e^- \rightleftharpoons PbSO_4(s) + 2H_2O(l)$ | 1.691 3 |
| $MnO_4^-(aq) + 4H^+(aq) + 3e^- \rightleftharpoons MnO_2(s) + 2H_2O(l)$ | 1.679 |
| $2HClO(aq) + 2H^+(aq) + 2e^- \rightleftharpoons Cl_2(g) + 2H_2O(l)$ | 1.611 |
| $Au^{3+}(aq) + 3e^- \rightleftharpoons Au(s)$ | 1.498 |
| $Br_2(l) + 2e^- \rightleftharpoons 2Br^-(aq)$ | 1.066 |
| $AuCl_4^-(aq) + 3e^- \rightleftharpoons Au(s) + 4Cl^-(aq)$ | 1.002 |
| $VO_2^+(aq) + 2H^+(aq) + e^- \rightleftharpoons VO^{2+}(aq) + H_2O(l)$ | 0.991 |
| $NO_3^-(aq) + 4H^+(aq) + 3e^- \rightleftharpoons NO(g) + 2H_2O(l)$ | 0.957 |
| $NO_3^-(aq) + 3H^+(aq) + 2e^- \rightleftharpoons HNO_2(aq) + H_2O(l)$ | 0.934 |
| $2Hg^{2+}(aq) + 2e^- \rightleftharpoons Hg_2^{2+}(aq)$ | 0.920 |
| $Hg^{2+}(aq) + 2e^- \rightleftharpoons Hg(l)$ | 0.851 |
| $Ag^+(aq) + e^- \rightleftharpoons Ag(s)$ | 0.799 6 |
| $Hg_2^{2+}(aq) + 2e^- \rightleftharpoons 2Hg(l)$ | 0.797 3 |
| $Fe^{3+}(aq) + e^- \rightleftharpoons Fe^{2+}(aq)$ | 0.771 |
| $O_2(g) + 2H^+(aq) + 2e^- \rightleftharpoons H_2O_2(aq)$ | 0.695 |
| $H_3PO_4(aq) + 2H^+(aq) + 2e^- \rightleftharpoons H_3PO_3(aq) + H_2O(l)$ | −0.276 |
| $Co^{2+}(aq) + 2e^- \rightleftharpoons Co(s)$ | −0.28 |
| $In^{3+}(aq) + 3e^- \rightleftharpoons In(s)$ | −0.338 2 |
| $PbSO_4(s) + 2e^- \rightleftharpoons Pb(s) + SO_4^{2-}(aq)$ | −0.358 8 |
| $Cd^{2+}(aq) + 2e^- \rightleftharpoons Cd(s)$ | −0.403 0 |
| $Cr^{3+}(aq) + e^- \rightleftharpoons Cr^{2+}(aq)$ | −0.407 |
| $Fe^{2+}(aq) + 2e^- \rightleftharpoons Fe(s)$ | −0.447 |
| $2CO_2(g) + 2H^+(aq) + 2e^- \rightleftharpoons H_2C_2O_4(aq)$* | −0.49 |

续表

| 电极反应 | $\varphi^{\ominus}$（V） |
|---|---|
| $Zn^{2+}(aq) + 2e^- \rightleftharpoons Zn(s)$ | −0.761 8 |
| $Cr^{2+}(aq) + 2e^- \rightleftharpoons Cr(s)$ | −0.913 |
| $Mn^{2+}(aq) + 2e^- \rightleftharpoons Mn(s)$ | −1.185 |
| $Ti^{2+}(aq) + 2e^- \rightleftharpoons Ti(s)$ | −1.630 |
| $U^{3+}(aq) + 3e^- \rightleftharpoons U(s)$ | −1.798 |
| $Al^{3+}(aq) + 3e^- \rightleftharpoons Al(s)$ | −1.662 |
| $Mg^{2+}(aq) + 2e^- \rightleftharpoons Mg(s)$ | −2.372 |
| $La^{3+}(aq) + 3e^- \rightleftharpoons La(s)$ | −2.379 |
| $Na^{+}(aq) + e^- \rightleftharpoons Na(s)$ | −2.71 |
| $Ca^{2+}(aq) + 2e^- \rightleftharpoons Ca(s)$ | −2.868 |
| $Sr^{2+}(aq) + 2e^- \rightleftharpoons Sr(s)$ | −2.899 |
| $Ba^{2+}(aq) + 2e^- \rightleftharpoons Ba(s)$ | −2.912 |
| $K^{+}(aq) + e^- \rightleftharpoons K(s)$ | −2.931 |
| $Rb^{+}(aq) + e^- \rightleftharpoons Rb(s)$ | −2.98 |
| $Cs^{+}(aq) + e^- \rightleftharpoons Cs(s)$ | −3.026 |
| $Li^{+}(aq) + e^- \rightleftharpoons Li(s)$ | −3.040 1 |

**表 2　在碱性溶液中的标准电极电势**

| 电极反应 | $\varphi^{\ominus}$（V） |
|---|---|
| $O_3(g) + H_2O(l) + 2e^- \rightleftharpoons O_2(g) + 2OH^-(aq)$ | 1.24 |
| $ClO^-(aq) + H_2O(l) + 2e^- \rightleftharpoons Cl^-(aq) + 2OH^-(aq)$ | 0.81 |
| $BrO^-(aq) + H_2O(l) + 2e^- \rightleftharpoons Br^-(aq) + 2OH^-(aq)$ | 0.761 |
| $ClO_3^-(aq) + 3H_2O(l) + 6e^- \rightleftharpoons Cl^-(aq) + 6OH^-(aq)$ | 0.62 |
| $2AgO(s) + H_2O(l) + 2e^- \rightleftharpoons Ag_2O(s) + 2OH^-(aq)$ | 0.607 |
| $BrO_3^-(aq) + 3H_2O(l) + 6e^- \rightleftharpoons Br^-(aq) + 6OH^-(aq)$ | 0.61 |
| $MnO_4^{2-}(aq) + 2H_2O(l) + 2e^- \rightleftharpoons MnO_2(s) + 4OH^-(aq)$ | 0.60 |
| $MnO_4^-(aq) + 2H_2O(l) + 3e^- \rightleftharpoons MnO_2(s) + 4OH^-(aq)$ | 0.595 |
| $IO^-(aq) + H_2O(l) + 2e^- \rightleftharpoons I^-(aq) + 2OH^-(aq)$ | 0.485 |
| $O_2(g) + 2H_2O(l) + 4e^- \rightleftharpoons 4OH^-(aq)$ | 0.401 |
| $ClO_4^-(aq) + H_2O(l) + 2e^- \rightleftharpoons ClO_3^-(aq) + 2OH^-(aq)$ | 0.36 |
| $Ag_2O(s) + H_2O(l) + 2e^- \rightleftharpoons 2Ag(s) + 2OH^-(aq)$ | 0.342 |
| $2H_2O(l) + 2e^- \rightleftharpoons H_2(g) + 2OH^-(aq)$ | −0.827 7 |
| $Fe(OH)_2(s) + 2e^- \rightleftharpoons Fe(s) + 2OH^-(aq)$* | −0.891 4 |
| $SO_4^{2-}(aq) + H_2O(l) + 2e^- \rightleftharpoons SO_3^{2-}(aq) + 2OH^-(aq)$ | −0.93 |
| $As(s) + 3H_2O(l) + 3e^- \rightleftharpoons AsH_3(g) + 3OH^-(aq)$* | −1.21 |
| $Zn(OH)_2(s) + 2e^- \rightleftharpoons Zn(s) + 2OH^-(aq)$ | −1.249 |
| $ClO_3^-(aq) + H_2O(l) + 2e^- \rightleftharpoons ClO_2^-(aq) + 2OH^-(aq)$ | 0.33 |

续表

| 电极反应 | $\varphi^\ominus$（V） |
|---|---|
| $IO_3^-(aq) + 3H_2O(l) + 6e^- \rightleftharpoons I^-(aq) + 6OH^-(aq)$ | 0.26 |
| $HgO(s) + H_2O(l) + 2e^- \rightleftharpoons Hg(s) + 2OH^-(aq)$ | 0.097 7 |
| $NO_3^-(aq) + H_2O(l) + 2e^- \rightleftharpoons NO_2^-(aq) + 2OH^-(aq)$ | 0.01 |
| $CrO_4^{2-}(aq) + 4H_2O(l) + 3e^- \rightleftharpoons Cr(OH)_3 + 5OH^-(aq)$ | −0.13 |
| $Cu_2O(s) + H_2O(l) + 2e^- \rightleftharpoons 2Cu(s) + 2OH^-(aq)$ | −0.360 |
| $S(s) + 2e^- \rightleftharpoons S^{2-}(aq)$ | −0.476 27 |
| $HPbO_2^-(aq) + H_2O(l) + 2e^- \rightleftharpoons Pb(s) + 3OH^-(aq)$ | −0.537 |
| $Fe(OH)_3(s) + e^- \rightleftharpoons Fe(OH)_2(s) + OH^-(aq)$ | −0.56 |
| $2SO_3^{2-}(aq) + 3H_2O(l) + 4e^- \rightleftharpoons S_2O_3^{2-}(aq) + 6OH^-(aq)$ | −0.571 |
| $SbO_2^-(aq) + 2H_2O(l) + 3e^- \rightleftharpoons Sb(s) + 4OH^-(aq)$ | −0.66 |
| $AsO_2^-(aq) + 2H_2O(l) + 3e^- \rightleftharpoons As(s) + 4OH^-(aq)$ | −0.68 |
| $Cr(OH)_3(s) + 3e^- \rightleftharpoons Cr(s) + 3OH^-(aq)$ | −1.48 |
| $Mn(OH)_2(s) + 2e^- \rightleftharpoons Mn(s) + 2OH^-(aq)$ | −1.56 |
| $Al(OH)_4^-(aq) + 3e^- \rightleftharpoons Al(s) + 4OH^-(aq)$ | −2.328 |
| $Mg(OH)_2(s) + 2e^- \rightleftharpoons Mg(s) + 2OH^-(aq)$ | −2.690 |
| $Ca(OH)_2(s) + 2e^- \rightleftharpoons Ca(s) + 2OH^-(aq)$ | −3.02 |

注：数据主要摘自 Lide D R. Handbook of Chemistry and Physics［M］. 90th ed，New York：CRC Press，2010.

附录四

# 常见烃基的中英文名称

| 结构式 | 英文名 | 中文名 | 英文俗名 | 中文俗名 |
| --- | --- | --- | --- | --- |
| $CH_3$— | methyl | 甲基 | | |
| $CH_3CH_2$— | ethyl | 乙基 | | |
| $CH_3CH_2CH_2$— | propyl | 丙基 | *n*-propyl | |
| $CH_3CH_2CH_2CH_2$— | butyl | 丁基 | *n*-butyl | |
| $(CH_3)_2CH$— | propan-2-yl | 丙 -2- 基 | isopropyl | 异丙基 |
| $(CH_3)_2CHCH_2$— | 2-mehtylpropyl | 2- 甲基丙基 | isobutyl* | 异丁基 |
| $CH_3CH_2CH(CH_3)$— | butan-2-yl | 丁 -2- 基 | *sec*-butyl* | 仲丁基 |
| $(CH_3)_3C$— | 1,1-dimethylethyl | 1,1- 二甲基乙基 | *tert*-butyl | 叔丁基 |
| $(CH_3)_2CHCH_2CH_2$— | 3-mehtylbutyl | 3- 甲基丁基 | isopentyl* | 异戊基 |
| $CH_3CH_2C(CH_3)_2$— | 1,1-dimethylpropyl | 1,1- 二甲基丙基 | *tert*-pentyl* | 叔戊基 |
| $(CH_3)_3CCH_2$— | 2,2-dimethylpropyl | 2,2- 二甲基丙基 | neopentyl* | 新戊基 |
| $CH_2{=}CH$— | ethenyl | 乙烯基 | vinyl | |
| $CH_2{=}CHCH_2$— | prop-2-enyl | 丙 -2- 烯基 | allyl | 烯丙基 |
| $HC{\equiv}C$— | ethynyl | 乙炔基 | acetylenyl | |
| $HC{\equiv}CCH_2$— | prop-2-ynyl | 丙 -2- 炔基 | propargyl | 炔丙基 |
| $C_6H_5$— | phenyl | 苯基 | | |
| $C_6H_5CH_2$— | phenylmethyl | 苯甲基 | benzyl | 苄基 |
| —$CH_2$— | methanediyl | 甲叉基 | | 亚甲基 |
| $CH_2{=}$ | methylene | 甲亚基 | | 甲亚基 |
| $(CH_3)_2C{=}$ | propan-2-ylidene | 丙 -2- 亚基 | isopropylidene | 异丙亚基 |

注：*IUPAC-2013 建议不继续保留此类俗名

# 附录五

## 常见官能团作为取代基的中英文名称

| 官能团 | 取代基名 |
|---|---|
| —COOH | 羧基（羟羰基），carboxy- |
| —$SO_3H$ | 磺酸基，sulfo- |
| —COOR | 烃氧羰基，R-oxycarbonyl- |
| RCOO— | 酰氧基，acyioxy |
| —COX | 卤甲酰基，halocarbonyl- |
| —$CONH_2$ | 氨基羰基（氨基甲酰基），aminocarbonyl-（carbamoyl-） |
| —CN | 氰基，cyano- |
| —CHO | 甲酰基，formyl- |
| =O | 氧亚基（氧代），oxo- |
| —OH | 羟基，hydroxy- |
| —OR | 烃氧基，R-oxy- |
| —SH | 巯基，sulfanyl- |
| —SR | 烃硫基，R-sulfanyl- |
| —OOH | 过羟基，hydroperoxy- |
| —OOR | 烃过氧基，R-peroxy- |
| —$NH_2$ | 氨基，amino- |
| =NH | 氨亚基，imino- |
| —F | 氟，fluoro- |
| —Cl | 氯，chloro- |
| —Br | 溴，bromo- |
| —I | 碘，iodo- |
| —$NO_2$ | 硝基，nitro- |
| —NO | 亚硝基，nitroso- |

注：R 代表烃基

# 附录六

# 常见官能团作为主体基团的优先次序

| 优先次序 | 官能团结构式 | 化合物类名 |
|---|---|---|
| 1 | —COOH | 羧酸，carboxylic acids |
| 2 | —$SO_3H$ | 磺酸，sulfonic acids |
| 3 | 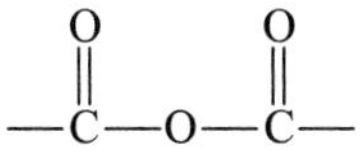 | 酸酐，anhydrides |
| 4 | —COO— | 酯，esters |
| 5 | —COX | 酰卤，acid halides |
| 6 | —$CONH_2$ | 酰胺，amides |
| 7 | 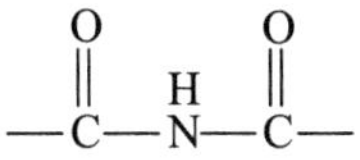 | 二酰亚胺，imides |
| 8 | —CN | 腈，nitriles |
| 9 | —CHO | 醛，aldehydes |
| 10 | —CO— | 酮，ketones |
| 11 | —OH | 醇 alcohols，酚 phenols |
| 12 | —OOH | 氢过氧化物，hydroperoxides |
| 13 | —$NH_2$ | 胺，amines |
| 14 | —NH— | 亚胺，imines |
| 15 | R—O—R′ | 醚，ether |
| 16 | 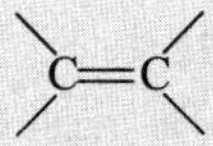 —C≡C— | 烯 alkenes、炔 alkynes |

# 中英文专业词汇索引

**E**



**F**



**G**



**H**

**J**



**K**



**L**



**M**



**N**

# 元素周期表

原子序数 — 26 — 价层电子构型 $3d^{6}4s^{2}$
元素符号 — Fe铁 — 元素汉语名称
55.85 — 相对原子质量，括号内为最长寿命同位素的相对原子质量或质量数

S区元素　P区元素
d区元素　ds区元素
f区元素　稀有气体

| | 1<br>IA | 2<br>ⅡA | 3<br>ⅢB | 4<br>ⅣB | 5<br>ⅤB | 6<br>ⅥB | 7<br>ⅦB | 8<br>ⅧB (Ⅷ) | 9<br>ⅧB (Ⅷ) | 10<br>ⅧB (Ⅷ) | 11<br>ⅠB | 12<br>ⅡB | 13<br>ⅢA | 14<br>ⅣA | 15<br>ⅤA | 16<br>ⅥA | 17<br>ⅦA | 18<br>ⅧA (0) |
|---|---|---|---|---|---|---|---|---|---|---|---|---|---|---|---|---|---|---|
| 1 | 1 $1s^{1}$<br>H氢<br>1.008 | | | | | | | | | | | | | | | | | 2 $1s^{2}$<br>He氦<br>4.003 |
| 2 | 3 $2s^{1}$<br>Li锂<br>6.941 | 4 $2s^{2}$<br>Be铍<br>9.012 | | | | | | | | | | | 5 $2s^{2}2p^{1}$<br>B硼<br>10.81 | 6 $2s^{2}2p^{2}$<br>C碳<br>12.01 | 7 $2s^{2}2p^{3}$<br>N氮<br>14.01 | 8 $2s^{2}2p^{4}$<br>O氧<br>16.00 | 9 $2s^{2}2p^{5}$<br>F氟<br>19.00 | 10 $2s^{2}2p^{6}$<br>Ne氖<br>20.18 |
| 3 | 11 $3s^{1}$<br>Na钠<br>22.99 | 12 $3s^{2}$<br>Mg镁<br>24.31 | | | | | | | | | | | 13 $3s^{2}3p^{1}$<br>Al铝<br>26.98 | 14 $3s^{2}3p^{2}$<br>Si硅<br>28.09 | 15 $3s^{2}3p^{3}$<br>P磷<br>30.97 | 16 $3s^{2}3p^{4}$<br>S硫<br>32.07 | 17 $3s^{2}3p^{5}$<br>Cl氯<br>35.45 | 18 $3s^{2}3p^{6}$<br>Ar氩<br>39.95 |
| 4 | 19 $4s^{1}$<br>K钾<br>39.10 | 20 $4s^{2}$<br>Ca钙<br>40.08 | 21 $3d^{1}4s^{2}$<br>Sc钪<br>44.96 | 22 $3d^{2}4s^{2}$<br>Ti钛<br>47.87 | 23 $3d^{3}4s^{2}$<br>V钒<br>50.94 | 24 $3d^{5}4s^{1}$<br>Cr铬<br>52.00 | 25 $3d^{5}4s^{2}$<br>Mn锰<br>54.94 | 26 $3d^{6}4s^{2}$<br>Fe铁<br>55.85 | 27 $3d^{7}4s^{2}$<br>Co钴<br>58.93 | 28 $3d^{8}4s^{2}$<br>Ni镍<br>58.69 | 29 $3d^{10}4s^{1}$<br>Cu铜<br>63.55 | 30 $3d^{10}4s^{2}$<br>Zn锌<br>65.41 | 31 $4s^{2}4p^{1}$<br>Ga镓<br>69.72 | 32 $4s^{2}4p^{2}$<br>Ge锗<br>72.64 | 33 $4s^{2}4p^{3}$<br>As砷<br>74.92 | 34 $4s^{2}4p^{4}$<br>Se硒<br>78.96 | 35 $4s^{2}4p^{5}$<br>Br溴<br>79.90 | 36 $4s^{2}4p^{6}$<br>Kr氪<br>83.80 |
| 5 | 37 $5s^{1}$<br>Rb铷<br>85.47 | 38 $5s^{2}$<br>Sr锶<br>87.62 | 39 $4d^{1}5s^{2}$<br>Y钇<br>88.91 | 40 $4d^{2}5s^{2}$<br>Zr锆<br>91.22 | 41 $4d^{4}5s^{1}$<br>Nb铌<br>92.91 | 42 $4d^{5}5s^{1}$<br>Mo钼<br>95.94 | 43 $4d^{5}5s^{2}$<br>Tc锝<br>(97.91) | 44 $4d^{7}5s^{1}$<br>Ru钌<br>101.1 | 45 $4d^{8}5s^{1}$<br>Rh铑<br>102.9 | 46 $4d^{10}5s^{0}$<br>Pd钯<br>106.4 | 47 $4d^{10}5s^{1}$<br>Ag银<br>107.9 | 48 $4d^{10}5s^{2}$<br>Cd镉<br>112.4 | 49 $5s^{2}5p^{1}$<br>In铟<br>114.8 | 50 $5s^{2}5p^{2}$<br>Sn锡<br>118.7 | 51 $5s^{2}5p^{3}$<br>Sb锑<br>121.8 | 52 $5s^{2}5p^{4}$<br>Te碲<br>127.6 | 53 $5s^{2}5p^{5}$<br>I碘<br>126.9 | 54 $5s^{2}5p^{6}$<br>Xe氙<br>131.3 |
| 6 | 55 $6s^{1}$<br>Cs铯<br>132.9 | 56 $6s^{2}$<br>Ba钡<br>137.3 | 57—71<br>La系<br>镧 系 | 72 $5d^{2}6s^{2}$<br>Hf铪<br>178.5 | 73 $5d^{3}6s^{2}$<br>Ta钽<br>180.9 | 74 $5d^{4}6s^{2}$<br>W钨<br>183.8 | 75 $5d^{5}6s^{2}$<br>Re铼<br>186.2 | 76 $5d^{6}6s^{2}$<br>Os锇<br>190.2 | 77 $5d^{7}6s^{2}$<br>Ir铱<br>192.2 | 78 $5d^{9}6s^{1}$<br>Pt铂<br>195.1 | 79 $5d^{10}6s^{1}$<br>Au金<br>197.0 | 80 $5d^{10}6s^{2}$<br>Hg汞<br>200.6 | 81 $6s^{2}6p^{1}$<br>Tl铊<br>204.4 | 82 $6s^{2}6p^{2}$<br>Pb铅<br>207.2 | 83 $6s^{2}6p^{3}$<br>Bi铋<br>209.0 | 84 $6s^{2}6p^{4}$<br>Po钋<br>(209.0) | 85 $6s^{2}6p^{5}$<br>At砹<br>(210.0) | 86 $6s^{2}6p^{6}$<br>Rn氡<br>(222.0) |
| 7 | 87 $7s^{1}$<br>Fr钫<br>(223.0) | 88 $7s^{2}$<br>Ra镭<br>(226.0) | 89—103<br>Ac系<br>锕系 | 104 $6d^{2}7s^{2}$<br>Rf𬬻<br>(261.1) | 105 $6d^{3}7s^{2}$<br>Db𬭊<br>(262.1) | 106 $6d^{4}7s^{2}$<br>Sg𬭳<br>(263.1) | 107 $6d^{5}7s^{2}$<br>Bh𬭛<br>(264.1) | 108 $6d^{6}7s^{2}$<br>Hs𬭶<br>(265.1) | 109 $6d^{7}7s^{2}$<br>Mt鿏<br>(266.1) | 110<br>Ds𫟼<br>(271) | 111<br>Rg𬬭<br>(272) | 112<br>Cn鿔<br>(277) | | 114<br>Fl𫓧<br>(289) | | 116<br>Lv𫟷<br>(289) | | |

| | | | | | | | | | | | | | | | |
|---|---|---|---|---|---|---|---|---|---|---|---|---|---|---|---|
| 镧 系 | 57 $5d^{1}6s^{2}$<br>La镧<br>138.9 | 58 $4f^{1}5d^{1}6s^{2}$<br>Ce铈<br>140.1 | 59 $4f^{3}6s^{2}$<br>Pr镨<br>140.9 | 60 $4f^{4}6s^{2}$<br>Nd钕<br>144.2 | 61 $4f^{5}6s^{2}$<br>Pm钷<br>(144.9) | 62 $4f^{6}6s^{2}$<br>Sm钐<br>150.4 | 63 $4f^{7}6s^{2}$<br>Eu铕<br>152.0 | 64 $4f^{7}5d^{1}6s^{2}$<br>Gd钆<br>157.3 | 65 $4f^{9}6s^{2}$<br>Tb铽<br>158.9 | 66 $4f^{10}6s^{2}$<br>Dy镝<br>162.5 | 67 $4f^{11}6s^{2}$<br>Ho钬<br>164.9 | 68 $4f^{12}6s^{2}$<br>Er铒<br>167.3 | 69 $4f^{13}6s^{2}$<br>Tm铥<br>168.9 | 70 $4f^{14}6s^{2}$<br>Yb镱<br>173.0 | 71 $4f^{14}5d^{1}6s^{2}$<br>Lu镥<br>175.0 |
| 锕 系 | 89 $6d^{1}7s^{2}$<br>Ac锕<br>(227.0) | 90 $6d^{2}7s^{2}$<br>Th钍<br>232.0 | 91 $5f^{2}6d^{1}7s^{2}$<br>Pa镤<br>231.0 | 92 $5f^{3}6d^{1}7s^{2}$<br>U铀<br>238.0 | 93 $5f^{4}6d^{1}7s^{2}$<br>Np镎<br>(237.0) | 94 $5f^{6}7s^{2}$<br>Pu钚<br>(244.1) | 95 $5f^{7}7s^{2}$<br>Am镅<br>(243.1) | 96 $5f^{7}6d^{1}7s^{2}$<br>Cm锔<br>(247.1) | 97 $5f^{9}7s^{2}$<br>Bk锫<br>(247.1) | 98 $5f^{10}7s^{2}$<br>Cf锎<br>(251.1) | 99 $5f^{11}7s^{2}$<br>Es锿<br>(252.1) | 100 $5f^{12}7s^{2}$<br>Fm镄<br>(257.1) | 101 $5f^{13}7s^{2}$<br>Md钔<br>(258.1) | 102 $5f^{14}7s^{2}$<br>No锘<br>(259.1) | 103 $5f^{14}6d^{1}7s^{2}$<br>Lr铹<br>(260.1) |